ZHONGYI
WEIZHONGBINGXUE

中医危重病学

主编
陈伟　王倩

上海科学技术出版社

内 容 提 要

随着现代医疗技术的日新月异，以及长期以来受到“中医治慢、西医救急”观念的影响，中医对于危重病的作用及其地位被渐渐淡化，甚至形同虚设。但事实上中医对于危重病的认识及诊治，可以追溯到两千年前并积累了丰富的经验。本书以常见的20种危重病为对象，以中医理论体系为基石，系统介绍中医危重病发展源流，梳理中医危重病的理论结构框架，归纳常见危重病病因病机、辨证救治、特色方药与适宜技术，并整理古今典型医案及现代研究概要。本书博古通今，通过全面梳理淹没在中医典籍中危重病的辨证要点、经方验方，厘清了中医辨治危重病思路，意在打破“中医治慢”观念，建立规范的中医危重病临证思维体系，这是学科发展的必要基础工作。

本书紧扣临床，横贯古今，又创新性地绘制疾病辨治思维导图，将晦涩的医理与复杂难辨的诊治过程串联起来，直观易懂。本书可供中医、中西医医生参考，是实用的临床工具书。

图书在版编目（CIP）数据

中医危重病学 / 陈伟，王倩主编. -- 上海 : 上海科学技术出版社，2022.1（2023.4重印）
ISBN 978-7-5478-5567-6

Ⅰ. ①中… Ⅱ. ①陈… ②王… Ⅲ. ①急性病－中医治疗法②疑难病－中医治疗法 Ⅳ. ①R278②R242

中国版本图书馆CIP数据核字（2021）第242334号

中医危重病学

主编 陈 伟 王 倩

上海世纪出版（集团）有限公司
上 海 科 学 技 术 出 版 社 出版、发行
（上海市闵行区号景路159弄A座9F－10F）
邮政编码 201101 www.sstp.cn
上海当纳利印刷有限公司印刷
开本 787×1092 1/16 印张 27.25
字数 600千字
2022年1月第1版 2023年4月第2次印刷
ISBN 978－7－5478－5567－6/R・2430
定价：198.00元

编委会名单

严 序

2020年年初，新冠病毒肆虐，来势凶猛，危重患者无数，可谓人心惶惶。党和政府果断采取包括中西医结合在内的各种有效措施，使疫情很快得以全面控制。尤其是中医药出色的抗疫作用，就如上海中医系统两支负责雷神山医院两个重病病区的援鄂医疗队，获得所有患者均脱离险境、无一例死亡的治疗效果那样，让长期被“慢郎中”桎梏着的人们为之一震，刮目清醒。这次疫情防控给中医学提供了回归本源、全面认识、评价和研究的大好机遇。

中医药学起源于两千多年前的先秦时期，而中医临床辨病、辨证体系的形成，则是以汉代治疗疫病及其重危症的《伤寒论》的出现为标志。或者可以说是在对抗重危病症的治疗过程中产生了中医临床学。其后，魏晋南北朝、隋、唐、宋、金、元、明、清历朝历代的中医临床书籍中都大量记录了救治内、外、妇、儿、伤科各种危重病症的诊断、病机理论、有效技术方法、药品及方剂，为中华民族的繁衍昌盛做出了不可磨灭的重大贡献。自19世纪鸦片战争以后，西医东渐，以及受闭关自守被冲破后而出现的崇洋媚外思潮的影响，中医药治疗危重病的宝贵经验被逐渐“淡出”临床，甚至有被湮没的危险，已鲜有系统专题研究中医救治危重病的学者。这种状况无疑对医学、对民生都是一种巨大损失，所幸这次疫情觉醒了中医业界，视域指向疫病、危重病研究者众，而上海中医药大学附属龙华医院的陈伟教授，可谓是其中的佼佼者。

陈伟教授是上海中医药大学附属龙华医院重症医学科主任、博士研究生导师，长期潜心于危重病的临床研究，勤奋追学、学验俱丰、成果斐然。先后主持国家级、上海市级课题15项，获国家专利3项，国家级、上海市科技成果奖6项，主编、参编国家规划教材及专著8种，发表学术论文50余篇，并培养了硕士研究生17名，博士研究生11名，是上海乃至全国中医危重病领域公认的学术精英。陈伟教授现担任国家及上海市危重医学、灾害医学等专业委员会主任委员或副会长等职，也是上海市新冠肺炎医疗救治专家组成员。在抗疫过程中，结合其之前的经验积淀，陈伟教授萌发了编撰《中医危重病学》的念想，他提出倡议并邀约上海中医药大学附属曙光医院重症医学科王倩及沪上诸多中医危重病专家，同心齐谋。他们共同努力，探赜索隐、补苴罅漏、提炼总结、集腋成裘，终于编就了继全国高等医药院校中西医结合专业规划教材《中西医结合危重病学》之后第一部中医危重病专著《中医危重病学》。这一工作无疑将有利于中医学术研究与振兴，功莫大焉。

承陈伟教授厚爱，得以先睹书稿，弋获良多。该书颇具特色，对中医危重病学问题实现了诸多整合，包括：历史源流与理论体系的整合，临床诊断与辨证思维的整合，常规治则方药与适宜技术的整合，中医临床与现代研究的整合，古代验案与现代经验的整合。凡此，既立足经典、纵横古今、溯本求源，又发皇古义、融汇新知、博采众长，在继承中着意创新，出新意于传统之中，启迪思维、爽心悦目，诚"传承精华，守正创新"之举世，因此本书不失为一本学术佳作。

该书以"证"为主线撰稿，具有对危重症的普适性，然所详细探讨的危重病种类不多。十分期待陈伟教授和王倩主任的团队能再接再厉，不辞辛劳，再编写出以内科危重病为主线的中医危重病学新著以飨中医学界，并以此促进中医危重病的临床研究，吾将翘首以待。

读是书，有感而发，遂成此文，权且作序，祈同道裁正。

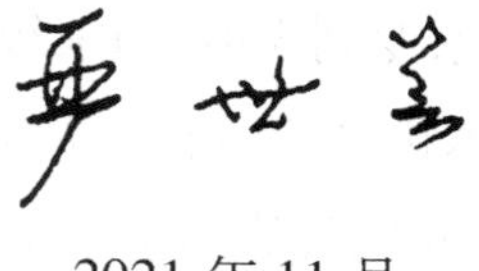

2021 年 11 月

沈 序

习近平总书记2020年2月23日在统筹推进新冠肺炎疫情防控和经济社会发展工作部署会议讲话中指明："要加大重症患者救治力度，加快推广行之有效的诊疗方案，加强中西医结合。疗效明显的药物、先进管用的仪器设备都要优先用于救治重症患者。"

今由上海中医药大学附属龙华医院重症医学科主任、主任医师、博士研究生导师，上海市中医药学会危重病分会主任委员陈伟教授策划和组织有关专家编撰出版《中医危重病学》，是落实习近平总书记指示的一次实践。

《中医危重病学》是一部从整体论出发，以辨证论治为核心，系统阐述危重病症发病机制与证治方法的学术专著。全书分总论和各论两大篇。总论篇重点阐述了中医对危重病学的概念认识、历史源流、医学技术发展、诊治特色和经验，详尽地阐明了危重病的病因病机、辨证诊断要点及辨治经验等。各论篇详尽梳理了猝死、脱证、厥证、真心痛、中风、血证、高热等20种常见危重病证的病因病机、辨证诊断要点以及治疗概要等，整理和阐明历代医家的证治经验、经典方剂，近代的中西医结合救治方法和常用的中药注射、针刺方法，并列出验案及临床研究举证其疗效，读者可借鉴以应用于临床。

纵观本书，有以下几个特点：

一是，该书为全国第一部以中医思维体系为主导，又注重中西医并举的著作。相信此书的出版问世，将对今后该学科的发展起到极为重要的推动作用。

二是，内容丰富。全书设计思路、结构、体例都较全面完善且具有科学性、创新性、实用性。

三是，注重理论联系实际，辨证结合辨病，继承中有发扬，发掘中有创新，既有经典文献挖掘整理，又显示了与时俱进的特征。

四是，从临床实际出发，注重证治经验与理论诠释相结合，验案与临床研究相结合来举证临床的疗效，是一部对临床、教学科研很有参考价值的著作。

值此出版之际，邀我作序，感谢陈伟教授与诸位专家的厚爱。谨此数语，爰为之序。

沈宝藩

2021 年 10 月

胡序

自岐黄问道，已有危重病之描述。《内经》者，盖称其“死”候矣。据考，《黄帝内经》记载危重病症三十有余：中风、厥证、脱证、卒心痛、高热、喘促、癫狂、下血、癃闭、水肿……不胜枚举。诚如药王思邈云，人命至重，有贵千金。起死回生，恩同天地。危重病症之诊治成功与否，乃衡量医者医术高低之至重标准，更是涉及人类生命之重大命题。从古至今，“五绝”“六衰”，历代医家，孜孜求解，尝与危重病症斗争，悠悠已数千载。上溯《内经》《难经》《伤寒杂病论》，中续《诸病源候论》《千金方》，下络《温疫论》《疫疹一得》，国医立基，生生不息，后世医家前仆后继，更是无数。

春华秋实，岁月更迭，西学东渐，中西汇通，“废止中医”之论，灼灼于耳，江湖多歧，旧简自疑。唯新中国成立以来，七十余载斗转星移，天覆地载，万物悉备，吾辈医者，薪火传承，去伪存真，历久弥新。海派中医危重病之代表陈伟教授，潜沉从医数十载，研阅百卷，通晓阴阳，学贯中西，精心探究重症感染合并多脏器功能衰竭之证，首创“菌毒同治以祛邪，益气活血以扶正”之重要观点，医研结合，主持“中医药治疗脓毒症的理论、基础与临床探究”之课题，力求改变“心中明了，纸上难明”之中医危重病诊治现状。

江山多娇，新冠魔疫，骤然来袭，病鸿哀野，关河共泪，九州同殇；我辈中医，责无旁贷，道义在肩，砥砺前行，仁心仁术，妙手除疫。陈伟教授以此为契机，矢志复兴中医危重疾病之学，云集沪上业内专家才俊，同商共议，撰写《中医危重病学》，长锋所向，得古今之粹，终成一书，体涵中医之范。

本书以中医理论体系为基石，勤求古训，博采众方，极具中医之特色，尤以“精”“广”“诚”“专”为重要特征。“精”者，全书精选当下危重病领域之二十种关键疾病，涵盖心系、肺系、肾系、肝系、脑系等重要系统，内容精练、翔实。“广”者，书中内容博古通今，集历代验学之大成，涵病机诊断、内外治法；又整理中医适宜技术；上求历代病案之华，今汇现代研究之粹，实可谓“广”也。“诚”者，作者研习古今，追根溯源，简化直观危重疑难病症诊治思维路径，力求清晰便捷，以简驭繁，不可谓不“诚”也。“专”者，本书系迄今医界首部中医危重疾病之专著，其视角独特，选材精准，编排紧凑，上承先贤，下启新学，正可谓“专”也。本书之付梓，可为中医界之借鉴新标，幸哉！善哉！

流光易逝，然医道医术常在，以此《中医危重病学》为机缘，愿新学如曙光之破雾，谱中医之华章。

胡鸿毅

2021 年 11 月

前言

衷中参西　承前辑述

现代重症医学是一门新兴的跨学科的临床专业学科，它有自身的理论体系和特殊的临床医疗范畴，又与临床各科有密切的联系。虽然中医危重病学起步较晚，但事实上，中医对于危重病的认识及诊治，可以追溯到两千年前，特别是在治疗急症和抢救危重症患者方面，积累了丰富的理论知识和临床经验。

回顾历史，自《黄帝内经》《神农本草经》《伤寒论》等问世，中医学理论体系逐渐形成，并代代相传，历代医家层出不穷，涌现出扁鹊、华佗、张仲景等中华民族千古传诵的名医，这些名家对中医学理论的不断补充，令中医学的理论体系日趋成熟。中医危重病医学的发展史亦然。早在《史记》就载有扁鹊综合针砭、熨蒸、汤剂内服等多种方法救虢太子尸厥的案例，为最早的救治急重症的病案记载。此外，《神农本草经》还记载了365种中药及其药效，为中医急危重症药物学的发展奠定了基础。众所周知，危重病医学还是一门技术含量高的学科，涉及大量的临床操作及技能。中医对于危重病急救技术的发展，更是体现了我国劳动人民和历代医家的高超智慧。如唐代孙思邈早在《备急千金要方》中，就有用除去尖头葱管探入尿道以治小便不通的记载。从时间上来推算，我国在医疗上使用的导尿术，要比法国医生拿力敦在1860年发明橡皮管导尿早了1 200多年。

2019年年底2020年年初新型冠状病毒肺炎疫情暴发，当时的武汉，危重病例最多的时候达数千例，ICU的医护人员每天都在与新型冠状病毒肺炎作斗争，不断创造生命的奇迹。在此过程中，中医药的出色表现，尤其在抢救危重病患过程中的积极参与，再次向世人证明了中医治疗危急重症的独特优势。作为守护了国人健康数千年的传统医学，在与疾病斗争的历史中，中医药从未缺席。随着与西医学的优势互补与结合，中医药必将在人类与疾病的斗争中发挥更加出色的作用。

本书正是在这样的大环境背景下编撰。总论以影响我国人民健康较为严重、常见的危急重症为重点，介绍了中医危重病发展历程、历史源流，梳理了中医危重病的理论构架，如病因病机、发病规律、四诊概要、辨证诊断要点以及诊治概要等。各论部分，重点介绍了心、肝、肺、肾、脾胃等常见体系危重病的诊疗基础，归纳了历史上对该疾病发病诊治的评述，整理、归总了药物治疗与相关中医适宜技术，列举了相关典型医案、现代研究概要，力求做到博古通今，更精、更深、更新、更准，为目前中医危重病学术界第一部以中医诊疗为基础构架、以中医思维体系作为理论支撑的学术著作。

中医思维方式的重要特点是整体观及辨证论治，“见微而知著”。中医临证，需要建立正确的思维体系，并且需要打破西医思维模式，建立中医的学术自信。这份自信来自文化的坚守，更来自思维的创新。正如科学家钱学森的评价：“中医的理论完全是宏观的、整体的理论。将来的科学革命，要从微观一直到整体，把它连起来。”中西医文化的碰撞，更是亟须一部以中医思维为基础构建的危重病典籍作为桥梁。坚持守正、创新，相信中医危重病学科的未来定是更加辉煌！

编　者

2021 年 8 月

目录

总论

总论

第一章
中医危重病学概述

第一节 · 中医危重病概念

危重病医学又称重症医学，是研究危及生命的疾病状态的发生、发展规律及其诊治方法的临床医学学科，是一门独立的、与内外科并立的学科。现代危重病医学注重疾病的病理生理演变过程和治疗的整体性，并且应用先进的诊断、检测、监护和治疗设备与技术，对病情进行连续、动态的定性和定量观察，通过有效的干预措施，为危重患者提供规范的、有效的生命支持。危重病医学整体观、动态观、个体化治疗的特点，与中医整体观念、辨证论治的特点不谋而合。中医危重病学是运用中医学理论和中医临床思维方法研究急危重症的病因病机、证候演变规律、辨证救治与处理等问题的临床学科。我国危重病医学起步较晚，中医危重病学发展更是如此。虽然中医危重病学属于新兴学科，近十余年的发展中吸收了现代医学的技术和方法，但其在中医学学术发展的历程中仍占有特殊的地位，是中医学临床、教学、学术发展的突破口。

从中医学的发展历史来看，中医危重病学研究的内容首先是急危重症的诊断与鉴别诊断，其次是急危重症的抢救治疗。中医危重病学研究的内容是以症状为中心的急危重症的诊断与鉴别诊断及抢救方法，其涉及的范围极其广泛，凡临床各科疾病处于急危重阶段均属其研究范围，另外也包括急性中毒及各种危重病综合征等。尤其在治疗急性传染病、中毒、抽搐、高热、胸痛、心悸、休克、出血、癫痫、中风、瘟疫、外伤、偏瘫、小儿肺炎、急腹症以及循环衰竭、休克、多器官功能衰竭等导致死亡的急、重、危症方面，取得了不少进展。

在与疾病长年斗争过程中，中医学在救治急诊重症方面积累了丰富的经验，包括高热、休克、中风、疫病、喘病等，主张辨证论治、内外兼并。如对重症肺炎者，在清热解毒治法的基础上，结合“菌毒同治”的概念，兼用活血、化痰方药治疗病毒性热病；对昏迷、中风患者，辨证论治用安宫牛黄丸、至宝丹、紫雪丹等，结合针刺、穴位贴敷等综合治法，为危重病救治提供了有效借鉴。

第二节 · 中医危重病学发展源流

中医危重病学的发展源远流长，两千多年来，中华民族在与疾病作斗争的过程中获取了宝贵的经验，在治疗急症和抢救危重症患者方面，积累了丰富的理论知识和临床经验。回顾历史，自《黄帝内经》《神农本草经》《伤寒论》等问世，中医学理论体系逐渐形成，并一脉相承，代代相传，历代医家层出不穷，涌现出扁鹊、华佗、张仲景等中华民族千古传诵的名医，这些名家对中医学理论的不断补充，令中医学的理论体系日趋成熟。中医危重病学的发展亦然。医学本为救死扶伤而出现，早在《史记》就载有扁鹊综合多种方法（针砭、熨蒸、汤剂内服）救虢太子尸厥的案例。治厥即是中医急诊学的雏形，也是最早的救治急重症的病案记载。历代医家们运用中药、针灸等方法治疗急危重症，在不断的实践中逐渐形成了自己独特的理论，其中《黄帝内经》《难经》《神农本草经》《伤寒杂病论》为最具代表性的中医学著作。

一、秦汉时期：理论基础萌芽期

在中医学理论体系形成的初期，《黄帝内经》详细记载了中医急症相关病名、临床表现、病因病机、诊治要点及预后，从而奠定了中医急危重症医学的理论基础。《黄帝内经》中《素问》偏于论述生理病理以及各种病症的发生机制，《灵枢》偏于论述针灸、经络、补泻剂法，其治疗对象亦是急危重症，如“癫狂”“厥病”。《黄帝内经》对急危重症命名均冠以“暴”“卒（猝）”“厥”等，以与非急症病区别，如“卒中”“卒心痛”“厥心痛”“暴厥”“薄厥”等。厥脱证是临床常见的危重病症之一，类似现代医学的休克、高血压脑病或重症急性脑血管病。《素问 · 阴阳应象大论》论厥脱证脉象曰“厥气上行，满脉去形”，即脉沉细无力，或微细欲绝，或不能触及，明确提出了厥脱证脉象的共同特点。《素问 · 大奇论》载“脉至如喘，名曰暴厥”，说明当时已经能够认识到当心率加快到一定程度时，会导致脑供血不足，引发阿-斯综合征。《素问 · 调经论》谓“血之与气并走于上，则为大厥，厥则暴死，气复返则生，不返则死”，提出气血逆乱而致昏迷的主要原因及影响预后因素。《素问 · 生气通天论》谓“阳气者，烦劳则张，精绝，辟积于夏，使人煎厥”，论述了暑热之邪导致气阴耗伤，而致昏厥的病因病机。

《黄帝内经》关于“真心痛”的论述十分详细、丰富。如《灵枢 · 五邪》谓“邪在心，则病心痛”，指出真心痛的发生与寒邪入心有关。为什么会突然发生疼痛呢？《素问 · 举痛论》给予了回答：“经脉流行不止，环周不休，寒气入经则稽迟，泣而不行。客于脉外则血少，客于脉中则气不通，故卒然而痛。”同时也提到“脉泣则血虚，血虚则痛，其俞注于心，故相引而痛”，论述了心痛发生的另外一种原因，即心血供应不足，心失于濡养，气血不通而痛的道理。此外，对真心痛的症状描述也极为详细，如《灵枢 · 厥病》谓“病真心痛者，必手足冷至节，爪甲青，旦发夕死，夕发旦死”；《素问 · 脏气法时论》谓“心病者，胸中痛，膺背肩胛间痛，两臂内痛。虚则胸腹大，胁下与腰相引而痛……”《黄帝内经》还对厥心痛进行了临床分型，厥心痛是因他经的阳气虚衰而使少阴心经经气逆乱，即阳虚阴厥而导致的心痛，心痛又分为脾心痛、胃心痛、肾心痛、肝心痛、肺心痛的不同，为心痛急症的临床治疗明确了方向。

《黄帝内经》提出“内虚邪中”是中风病的主要病机。如《素问·风论》载“风之伤人也，或为偏枯，风中五脏六腑之俞，亦为脏腑之风，各入其门户所中，则为偏风”；《灵枢·刺节真邪》载“虚邪偏客于身半，其入深，内居营卫，营卫稍衰，则真气去，邪气独留，发为偏枯”。《素问·通评虚实论》中说“凡治消瘅、仆击、偏枯、痿厥、气满发逆，肥贵人则高粱之疾也”，验之当今急诊临床，仍有一定的指导意义。并提出情志过度是内风产生的原因，如《素问·生气通天论》载：“大怒则形气绝，血菀于上，使人薄厥。有伤于筋纵，其若不容，汗出偏沮使人偏枯。”今之“中风”，即急性脑血管病，与“大厥”“薄厥”“仆击”相近。《灵枢·刺节真邪》等篇对中风的病位、病状、病因、病机及预后等方面认识更为详尽，后世医家论治中风的理论渊源，为中风病的辨证论治奠定了基础。

《神农本草经》记载了365种中药及其药效，奠定了中医急危重症药物学的理论基础。

东汉末年，张仲景以当时伤寒热病为基础，创立了中医学辨证论治的学术思想，奠定了中西医结合急危重症学“辨证救治体系”。《伤寒杂病论》全书397条，有关急症条文300余条。其中《伤寒论》以六经辨证为主体，系统地论述了外感热病的辨证论治方法，如“阳明三急下证”“少阴三急下证”等篇实为中医治疗危重病的先导。又如呕、哕、利、痞、各种厥证、高热、谵语、神志障碍、血证等，《伤寒论》均做了系统的阐述并提出行之有效的救治方法。书中提出阳明高热之白虎汤、风寒束肺型暴喘之小青龙汤、热痢之白头翁汤、热性出血之大黄黄连泻心汤、阳脱寒厥之四逆汤等至今仍被广泛应用。《金匮要略》以脏腑辨证为主线，论述了各种临床常见病及危重病，如痉、中暑、中风、胸痹、腹痛、水肿、便血、胸痛、喘证、肺痈、黄疸、疮疡等。其最后3篇更是专门论述急重症的救治，病种涉及急腹症、自缢后复苏（最早的心肺复苏记载）、溺水后复苏、中暑昏迷、多发伤、各种急性中毒等，给药途径也呈现多样化。《伤寒杂病论》为中医急危重医学辨证论治奠定了基础。

二、魏晋隋唐时期：病因病机推进期

晋代葛洪著《肘后备急方》，涵盖蝎蜇虫咬，内、外、妇、儿、五官各科疾病，急众之病，无不必备。书中提出“肠吻合术”、溺水的急救术、腹腔穿刺放腹水、用生土瓜根捣汁灌肠等急救法。至隋唐时期，中医急危重症医学得到了进一步发展。如隋代巢元方所著《诸病源候论》，较为系统地阐述了急危重症医学的病因病机，并将其列为伤寒、温病、猝死、中暑、自缢死、溺、食物中毒、水毒、射工、妇、儿、五官、金疮肠出、头破脑出等36余候，其中包括了血管结扎术治疗外伤出血。唐代名医孙思邈著有《备急千金要方》《千金翼方》，为承先贤之验，结合自己数十年的临证经验，倾力著就，成而为书。书中列有备急方27首，如猝死抢救之外用“仓公散”，内服“还魂散”，针刺间使、人中，又灸百会等法，沿用至今。此外，孙思邈还发明了导尿术治疗尿潴留,用烧烙治疗外伤出血等,推进了中医危重病学的发展。

三、宋金元时期:治法方药积累期

宋金元时期,中华大地陷入多年战乱,民众流离失所,造成各种瘟疫、疫毒大流行,各类危重病症大流行。由于“古方今病,不相能也”论点的产生,形成了金元时期中医学百家争鸣、百花齐放的发展时代,众多医家革故鼎新,创立新说,一时成为风尚。刘完素、张从正、李杲和朱震亨为其中杰出代表,被后世尊为“金元四大家”,推动了中医学术的发展及进步。刘完素以“火热”立论,善治热病,其治疗急性热病,以清热通利为主,兼顾润泽脾胃,创立不少行之有效的辛润方剂。张从正力主攻邪,强调病邪或受于外,或生于内,是一切病证之总根,采用发汗、催吐、泻下三法攻邪。朱丹溪倡导“阴不足而阳有余”,侧重于体内火热化生,重视痰、气致病。李杲注重顾护脾胃,认为饮食不洁、劳逸过度和精神刺激是内伤病的主要病因,其治疗多以益脾胃、升阳气为主。

四、明清时期:中医危重病理论体系初步建立

明清时期为温病学派形成、发展与成熟的时期,其理论体系自《瘟疫论》《温热论》《临证指南医案》问世得以形成。温病学派理论基础源自《黄帝内经》,而其辨证思维模式则与《伤寒论》相似。明清时期温病学派有两大主流,一为疫性温病学说,主要代表人有吴有性、戴天章、余霖等;二为非疫性温病学说,主要代表人有叶桂、薛雪、吴鞠通等。疫性温病学说代表人吴有性面对具有烈性传染性的温病,接受了朱肱有关瘟疫的认识,将这种烈性传染性温病命名为“温疫”。他创造性地提出了“夫温疫之为病,非风、非寒、非暑、非湿,乃天地间别有一种异气所感”,为了区别戾气与六淫,他提出了邪伏膜原论。这一理论是他经过长时间的临床观察总结出的,即疫邪以膜原为中心,以表里为主线的九种传变类型,从而完善了辨证体系。吴氏在《素问 · 四时刺逆从论》“除其邪则乱气不生”等祛邪务尽思想的影响下,强调温疫以逐邪为第一要义,“邪不去则病不瘳”。吴氏的祛邪思想还充分反映在达原饮的组方意义及运用上。非疫性温病学说代表人叶桂生平致力于温病研究。创立了非疫性温病的辨证纲领,发明了非疫性温病察舌、验齿、辨斑疹、观白痦等特殊诊断方法,建立了较为系统的非疫性温病的治疗大法。叶氏的温病观主要反映在他的口述稿《温热论》。叶氏研究的非疫性温病,其病因是感天地温热之邪气,不同于吴有性研究的杂气温疫,更不同于仲景的“伤寒”。他提出了卫、气、营、血作为非疫性温病辨证纲领,为非疫性温病奠定了坚实的理论基石。另外,吴鞠通著《温病条辨》将温病学说推向了更深境界。其突出成就包括两方面:一是创造性地提出以三焦为主线的温病辨证施治。“温病由口鼻而入,鼻气通于肺,口气通于胃。肺病逆传则为心包,上焦病不治,则传中焦,胃与脾也;中焦病不治,即传下焦,肝与肾也。始上焦,终下焦……”点明了温病过程中自上及下,由浅而深的传变规律。二是确立了温病养阴法则。吴氏谓:“温为阳

邪……最善发泄,阳盛必伤阴。”在温病的发展过程中始终存在着伤阴的基本矛盾。吴氏根据温病各个发展阶段伤阴的不同情况,提出了不同的养阴方法,归纳起来可分甘寒生津、咸寒养液、酸甘化阴以及苦甘合化等几个方面。

温病学派的可贵之处在于其对中医病因病机学认识上的贡献,如对疫气的认识、对“时疫”致病的深入认识、对温热病邪的认识、对伏邪的认识,其对疾病演化“三焦传遍”“卫气营血”的论述更是为中医辨证施治理论的发展做出了贡献,亦更贴近现今中医学者的思维模式及施治方法。其所论述伏邪温病、疫之气的发病方式及传播途径均与病原微生物所致各种传染病相近。近 20 年来,人类遭遇了几次传染病的大流行,非典型病原体肺炎、高致病性人禽流感等,尤其是 2019 年底暴发的新型冠状病毒肺炎严重威胁着人类的健康。事实证明,温病学对温病、疫疠之气的认识,对高致病性感染性疾病的预防及治疗颇有意义,奠定了现代中医学治疗危重病的基础。

五、晚清至民国时期:现代中医危重病理论体系探索期

晚清至民国时期,随着温病学的发展完善,中医临床水平又得到极大提升。这时期的一些医家,试图用中西医汇通的方式研究中医,他们对中西医结合急危重症都做出了一定的贡献,如唐宗海、朱沛文、恽铁樵、张锡纯等中西医汇通学派,虽未取得明显成就,但对后来中西医结合治疗急症仍产生了一定影响。随着西方医学的不断传入及发展普及,很多由中医诊治的急诊重症患者,已经有了明确的西医诊断和危重程度判断。借助文化出版事业的蓬勃发展,大量中医救治西医明确诊断的急症重症病案得以传世。很多在现代看来都是极重的患者如脑出血、病毒性脑炎、胃癌大出血、肺脓疡等,在中医的系统治疗下逐渐转危为安。这些纯粹中医病案的价值,不仅在于记录了当时的中医治疗成绩,更是对于今天从事急诊重症救治的中医工作者的鼓励和启迪。在这一时期,中医急诊重症的理论体系进一步完善,如卫气营血分层辨治的提出、“菌毒同治”重症肺炎理论体系的建立,都对中医危重病学的辨治体系产生了极为深远的影响。

六、新时代中医危重病理论体系的发展和完善

1949 年中华人民共和国成立,百废待兴,经济发展滞后,医学发展同样如此,尤其是农村缺医少药现象十分严重。毛泽东同志提出“中国医药学是个伟大的宝库,应当努力发掘加以提高”的指示,使中医药发展迎来了一个生机蓬勃的春天。随着社会的发展及卫生事业的完善,中医学的传承、教学、临床、科研等多方面都日趋完善,医院代替了传统诊所,中医危重病的发展也随同中医药学的与时俱进而不断发展,开展急诊重症救治的研究。中医药在防病治病及历次重大传染性疾病如流行性感冒、流行性乙型脑炎、流行性脑脊髓炎、小儿肺炎、肝炎等流行时期发挥着举足轻重的作用。由于中医药的积极参与,使得临床疗效、生存率、生活质量均

有明显提高，而病死率、致残率则明显下降。如国家中医主管部门在“六五”“七五”期间组织全国的中医急诊同仁组成了十余个中医药防治危重病学组，集中攻克中风、血证、厥脱、高热、胸痹等中医危重病症，极大地推进了中医在急诊重症领域的发展。随着深入系统的理论及临床治疗手段研究，还开启了急救用中药研制之先河，促进了中药剂型的改革，研制出了诸如生脉注射液、参附注射液、参麦注射液、醒脑静注射液、清开灵注射液等知名产品，其中参麦针剂、增液针剂、清热解毒针剂，被誉为“中医新三宝”。

20 世纪中叶至今，中西医结合急危重症的研究虽然取得了进展，但因为现代西医学急诊急救发展迅速，对临床急症的救治形成了一套较为完整的常规指南，也逐步形成了“中医治慢、西医救急”的观念，因此，新世纪中西医结合急危重症学的研究任重而道远。近 20 年来，中西医结合急危重症学学科发展较快，在确定中西医结合急危重症学科地位、内涵外延，常见急危重症的规范化诊治方面进行了深入的研究。1997 年中华中医药学会急诊分会的成立，全国 11 家国家中医药管理局中医急症诊疗中心的建立，标志着中西医结合急危重症学这一临床学科的诞生。

进入 21 世纪以来，三级甲等中医院 ICU 急救设备也达到了领先水平，有的甚至超过了同级别的西医院，拥有充足的有创及无创呼吸机、转运呼吸机、CRRT 机、ECMO 床旁超声、PICCO、无创心排监测等先进的生命支持设备和监测设备。通过使用这些先进的脏器支持设备，延长了急诊重症患者的生命，给中医药的救治提供了时间窗；得益于这些支持设备，中药的使用途径更多，禁忌更少，如神昏不能吞咽的患者，可以经胃管给中药鼻饲，或者经过灌肠、直肠点滴等方式给中药，胃腑和胰腺不能使用者可以经过空肠营养管给中药。一些古代诊断为死证的疾病，现在得益于强大的生命支持技术，中医也可以开始干预。

中医重症医学科工作者已成为中医药现代化研究的先锋，进而推动了整个中医药学科的发展，加快了中医药现代化研究的进程。中药各种制剂的使用不仅仅限于中医院，在综合性医院中也广为应用，且逐渐走出国门，迎来了中医药学成熟鼎盛时代。

第三节 · 中医危重病学理论体系

随着现代医学医疗技术的日新月异，中医、中医危重病学的发展受到了极大的冲击，各派医家众说纷纭。如何建立现代医学技术发展之下的中医思维，构建中医危重病的理论体系是医家们关注的重中之重，指引着未来的发展方向。历史上曾涌现出许多关于中西学派交融汇通的尝试与流派。其中影响最大的即是“中西医汇通学派”，倡导“中学为体，西学为用”。虽然其提出了一些理论，并付诸了实践，但由于没有正确认识到中西两种医学的本质差异，未能实事求是地处理中西两种医学之间的关系。时至今日，该学派学说仍然对中医、中医危重症医学的发展产生了一定的影响，以致在社会中逐渐形成了“中学西用”的思想，中医的作用与地位被渐渐淡化，成了摆设品，甚至形同虚设。建立科学的中医危重病学理论体系，构架中西医学间的桥梁，是中医危重病学发展的突破点。

中医学理论核心是整体观念和辨证论治，中医危重病学莫不如此。历代医家围绕该两大理论基石，进行了大量的临床实践和理论阐述。《黄帝内经》的出现标志着中医学理论体系的形成，为后世发展的各种辨证体系奠定了基础。如东汉张仲景基于《素问·热病》《素问·阴阳应象大论》创立了著名的六经辨证体系；易水学派创始人张元素脱胎《黄帝内经》理论，在吸收总结孙思邈、钱乙等医家经验的基础上创立了脏腑辨证体系；清代温病学家叶桂创立温病卫气营血辨证体系。对于中医危重病学来说，各种辨证体系实际上就是临床上诊治急危重症的基本方法和思维基础，对于临床中医急危重症诊疗疗效的提高起到了推动作用。

辨证和论治，是中医理、法、方、药在临床上具体重要的两个环节，两者相互联系，不可分割。辨证是认识疾病，论治是针对病证采取相应的治疗手段和方法。辨证是治疗的前提和依据，论治是辨证的目的和检验辨证正确与否的客观标准。辨证的过程，是以脏腑、经络、气血津液、病因等理论为依据，对通过望、闻、问、切四诊所搜集的症状，体征等资料进行综合、归纳、分析、推理、判断、辨明其内在联系，以及各种病变相互之间的关系，从而认识疾病，作出正确的诊断。在长期的临床经验加上古代、现代文献的不断研究基础上可知，中医危重病学核心病机是“正气亏虚，邪气暴戾”，“虚实夹杂，本虚标实”，故其核心仍当以中医思维进行辨证，如八纲辨证、脏腑辨证、六经辨证等，其中八纲辨证是总纲。鉴于危重疾病的发病特点，辨证要求“迅、简、准”。迅，即迅速，要在极为复杂的病情之中，抽丝剥茧，迅速抓住主要问题；简，即简洁，要抓住简单有效的核心问题，用最简单的方法解决最复杂的疾病；准，即准确，辨证要准，一击即中，取得最有效的结果。其中，中医学辨证论治体系中，最简洁的辨证理论体系就是“八纲辨证”，其对中医学起到了提纲挈领的作用。“八纲”渊源于战国时期。《黄帝内经》提出了寒热、虚实的概念。汉代张仲景在《伤寒论》中，用阴阳、表里、寒热、虚实概括并区分病证。明代王执中将虚实阴阳表里寒热称为“治病八字”；张景岳则明确提出以阴阳为“二纲”，以表里、寒热、虚实为“六变”之说。清代，程锺龄进一步阐发了八纲的含义，提出审证治病不过寒热、虚实、表里、阴阳八字而已。近代《医学摘粹》提出“八纲”一词，确立了中医辨证体系基石的地位。

然而，中医各分类学科如何运用好八纲辨证，还是有所区别的。对于中医危重病来说，首先，当辨明阴阳，阴阳为八纲统领。继而，当明确虚实，即应明确以虚为主或以实为重，还是虚实互存。虚实是辨别邪正盛衰的两个纲领。虚指正气不足，实指邪气盛实。虚证反映人体正气虚弱而邪气也不太盛。实证反映邪气太盛，而正气尚未虚衰，邪正相争剧烈。虚实辨证，可以掌握病者邪正盛衰的情况，为治疗提供依据，实证宜攻，虚证宜补。只有辨证准确，才能攻补适宜，免犯虚虚实实之误。最后，辨清寒热、表里，从而归纳总结出以证候为核心的疾病状态，为中医危重病的临床救治提供精准的治疗原则和治疗方法。

一、阴阳为纲

阴阳是辨别疾病性质的两纲，是八纲的总纲，即将表里、寒热、虚实再加以总的概括。在中医危重病的辨证体系中同样占据重要地位。《类经 · 阴阳类》说“人之疾病……必有所本，或本于阴，或本于阳，病变虽多，其本则一”，指出了证候虽然复杂多变，但总不外阴阳两大类，而诊病之要也必须首先辨明其属阴属阳。因此，阴阳是八纲的总纲，一般表、实、热证属于阳证，里、虚、寒证属于阴证。阴证和阳证的临床表现、病因病机、治疗等已述于表里、寒热、虚实六纲之中。阴阳学说是中医理论的哲学基础，临床上面对复杂的临床表现，总可以划分阴阳两类，表示疾病总体发展方向，具有十分重要的临床意义。以阴阳两纲诊断的证候除阴证、阳证以外，还有阴脱、阳脱危重证候。

1. 阴证与阳证

（1）阴证：凡符合“阴”的一般属性的证候，称为阴证。如里证、寒证、虚证概属阴证范围。不同的疾病，所表现的阴性证候不尽相同，各有侧重，常见的有面色暗淡，精神萎靡，身重蜷卧，形寒肢冷，倦怠无力，语声低怯，纳差，口淡不渴，大便稀溏，小便清长，舌淡胖嫩，脉沉迟或弱或细涩。

（2）阳证：凡符合“阳”的一般属性的证，称为阳证。如表证、热证、实证概属于阳证范围。不同的疾病表现的阳性证候也不尽相同，常见的有面色红赤，恶寒发热，肌肤灼热，神烦，躁动不安，语声粗浊或骂詈无常，呼吸气粗，喘促痰鸣，口干渴饮，大便秘结奇臭，小便涩痛短赤，舌质红，苔黄黑生芒刺，脉象浮数或洪大或滑实。

2. 阴脱与阳脱

阴脱与阳脱是疾病的危险证候，辨证稍差，或救治稍迟，死亡立见。阴脱、阳脱多在高热，大汗不止，剧烈吐泻，失血过多有阴液或阳气迅速亡失情况下出现，常见于休克患者。阴脱阳脱虽属虚证范围，但因病情特殊且病势危笃，而又区别于一般虚证。阴脱阳脱的临床表现，除原发疾病的各种危重症状外，均有不同程度的汗出。但阴脱之汗，汗出热而黏，兼见肌肤热，手足温，口渴喜饮，脉细数疾而按之无力等阴竭而阳极的证候；阳脱之汗，大汗淋漓，汗凉不黏，兼见畏寒倦卧，四肢厥冷，精神萎靡，脉微欲绝等阳脱而阴盛的证候。由于阴阳是互根的，阴液耗竭则阳气无所依附而散越，阳气衰竭则阴液无以化生而枯竭，所以阴脱、阳脱的临床表现难于截然割裂，其间可迅速转化、相继出现，只是有先后主次的不同而已。

阴脱与阳脱是个性质不同的病证，阴脱的主要病因是机体内大量脱失津液，阳脱的主要病因是阳气亡脱。因为气可随液脱，也可随血脱，所以阳脱也常见于汗、吐、下太过以及大出血之后，且许多疾病的危笃阶段也可出现阳脱。由于阴阳是互存互根的，所以阴脱可导致阳脱，而阳脱也可致阴液耗损。在临床上，应分别阴脱、阳脱之主次，及时救治。

（1）阴脱：临床表现为身热肢暖，烦躁不安，口渴咽干，唇干舌燥，肌肤皱瘪，小便极少，舌红干，脉细数无力。大汗淋漓，其汗温面黏为阴脱的特征。

（2）阳脱：临床表现为身凉恶寒，四肢厥冷，蜷卧神疲，口淡不渴，或喜热饮，舌淡白润，脉微欲绝。大汗出，汗冷、味淡，为阳脱的特征。阴阳的概念虽然抽象，但结合临床实际阴阳辨证就十分清晰，不仅简便易行，更有助于临床疗效的提高，因此在急诊临证之时，时时关注阴阳，救治方向方才不误。

二、虚实为本

虚实是辨别人体的正气强弱和病邪盛衰的两纲。虚指正气不足，虚证便是正气不足所表现的证候，而实指邪气过盛，实证便是由邪气过盛所表现的证候。《素问·通评虚实论》说："邪气盛则实，精气夺则虚。"若从正邪双方力量对比来看，虚证虽是正气不足，而邪气也不盛；实证虽是邪气过盛，但正气尚未衰，表正邪相争剧烈的证候。辨别虚实，是采用扶正（补虚）或攻邪（泻实）治疗的依据，所谓"虚者补之，实者泻之"。"邪之所凑，其气必虚"，从危重症角度而言，虚实十分重要，判定虚实的关系，对判断疾病的轻重预后十分重要。

1. 虚证

虚证的形成，或因体质素弱（先天、后天不足），或因久病伤正，或因出血、失精、大汗，或因外邪侵袭损伤正气等原因而致"精气夺则虚"。虚证是对人体正气虚弱各种临床表现的病理概括。虚证的形成，有先天不足、后天失养和疾病耗损等多种原因。各种虚证的表现极不一致，很难全面概括，常见的有面色淡白或萎黄，精神萎靡，身疲乏力，心悸气短，形寒肢冷，自汗，大便滑脱，小便失禁，舌淡胖嫩，脉虚沉迟，或消瘦颜红，口咽干燥，盗汗潮热，舌红少苔，脉虚细数。

2. 实证

实证的形成，或是由患者体质素壮，因外邪侵袭而暴病，或是因脏腑气血功能障碍引起体内的某些病理产物，如气滞血瘀、痰饮水湿凝聚、虫积、食滞等。实证是对人体感受外邪或体内病理产物堆积而产生的各种临床表现的病理概括。实证的成因有两个方面：一是外邪侵入人体，二是脏腑功能失调以致痰饮、水湿、瘀血等病理产物停积于体内。随着外邪性质的差异、致病病理产物的不同，而有各自不同的证候表现。由于病因不同，实证的表现亦极不一致，常见的表现有发热，腹胀痛拒按，胸闷，烦躁，神昏谵语，呼吸气粗，痰涎壅盛，大便秘结，或下利，里急后重，小便不利，淋沥涩痛，脉实有力，舌质苍老，舌苔厚腻。

3. 虚实夹杂

凡虚证中夹有实证，实证中夹有虚证，以及虚实齐见，都是虚实互存，如表虚里实、表实里虚、上虚下实、上实下虚等。虚实夹杂证的形成，是因为正气不足与邪气过盛同时并见。既可为以虚为主的虚中挟实证，又可见以实为主的实中挟虚证，具体表现为表虚里实、表实里虚、上虚下实、上实下虚等。由于虚和实错杂互见，所以在治疗上便有攻补兼施之法。但在攻补兼施中还要分别虚实的孰多孰少，因而用药就有轻重主次之分。虚实互存中根据虚实的多少有实证夹虚、虚证夹实、虚实并重三种情况，此外根据体质又有体虚病实以及体实病虚之异。

（1）实证夹虚：多发生于实证过程中正气受损者，亦常见于素有体虚而新感外邪者。其特点是以实邪为主，正虚为次。

（2）虚证夹实：多见于实证深重，迁延日久，正气大伤，余邪未尽者，亦可见于素体大虚，复感邪气者。其特点是以正虚为主，实邪为次。

(3) 虚实并重：多为重证。多见于实证迁延日久，正气大伤，而实邪未减者，或原正气甚弱，又感受较重邪气者。其特点是正虚与邪实均十分明显，病情严重。

(4) 体虚病实：指人体因为某些疾病处于虚证状态，又因某种病因发生实证。如气血虚弱之人，突发急性胆胀，疼痛欲死。

(5) 体实病虚：正常体壮之人，突发急症如创伤大失血，会短时间之内出现虚态。虚实互存，但不同于虚实夹杂，当细辨之。

4. 虚实转化

疾病的发展过程是邪正斗争的过程，主要表现为虚实的变化。在疾病过程中，由于病邪久留，损伤正气，实证可转为虚证；亦有正气虚，脏腑功能失常，而致痰、食、血、水等凝结阻滞而出现因虚致实证。

5. 虚实真假

临证中当别虚实真假，以去伪存真，才不致犯“虚虚实实”之戒。虚实真假与虚实互存不同，应注意审察鉴别。

(1) 真实假虚：指疾病本质属实证，但又出现虚之征象。如热结肠胃、痰食壅滞、大积大聚之实证，却见神情沉静、身寒肢冷、脉沉伏或迟涩等表现，古称之为“大实有羸状”。治疗应专主攻邪。

(2) 真虚假实：指疾病本质属虚证，但又出现实的征象。如素体脾虚，运化无力，因而出现腹部胀、满、痛等表现，古人所谓“至虚有盛候”，就是指此而言。治疗应用补法。虚实真假的鉴别，可注意以下几点：脉象的有力无力、舌质的胖嫩与苍老、发声的亢亮与低怯、体质的强弱、发病的原因、疾病的新久以及治疗经过。

三、表里寒热并举

基于阴阳两纲，虚实之本，通过四诊，掌握了辨证资料之后，根据病位的深浅、病邪的性质、人体正气的强弱等多方面的情况，进行分析综合，抓住疾病主要矛盾，化繁为简，提纲挈领。临床所见危重疾病，往往情况复杂，存在寒热、虚实交织在一起的夹杂情况，如虚实夹杂、寒热错杂。在一定的条件下，疾病还可出现不同程度的转化，如寒证化热、热证转寒、实证转虚、因虚致实等。在疾病发展到一定阶段时，有的出现一些与疾病性质相反的假象，如真寒假热、真热假寒、真虚假实、真实假虚等。因此，要注意八纲之间的相兼、转化、夹杂、真假，才能正确而全面地认识疾病、诊断疾病。

(一) 寒热为脉

寒热是辨别疾病性质的两纲，是用以概括机体阴阳盛衰的两类证候。一般地说，寒证是机体阳气不足或感受寒邪所表现的证候，热证是机体阳气偏盛或感受热邪所表现的证候。所谓“阳盛则热，阴盛则寒”“阳虚则寒，阴虚则热”。辨别寒热是治疗时使用温热药或寒凉药的依据，所谓“寒者热之，热者寒之”。阴盛或阳虚表现为寒证，阳盛或阴虚表现为热证。寒热辨证在治疗上有重要意义。《素问·至真要大论》说“寒者热之，热者寒之”，两者治法正好相反，所以寒热辨证，必须准确无误。

1. 寒证

寒证是感阴寒之邪（如寒邪、湿邪）或阳虚阴盛、脏腑阳气虚弱、功能活动衰减所表现的证候，可分为表寒证和里寒证。寒证是疾病的本质属于寒性的证候，可以由感受寒邪而致，也可以由机体自身阳虚阴盛而致。由于寒证的病因、病位不同，又可出现不同的证型。如感受寒邪，或侵犯肌表，或直中内脏，故有表寒、里寒之别。里寒的成因有寒邪入侵者，有自身阳虚者，故又有实寒、虚寒之分。各类寒证的临床表现不尽一致，常见的有恶寒喜暖，面色㿠白，肢冷蜷卧，口淡不渴，痰、涎、涕清稀，小便清长，大便稀溏，舌淡，苔白润滑，脉迟或紧等。

2. 热证

热证是感受阳热之邪（如风邪、热邪、火邪等）或阳盛阴虚、脏腑阳气亢盛和阴液亏损、功能活动亢进所表现的证候，可分为表热证和热证。表热证在表证讨论，这里所指为里热证。热证是疾病的本质属于热性的证候，可以由感受热邪而致，也可以由机体自身阴虚阳亢而致。根据热证的病因、病位不同，亦可出现不同的证型。如外感热邪或热邪入里，便有表热、里热之别。里热中，由实热之邪入侵或自身虚弱造成，则有实热和虚热之分。各类热证的证候表现也不尽一致，常见的有恶热喜冷，口渴喜冷饮，面红目赤，烦躁不宁，痰、涕黄稠，吐血衄血，小便短赤，大便干结，舌红苔黄而干燥，脉数等。

3. 寒热错杂

在同一患者身上同时出现寒证和热证，呈现寒热交错的现象，称为寒热错杂。寒热错杂有上下寒热错杂和表里寒热错杂的不同。

（1）*上下寒热错杂*：机体上部与下部的寒热性质不同，称为上下寒热错杂。包括上寒下热和上热下寒两种情况。“上下”是一个相对的概念，如以膈为界，则胸为上，腹为下，而腹部本身上腹胃脘为上，下腹膀胱、大小肠等属下。上寒下热是指人体在同一时间内，上部表现为寒，下部表现为热的证候。例如，胃脘冷痛，呕吐涎，同时又兼见尿频、尿痛、小便短赤，此为寒在胃而热在膀胱之证候，即中焦有寒，下焦有热；就其相对位置而言，中焦在下焦之上，所以属上寒下热的证型。反之，上热下寒是指人体在同一时间内，上部表现为热，下部表现为寒的证候。例如，患者胸中有热，肠中有寒，既见胸中烦热、咽痛口干的上热证，又见腹痛喜暖、大便稀溏的寒证，就属上热下寒证。

（2）*表里寒热错杂*：机体表里同病而寒热性质不同，称为表里寒热错杂。包括表寒里热和表热里寒两种情况。表寒里热指为寒在表、热在里的一种证候。常见于本有内热，又外感风寒，或外邪传里化热而表寒未解的病证。如恶寒发热，无汗头痛，身痛，气喘，烦躁，口渴，脉浮紧，即是寒在表而热在里的证候。里寒表热为表有热、里有寒的一种证候。常见于素有里寒而复感风热，或表热证未解，过服寒凉以致脾胃阳气损伤的病证。如平素脾胃虚寒，又感风热，临床上既能见到发热、头痛、咳嗽、咽喉肿痛的表热证，又可见到大便溏泄、小便清长、四肢不温的里寒证。寒热错杂的辨证,除了要辨别上下表里的部位之外,还要分清寒热的多少。寒多热少者,应以治寒为主,兼顾热证;热多寒少者,应以治热为主,兼顾寒证。

4. 寒热转化

(1) 寒证转化为热证:先有寒证,后来出现热证,热证出现后,寒证便渐渐消失,这就是寒证转化为热证。多因机体阳气偏盛,寒邪从阳化热所致,也可见于治疗不当,过服温燥药物。例如感受寒邪,开始为表寒证,见恶寒发热,身病无汗,苔白,脉浮紧。病情进一步发展,寒邪入里化热,恶寒症状消退,而壮热、心烦、口渴、苔黄、脉数等症状相继出现,这就表示其证候由表寒而转化为里热。

(2) 热证转化为寒证:先有热证,后来出现寒证,寒证出现后,热证便渐渐消失,就是热证转化为寒证。多因邪盛或正虚,正不胜邪,功能衰败所致,也见于误治、失治损伤阳气的患者。这种转化可缓可急,如热病日久,阳气日耗,转化为虚寒证,这是缓慢转化的过程。如高热患者,由于大汗不止,阳从汗泄,或吐泻过度,阳随津脱,出现体温骤降、四肢厥冷、面色苍白、脉微欲绝的虚寒证(阳脱),这是急骤转化的过程。寒热证的转化反映邪正盛衰的情况。由寒证转化为热证,是人体正气尚盛,寒邪郁而化热;热证转化为寒证,多属邪盛正虚,正不胜邪。

5. 寒热真假

在疾病发展到寒极或热极的危重阶段,可以发现一些"寒极似热""热极似寒"的假象,临床上把本质是热证而表现为寒象的叫"真热假寒",本质是寒证而表现为热象的叫"真寒假热"。这种情况往往表示疾病比较严重。如果不能抓住本质,就会被假象所迷惑,而致误诊、误治,后果严重。

(1) 真寒假热:是内有真寒、外见假热的证候。其产生机制是阴寒内盛格阳于外,阴阳寒邪格拒而成,故又称"阴盛格阳"。阴盛于内,格阳于外,形成虚阳浮越、阴极似阳的现象,如慢性消耗性疾病患者常见身热,两颧潮红,躁扰不宁,口渴,苔黑,脉浮大等,表面上看似有热象,但是身热反欲盖衣被,四肢厥冷,口渴喜热饮,且饮不多,下利清谷等寒象,此为证一;证二为患者精神委颓淡漠,蜷缩而卧,舌质淡白,苔黑而润,脉虽浮大但无力。为阴盛于内,格阳于外,其热象是假,阳虚寒盛才是疾病的本质,故称"真寒假热"。治疗上要用温里回阳,引火归原。

(2) 真热假寒:是内有真热而外现假寒的证候。其产生机制是阳热内盛,阳气闭郁于内,不能布达于四末而形成,或者阳盛于内,拒阴于外,故也称为"阳盛格阴"。根据其阳热闭郁而致手足厥冷的特点,习惯上又叫"阳厥"。如热性病中毒较重时可见表情淡漠、困倦懒言、手足发凉、脉沉细等,粗看好似寒证,但是恶寒而不欲盖衣被,手足冰冷但胸腹灼热,脉沉但重按弦滑有力,此为证一;证二为口鼻气热,胸腹灼热,口渴喜冷饮,大便秘结,小便短赤,舌红绛,苔黄干,脉虽沉细但数而有力。为阳热内郁不能外达,本质是热证,故称"真热假寒"。治疗上应清泻里热,疏达阳气。

一般来说,寒、热的表象属标,是一种假象;内、里的寒、热属本,是它的本质。辨别寒证与热证,不能孤立地根据某一症状或体征判断,应对疾病的全部表现综合观察,尤其是寒或热、口渴或不渴、面色㿠白或赤、四肢温凉,以及二便、舌象、脉象等几个重要方面。假象的出现,多在四肢、皮肤和面色方面，而脏腑气血津液等方面的内在表现则常常如实反映着疾病的本质；假热之面赤仅在面颊上见浅红娇嫩之色，时隐时现，而真热的面红却是满面通红；假寒常表现为四肢厥冷，而胸腹部却是大热，按之灼手，或周身寒冷面反不欲近衣被，而真寒则是身体蜷卧，欲得衣被。从寒证与热证的比较可以看出：寒证属阴盛，多与阳虚并见；热证属阳盛，常有阴液亏耗的表现。

（二）表里为络

表里是说明病变部位深浅和病情轻重的两纲。一般地说，皮毛、肌肤和浅表的经属表；脏腑、血脉、骨髓及体内经络属里。表证，即病在肌表，病位浅而病情轻；里证即病在脏腑，病位深而病情重。表里是辨别疾病病位内外和病势深浅的纲领，这是一个相对的概念。就躯壳与内脏而言，躯壳为表，内脏为里；就脏与腑而言，腑为表，脏为里；就经络与脏腑而言，经络为表，脏腑为里。从病势深浅论，外感病者，病邪入里一层，病深一层；出表一层，病浅一层。这种相对概念的认识，在六经辨证和卫气营血辨证中尤为重要，以上是广义之表里概念。狭义的表里，是指身体的皮毛、腠理、经络为外，这些部位受邪，属于表证；脏腑、气血、骨髓为内，这些部位发病，统属里证。表里辨证，在外感病辨证中有重要的意义，可以察知病情的轻重，明确病变部位的深浅，预测病理变化的趋势。表证病浅而轻，里证病深而重。表邪入里为病进，里邪出表为病退。了解病势的轻重进退，就能掌握疾病的演变规律，取得治疗上的主动权，采取适当的治疗措施。

1. 表证

表证是病位浅在肌肤的证候。一般为六淫外邪从皮毛、口鼻侵入机体后，邪留肌表，出现正气（卫气）拒邪的一系列症状，多为外感病初起阶段。常见于外感热病的初期，如上呼吸道感染、急性传染病及其他感染性疾病的初起阶段，起病急，病程短。表证有两个明显的特点：一是外感时邪，表证是由邪气入侵人体所引起；二是病情轻，表证的病位在皮毛腠理，病轻易治。其临床表现有恶寒、发热、头身疼痛、舌苔薄白、脉浮，兼有鼻塞、流涕、咳嗽、喷嚏、咽喉痒痛等症。由于外邪有寒热之分，正气抗御外邪的能力有强弱不同，表证又分为表寒、表热、表虚、表实证。辨别表寒证与表热证，是以恶寒发热的轻重和舌象、脉象为依据。表寒证是恶寒重发热轻，表热证是发热重恶寒轻；表寒证舌苔薄白而润，脉浮紧，表热证舌苔薄白而不润，脉浮数。此外，风寒之邪可以郁而化热，由表寒证变成表热证，外邪侵入肌表后容易入里化热，表寒证（或表热证）可以转化为里热证。

2. 里证

里证是与表证相对而言，是病位深于内（脏腑、气血、骨髓等）的证候。里证的成因，大致有三种情况：一是表证进一步发展，表邪不解，内传入里，侵犯脏腑而成；二是外邪直接入侵内脏而发病，如腹部受凉或过食生冷等原因可致里寒证；三是内伤七情、劳倦、饮食等因素，直接引起脏腑功能障碍而成，如肝病的眩晕、胁痛，心病的心悸、气短，肺病的咳嗽、气喘，脾病的腹胀、泄泻，肾病的腰痛、尿闭等。因此，里证的临床表现是复杂的，凡非表证的一切证候皆属里证。外感病中的里证还需结合病因辨证、卫气营血辨证，而内伤杂病中，则以脏腑辨证为主。里证要辨别里寒、里热、里虚、里实（在寒热、虚实辨证中讨论）。辨别表证与里证，多依据病史的询问，病证的寒热及舌苔、脉象的变化。一般地说，新病、病程短者，多见于表证；久病、病程长者，常见于里证。发热恶寒者，为表证；发热不恶寒或但寒不热者，均属里证。表证舌苔常无变化，或仅见于舌边尖红；里证常有舌苔的异常表现，脉浮者，为表证；脉沉者，为里证。

第四节 · 中医危重病学技术发展概要

从中医危重病学发展历史来看，曾涌现出不少急救措施，甚至至今看来仍有其科学性。当今科技飞速发展，对于中医治疗也逐渐结合当下科技发展而不断进步，成为中医综合医院重症医学科区别于西医医院的主要特色。

一、中国古代急救技术

1. 古代心肺复苏术

心肺复苏术是现代临床医学危重症急救中的常用措施，并被广泛普及、应用，现今中医临床急救亦采用现代心肺复苏技术。据古籍考证，我国开展心肺复苏术比西方早 1 000 多年，对现代心肺复苏术的诞生起到一定促进作用。我国历代医书典籍均对心肺复苏术有记载和论述，积累了丰富的经验和独特的理论体系。如东汉末年张仲景首先将人工按压法用于救治"自缢死"，并记载于《金匮要略》中："救自缢死……徐徐抱解，不得截绳，上下安被卧之。一人以脚踏其两肩，手少挽其发，常弦弦勿纵之；一人以手按据胸上，数动之；一人摩捋臂胫屈伸之，若已僵，但渐渐强屈之，并按其腹。如此一炊顷，气从口出，呼吸眼开，而犹引按莫置，亦勿苦劳之。"张仲景通过他的临床实践，充分肯定了这种急救法，认为"法最善，无不活者"。《本草纲目》中也有类似的记载。上述心肺复苏术既体现了多人合作（三人以上），还强调了复苏的持续性，即不可任意中断心脏按压等措施。可见早在 1 800 多年前，中医就采用了较为有效的综合复苏方法来救治自缢等呼吸心脏骤停的危急患者。

2. 原始人工呼吸法

早在北周《集验方》即有对人工呼吸的记载。将患者"仰卧，以物塞两耳，以两个竹筒内死人鼻中，使两人痛吹之，塞口旁无令气得出，半日所死之，即噫噫，勿复吹也"。口对口吹气式人工呼吸法则早在元代以前就有。据《中藏经》记载，"缢死方，先令人抱起解绳，不得用刀断，扶于通风处，高首卧，取葱根末，吹人两鼻，更令亲人吹气入口，喉喷出涎，即以矾石末取丁香煎汤调一钱匕灌之"。《中藏经》一书，有人说是华佗著，经考证，乃是由六朝人撰，为公元 3~6 世纪时的医学著作。至晋代以后，人工呼吸技术得到了加强，其应用时间也早于西方 1 000 多年，且主要实施技术也有所提高，并详细记载于葛洪所著《肘后备急方》中："塞两鼻孔，以芦管内其口中至咽，令人嘘之。有顷，其中砻砻转，或是通气也。"用芦管吹气复苏，相当于今时"口咽通气管"在古代的雏形，是葛氏的一大发明。虽然当时已强调了以"亲人行口对口人工呼吸"，但芦管通气则技高一筹，也克服了直接口对口接触在心理和卫生方面的顾虑。

3. 催吐法

吐法是中医学治疗疾病的重要手段之一，早在 2 000 多年前，已普遍应用于临床。后人将吐法列于治则八法之中，其最早可追溯到《黄帝内经》时期。《素问·阴阳应象大论》云"其高者，因而越之"，即是对吐法运用的描述。后世医家根据"宿食在上脘者，当吐之"的理论，创造了多种催吐法。有药物催吐、食物催吐和机械催吐。

最早记载的药物催吐医方见于张仲景所著《伤寒论》和《金匮要略》。其记载见："病人手足厥冷，脉乍紧者，邪结在胸中，心下满而烦，饥不能食者，病在胸中，当须吐之，宜瓜蒂散。""宿食在上脘，当吐之，宜瓜蒂散。"书中所提瓜蒂散堪称中国医学史上第一个催吐方。瓜蒂散仅瓜蒂、赤小豆两味药物组合而成。古代医家曾用它急救食物中毒的患者，也有用之解河豚鱼毒。河豚鱼是含有剧毒毒素的鱼类，能引起人类中枢神经和末梢神经麻痹，严重者导致死亡。清代医书《辨证录》记载："人有食河豚，舌麻心闷，腹胀气难，舒开而声不出，以瓜蒂散饮之，必大吐，吐后前症尽解。"其中亦写明了瓜蒂散的催吐作用。现代药理研究表明，瓜蒂散中瓜蒂含有甜瓜蒂毒素，它能刺激胃黏膜引起呕吐，如此，可将有毒物质排出体外。另外，古代医书也有记载苦参催吐法，如"如饮食后不知记何物毒，心烦满闷者，急煎苦参汁饮，令吐出""鱼肉菜等毒。上方(苦参)煎服，取吐即愈"。

除药物催吐，古代医书还有食物催吐法的记载。如用盐水进行急救催吐者，古代医家认为这种方法胜过药物催吐。古书记载："极咸盐汤三升，一味，霍乱心腹暴痛。宿食不消，积冷烦满者，热饮一升，以指刺口。"并指出"此法大胜诸药，俗人以为田舍浅近法，鄙而不用，守死而已。凡有此疾，即须先用之"。另有记载鸡蛋白催吐，急救"砒中毒"的记载。《本草纲目》中描述砒的毒性是"鼠雀食少许毒死……人服至一钱许亦死"。古代有解"砒毒"的方法：砒霜服下未久者，取鸡子一二十个。打入碗内搅匀，入明矾末三钱，灌之，吐则再灌，吐尽便愈。据现代药理分析，"砒"很容易由胃壁吸收入血，但"砒"在胃内遇到蛋白质，就成为一种不溶解于水的结合体，明矾有凝固蛋白质作用，又是民间常用的催吐药。用鸡蛋白和明矾进行催吐，解除砒中毒，是符合科学原理的。

催吐急救法还包括机械催吐。古代曾用洗干净的鸡毛，刺激咽喉进行催吐。元代危亦林著《世医得效方》一书，记载用"鸡羽扫咽喉间"进行催吐。在民间还流传用筷子压舌催吐，此皆属于机械催吐法。

4. 嗅鼻法

嗅鼻法是中医学中特有的急救法之一。主要方法为：将芳香开窍的药物研成粉末，吹进患者的鼻孔，利用药物刺激鼻腔内的黏膜，促使晕厥患者苏醒。这是中医学长期积累下来的简便有效的急救方法。

汉代已用嗅鼻法抢救"尸厥"患者，采用"菖蒲屑纳鼻两孔中，吹之"。石菖蒲的根茎含有特殊的刺激气味，这种气味具有开窍醒脑的作用。《神农本草经》记载石菖蒲的功效是“开心孔，补五脏，通九窍”，古代将石菖蒲的根茎研成粉末嗅鼻，救了不少昏厥症患者。到了宋元时期，人们给它定了一个名字，称“内鼻散”。随着人们对药物的不断认识，除石菖蒲外，还发现生半夏、皂荚、细辛等药物均可作为嗅鼻剂，并能取得良好效果。据宋代《医说》记载，刘太丞的邻居朱三的儿子，患了急性病，出现了手足冰冷、呼吸困难、脉息微弱等症状。朱三请刘太丞医治，刘太丞根据唐代《外台秘要》所载的医方，用生半夏研成细末，放进患者的鼻腔里，由于生半夏刺激鼻腔黏膜，使得患者喷嚏而醒，手足逐渐回暖，神志也慢慢地恢复过来。

金元时期医学家朱丹溪用皂角和细辛等制成“通关散”以嗅鼻取嚏，急救昏厥不醒的危症患者。至今临床上使用的“通窍散”就是在“通关散”的基础上，增加其他芳香开窍的药物而成，对治疗夏季中暑、昏厥不醒等病症，均具有苏醒神志的作用。这种简便有效的急救方法，愈来愈引起人们的注意。

5. 导尿术

我国第一个使用导尿法的是唐代著名医学家孙思邈。有一天，他家里来了一个久不解小便的患者，小肚子胀得鼓鼓的，非常难受，虽经医治，都不能解除患者的痛苦。孙思邈根据自己几十年的临床经验，认为不需扎针、吃药。他用一根洗净的葱管，剪去尖头，小心地把葱管插进患者的尿道，用嘴吹口气，等一会儿，小便即不断流出。孙思邈利用这种简易的方法，挽救了危急患者的生命。孙思邈将它编入《千金要方》一书，写道：“小便不通……以葱叶除尖头，内阴茎孔中深三寸，微用口吹之，胞胀，津液大通，便愈。”

到了元代，我国医学家不但掌握男性患者的导尿法，同时对女性患者也使用导尿法，导尿工具也有了改进，以鸟的羽毛管代替了葱叶。明代《本草纲目》中曾记述了这样一个病例：蕲州（今湖北蕲春县）有个妇女，患了小便不通的毛病，当地有一个医生，用猪膀胱一个，吹胀后安上翎管，插入患者尿道，并用手指搓转猪膀胱，不久，果然尿液大流。对这种不为当时人习用的治疗方法，李时珍称它为“机巧妙术”。

我国在医疗上使用导尿法比法国医生拿力敦在1860年发明的橡皮管导尿早了1 200多年。

6. 针刺放血法

用针刺放血方法急救垂危患者，古代称为“刺络”，也是急救措施之一。这种治疗方法是根据患者的不同疾病，用锋利的三棱针刺入络脉（身体浅表的静脉血管），使流出瘀阻之血，达到急救的目的。

2 000多年前的《黄帝内经》就已有“菀陈则除之者，出恶血也”的记载。“刺络”的起源可追溯到史前文化时期，我们的祖先在生活和劳动中，身体由于被尖石或荆棘刺伤出血，所带病痛却意外地得到减轻或消失。这种现象经过多次的重复（偶然的或有意识的），人们便产生了这样一种认识：撞伤或刺破身体某些部位出血，可以减轻或治愈某些疾病。于是出现了医疗的石制工具——砭石。当时这种原始针具广泛地用于切割脓包和刺破皮下血管以放血。随着生产力的发展、钢铁器的出现，出现了金属制造的放血针具——锋针。据《黄帝内经》记载，锋针类似于现代的三棱针,"锋针者,刃三隅以发痼疾",使于"主拥热出血"之用。从《黄帝内经》起,历代医书均有记载,不少医生都掌握了用锋针放血治病的方法。据传,唐高宗李治某一天突然出现一阵头昏目眩,眼睛顿时失明。坐在竹帘后听政的武则天焦急万分,遂立即将侍医秦鹤鸣召来。秦鹤鸣分析了唐高宗眼睛失明的原因,认为是由风毒上攻而引起,提出了针刺放血的治疗方法。武则天认为要在皇帝头上进行针刺放血是谋害皇命的阴谋诡计,应处斩刑。唐高宗极力劝阻,并说,"医之议病,理不加罪","出血未必不佳"。于是,秦鹤鸣进行了针刺放血治疗。过了一会,唐高宗竟然高声大喊:"吾眼明矣!吾眼明矣!"此即侍医秦鹤鸣针刺百会及脑户穴出血,以治愈风眩、目不能视急症的案例。唐代刺史(地方长官)成君绰,有一天感到喉中闭塞,吃饭、喝水都感到困难。刺史派人请唐代医家甄权来治病。经诊断后,甄权认为不需要用汤药治疗,他用锋针向患者的大拇指桡侧,离指甲旁开一分左右的少商穴刺去。说来也奇,经甄权的轻轻一扎,挤出几点血,刺史的咽喉阻塞症状渐渐地消失了。直到今天,人们仍常用针刺少商穴放血来治疗急性扁桃体炎,效果良好。明代著名针灸医学家杨继洲继承前人的经验和家传技术,编辑了针灸专书《针灸大成》,书中也论述了针刺放血急救的内容。认为"急以一棱针,刺手十指十二井穴,当去恶血。又治一切暴死恶候,不省人事及续肠痧"之症,并称这种治疗方法"乃起死回生妙诀"。

针刺放血法的急救作用,不仅为古代医家所重视,而且流传民间。经针刺放血后,险症常可立刻解除。针刺放血法是中医学中一种独特的针刺外治疗法,至今在临床上仍有重要价值。

二、中医急救技术的现代应用

近 20 年来,随着医学科技的不断进步,充实与完善,危重症中医疗法逐渐趋于多样化,方法多样,手段更加切实有效。中医自古至今的各类急救方法,也得到了现代的发展和推广应用,并经实践,切实有效。

1. 内治疗法

内治疗法是在中医理论指导下,将单味药或复方有机地组合,经特定的炮制方法,口服以治疗疾病的方法。主要剂型有汤药、丸、散、膏、丹、药酒等等。其中汤药可有水煎、酒煎、醋煎、水泡等方法,制成汤剂口服,为中医临床最广泛最普遍使用的方法。经口服的内治疗法还有多种剂型,如丸药法、散药法、丹药法、药酒法、药片法、药茶法、浸膏法、口服液法、滴丸法、胶囊法、冲剂法等多种方法。现代药学技术的发展,也促进了中药剂型的广泛变革,为中药的推广使用创造了有利条件。

2. 针剂疗法

针剂疗法是将药物经科学提炼,制成针剂,经注射机体的肌肉、皮下、血管或穴位,可迅速使药物吸收而达到治疗疾病的一种常用的急救疗法。中药剂型改革的不断深入,近 30 年来,中药注射剂开始广泛应用,该疗法已是急诊病证的高效疗法之一,备受重视。临床上常见的针剂疗法有肌内注射、血管内注射、穴位注射、皮下注射等。但目前医家对于中药注射剂的使用,也存在不辨证、不分型、不看适应证等问题，急需统一的诊疗方案，进行规范管理和应用。

3. 针刺疗法

指运用不锈钢或银针刺机体相关的穴位。通过调节经络，疏达气血，协调阴阳而达治疗疾病的一种常用治法。因其简、便、廉、验，起效迅速而被广泛地应用于各种疾病，如发热、神昏、抽搐、吐泻、眩晕等常见的多发的急症，且疗效十分显著，急诊医生必须掌握。针刺疗法包括体针、头针、耳针、眼针等。

4. 雾化吸入疗法

指利用超声波的空化作用，使浸渍在液体中的药物在气相中分散，转变成雾化颗粒，直接作用于皮肤黏膜，或经气道吸入，使药物吸收达到治疗疾病目的的一种疗法。临床上对肺系病证有良好的治疗效果，如用于急喉痹、哮喘等。本法可灵活地使用辨证处方，不必像针剂那样受到限制，是目前常用的急救疗法之一。

5. 直肠内给药法

指将制成的不同的剂型的药物，注入肛门、直肠之内，促使药物吸收或直接作用于肛肠局部而起到治疗疾病的一种方法。本法避免了口服给药的首过效应，具有药物吸收快、疗效显著等特点。目前该方法广泛应用于肛肠急症及发热、喘证等急症，且不良反应低。本法还包括灌肠法、肛门栓塞法、直肠灌注法、肛门涂药法等。

6. 手术疗法

指采用器械或药物，并以熟练的手法切割机体部分脏器组织，达到治疗疾病的方法。此法源于中医，但发展完善时又落后于西医，然而中医独特的手法技巧，又反过来对西医手术疗法有所补益。本法是目前急诊医学中最为重要的疗法之一，特别是在外科、鼻科、妇科、眼科、骨伤肛肠科等的急诊救治上有不可估量的治疗作用，是提高急救成功率的主要方法之一。

7. 正骨疗法

指运用特定的手法程序和夹缚固定技术，使骨折对接、关节复位的一种疗法。手法包括伸、旋转、屈伸、分骨、折顶、回梳、撩平、挤压等；常用小夹板、绷带、竹帘等固定。在临床上对各类关节脱位、骨干骨折等急诊有独特而显著的疗效，为中医、西医骨伤科急救所常用。

8. 情志疗法

指通过各种情志调节疗法，辅助治疗急症，防止病情加重、恶化的一种疗法。随着身心医治的不断发展和医学模式的不断完善，中医情志疗法越发受到临床急救的重视。主要包括情志相克、言语开导、暗示、释惑顺情等疗法。

除上述之外，推拿、舌下给药、催嚏开窍、药浴、涂贴、刺血、冰敷、熏蒸、刮痧、点穴、拔罐、食疗酶疗、坐药、填脐、扑药、吹药、点眼等疗法也广泛应用在不同的急症治疗上，尚有后世发展完善的复苏术、氧术、导尿术、鼻饲术、开噤术、胸膜腔穿刺术、吸痰术等。

（章怡祎）

参考文献

[1] 张晓云,袁维真. 中西医临床危重病学[M]. 北京：中国医药科技出版社,2012.
[2] 刘清泉. 中医急诊学[M]. 北京：中国中医药出版社,2016.
[3] 庞国明,张胜强,刘增省. 中医急救指南[M]. 北京：中国中医药出版社,2019.

第二章
中医危重病诊治概要

第一节 · 中医危重病病因概况

中医临床理论的研究大多以辨证理论体系来阐述,诸如《伤寒杂病论》之“六经辨证”,《温病条辨》之“卫气营血辨证”等,但却无专门文献著述中医危重病症的病因病机、诊断和治疗等。自《黄帝内经》至今,中医学界就临床实践过程进行不断总结,对很多危重病症的病因病机、诊断治疗做了朴素而深入的总结研究。总结危重病的临床发病过程,其存在以下三个特点:一是往往涉及心、脑、肾、呼吸系统的损害,二是表现为正虚邪盛或正虚邪恋的特点,三是常常夹杂有痰湿、瘀血等病理性产物的作用。故危重病的中医病因,在历代医家论述基础上,结合陈无择“三因学说”,将其概括为“五因”,即外部病因、内伤病因、不内外因、合并病因和继发病因。

一、外部病因

1. 六淫致病

中医学认为,病邪自皮肤、口鼻等体表入侵,流传血脉者,是为外感病邪。风、寒、暑、湿、燥、火六种正常的自然界气候,是为“六气”。

春季多风邪,风为百病之长,风邪善行数变,可导致多种病证,如呼吸系统疾病、中风、过敏性疾病以及急性感染性疾病等。

夏季多暑热湿邪,暑热燔灼,易扰心神、伤津耗气,故夏季易出现伤暑、中暑之病;湿邪重浊黏滞,暑热夹湿易侵袭胃肠,故夏季亦是胃肠系统疾病的高发季节。

秋季多燥邪,燥邪易伤津液,肺为娇脏,喜润恶燥,燥邪易伤肺络,影响肺之气机宣降,故秋季易发呼吸系统疾病;秋冬交替,季节转换,昼夜温差大,亦是心脑血管及消化系统疾病的多发时节。

冬季多寒邪,寒邪凝滞收引,侵袭肌表,致使腠理闭塞,不能宣发肺气,导致肺气郁闭,宣降失常,故冬季易发呼系统疾病;寒邪凝滞经脉,导致经脉拘急,血管挛缩,容易诱发心脑血管疾病。

“六气”可以作为诱因单独致病,亦可诱发有内伤基础的疾病。虽然“六气”具有明显的季节性,但是有些反季节或六气不及导致的疾病和一些特殊、少见的疾病发病之初也可能出现时令外感的表现,易掩盖病因,造成误诊(如春天当温而反寒,冬季当凉而反热),以及气候变化过于急骤,超过了一定的限度,使机体不能与之相适应的时候,就会导致疾病的发生。此外,疫疠之邪发病之初也可能表现为时令外感症状,应及时甄别。

2. 疠气为病

疠气是一类具有强烈传染性的病邪。人们的感官不能直接观察到的微小的物质(病原微生物),即“毒”邪。疠气经过口鼻等途径,由外入内,故属于外感病因。由疠气而致的疾病具有流行性、剧烈传染性,称为疫疠。疫疠可通过多种形式传播,如空气传播、饮食传播、皮肤接触传播、蚊虫叮咬传播等。其特点在于发病急骤,病情凶险,且传染性极强,易于大规模流行。不同疫疠侵袭人体可导致不同的疾病。疫疠之邪具有暴发流行及发病、症状、病情变化具有相似性的特点。

六淫和疠气,均属外感病邪,其性质和致病特点各有不同,但因其所致之病,初期多以邪气盛而正气未虚,以邪气盛为主要特点,称之为实证。致病邪气多以火热之候为见,所以常是导致外感热病的病因。

二、内伤病因

病由经络入脏腑者,是为内伤病因。内伤病因又称内伤,泛指因人的情志或行为不循常度,超过人体自身调节范围,直接伤及脏腑而发病的致病因素,如七情内伤、饮食失宜、劳逸失当等。

1. 七情内伤

七情是指喜、怒、忧、思、悲、恐、惊等七种正常的情志活动,是人的精神意识对外界事物的反应。正常的活动范围内,一般不会使人致病。只有突然强烈或长期持久的情志刺激,超过人体本身的正常生理活动范围,使人体气机紊乱,脏腑阴阳气血失调,才会导致疾病的发生。中医认为,七情与人体脏腑功能活动有密切的关系,七情分属于五脏,以喜、怒、思、悲、恐为代表,就称为五志。情志产生有赖于脏腑精气,情志内伤也必然损伤内脏,如怒伤肝、喜伤心、思伤脾、忧伤肺、恐伤肾。情志活动影响脏腑气机的升降出入,情志过极,往往会产生急危重症,如大怒、大悲、大喜、大恐、大忧等可导致胸痹心痛、喘证、心悸、血证、中风甚则猝死。《黄帝内经》云:“怒则气逆,甚则呕血及飧泻。”“大怒则形气绝,而血菀于上,使人薄厥。”“血之与气并走于上，则为大厥，厥则暴死，气复反则生，不反则死。”

2. 饮食失宜

正常饮食，是人体维持生命活动之气血阴阳的主要来源之一。但饮食失宜则会导致脏腑功能失调，最终导致正气虚损而诱发疾病。饮食失宜包括饮食不节、饮食不洁、饮食偏嗜等。

饮食不节主要包括过饥、过饱两个方面，饥而不食、暴饮暴食都会导致急性胃肠功能紊乱。《黄帝内经》云：“饮食自倍，肠胃乃伤。”过饱可因暴饮暴食，导致饮食积滞肠胃，水谷不化，脂腹胀满，严重者可造成急性胃扩张。过饥可由疾病影响或不科学减肥等多种原因导致长期摄食不足，营养不良。

饮食不洁主要是指食用不洁净的食物而产生的疾病。不洁食物主要包括腐败变质的食物或有毒的食物，尤其是夏季，气候炎热，更容易导致食物变质，故夏季为胃肠疾病的高发季节。饮食不洁导致胃肠炎，甚至可并发电解质紊乱、感染性休克等危重疾病。

饮食偏嗜是指偏食某些性味的食物而产生的疾病，主要包括寒热偏嗜、味道偏嗜和食物偏嗜。饮食偏嗜寒热，或五味有所偏嗜，或偏食某类食品，或厌食某类食品，则会导致机体缺乏某些营养物质，胃肠功能出现障碍，也可因脏腑失养，气机失调，脏腑功能失衡而诱发疾病。

饮食失宜，损伤脾胃，导致脾胃的腐熟、运化功能失常，引起消化功能障碍；此外，还能生热、生痰、生湿等，病理产物骤生，气血不足，脏腑功能退化，抵抗力下降，而诱发诸如感染（热病）、血证（消化道出血）、胸痹、心衰等各种疾病。

3. 劳逸失当

正常的劳动和体育锻炼，有助于气血流通，增强体质。必要的休息，可以消除疲劳，恢复体力和脑力，不会使人致病。较长时间的过度劳累，或体力劳动或脑力劳动或房劳过度，以及过度安逸，完全不劳动、不运动，则成为致病因素而使人发病。在危重病的发病过程中，劳逸失节可导致原有疾病加重，延长病程。

劳逸失当，包括过度劳累和过度安逸两个方面。

（1）过度劳累：包括劳力过度、劳神过度和房劳过度三个方面。过劳致病，可成为危重疾病的重要诱发因素。

劳力过度主要指较长时期的不适当的活动和超过体力所能负担的过度劳力。劳力过度可以损伤内脏功能，致使脏气虚少，可出现少气无力、四肢困倦、懒于语言、精神疲惫、形体消瘦等，即所谓“劳则气耗”。

劳神过度指思虑劳神过度。劳神过度可耗伤心血，损伤脾气，出现心悸、健忘、失眠、多梦及纳呆、腹胀、便溏等症，甚则耗气伤血，使脏腑功能减弱，正气亏虚，乃至积劳成疾。

房劳过度是指性生活不节，房事过度。正常的性生活，一般不损伤身体，但房劳过度会耗伤肾精，可致腰膝酸软、眩晕耳鸣、精神萎靡，或男子遗精滑泄、性功能减退，甚或阳痿。

（2）过度安逸：不劳动又称不运动，使人体气血运行不畅，筋骨柔脆，脾胃呆滞，体弱神倦，或发胖臃肿。此可导致动则心悸、气喘、汗出等，还可继发其他疾病，如心力衰竭、呼吸衰竭、急性心肌梗死等疾病。

总之,过劳或过逸都是导致疾病产生的原因。劳则气耗,劳力过度则易耗伤脾肺之气,劳神过度则易耗伤心脾之气,房劳过度则会耗伤肾之精气。过度安逸,缺乏适宜的体力劳动,则会导致气血运行不畅,最终导致脏腑功能失调,阳气不振,正气不足,以致气机逆乱(自主神经紊乱),而诱发诸如心悸(心律失常)、胸痹(包括心肌炎)、晕厥、猝死等严重疾病。因此合理饮食、劳逸适度是保证机体健康、预防疾病的基本条件,《素问·上古天真论》云:"食饮有节,起居有常,不妄作劳,故能形与神俱。"

三、不内外因

《三因极一病证方论》云:"且如疲极筋力,尽神度量,饮食饥饱,叫呼走气,房室劳逸,及金疮折,虎野狼毒虫,鬼疰客忤,畏压溺等,外非六淫,内非七情,内外不收,必属不内不外。"由于中医危重病学病因的繁杂性,故提出不内外因的概念。房室、金刃、虫兽所伤既非外感,又非内伤,归为不内外因。

外伤主要包括器械伤、暴力伤、烧烫伤、冻伤、自然伤害等。外伤的病因大多是明确的,但要注意多种伤害的组合和叠加,如多发伤与复合伤,另外注意外伤的部位、程度及并发症处理,杜绝二次损伤,预防感染。虫兽所伤主要包括猛兽攻击、毒蛇疯狗咬伤、虫蝎蜇伤、寄生虫感染等。

其特点在于:① 病因的一致性,症状的相似性,证候演变、预后、转归的相似性。在一个群体发生的伤害、自然灾害、突发公共卫生事件中病因是一致的,其症状和预后、转归由于伤害的程度、部位等因素不同而有所差异,病情危重则危害其生命。② 突发性、群体性。突发性和群体性的公共卫生事件,出现预后较差,病情凶险者转至重症病房就诊。③ 季节性、地域性和区域性。如毒蛇咬伤、中毒、自然灾害导致的重大疾患具有季节性、地域性和区域性发病的特点。

四、合并病因

所谓"合并病因"即两种或两种以上不同属性的原因共同致病,包括如外部病因合并内伤病因、内伤病因合并不内外因、外部病因合并不内外因等。因当今社会经济、技术的发展导致人们生活方式的不断改变,起居时而无常,饮食或常失节,或因劳逸过度等,复杂的外部及人体环境的改变导致脏腑功能失调、阴阳失衡,继而痰浊、瘀血等多种病理产物不断产生。譬如中风病,其病因或与虚、瘀、痰、火、风有关,复杂多变,可分为外部病因、内伤病因、不内外因及各种病因的联合所致,病因治疗是所有疾病的基本治疗,明确病因对治疗和预防危重病的发生具有非常重要的临床意义。

五、继发病因

继发病因在危重症医学中包括结果转化病因和医源性病因等。

结果转化病因：痰饮、瘀血、结石等是疾病过程中所形成的病理产物。这些病理产物形成之后，又作用于人体，影响机体的生理功能，加重病理变化，或引起新的病变。病因持续存在，不断累积，侵袭人体，致使邪气亢盛；或邪气暴戾，突袭人体，致使邪盛而突发，闭阻经络，扰乱气机，影响脏腑功能，发为急症。病情反复，迁延不愈，病情加重，则出现如喘脱危证、闭证、脱证等。

医源性病因：急危重症在治疗过程中产生的附加损害，包括治疗过程肯定和必然发生的损害（如手术造成的失血甚至昏厥、脱证）、失治误治、药物的副反应等。由于急危重症发病急、病情重，病因有时难以速明，医疗行为可能作为病因给患者造成新的伤害，应尽量避免或减少，并与患者或家属及时沟通。

急危重症的早期由于突感外邪，或外感六淫过盛，或感受疫疠之邪，或五志过极，可造成邪气亢盛。内外之邪短期内化火、化热，继而生变，阻碍气机，气机逆乱，脏腑功能紊乱，甚至危及生命。邪气损伤正气和正气对抗邪气的防御反应是正邪交争的基本形式，在此过程中病邪侵扰，病理产物的骤生、蓄积、暴发，气、血、精、神的受损，气机升降出入的失常，不能得到有效施治，最终导致脏腑功能失调，精气衰败，而导致生命的耗竭，也是任何疾病发生发展可能的危重预后。

第二节 · 中医危重病发病规律

危重病的发病是人体正常生理功能在某种因素作用下的破坏过程，也就是邪正斗争的过程。急性起病的危重症，致病外邪常常是疠气、毒邪或者风邪夹寒湿之邪为病。初起病位常是口鼻、皮毛等肺经所络属的部位，在于体表。邪正斗争，正虚邪盛或正虚邪恋，病位逐渐向里，涉及心、脾、肝、肾等其他脏腑，正气不足，不能维持人体正常生理功能，甚至痰、瘀等病理产物进一步阻碍气机，使病势缠绵、病情进一步复杂。

一、发病特点

疾病的发生、发展和变化是在一定条件下邪正斗争的结果。在疾病发生、发展过程中，病邪侵害和正气虚弱都是必不可少的。《素问 · 评热病论》："邪之所凑，其气必虚。"《灵枢 · 百病始生》言"不得虚，邪不能独伤人"，同时也强调"必有因加而发"。在疾病的发生发展过程中，致病因素引起的各种病理性损害与人体正气抗损害的反应相互斗争，矛盾双方斗争力量的对比，决定着疾病发展的方向和结局。西医学认为危重症是指各种疾病导致机体出现或即将出现全身多器官功能不全甚至衰竭的一系列临床症状。因素体虚弱，或感邪气或感疫疠，不加施治，导致病理产物骤生、累积、暴发而导致病情复杂多变且凶险，病死率极高。不同病因导致的危重症起病或缓或急，症状各异，但共同的首要特点是都有正气虚衰的表现。正气不足，不能维持人体正常生理功能，导致危重症具有病情虚实寒热错综复杂，病势急变化多端的特点。由以上可得出危急重症的核心点即“正气虚不愈久甚，邪气骤生而暴盛，不避其毒则苦害”。因此，预防发病应“守正避毒”。

二、传变形式与发病规律

病位，指病变的部位。某一部位的病变，可以向其他部位波及扩展，引起该部位发生病变，称之为病位的传变。传变，即疾病的发展变化，在六经病症中，学术界称之为“传经”；在卫气营血辨证中，称之为“传分”；在三焦辨证中，称之为“传焦”。常见的病位传变包括表里之间与脏腑之间传变两个方面，并分为循传、越传、直中、合病、并病五大类型。危重症疾病的传变，少见循传，多见合病、并病，甚见越传、直中。

1. 一般规律(循传)

以整体而言，则肌肤为表，内在的脏腑、组织、器官为里。以经络与脏腑相对而言，经络为表，脏腑为里；以脏腑相对而言，腑为表，脏为里；以经络而言，三阳为表，三阴为里。在三阳之中，太阳为表，阳明为里，少阳为半表半里。

邪气不盛，正气尚能胜邪，故其势较缓。其传变多按照疾病的普遍规律，有序相传，在六经辨证中，外感热病按六经次序相传称为循经传，即顺传。如太阳病不愈，传入阳明，阳明不愈，传入少阳；三阳不愈，传入三阴，首传太阴，次传少阴，终传厥阴。

“卫之后方言气，营之后方言血”。外感温热病多起于卫分，渐次传入气分、营分、血分，即由浅入深，由表及里，按照卫-气-营-血的次序传变，标志着邪气步步深入，病情逐渐加重。外感病发于表，发展变化过程是自表入里、由浅而深的传变，所以外感病的基本传变形式是表里之间的传变。内伤病起于脏腑，发展变化过程是受患病脏腑波及而影响其他脏腑，所以内伤病的基本传变形式是脏腑之间的传变。

2. 特殊规律(逆传、直中)

外感温热病多起于卫分，未按照卫-气-营-血的次序传变，属于逆传，又可分为两种：一为不循经传，如在发病初期不一定出现卫分证候，而直接出现气分、营分或血分证候；一为传变迅速而病情重笃，为逆传，如热势弥漫，不但气分、营分有热，而且血分受燔灼出现气营同病，或气血两燔。

外感热病六经辨证中，凡病邪初起不从阳经传入，而径中阴经，表现出三阴证候的为直中。

3. 特殊病位(合病、并病)

两经或三经的病证同时出现者，称之为合病；合病多见于病邪较盛之时。由于邪盛，可同时侵犯两经，如伤寒之太阳与少阳合病、太阳与阳明合病等，甚则有太阳、阳明与少阳之三阳合病者。

若一经病证未罢又出现另一经病证者，则称为并病。并病多出现于病位传变之中。病位的传变，是指病变过程中病变部位发生了相对转移的现象。在不同类别的疾病中，病位的传变也很复杂,即病有一定之传变,有无定之传变。所谓一定之传变,多表现出传变的规律,如六经、卫气营血、三焦传变规律等;所谓无定之传变,是指在上述一般规律之外的具体疾病的病后增病,即可视为并发病证。

合病与并病的区别,主要在于发病时间上的差异,即合病为同时并见,并病则依次出现。

三、发病类型

发病类型可分为猝发、伏法和继发三种。

1. 猝发

又称顿发即感而即发,有急暴突然之意。一般多见以下几种情况。

(1) 外邪强盛:六淫之邪侵入,若邪气较盛,则感邪之后随即发病。如新感伤寒或温病,是外感热病中最常见的发病类型。外感风寒、风热、燥热、温热、温毒等病邪为病,多感而即发,随感随发。

(2) 情志巨变:急剧的情志波动,如暴怒、悲伤欲绝等情志变化,导致人体气血逆乱,病变顷刻即发,出现猝然昏仆、半身不遂、胸痹心痛、脉绝不至等危急重症。

(3) 疫疠侵袭:发病暴急,来势凶猛,病情危笃,常相"染易",以致迅速扩散,广为流行。某些疫气,其性毒烈,致病力强,善"染易"流行而暴发,危害尤大,故又称暴发。

(4) 毒邪犯内:误服毒物,被毒虫毒蛇咬(蜇)伤,吸入毒秽之气等,均可使人中毒且发病急骤。

(5) 意外损伤:如金刃伤、坠落伤、跌打伤、烧烫伤、冻伤、触电伤、枪弹伤等,均可直接损伤而迅速致病。

2. 伏发

即伏而后发,指某些病邪进入人体后,不即时发病而潜伏于内,经一段时间后,或在一定诱因作用下才发病。如破伤风、狂犬病等,均经一段潜伏期后才发病。有些外感性疾病,也常会经过一定的潜伏期,如"伏气温病""伏暑"等均属此类。

3. 继发

指在原发疾病的基础上继续发生新的急性病证。继发病必然以原发病为前提,二者之间有着密切的联系。急性病毒性肝炎所致的胁痛、黄疸等,若失治或治疗失当,日久可继发致生癥积、臌胀。癥痛、积块、痞块,即是胀病之根,日积月累,腹大如箕,腹大如瓮,是名单腹胀。久罹眩晕,由于忧思恼怒,饮食失宜,劳累过度,有的可发为中风,出现猝然昏仆、面瘫、半身不遂等症状。

重症传变尤为迅速、复杂,往往顷刻之间,危在旦夕。掌握重症传变的规律,有利于及时、准确地判断和处理各种紧急出现的病证、变证,使患者转危为安。

第三节 · 中医危重病四诊概要

所谓危重症，指病情重、危及生命的一系列症状，常常涉及心、肺、脑、肝、肾等重要脏器。危重症患者病情复杂、变化迅速、并发症多，甚至伴有虚实寒热方面的假象，更需要医者四诊合参、去伪存真，发现其阴、阳、表、里、寒、热、虚、实状况，明确病因病机中的主要矛盾，及时给予干预。具体来说，有几个重点：一是评价患者目前病情的状况，如通过望神、望姿态、望舌、闻气味、闻声音、问起病情况、按脉搏、按病变部位来综合评价当前疾病的病情、病位、所属脏腑、病势、表里寒热属性和分析判断当前证候及主要矛盾；二是评价患者目前病情的发展趋势，如通过望神、望姿态、按皮肤，评价预判病情的发展趋势（特别是传变或是将要进一步恶化、危害重要脏器功能的先兆），截断其发展；三是纵向对比舌脉或同一四诊表现，评价治疗效果，指导下一步治疗。

四诊合参是指将望、闻、问、切四种诊法有机地结合起来，全面系统地了解病情，做出正确的判断。四诊合参不仅是中医整体观念在诊断方面的具体运用，也是判断预后和疗效评价的依据之一。

一、望诊

望诊是通过观察全身的神、色、形、态变化来了解疾病情况。在危重症患者的中医望诊中，望神、望色、望姿态、望目、望舌比较有特色。

危重症患者的望神，首先关注得神、失神、假神，此外神气不足、神志异常等也应属于望神的内容。望神应重点观察患者的精神、意识、面目表情、形体动作、反应能力等，尤应重视眼神的变化。

失神、假神、神志异常的尽早发现、及时干预对预后转归尤为重要。

1. 望神

（1）得神：得神又称有神，是精充气足神旺的表现。在病程中，虽病而正气未伤，是病轻的表现，预后良好。

（2）失神：失神又称无神，是精损气亏神衰的表现。病至此，已属重笃，预后不良。

失神的表现是：精神萎靡，言语不清，或神昏谵语，循衣摸床，撮空理线，或猝倒而目闭口开；面色晦暗，表情淡漠或呆板；目暗睛迷，瞳神呆滞；反应迟钝，动作失灵，强迫体位；呼吸气微或喘；周身大肉已脱。

（3）假神：假神是垂危患者出现的精神暂时好转的假象，是临终的预兆，并非佳兆。在危重症患者的诊疗过程中，望神尤其是辨别假神与好转尤为重要，如在肝性脑病前驱期可以出现欣快激动或者肺性脑病先兴奋后抑制的发展过程，及时甄别出假神和发生假神的诱因，立即给予干预,是从事重症医学领域的重要一环。

假神的表现是:久病重病之人,本已失神,但突然精神转佳,目光转亮,言语不休,想见亲人;或病至语声低微断续,忽而响亮起来;或原来面色晦暗,突然颧赤如妆;或本来毫无食欲,忽然食欲增强。

假神之所以出现,是由于精气衰竭已极,阴不敛阳,阳虚无所依附而外越,以致暴露出一时"好转"的假象。这是阴阳即将离绝的危候,古人比作"残灯复明""回光返照"。

(4) 神气不足:神气不足是轻度失神的表现,与失神状态只是程度上的区别。常见于虚证患者。

(5) 神志异常:神志异常也是失神的一种表现,但与精气衰竭的失神则有本质上的不同。一般包括烦躁不安,以及癫、狂等。这些都是由特殊的病机和发病规律所决定的,其失神表现并不一定意味着病情的严重性。

2. 望色

望色就是医者观察患者面部颜色与光泽的一种望诊方法。颜色就是色调变化,光泽则是明度变化。古人把颜色分为五种,即青、赤、黄、白、黑,称为五色诊。五色诊的部位既有面部,又包括全身,所以有面部五色诊和全身五色诊之分。但由于五色的变化,在面部表现最明显,因此常以望面色来阐述五色诊的内容。

望面色要注意识别常色与病色。在危重症患者中,特征性的病色在诊疗过程中的指导意义更大。比如对面色黧黑的慢性肝病患者,要关注体表是否有瘀斑,是否存在出血倾向。对颜面潮红、壮热者,要辨热的真假,也要辨卫气营血。

(1) 常色:常色是人在正常生理状态时的面部色泽。常色又有主色、客色之分。

所谓主色,是指人终生不改变的基本肤色、面色。由于种族、禀赋、体质不同,每个人的肤色不完全一致。我国人民属于黄色人种,所以古人以微黄为正色。人与自然环境相应,由于生活条件的变动,人的面色、肤色也相应变化叫作客色。例如,随四时、昼夜、阴晴等天时的变化,面色亦相应改变。再如,由于年龄、饮食、起居、寒暖、情绪等等变化,也可引起面色变化,也属于客色。

总之,常色有主色、客色之分,其共同特征是:明亮润泽,隐然含蓄。

(2) 病色:病色是指人体在疾病状态时的面部颜色与光泽。可以认为除上述常色之外,其他一切反常的颜色都属病色。病色有青、黄、赤、白、黑五种。现将五色主病分述如下。

青色:主寒证、痛证、瘀血证、惊风证、肝病。

黄色:主湿证、虚证。

赤色:主热证。热证有虚实之别。实热证,满面通红;虚热证,仅两颧嫩红。此外,若在病情危重之时,面红如妆者,多为戴阳证,是精气衰竭,阴不敛阳,虚阳上越所致。

白色:主虚寒证,血虚证。

白色为气血虚弱不能荣养机体的表现,如面色㿠白而虚浮,多为阳气不足;面色淡白而消瘦,多属营血亏损;面色苍白,多属阳气虚脱,或失血过多。

黑色：主肾虚证、水饮证、寒证、痛证及瘀血证。

黑为阴寒水盛之色。由于肾阳虚衰，水饮不化，气化不行，阴寒内盛，血失温养，经脉拘急，气血不畅，故面色黧黑。

面黑而焦干，多为肾精久耗，虚火灼阴，目眶周围色黑，多见于肾虚水泛的水饮证；面色青黑，且剧痛者，多为寒凝瘀阻。

3. 望姿态

望姿态，主要是观察患者的动静姿态、异常动作及与疾病有关的体位变化。对于危重症患者，通过望姿态及早发现急性发作性的病情变化，进行干预具有非常重要的意义。

如患者睑、面、唇、指（趾）不时颤动，在外感病中，多是发痉的预兆。四肢抽搐或拘挛，项背强直，角弓反张，属于痉病。猝然昏倒，而呼吸自续，多为厥证。

痛证也有特殊姿态。以手护腹，弯腰屈背，多为腹痛，以手护腰，腰背板直，转动艰难，不得俯仰，多为腰腿痛；行走之际，突然停步，以手护心，不敢行动，多为真心痛。

从坐形来看，坐而喜伏，多为肺虚少气；坐而喜仰，多属肺实气逆；但坐不得卧，卧则气逆，多为咳喘肺胀，或为水饮停于胸腹；但卧不耐坐，坐则神疲或昏眩，多为气血双亏或脱血夺气；坐而不欲起者，多为阳气虚；坐卧不安是烦躁之征，或腹满胀痛之故。

从卧式来看，卧时常向外，身轻能自转侧，为阳证、热证、实证；反之，卧时喜向里，身重不能转侧，多为阴证、寒证、虚证；若病重至不能自己翻身转侧时，多是气血衰败已极，预后不良。蜷卧成团者，多为阳虚畏寒，或有剧痛；反之，仰面伸足而卧，则为阳证热盛而恶热。

4. 望目

望目主要望目的神、色、形、态。

（1）目神：人之两目有无神气，是望神的重点。凡视物清楚，精彩内含，神光充沛者，是眼有神；若白睛混浊，黑睛晦滞，失却精彩，浮光暴露，是眼无神。

（2）目色：如目眦赤，为心火；白睛赤，为肺火；白睛现红络，为阴虚火旺；眼胞皮红肿湿烂，为脾火；全目赤肿之眵，迎风流泪，为肝经风热。如目眵淡白，是血亏；白睛变黄，是黄疸之征。目眶周围见黑色，为肾虚水泛之水饮病，或寒湿下注的带下病。

（3）目形：目窠微肿，状如卧蚕，是水肿初起，老年人下睑浮肿，多为肾气虚衰。目窝凹陷，是阴液耗损之征，或因精气衰竭所致。眼球空起而喘，为肺胀；眼突而瘀肿则为瘿肿。

（4）目态：目睛上视，不能转动，称戴眼反折，多见于惊风、痉厥或精脱神衰之重证。

横目斜视是肝风内动的表现。眼睑下垂，称"睑废"。双睑下垂，多为先天性睑废。单睑下垂或双睑下垂不一，多为后天性睑废。瞳仁扩大，多属肾精耗竭，为濒死危象。

5. 望舌

望舌主要是望舌质和望舌苔。

（1）望舌的内容：望舌内容可分为望舌质和舌苔两部分。舌质又称舌体，是舌的肌肉和脉络等组织。望舌质又分为望神、色、形、态四个方面。舌苔是舌体上附着的一层苔状物，望舌苔可分望苔色、苔质两个方面。

望舌质

正常舌象，简称“淡红舌、薄白苔”。具体说，其舌体柔软，运动灵活自如，颜色淡红而红活鲜明；其胖瘦老嫩大小适中，无异常形态；舌苔薄白润泽，颗粒均匀。

·*舌神* 舌神主要表现在舌质的荣润和灵动方面。察舌神之法，关键在于辨荣枯。

荣者，荣润而有光彩，表现为舌的运动灵活，舌色红润，鲜明光泽，富有生气，是谓有神，虽病亦属善候。枯者，枯晦而无光彩，表现为舌的运动不灵，舌质干枯，晦暗无光，是谓无神，属凶险恶候。可见舌神之有无，反映了脏腑、气血、津液之盛衰，关系到疾病预后的吉凶。

·*舌色* 即舌质的颜色。一般可分为淡白、淡红、红、绛、紫、青几种。除淡红色为正常舌色外，其余都是主病之色。

淡红舌：舌色白里透红，不深不浅，淡红适中。此乃气血上荣之表现，说明心气充足，阳气布化，故为正常舌色。

淡白舌：舌色较淡红舌浅淡，甚至全无血色，称为淡白舌。由于阳虚生化阴血的功能减退，推动血液运行之力亦减弱，以致血液不能营运于舌中，故舌色浅淡而白。所以此舌主虚寒或气血双亏。

红舌：舌色鲜红，较淡红舌为深，称为红舌。因热盛致气血沸涌、舌体脉络充盈，则舌色鲜红，故主热证。可见于实证，或虚热证。

绛舌：绛为深红色，较红舌颜色更深浓之舌，称为绛舌。主病有外感与内伤之分。在外感病为热入营血；在内伤杂病，为阴虚火旺。

紫舌：紫舌总由血液运行不畅，瘀滞所致。故紫舌主病，不外寒热之分。热盛伤津，气血壅滞，多表现为绛紫而干枯少津；寒凝血瘀或阳虚生寒，舌淡紫或青紫湿润。

青舌：舌色如皮肤暴露之“青筋”，全无红色，称为青舌，古书形容如水牛之舌。由于阴寒邪盛，阳气郁而不宣，血液凝而瘀滞，故舌色发青。主寒凝阳郁，或阳虚寒凝，或内有瘀血。

·*舌形* 舌形是指舌体的形状，包括老嫩、胖瘦、胀瘪、裂纹、芒刺、齿痕等异常变化。

苍老舌：舌质纹理粗糙，形色坚敛，谓苍老舌。主实证。

娇嫩舌：舌质纹理细腻，其色娇嫩，其形多浮胖，称为娇嫩舌。多主虚证。

胀大舌：分胖大和肿胀。舌体较正常舌大，甚至伸舌满口，或有齿痕，称胖大舌。舌体肿大，胀塞满口，不能缩回闭口，称肿胀舌。胖大舌多因水饮痰湿阻滞所致。肿胀舌多主热证或中毒病证。

瘦薄：舌体瘦小枯薄者，称为瘦薄舌。主气血两虚或阴虚火旺。

芒刺：舌面上有软刺（即舌乳头），是正常状态，若舌面软刺增大，高起如刺，摸之刺手，称为芒刺舌。多因邪热亢盛所致。根据芒刺出现的部位，可指导脏腑辨证，如舌尖有芒刺，多为心火亢盛；舌边有芒刺，多属肝胆火盛；舌中有芒刺，主胃肠热盛。

裂纹：舌面上有裂沟，而裂沟中无舌苔覆盖者，称裂纹舌。多主精血亏损。此外，健康人中大约有0.5%的人有先天性舌裂，身体无其他不适。

齿痕：舌体边缘有牙齿压印的痕迹，故称齿痕舌。主脾虚或湿盛。

·舌态　指舌体运动时的状态。正常舌态是舌体活动灵敏，伸缩自如，病理舌态有强硬、疲软、舌纵、短缩、麻痹、颤动、歪斜、吐弄等。

强硬：舌体板硬强直，运动不灵，以致语言着涩不清，称为强硬舌。多因热扰心神或高热伤阴、筋脉失养、痰阻舌络所致。

痿软：舌体软弱、无力屈伸，痿废不灵，称为痿软舌。可见于气血俱虚，热灼津伤，阴亏已极等证。

舌纵：舌伸出口外，内收困难，或不能回缩，称为舌纵，可见于实热内盛，痰火扰心及气虚证。

短缩：舌体紧缩而不能伸长，称为短缩舌。可因寒凝筋脉，舌收引挛缩；内阻痰湿，引动肝风，风邪挟痰，梗阻舌根；热盛伤津，筋脉拘挛；气血俱虚，舌体失于濡养温煦所致。无论因虚因实，皆属危重证候。

麻痹：舌有麻木感而运动不灵，称为舌麻痹。多因营血不能上荣于舌而致。若无故舌麻，时作时止，是心血虚；若舌麻而时发颤动，或有中风症状，是肝风内动之候。

颤动：舌体震颤抖动，不能自主，称为颤动舌。多因气血两虚，筋脉失养或热极伤津而生风所致。可见于血虚生风及热极生风等证。

歪斜：伸舌偏斜一侧，舌体不正，称为歪斜舌。多因风邪中络，或风痰阻络所致，也有风中脏腑者，但总因一侧经络、经筋受阻，病侧舌肌弛缓，故向健侧偏斜。多见于中风证或中风先兆。

吐弄：舌常伸出口外者为吐舌；舌不停舐上下左右口唇，或舌微出口外，立即收回，皆称为弄舌；二者合称为吐弄舌。皆因心、脾二经有热，灼伤津液，以致筋脉紧缩频频动摇。弄舌常见于小儿智能发育不全。

望舌苔

舌苔是由胃气上蒸所生，可从舌苔的变化观察胃气的盛衰。病理舌苔的形成，一是胃气夹饮食积滞之浊气上升而生，一是邪气上升而形成。望舌苔，应注意苔质和苔色两个方面的变化。苔质指舌苔的形质。

厚薄：薄苔由胃气所生，属正常舌苔。厚苔多为病邪入里，或胃肠积滞，病情较重。舌苔由薄而增厚，多为正不胜邪，病邪由表传里，病情由轻转重，为病势发展的表现。舌苔由厚变薄，多为正气来复，内郁之邪得以消散外达，病情由重转轻，病势退却的表现。

润燥：润苔表示津液未伤；滑苔是有湿有寒的反映；燥苔多见于热盛伤津、阴液不足，阳虚水不化津，燥气伤肺等证。舌苔由润变燥，多为燥邪伤津，或热甚耗津，表示病情加重；舌苦由燥变润，多为燥热渐退，津液渐复，说明病情好转。

腐腻：腐苔，常见于痰浊、食积，且有胃肠郁热之证。腻苔，多见于痰湿内停之证。

剥落：剥落苔、镜面舌均由胃阴枯竭、胃气大伤所致，属胃气将绝之危候。花剥苔，是胃之气阴两伤所致。舌苔从有到无，是胃的气阴不足，正气渐衰的表现；但舌苔剥落之后，复生薄白之苔，乃邪去正胜，胃气渐复之佳兆。值得注意的是，无论舌苔的增长或消退，都以逐渐转变为佳，倘使舌苔骤长骤退，多为病情暴变征象。

有根苔与无根苔：有根苔又称真苔，有根苔表示病邪虽盛，但胃气未衰；无根苔又称假苔，无根苔表示胃气已衰。

“得胃气则生，失胃气则亡”，观察舌苔的厚薄可知病的深浅；舌苔的剥落和有根、无根，可知气阴的盛衰及病情的发展趋势。

苔色：苔色，即舌苔之颜色。一般分为白苔、黄苔、灰苔、黑苔四类及兼色变化，观察苔色可以了解疾病的性质。

白苔：一般常见于表证、寒证，外感邪气尚未传里。但在特殊情况下，如舌上满布白苔，似白粉堆积，扪之不燥，为“积粉苔”，是由外感秽浊不正之气，毒热内盛所致，常见于温疫或内痈。再如苔白燥裂如砂石，扪之粗糙，称“糙裂苔”，皆因湿病化热迅速，津液暴伤，苔尚未转黄而里热已炽，常见于温病或误服温补之药。

黄苔：一般主里证、热证。淡黄热轻，深黄热重，焦黄热结。外感病，苔由白转黄，为表邪入里化热的征象。苔薄淡黄，为外感风热表证或风寒化热；舌淡胖嫩，苔黄滑润者，多是阳虚水湿不化。

灰苔：灰苔即浅黑色，主里证，常见于里热证，也见于寒温证。苔灰而干，属热炽伤津，可见外感热病，或阴虚火旺，常见于内伤染病。苔灰而润，见于痰饮内停，或为寒湿内阻。

黑苔：黑苔多由焦黄苔或灰苔发展而来，一般来讲，所主病证无论寒热，多属危重。苔色越黑，病情越重。

舌与脏腑经络的关系

心、肝、脾、肾等脏及膀胱、三焦、胃等腑均通过经脉、经别或经筋与舌直接联系。舌不仅是心之苗窍，脾之外候，而且是五脏六腑之外候。在生理上，脏腑的精气可通过经脉联系上达于舌，发挥其营养舌体并维持舌的正常功能活动。在病理上，脏腑的病变，也必须影响精气的变化而反映于舌。

内伤杂病以脏腑分属诊舌部位，舌尖主心肺；舌中部主脾胃；舌根部主肾；舌边主肝胆，左边属肝，右边属胆。

外感病变则多以三焦位置上下次序来分属诊舌部位，舌尖主上焦，舌中部主中焦，舌根部主下焦。

胃肠病变以胃脘分属诊舌部位，舌尖部主上脘，舌中部主中脘，舌根部主下脘。

以舌的各部分候脏腑，有一定参考价值，但必须四诊合参，综合判断，不可过于机械拘泥。

二、闻诊

闻诊包括听声音和嗅气味两个方面的内容。

1. 听声音

听声音，主要是听患者言语气息的高低、强弱、清浊、缓急等变化，以及咳嗽、呕吐、呃逆、嗳气等声响的异常，以分辨病情的寒热虚实。

鼻鼾：是指气道不利时发出的异常呼吸声。高热神昏或中风入脏之危证可见鼾声不绝，昏睡不醒。

呻吟：是因痛苦而发出的声音。呻吟不止是身痛不适，骤发剧痛或惊恐常令人发出惊呼。小儿阵发惊呼，多是肝风内动，扰乱心神。

狂言与癫语：都是患者神志错乱、意识思维障碍所出现的语无伦次。狂言属阳证、热证，多因痰火扰心、肝胆郁火所致。癫语属阴证，多因痰浊郁闭或心脾两虚所致。

谵语与郑声：均是患者在神志昏迷或朦胧时，出现的语言异常，为病情垂危，失神状态的表现。谵语表现为神志不清，胡言乱语，声高有力，往往伴有身热烦躁等，多属实证、热证，尤以急性外感热病多见。郑声表现为神志昏沉，言语重复，低微无力，时断时续，多因心气大伤、神无所依而致，属虚证。

呼吸异常与咳嗽：是肺病常见的症状。呼吸异常主要表现为喘、哮、上气、短气、气微、气粗等现象。

喘：是指呼吸急促困难，甚至张口抬肩，鼻翼煽动，端坐呼吸，不能平卧的现象，可见于多种急慢性肺脏疾病。喘在临床辨证时，要首先区分虚实。实喘的特点是发病急骤，呼吸困难，声高息涌气粗，甚则仰首目突，脉数有力，多因外邪袭肺或痰浊阻肺所致。虚喘的特点是发病缓慢，呼吸短促，似不相接续，活动后喘促更甚，气怯声低，形体虚弱，倦怠乏力，脉微弱，多因肺之气阴两虚，或肾不纳气所致。

哮：是以呼吸急促，喉中痰鸣如哨为特征。多反复发作，不易痊愈。往往在季节转换、气候变动突然时复发，哮证要注意区别寒热。寒哮，又称“冷哮”，多在冬春季节，遇冷而作，因阳虚痰饮内停，或寒饮阻肺所致。热哮，则常在夏秋季节，气候燥热时发作，因阴虚火旺或热痰阻肺所致。

上气：是以呼吸气急，呼多吸少为特点，可兼有气息短促，面目浮肿，为肺气不利，气逆于喉间所致。有虚证和实证之分。实证以痰饮阻肺或外邪袭肺多见。虚证以阴虚火旺多见。

短气：是以呼吸短促，不相接续为特点，其症似虚喘而不抬肩，似呻吟而不无痛楚。多因肺气不足所致。此外，若胸中停饮也可见短气，为水饮阻滞胸中气机，肺气不利而致。

少气：是以呼吸微弱，语声低微无力为特点。患者多伴有倦怠懒言，面色不华，于谈话时自觉气不足以言，常深吸一口气后再继续说话，为全身阳气不足之象。

气粗与气微：是指患者呼吸时鼻中气息粗糙或微弱，气息粗糙多属实证，为外感六淫之邪或痰浊内盛，气机不利所致；气息微弱多属虚证，为肺肾气虚所致。

2. 嗅气味

嗅气味，主要是嗅患者病体、排出物、病室等的异常气味，以了解病情，判断疾病的寒热虚实。

（1）病体气味：口臭：是指患者张口时，口中发出臭秽之气。多见于口腔本身的病变或胃肠有热之人。牙疳、龋齿或口腔不洁等口腔疾病可致口臭，胃火上炎、宿食内停或脾胃湿热之证可致口臭。

汗气：因引起出汗的原因不同，汗液的气味也不同。外感六淫邪气，汗出多无气味。气分实热壅盛，或久病阴虚火旺之人，汗出量多而有酸腐之气。痹证若风湿之邪久羁肌表化热，可汗出色黄而带有特殊的臭气。阴水患者若出汗伴有“尿臊气”，则是病情转危的险候。

鼻臭：是指鼻腔呼气时有臭秽气味。其因有三：一是鼻涕如鼻流黄浊黏稠腥臭之涕、缠绵难愈、反复发作，是鼻渊。二是鼻部溃烂，如梅毒、疠风或癌肿可致鼻部溃烂，而产生臭秽之气。三是内脏病变，如鼻呼出之气带有“烂苹果味”，是消渴病之重症。若呼气带有“尿臊气”，则多见于阴水患者，是病情垂危的险症。

身臭：身体有疮疡溃烂流脓水或有狐臭、漏液等均可致身臭。

（2）排出物气味：排出物的气味，患者也能自觉。因此，对于排出物如痰涎、大小便、妇人经带等的异常气味，通过问诊，可以得知。一般而言，湿热或热邪致病，其排出物多混浊而有臭秽、难闻的气味；寒邪或寒湿邪气致病，其排出物多清稀而无特殊气味。

（3）病室气味：病室的气味由病体本身及其排出物等发出。瘟疫病开始即有臭气触人，轻则盈于床帐，重则充满一室。室内有血腥味，多是失血证；室内有腐臭气味，多有浊腐疮疡；室内有尸臭气味，是脏腑败坏；室内有尿臊气，多见于水肿病晚期；室内有烂苹果气味，多见于消渴病。

三、问诊

问诊，是医者通过询问患者或陪诊者，了解疾病的发生、发展、治疗经过、现在症状和其他与疾病有关的情况，以诊察疾病的方法。

问诊时要做到问辨结合：边问边辨。重点询问对病因病机、病位、鉴别诊断、预后转归有指导意义的情况。但对于危重患者，急则治标，要以抢救为先，对症治疗，不要先求确诊再行治疗，以免贻误时机。

问诊的内容主要包括：主诉、现病史、既往史、婚育史、家族史，传染性疾病还要询问疫情疫区接触史和预防接种史。

一般是以张景岳《十问歌》为顺序。《十问歌》：“一问寒热二问汗，三问头身四问便，五问饮食六问胸，七聋八渴俱当辨，九问旧病十问因，再兼服药参机变。妇女尤必问经期，迟速闭崩皆可见；再添片语告儿科，天花麻疹全占验。”

内科急症种类繁多，其症状表现亦错综复杂。所以，对重症问诊，必须把询问主要病候与全身情况结合起来，才能做出正确诊断，现分别叙述如下。

1. 问寒热

恶寒与发热是临床常见的症状，可由多种疾病引起。内科急症亦多出现恶寒发热。问寒热，要从热型、发热时间以及兼症等方面询问，首先要区别外感发热与内伤发热。外感发热，要注意区别六淫邪气和受邪深浅；内伤发热，要注意区别气血阴阳以及属痰属瘀等。

2. 问晕厥

昏厥是以突然昏倒，不省人事，或有四肢厥冷为主要表现的一种病证。发病虽急，但一般在短时间内能够逐渐苏醒，醒后无偏瘫失语、口眼㖞斜等后遗症。但个别病情严重的，也可"一厥不复"而导致死亡。可分为气厥、血厥、痰厥、食厥、暑厥、痛厥等。气厥、血厥可再分为虚实两种。

痰厥：凡问及素日痰涎较盛，偶因恼怒气逆，痰随气升，蒙蔽清窍而引起突然昏厥，喉有痰声，口吐涎沫，呼吸急促，舌苔白腻，脉多沉滑，为痰厥之证。

食厥：凡问及由于饱食之后，又因郁怒，以致食气相结，气机受阻，引起突然昏厥，腹胀满，气息窒塞，是为食厥。

暑厥：凡问及于暑热季节，久曝烈日之下，感受暑邪，暑热郁蒸，蒙蔽清窍，引起头晕头痛，闷乱烦躁，面色潮红，继而猝仆，不省人事，或有神妄，舌红而干，脉象洪数，是为暑厥。

痛厥：凡问及由于身受创伤或内脏剧痛难忍，突然昏厥，面苍白汗出，是为痛厥。

3. 问昏迷

患者不省人事或神志昏糊的危重证候，中医文献亦称"神昏"。昏迷与昏厥不同，一般昏迷病情较重，昏厥病情较轻，昏迷主要见于外感热病或内伤杂病的晚期阶段，热邪入里，心神被蒙，是外感热病所致昏迷的主要原因。当然临证时还要分热陷心包、热盛动风、热灼津枯以及兼痰、兼湿的不同情况，常见热闭心包证、湿热蒙蔽清窍证、热盛动风证、中风昏迷证、湿浊上蒙证以及阴虚津竭证，其中阴虚津竭见于外感热病成内伤杂病的晚期阶段。

4. 问疼痛

疼痛是临床常见的自觉症状之一，亦是内科急症常见的主要病候。疼痛部位不同，证明病变脏器不同。就疼痛部位而言，痛在胸部，病在心肺；痛在上腹部，病在脾胃；痛在上腹胁部，病在肝胆；痛在脐腹部，病在大小肠；痛在小腹部，多属肝经及冲任之病；痛在脐右下少腹部，多属肠疽。就疼痛的性质而言，凡起病急骤，痛势剧烈而拒按，热敷不减、烦热渴饮者，为实热证；凡发病缓慢，痛势隐隐，疼痛喜按，遇冷加重，得热则减者，为寒证。

四、切诊

切诊包括脉诊和按诊两部分内容。脉诊是按脉搏；按诊是在患者身躯上一定的部位进行触、摸、按压，以了解疾病的内在变化或体表反应，从而获得辨证资料的一种诊断方法。

1. 脉诊

脉诊，是医者以指腹按一定部位的脉搏诊察脉象。通过诊脉，体察患者不同的脉象，以了解病情，诊断疾病。它是中医学一种独特的诊断疾病的方法。

（1）真脏脉：其脉象表现为毫无和缓从容之象，坚锐之极，散漫之极，或混乱无序，失去脾胃中和之象，谓脉无胃气，其病主凶。

肝之真脏脉：弦急强劲，如循刀刃，如新张弓弦，毫无冲和之象，为肝脏死脉。

心之真脏脉：坚而搏，如循薏苡仁，如操带钩，绝无圆润流利之象，为心脏死脉。

脾之真脏脉：如鸟之喙、鸟之距，坚锐不柔，如屋之漏、水之流，忽数忽疏，忽来忽止，散乱无序，为脾脏之死脉。

肺之真脏脉：大而虚如风吹毛，如以毛羽中人肤，空虚无根、散乱无绪，全无敛意，为肺脏死脉。

肾之真脏脉：搏而绝，发如夺索，如指弹石，辟辟然，全无柔润之象。

综上所述，说明五脏之脉，是以胃气为本。有胃气者为平脉，胃气少者为病脉，全无胃气者为死脉。

（2）七绝脉

釜沸脉：脉在皮肤，浮数之极，如釜沸中空，绝无根脚，乃三阳热极，无阴之候。

鱼翔脉：脉在皮肤，头定而尾摇，浮浮泛泛，似有似无，如鱼翔的状态，乃三阴寒极，为亡阳之候。

弹石脉：脉在筋肉之下，辟辟奏指，如弹石，乃肾经真脏脉也，难治。

解索脉：脉存筋肉之上，乍疏乍密，散乱无序，如解乱绳状，肾与命门之气皆绝。

屋漏脉：脉在筋内间，如残漏之下，良久一滴，溅起无力，如水滴溅地貌，为胃气营卫俱绝。

虾游脉：脉在皮肤，来者隐隐，其形时而跃然而去，如虾游冉冉，忽而一跃的状态。

雀啄脉：脉存筋肉间，连连急数，三五不调。止而复作，如雀啄食之状，脾无谷气已绝于内。

2. 按诊

按诊，就是医者用手直接触摸、按压患者体表某些部位，以了解局部的异常变化，从而推断疾病的部位、性质和病情的轻重等情况的一种诊病方法。

按诊的内容：按诊的应用范围较广。临床上以按肌肤、按手足、按胸腹、按腧穴等为常用按诊方法。

按肌肤：是为了探明全身肌表的寒热、润燥以及肿胀等情况。按肌肤不仅能从冷暖以知寒热，对危重症患者更要从热之甚微而分表里虚实。凡身热初按甚热，久按热反转轻的，是热在表；若久按其热反甚，热自内向外蒸发者，为热在里。轻按即痛者，病在表浅；重按方痛者，病在深部。

按手足：主要在探明寒热，以判断病证性质属虚属实，在内在外，以及预后。凡疾病初起，手足俱冷的，是阳虚寒盛，属寒证；手足俱热的，多为阳盛热炽，属热证。

按胸腹：就是根据病情的需要，有目的地对胸前区、胁肋部和腹部进行触摸、按压，必要时进行叩击，以了解其局部的病变情况。

按腧穴：是按压身体上某些特定穴位，通过这些穴位的变化与反应，来推断内脏的某些疾病。此外，还可以通过指压腧穴作试验性治疗，从而协助鉴别诊断。如胆道蛔虫腹痛，指压双侧胆俞则疼痛缓解，其他原因腹痛则无效，可资鉴别。

第四节 · 中医危重病辨证诊断要点

一、指导原则

危重症辨证的重点内容，包括辨证辨病、辨外感内伤、辨标本主次、辨逆传/顺传、辨病理因素等。

1. 辨证辨病

辨证，就是分析、辨认疾病的证候。中医学中的“症”“证”“病”的概念是不同的，但三者之间又有着密切联系。所谓“症”，是指疾病的单个症状，以及舌象、脉象等体征。如发热、畏寒、口苦、胸闷、便溏、苔黄、脉弦等。“证”，是指证候，即疾病发展过程中，某一阶段所出现若干症状的概括。症是疾病的现象，证则反映疾病的本质，病是对疾病全过程特点与规律概括。辨证是以脏腑、经络、病因、病机等基本理论为依据，通过对一系列症状和病情发展特点的综合分析，辨明其病变部位、性质和邪正盛衰，从而做出诊断的过程。而临床上根据疾病的主要表现和特征，来确定疾病名的过程则称为辨病。综上所述，“病”与“证”的确定，都是以症状为依据的。一病可以出现多证，一证可见于多病之中。因此，临床上必须辨证与辨病相结合，才能使诊断更加全面、准确。对于现代医学有特效治疗的，应以辨病为先，比如明确的急性有机磷农药等理化因素中毒；有些危重症则需要辨病与辨证的结合，比如脓毒症，既要积极地进行抗感染治疗，也要从中医学汲取“菌毒同治”的理念，进行综合治疗；还有一些疾病，现代医学尚不能清楚其机制的，当以辨证为主，同时收集相关的基础数据为医学的发展提供资料，如2020年年初新型冠状病毒肺炎初起时，借鉴中医学以往的外感热病理论与实践先行防治。

2. 辨外感内伤

历代医家通过长期临床实践，逐渐发展形成病因辨证、气血津液辨证、经络辨证、脏腑辨证、六经辨证、卫气营血辨证、三焦辨证等。这些辨证方法，虽有各自的特点和侧重，但在临床应用中是可以相互联系、相互补充的。其中病因辨证是着重从病因角度去辨别证候，是外感病辨证的基础。脏腑辨证主要应用于杂病，是各种辨证的基础。六经、卫气营血和三焦辨证，主要是运用于外感热病。经络辨证与气血津液辨证，是与脏腑辨证密切相关、相互补充的一种辨证方法。

3. 辨逆传/顺传

外感病发于表，发展变化过程是自表入里、由浅而深的传变，所以外感病的基本传变形式是表里之间的传变。外感热病六经辨证中，按六经次序相传称为循经传，即顺传；卫气营血辨证则外感热病起于卫分，按照卫-气-营-血的次序传变，渐次传入气分、营分、血分，即由浅入深，由表及里即为顺传。顺传意味着外邪由表及里，步步深入，病情逐渐加重。外感温热病未按照卫-气-营-血的次序传变，属于逆传，常见以下两种：一是不循经传，如在发病初期不一定出现卫分证候，而直接出现气分、营分或血分证候；一是传变迅速而病情重笃为逆传，如热势弥漫，不但气分、营分有热，而且血分受燔灼出现气营同病或气血两燔。可见逆传较顺传起病更急、变化更快，病位入里，更易混淆，更为危重。

4. 辨病理因素

危重症邪正斗争，正虚邪盛或正虚邪恋，病位逐渐向里，正气不足，不能维持人体正常生理功能，诸如气虚、阳虚、寒邪、热邪、气滞等各种原因可以导致或加重痰湿、瘀血等病理产物，进一步阻碍气机，导致脏腑功能失调。有时痰浊和瘀血既是病理产物又是致病因素，且能和寒邪、热邪、风邪等互结，病位则可以停滞于脏腑、经络、组织之间。辨清当前痰瘀这些因素的病因病机，标本缓急，对于危重症特别是相对后期的重症患者是重要的内容。

二、四诊要点

证候诊断又称为辨证，是确定患者所患疾病现阶段的证候名称。辨证论治是中医学的特色，因此证候诊断在疾病诊断中占有重要的地位。四诊详细而准确，是辨证的基础。根据四诊合参的原则，辨证不能只凭一个症状或一个脉象仓促诊断，必须把望、闻、问、切四个方面的证候结合起来，作为辨证的依据，以免出现偏差或造成误诊。

1. 辨证方法

辨证的过程，实际上就是在整体观指导下以阴阳五行、脏腑、经络、病因病机等基本理论为依据，对四诊所搜集到的病史、症状和环境因素等临床资料，进行综合分析，辨明其内在联系和各种病证间的相互关系，从而求得对疾病本质的认识，对疾病证候做出恰当的判断。

一般在证候诊断时，可分七个步骤进行。

追问病史：一般疾病，都有感受冷热、饮食不节、情志受伤等病史，应根据情况先予询问。

审证求因：应根据症状特点、性质等探求其发生的原因。如“诸躁狂越，皆属于火”，“诸暴强直，皆属于风”。但辨证的原因，不一定是指引起疾病发生的原始致病因素，更重要的是指引起疾病的现阶段表现的原因。如风寒束肺证的病因是外感“风寒”邪气，这是原始致病因素，也是我们要审证求因的“因”；而痰湿阻肺证的病因是“痰湿”，即非原始致病因素，其原始致病因素可能是外感风寒或暴伤饮冷或其他，那么在本证的审证求因中，后者便居于次要地位，而前者是引起现在表现的原因，并对疾病的发生发展起重要的作用。

确定病位：就是辨别病变的主要部位。病位是指病变所在的部位，一般用表里、脏腑、经脉、气血、营卫、阴阳等表示。外感病多用表里、六经、卫气营血、三焦和脏腑等表示，杂病多用脏腑、经脉、气血、阴阳等表示。病变的主要部位可以是一个，也可以是两个。邪热壅肺，病变主要部位在肺；肝火犯肺病变主要病位在肝、肺。又如血虚证，是肝血虚还是心血虚，则应进一步联系其他症状进行脏腑定位。

审察病机：病因侵及一定的部位，则有一定的病机，根据脉症的变化可审察明确病机的变化。

分清病性：在明确病机的同时，要知病情之所属。主要根据八纲辨证，辨别疾病的寒热虚实等病性。如口渴喜冷饮，尿赤便结，烦躁脉数为热；口淡不渴或喜热饮，尿清便溏，脉迟为寒。

详析病势：病势即病机转变发展的趋势。判断病势，主要根据脉症的变化进行分析。如阳证脉势减缓，表示邪气渐退，为病将愈。

确定证名：证候的命名，一般以病因、病位、病机三者综合最佳，如脾虚湿滞、肺热痰壅等。由于证候诊断与疾病诊断常综合同时进行，所以证名和病名也常同时确定。

2. 辨证要点

围绕主要症状进行辨证。所谓主症，可能是一个症状，或是几个症状，这是疾病的中心环节。抓住主症，然后以主症为中心，结合其他症、脉、舌等，便能准确地鉴别病因，辨清证候。

从病变发展过程中辨证：疾病的过程，是一个不断变化的过程。虽是同一种病，根据个体、条件的不同，而有不同的变化。医者必须从疾病变化中去辨别证候，细察起病原因、治疗经过及效果，审察目前的病机，推断发展的趋势，动态地辨证。

个别的症状，有时是辨证的关键。一般由四诊所得的症状和各种检查所得，相加起来是一个整体，依据整体的情况进行辨证，个别症状只是全部症状的一个单位；但是也有一些患者个别病状与全部症状不统一，有时甚至互相抵触，这时可以按照八纲辨证的方法，在复杂的病症中，根据个别能够真正反映整个病机的症或脉或舌，而给予辨证的结论。但有时辨证也可透过反常的证候下结论；但在反常的证候中，必须求得足以真正指示疾病之本质的症、舌、脉，诊断才能正确，如真寒假热证。

八纲与其他辨证方法在辨证时应综合运用。八纲是辨证的总纲，又是辨证论治的理论核心，是其他辨证方法的基础和指针。病因辨证中六淫与疫疠辨证，六经辨证，卫气营血辨证和三焦辨证，适用于外感病的辨证；气血津液辨证、经络辨证、脏腑辨证和病因辨证的一部分则适用于杂病的辨证。临床运用，应根据具体情况以八纲辨证为纲，灵活应用各种辨证方法。

疾病诊断也称病名诊断，简称为辨病。所谓疾病诊断，是根据各种疾病的临床特点，对患者作出相应的诊断，确定所患病种的名称。辨别疾病的不同，对于掌握其特殊的本质与发展规律，以及了解各阶段的证候特点，是十分必要的。

疾病的鉴别诊断：某些疾病容易混淆，应注意鉴别。如癫、狂、痫三种虽同是神志异常的疾病，但各有其症状特点，临床可根据其疾病的特点、病因、病机等详加辨别。癫病者以沉默痴呆，语无伦次，静而多喜为特征；狂病者以躁妄打骂，喧扰不宁，动而多怒为特征；痫病者以猝然昏倒，不省人事，四肢抽搐，口吐涎沫，口中如作猪羊叫声为特征。

证和病二者有密切的关系，但严格说来，证和病的概念不同。证是证候，是指疾病发展阶段中的病因、病位、病性、病机、病势及邪正斗争强弱等方面情况的病理概括。而病则是人体在一定条件下，由致病因素引起的一种以正邪相争为基本形式的病理过程。一个病可以有不同的证，同样相同的证亦可见于不同的病中，所以有“同病异证”“异病同证”的说法。

总之，“病”是从辨证而得的，每种病有其自身的变化规律，但这个规律，又反过来指导辨证。辨证-辨病-辨证，是一个诊断疾病不断深化的过程。我们不能只以辨证为满足，必须既辨证又辨病，由辨病再进一步辨证，二者不可偏废。

第五节 · 中医危重病治则治法

治则是治疗疾病时所必须遵循的法则，又称“治之大则”。治则是对临床立法、处方、遣药具有普遍指导意义的治疗规律，对于危重症的治疗，同样如此。治法是在治则指导下制定的治疗疾病的具体方法，它从属于一定治疗原则。

治则是用以指导治疗方法的总则，而治法是在治则指导下制定的治疗疾病的具体方法，它从属于一定治疗原则。例如，各种疾病从邪正关系来说，不外乎邪正斗争、消长、盛衰的变化。因此，在治疗上，扶正祛邪就成为治疗的基本原则。在这一总的原则指导下，根据具体情况所采取的益气、养血、滋阴、补阳等方法，就是扶正的具体方法，而发汗、吐下等方法，则是祛邪的具体方法。

一、治疗原则

1. 治病求本

中医学认为：“治病必求于本。”（《素问 · 阴阳应象大论》）本，本质、本原、根本、根源之谓。治病求本，就是在治疗疾病时，必须寻找出疾病的根本原因，抓住疾病的本质，并针对疾病的根本原因进行治疗。它是中医辨证论治的一个根本原则，也是中医治疗中最基本的原则。

阴阳失衡是疾病的根本矛盾。治本的基本原则就是调整阴阳，“谨察阴阳之所在而调之，以平为期”（《素问 · 至真要大论》）。解决人体阴阳两方面所发生的自身不能解决的矛盾，使机体重新恢复阴阳的协调平衡。

2. 治分标本

标本先后的概念：标即枝末、树梢，非根本之谓；本即草木之根本，根基。从邪正关系来说，人体的正气为本，致病的邪气为标；从病因与症状的关系来说，病因为本，症状为标；从疾病先后来说，旧病为本，新病为标，先病为本，后病为标；从疾病的部位来说，病在内在下为本，病在外在上为标；从现象和本质来说，本质为本，现象为标。可见，标本不是绝对的，而是相对的，有条件的。针对临床病证中标本主次的不同，而采取“急则治标，缓则治本”的法则，以达到治病求本的目的，此即所谓标本先后的基本治则。

标本同治：也就是标本兼顾。标本同治适用于标病和本病俱急之时。标本兼治的原则，运用非常广泛，诸如补散并用之参苏饮，消补兼行之枳术丸，攻补兼施之增液承气汤等。根据病情的需要，标本同治，不但并行不悖，更可相得益彰。

3. 轻重缓急

缓则治本：缓则治本的原则，一般适用于慢性疾病，或当病势向愈，正气已虚，邪尚未尽之际。因此，治宜图缓，不可速胜。故“治主以缓，治客以急”。

急则治标：急则治标的原则，一般适用于猝病且病情非常严重，或疾病在发展过程中，出现危及生命的某些症候时。如治暴病不宜缓，初病邪未深入，当急治以去其邪，邪去则正气不伤，患者易于恢复。故曰：“夫病痼疾，加以卒病，首当治其痼疾也。”(《金匮要略》)又如大失血病变，出血为标，出血之因为本，但其势危急，故常以止血治标为首务，待血止后再治出血之因以图本。此外，“先病而后生中满者治其标”，“小大不利，治其标”(《素问·标本病传论》)。而小大不利者，因二便不通，病情危急，虽为标病，必先治之。但须注意，小大不利当是急证的大小便不通，如“关格”之类。若为一般病情，可酌情处理，不一定先治。

必须指出，所谓“急则治其标，缓则治其本”，不能绝对化。急的时候也未尝不须治本，如亡阳虚脱时，急用回阳救逆的方法，就是治本；大出血之后，气随血脱时，急用独参汤益气固脱也是治本。不论标本，急者先治是一条根本原则。

综上所述，一般来说，凡病势发展缓慢的，当从本治；发病急剧的，首先治标；标本俱急的，又当标本同治。总之，临床上必须以“动”的观点来处理疾病，善于抓住主要矛盾，借以确定治疗的先后缓急。故曰：“谨察间甚，以意调之。间者并行，甚则独行。”(《素问·标本病传论》)但病变过程亦有轻重缓急，“急则治其标，缓则治其本”，临床治疗，尚须知常以达变，灵活运用治疗法则。

4. 攻补结合

人体是一个有机的整体，脏与脏、脏与腑、腑与腑之间，生理上相互协调，相互为用，在病理上也相互影响。因此，调整脏腑就是在治疗脏腑病变时，既要考虑一脏一腑之阴阳气血失调，更要注意调整各脏腑之间的关系，使之重新恢复平衡状态。这是调整脏腑的基本原则。

脏腑的生理功能不一，其阴阳气血失调的病理变化也不尽一致。因此，应根据脏腑病理变化，或虚或实，或寒或热，予以虚则补之，实则泻之，寒者热之，热者寒之。如，肝主疏泄，藏血，以血为体，以气为用，性主升发，宜条达舒畅，其病理特点为肝气肝阳常有余，肝阴肝血常不足。肝用太强，气郁化火，血虚生热生风等，其病变主要有气和血两个方面，气有气郁、气逆，血有血虚、血瘀等。故治疗肝病重在调气、补血、和血，结合病因予以清肝、滋肝、镇肝等。

顺应脏腑的生理特性：五脏藏精气而不泻，六腑传化物而不藏。调整脏腑须顺应脏腑之特性而治。如脾胃属土，脾为阴土，阳气乃损；胃为阳土，阴气乃伤。脾喜燥恶湿，胃喜润恶燥。脾气主升，以升为顺，胃气主降，以降为和。故治脾常宜甘温之剂以助其升运，而慎用阴寒之品以免助湿伤阳。治胃常用甘寒之剂以通降，而慎用温燥之品以免伤其阴。

根据五行生克制化规律协调脏腑之间的关系。

根据五行相生规律调节：其治则主要有“补母”与“泻子”两个方面。滋水涵木、培土生金、益火补土、生金资水等从属于“虚则补其母”；肝实泻心、心实泻胃等从属于“实则泻其子”。

根据五行相克规律调节：其治则主要有抑强和扶弱两个方面。如木火刑金者，采用佐金平木法来泻肝清肺，此属抑强；肝虚影响脾胃，此为木不疏土，治以和肝健脾，以加强双方之功能，此为扶弱。至于抑木扶土、泻南补北等，属于二者兼施，而有主次之别。

根据五行制化规律调节：五行之间生中有克，克中有生，相互生化，相互制约，循环不息。因此，根据五行调节机制对脏腑功能进行调整，不仅要补母泻子，抑强扶弱，调整相关两脏的关系，而且更要将两者结合起来，调整相关三脏之间的关系，如木克土，土生金，金克木，既要抑木扶土，又要培土生金，佐金平木，使之亦制亦化，协调平衡。

根据五脏互藏理论调节：五行互藏，五行配五脏，而五脏互藏。一脏统五脏，五脏统一脏。人体任何生理功能既受五脏共同调节，又有主从之分。就呼吸功能而言，肺主呼吸，但肺主出气，肾主纳气，肝调畅气机，使之升降相宜，脾主运化水谷精微，参与生成宗气；心主血脉而藏神，血为气母，心血给气以营养，心神又为呼吸调节之主宰。故五脏均参与呼吸的调节，其中尤以肺、脾、肾为要。所以，呼吸功能失调，常重在调治肺、脾、肾三脏。

根据脏腑相合关系调节：人体脏与腑的配合，体现了阴阳、表里相输应的关系。脏行气于腑，腑输精于脏。生理上彼此协调，病理上又相互影响，互相传变。因此，治疗脏腑病变，除了直接治疗本脏本腑之外，还可以根据脏腑相合理论，或脏病治腑，或腑病治脏，或脏腑同治。

脏病治腑：如心合小肠，心火上炎之证，可以直泻心火，而通利小肠，导心经之热从下而出，则心火自降。其他如肝实泻胆、脾实泻胃等，此即治脏先治腑之谓。

腑病治脏：如肾合膀胱，膀胱气化功能失常，水液代谢障碍，治肾即所以治膀胱。大便秘结，腑气不通，则肺气壅塞宜降病气，可使腑气得顺，大便自通。

脏腑同治：脏腑病变，虽可脏病治腑，腑病治脏，但临床上多脏腑同治。如脾与胃，纳运相得，燥湿相济，升降相因，故脾病必及胃，胃病必累脾。所以，临床上常脾胃同治。

先攻后补：即先祛邪后扶正。适用于虽然邪盛、正虚，但正气尚可耐攻，以邪气盛为主要矛盾。如瘀血所致的崩漏证，因瘀血不去，出血不止，故应先活血化瘀，然后再进行补血。

先补后攻：即先扶正后祛邪。适用于正虚邪实的虚实错杂证而正气虚衰不耐攻的情况。如臌胀病，当正气虚衰为主要矛盾，正气又不耐攻伐时，必须先扶正，待正气适当恢复，能耐受攻伐时再泻其邪，才不致发生意外事故。

攻补兼施：即扶正与祛邪并用。适用于正虚邪实，但二者均不甚重的病证。具体运用时必须区别正虚邪实的主次关系，灵活运用。如以正虚为主要矛盾，应以扶正为主兼祛邪；若以邪实为主要矛盾，单攻邪又易伤正，单补正又易恋邪，此时治当以祛邪为主兼扶正。

实则泻腑，虚则补脏：六腑传化物而不藏，以通为用，以降为和，五脏藏精气而不泻，以藏为贵。五脏六腑皆可表现为实证，实则泻之。六腑之实，泻腑以逐邪，如阳明腑实证之胃肠热结，用承气以荡涤胃肠之实热；而五脏之实，亦借泻腑以祛邪，如肝经湿热，可借清泄肠道，渗利小便，使湿热从二便而出。五脏之虚自当虚则补之，六腑之虚亦可借补脏以扶正。如膀胱气化无权而小便频多，甚则遗溺，多从补肾固摄而治；小肠泌别清浊功能低下，多从脾肾治之；等等。

5. 三因制宜（因时、因地、因人制宜）

疾病的发生、发展与转归，受多方面因素的影响。如气候变化、地理环境、个体的体质差异等，均对疾病有一定的影响。因此治疗疾病时，必须把这些因素考虑进去，根据具体情况具体分析，区别对待，以采取适宜的治疗方法。

因地制宜：根据不同地理环境特点，来考虑治疗用药的原则，就称因地制宜。如我国西北地区，地势高而寒冷，其病多寒，治宜辛温；东南地区，地势低而温热，其病多热，治宜苦寒。说明地区不同，患病亦异，而治法亦当有别；即使相同的病证，治疗用药亦当考虑不同地区的特点。例如，用麻黄、桂枝治疗外感风寒证，在西北严寒地区，药量可以稍重，而在东南温热地区，药量就应稍轻。此外，某些地区还有地方病，治疗时也应加以注意。

因人制宜：根据患者年龄、性别、体质、生活习惯等不同特点，来考虑治疗用药的原则，称为因人制宜。年龄：年龄不同，生理功能及病变特点亦不同，老年人气血衰少，患病多虚证或正虚邪实，治疗时，虚证宜补，而邪实须攻者亦应注意配方用药，以免损伤正气。治疗小儿，当慎用峻剂和补剂。一般用药剂量，亦必须根据年龄加以区别。性别：男女性别不同，各有其生理特点，特别是对妇女有经期、怀孕、产后等情况，治疗用药尤须加以考虑。如妊娠期，禁用或慎用峻下、破血、滑利、走窜伤胎或有毒药物，产后又应考虑气血亏虚及恶露情况等。体质：在体质方面，由于每个人的先天禀赋和后天调养不同，个体素质不仅有强弱之分，而且还有偏寒偏热以及素有某种慢性疾病等不同情况，所以虽患同一疾病，治疗用药亦当有所区别。例如，阳旺之躯慎用温热，阴盛之体慎用寒凉。其他如患者的职业、工作条件等也与某些疾病的发生有关，在诊治时也应该注意。

因时、因地、因人制宜的治疗原则，充分体现了中医治疗疾病的整体观念和辨证论治在实际应用上的原则性和灵活性。必须全面地看问题，具体情况具体分析。

6. 未病先防，既病防变

《黄帝内经》最早提出“治未病”的理论的概念，经过《伤寒论》《外感温热篇》等著作的补充与实践，以及历代医家的不断更新发展，逐渐完善为一门完整的理论。中医重症的诊治只有在整体观念指导下，才能正确把握患者的病情，准确甄别危重症患者及预见性地判断可能会发生病情恶化的症状。这是危急重症抢救的工作原则，也是“治未病”观点对现代医学的贡献。其中就包括未病先防和即病防变两个重要组成部分。

（1）*未病先防，细致审查，知常达变*：在工作中，医者面临大量的患者，如何在纷繁芜杂的主诉和症状中甄别出危重症患者，考验着医者的诊断水平和敏锐的观察力。《素问·刺热》篇曰：“肝热病者，左颊先赤；心热病者，颜先赤；脾热病者，鼻先赤；肺热病者，右颊先赤；肾热病者，颐先赤；病虽未发，见赤色者刺之，名曰治未病也。”这是依据脏腑热病在颜面部位的体现，提出了在疾病发作之前及时进行干预。

危重症患者在整个疾病发展过程中是出现气血、阴阳失调，脏腑功能紊乱，从而产生痰饮、瘀血等病理产物，而痰饮、瘀血等病理产物也可以作为疾病的致病因素引起气血、阴阳失调。两者是相辅相成的。工作中可通过患者外部的症状、基本生命体征（体温、血压、呼吸、脉搏）联合实验室检查和物理检查提供的更加客观的指标来判断。

（2）*即病防变，实践求知，辨证施治*：《伤寒论》“太阳病，头痛已七日以上自愈者，以行其经尽故也；若欲作再经者，针其阳明，使经不传则愈”指出，为防止疾病进一步传变，在欲传之时，针刺阳明经穴位，达到阻断邪气内传的目的。在认识外感性疾病方面亦采用表里顺序传变的规律。明清时期叶天士与吴鞠通分别创立卫气营血理论和三焦辨证，分别从表里轻重进行论证温邪的传变以及从纵向进行阐述温邪的传变过程。在确定治疗原则上也是依据传变的部位而定。《外感温热篇》中提出的治疗原则："在卫汗之可也，到气才可清气，入营犹可透热转气，入血就恐耗血动血，直须凉血散血。"在治病的过程中需要了解患者疾病的基本情况，掌握疾病的一般传变规律、特殊传变规律、传变部分以及传变特性，工作中方能心神安定，得心应手。

根据五行学说的生、克、乘、侮的规律，可知在重症医学中疾病的发生发展绝不是单一脏腑的病变。《金匮要略・脏腑经络先后病脉证》篇中"夫治未病者，见肝之病，知肝传脾，当先实脾"的论述进一步明确提出了既病防变的重要思想。

二、治疗方法

1. 内治八法

中医辨证论治常用的内治八法为：汗、吐、下、和、温、清、消、补。

汗法亦称解表法，即通过开泄腠理，促进发汗，使表邪随汗而解的治法。分为解表、透疹、祛湿、消肿。用汗法治疗外感热病时，要求达到汗出热退、脉静身凉，以周身微汗为度，不可过汗或久用，以防汗出过多而耗伤津液。使用汗法，要注意因人、因时、因证而宜。体质虚者，汗之宜缓，体质强壮，汗之可峻；暑天炎热，腠理开泄，汗之宜轻，冬季严寒，腠理致密，汗之宜重；表虚证用桂枝汤调和营卫，属于轻汗，而表实证用麻黄汤发泄郁阳，则属峻汗。对表证兼有风湿者，由于风湿互结，湿性重浊，黏滞不爽，须用数次微汗，以达祛风除湿之功效。注意不可妄汗，凡淋家、疮家、亡血家和剧烈吐下之后均禁用汗法。汗法用于表证时，忌用物理降温法，以免因冷而致汗孔闭塞，汗不易出，使邪无出路而入里化热成变证。

吐法亦称涌吐法，是通过呕吐排出留在咽喉、胸膈、胃脘的痰涎、宿食和毒物等有形实邪，以达治疗目的的一种方法。包括峻吐法、缓吐法和外探法 3 种。吐法多用于急剧之证，收效固然迅速，但易伤胃气，一般中病即止，不可久用。涌吐之剂，多属峻猛，应事先向患者交代有关事项，以取得合作。宿食停滞胃脘，应将宿食吐尽为度，吐后应控制食量。对服毒物中毒者，急用温盐汤灌服，应随灌随吐，直至毒物吐尽为止。对于服后不吐，可配合外探法。涌吐时，应将患者头偏向一侧，以防呕吐物呛入气道而致窒息。催吐之后，要注意调理胃气，糜粥自养，禁油腻、炙烤等不易消化之品。

下法亦称泻下法，即通过通便、下积、泻实、逐水，以消除燥屎、积滞、实热及水饮等证的方法。分为寒下、温下、润下、逐水。如里实热证，服用大承气汤数剂，通便 2~3 次后，高热渐退，谵语即止。舌润津复，达到釜底抽薪的良效。若邪虽入里而尚未成实，过早攻下，易生变证。若邪已入里成实，仍失时不下，从而使津液枯竭，使病势难以挽回。服药后要观察燥屎泻下的坚实度、量、腹痛减轻的情况及腹泻的次数。逐水药多用于胸水和腹水病证，服药后要注意心下痞满和腹部胀痛缓解情况。可予舟车丸每日 1 次，每次 3~6 g，清晨空腹温开水送下。服药期间应禁食食盐、酱之品，以防复发。或予十枣汤，是将甘遂、大戟、芫花研末，大枣 10 枚煎水与上述药末调和，早晨空腹服下。下法以邪去为度，不宜过量，以防正气受伤。当患者大便已通，或痰、瘀、水热邪已去，即可停服下剂。

和法亦称和解法，是通过和解表里的方药，达到和解半表半里证的一种方法。分为和解少阳、调和肝脾、调理胃肠 、调和胆胃 4 种。若邪已入里，患者出现烦渴、谵语诸证，已非和法之列。若温病在表，未入少阳，误用和法，则变证迭生。少阳证服小柴胡汤后，要观察寒热轻重之偏和发作、持续时间及汗出情况。

温法亦称温阳法，即通过扶助人体阳气，以温里祛寒、回阳救逆的一种方法。分为温里散寒、温经散寒、回阳救逆。对阳气衰微，在使用回阳救逆法同时，要观察患者神志、面色、汗情、脉象及四肢回温情况。如服药后患者汗出，四肢转温，脉渐有力，为阳气来复，病趋好转；如汗出不止，厥冷加重，烦躁不安，脉细散无根等，为病情恶化，积极抢救。

清法亦称清热法，即通过寒凉泄热的方药和措施，使邪热外泄，清除里热证的一种方法。分为清气分热、清热解毒、清热凉血、清热养阴、清脏腑热、清热除湿。注意：清法必须针对实热证，对于真寒假热证，尤须仔细观察和辨明，切勿被假象所迷惑而误用清法，造成严重后果。如服白虎汤后，体温渐降，汗止渴减，神清脉静，为病情好转，若高热不退，大汗不止，烦渴加剧，甚至出现神昏谵语、斑疹等，应立即抢救。对疮疡肿毒之证，在服药过程中，应观察肿毒消长之势，若肿消热退，为病退之象；若已成脓，则应切开排脓。对势入营血者，要观察神志、出血及热极动风之兆，一旦发现，立即处理。

补法亦称补益法，是指补益人体阴阳气血之不足，或补益某一脏之虚损的方法。分为补气、补血、补阴、补阳。补益法适用于虚羸不足之证，根据“虚则补之”“损者益之”的原则，由于虚证有气、血、阴、阳之别，在用补法时适当辨明，然后进行调护。

消法亦称消导法，即通过消导和散结，使积聚之邪逐渐消散的一种方法，分为化食磨积、豁痰利水。消导之剂，要根据其主药的气味清淡、重厚之别，采用不同的煎药法。如药味清淡，临床取其气者，煎药时间宜短；如药味重厚，取其质者，煎药时间宜长些，此类药物宜在饭后服用。消导类药物一般有泻下或导滞之功效，只作暂用，不可久服；一旦食消滞化，脾气得运，即应停药。

2. 适宜技术

（1）针刺放血：用针刺放血方法急救垂危患者，古代称为“刺络”，是急救措施之一。这种治疗方法是根据患者的不同疾病，用锋利的三棱针刺入络脉，使流出瘀阻之血，达到急救的目的。2 000 多年前的《黄帝内经》就有“菀陈则除之者，出恶血也”的记载。

（2）穴位贴敷：穴位贴敷疗法是在中医经络学说的指导下，将药物贴敷于穴位，通过经络与脏腑之间的内在联系使药效得到发挥，达到调节机体生理功能的作用。穴位贴敷，即通过体表局部给药，即可达到整体调节，平衡阴阳，调畅气血，内病外治，是中医内病外治思想的重要体现。《医学源流论》云：“汤药不足尽病，用膏贴之，闭塞其气，使药性从毛孔而入腠理，通经贯络，或提出而出之，或攻而散之，较服药尤为有力。”

穴位贴敷的药物是在中医辨证施治的指导下灵活运用。危急重症常伴有多脏器功能障碍，其中胃肠功能障碍是危重病患者病情加重或者恶化的重要标志之一。在治疗中我们常选取芒硝为主要药物，芒硝出自《别录》，主要成分为硫酸钠，内服具有泻热通便、润燥软坚作用，外用可以清热消肿。现代药学研究认为，将其制成贴剂外敷具有消炎、预防感染、吸收腹腔积液、吸收脓肿的作用，对局部微循环以及刺激胃肠蠕动具有重要的作用，并能有效改善胃肠消化功能。且芒硝直接接触皮肤，使用后无明显的不良反应，外敷使用不会对皮肤产生刺激作用，使用不受病情的影响，是一种良好的治疗危急重症的药物。

（3）*中药灌肠*：治病者，以扶正祛邪为治疗大法。欲令邪出则必令其有出路，“其在皮者，汗而发之；其高者，因而越之；其下者，引而竭之；其中满者，泻之于内”。急危重症患者常易出现脾肾亏虚，膀胱气化不利，浊邪不能经下焦水道而出，然可另辟蹊径。“大肠者，传道之官”，通腑泄浊则可因势利导令邪有所出，即《黄帝内经》所言“去菀陈莝，洁净府”。通腑法或称泻下法，指病位在中下焦之有形者可经肠腑而出之法。通腑泄浊法意在增强肠腑“传道、变化”的功能以保持邪持续排泄，防止出现恶性循环。《瘟疫论》中提及“逐邪为扶正之本、逐邪以导出为本”的观点。如用大承气汤保留灌肠治疗危重症患者胃肠功能障碍，可有效改善其胃肠功能，减轻机体炎症反应，缩短患者初次排便及重症监护室住院时间。此外，中药保留灌肠对退热、平喘、止痛、开窍、排毒等多种重症均有治疗作用。

（4）*针刺疗法*：针刺疗法是以中医理论为指导，通过金属针具刺入穴位并运用不同手法来防治疾病的一种方法。针刺疗法和灸法皆是通过调整经络脏腑气血的功能来治疗疾病，且常伴随使用，所以常被合称为针灸。《黄帝内经》对经络、腧穴、针灸的适应证、禁忌证及治疗的原理等做了比较详细的论述，从而奠定了以经络学说为核心的针灸理论体系。《针灸甲乙经》对针灸理论进行了整理，依照不同部位确定了 349 个穴名，为针灸专科的产生奠定了基础，在针灸学发展上起了承前启后的作用。现代研究主要包括穴位的解剖学特性、“得气”的机制研究、针灸刺激方式研究和针灸的生理生化研究等。不同的刺激方式，可能通过不同的机制产生效应。如手针、电针和经皮电刺激等不同刺激方式是通过不同的机制作用于中枢及周围神经系统，从而产生相应的疗效。对针灸刺激参数的研究表明，频率是一个产生不同针灸效应的重要参数。不同强度、频率的电针和手针刺激对胃肠运动、脑血流量、动脉血压和心率产生不同的调节作用，其相应的神经肽释放也发生不同改变。

针灸对于危重症疾病的应用研究显示，针灸能有效地改善脓毒症患者的胃肠道临床症状，显著减少胃潴留及腹腔内压力水平，增加血清胃动素水平，降低胃泌素水平、调节免疫指标及影响 APACHE Ⅱ 评分、多脏器功能障碍病情严重程度评分。目前研究认为，针刺疗法是通过下丘脑-垂体-肾上腺轴及胆碱能抗炎通路来实现抗炎作用。近年来，越来越多的针刺研究表明，对于危重症疾病如肝性脑病、心力衰竭等，可以提高疗效，改善预后。

（5）*穴位注射*：穴位注射自 20 世纪 50 年代产生至今，被广泛使用于临床上的各种疾患，涉及注射的药物基本上是能够用于注射的中西类药物，并综合了药物的药理作用与穴位的治疗作用，依据机体的疾患，选取对应的药物注射入对应的穴位，发挥两者的结合效果，达到治疗疾病目的的一种方法。它结合了针刺、穴位和药物，有药物特异性、穴位特异性和放大效果等特点。

穴位注射对慢性心力衰竭患者的治疗，如参附注射液穴位注射足三里和阴陵泉可明显改善患者的心功能分级，降低 NT-proBNP 水平，增加 6 分钟步行距离；参附注射液内关穴注射，能显著降低慢性心力衰竭患者的细胞间黏附因子－1 水平，提高左心室射血分数；黄芪注射液足三里穴位注射联合西药能明显改善心脏每搏输出量、左心室舒张末期内径、左心室射血分数，有效改善心功能。

中医学认为人体是以五脏为中心，通过经络沟通、气血灌注，把六腑、关节、四肢百骸、筋脉、皮毛、肉、骨等联结成一个有机的整体，并通过精、气、血、津液的作用，完成人体统一协调的功能活动。既然脏腑与体表之间有内在联系，将药物施于体表的局部病位，通过经络沟通表里，贯通上下，透达腠理入于血脉，赖气血运行循行全身，到达病变脏腑，就可以达到治疗全身疾病的目的。对于危急重症，中医适宜技术在整体观念和辨证论治的思想指导下，可通过多种方法，起到疏通经络、调和气血、解毒化瘀、扶正祛邪等作用，以此调整脏腑阴阳平衡达到治疗疾病的目的。

（靳琪鹏　励冬斐）

参考文献

刘清泉. 中医急诊学[M]. 北京：中国中医药出版社，2016.

各论

猝　死

中医诊疗基础

（一）基本概念

猝死，人类最严重的疾病。中医古籍中又称为"卒死""卒中恶死""卒尸厥死""卒客忤死""五绝""暴脱"等。指各类由心、脑、肺等生命脏器急剧、严重的功能障碍，致突然中止活动而直接造成的死亡。表现为发病疾速，忽然神志丧失，人迎、寸口、阴股脉搏动消失，呼吸微弱或绝，全身青紫或苍白，四肢厥冷等一系列临床危象。

（二）病因病机

猝死的病因复杂，病因种类繁多，但不外内因、外因及不内外因，诸如六气异常、七情内伤、饮食劳倦、劳逸失度、跌仆金刃、外伤、虫兽所伤及中毒等。一般认为本病病机可包括虚、实两个方面，或先天禀赋不足，或久病耗伤，致心阳亏虚，瘀血痰浊积于体内，骤逢外邪侵袭，直犯心包；或情志过极，引动痰瘀闭阻心脉，使心神失守，心阳暴脱而猝死。其发病与心阳素虚、久病正虚、外邪侵袭、瘀血痰浊等有关。可由各种内外因素引发邪毒内盛，真元耗散，脏腑气血耗竭，气机厥逆，不相顺接，阴阳隔离，五脏猝然气绝，心脑气散而气息不用，神机化灭。故本病基本病机为心阳暴脱，阴阳离决。若抢救不及时，可发展为"一厥不复"的死证。

（1）心阳素虚：先天禀赋不足，心阳亏虚，心气不固，若逢外邪侵袭，每易直犯心包，致心神受伤，心阳暴脱而发生猝死。

（2）外邪侵袭：感受六淫或疫戾毒邪，或邪毒炽盛，正气耗伤，脏腑受损，或邪毒直犯心包，心神受损，若救治不及时，致心阳暴脱，而成猝死。

（3）久病正虚：久病宿疾，正气暗耗，失于调治，病情日重，终至脏腑虚损至极，元气衰惫，阴精消亡，而成心阳暴脱，阴阳离决之危候。

(4) *瘀血痰浊*：主因情志内伤，饮食不节，致脏腑功能失调，痰浊瘀血致心脉痹阻，胸阳不振，遇情绪波动或劳累、受寒等诱因，痰瘀痹阻心脉，使心之阴阳不得顺接，致元气暴脱。

（三）诊断与鉴别诊断

1. 临床表现

意识丧失，无呼吸，面色青紫或苍白，或汗出肢冷。无呼吸声及气息流动。不能配合舌诊。气阴两脱者，舌质深红或淡；元阳暴脱者，舌质淡润；痰瘀蒙窍者，舌质暗或有瘀斑，苔厚腻。猝死时无脉，但猝死前可出现釜沸脉、鱼翔脉、屋漏脉、虾游脉等七死脉。气阴两脱者，脉虚数或微；元阳暴脱者，脉微细欲绝或伏而难寻；痰瘀蒙窍者，脉滑或脉涩。

最早且最可靠的诊断在于突然的意识丧失，人迎脉搏动消失。

2. 鉴别诊断

本病可与尸厥病、脱证相鉴别。

尸厥病　两者均有突然意识丧失、四肢厥冷、全身青紫、瞳仁散大等表现，但尸厥病可触及人迎脉、阴股脉搏动，心音存在。

脱证　脱证常有大汗淋漓，目合口开，二便失禁，脉微或伏，不一定有昏仆，四肢厥冷，而不出现意识丧失、人迎脉搏动消失，故可鉴别。

（四）中医证治

猝死属于至虚至实的凶险证候，故一旦病发，应就地、迅速地综合急救，旨在恢复心跳及呼吸，使阴阳相抱不离，五脏生理互用，升降复常，气化得通。

1. 急救复苏阶段

立即予疏通气道、人工呼吸及胸外心脏按压、常规药物治疗等其他高级生命支持。可联用参附注射液、生脉注射液等中成药救治，旨在迅速建立有效的人工循环和呼吸，维持心脑组织的功能以及其他重要器官的血液供应。

2. 自主循环恢复后阶段

气阴两脱

·*病机*· 气阴两脱，阴阳离决。

·*证候*· 神萎倦怠，气短少言，四肢厥冷，少尿。舌质深红或淡，少苔，脉细数或脉虚微。

·*治法*· 益气救阴。

·*方药*· 生脉散（《医学启源》）。常用药物：人参、麦冬、五味子。可加山茱萸、黄精以增加药力；气滞者，加枳实；瘀血者，加丹参、当归、红花等。

元阳暴脱

·*病机*· 阳气耗绝，真气衰微。

· 证候 · 神志恍惚，或昏愦不语，面色苍白，四肢厥冷。舌质淡润，脉微细欲绝。

· 治法 · 回阳固脱。

· 方药 · 通脉四逆汤(《伤寒论》)。常用药物：附子、干姜、炙甘草。本方可加山茱萸滋阴敛气；若寒凝血阻，加桂枝、当归。

痰瘀蒙窍

· 病机 · 痰瘀互阻，蒙蔽清窍。

· 证候 · 神志恍惚，气粗息涌，喉间痰鸣，口唇、爪甲暗红或紫暗，或皮肤黏膜可见瘀斑。舌质暗，苔厚腻或白或黄，脉沉实。

· 治法 · 豁痰活血，开窍醒神。

· 方药 · 血府逐瘀汤(《医林改错》)送服苏合香丸(《太平惠民和剂局方》)。常用药物：柴胡、当归、地黄、赤芍、红花、桃仁、枳壳、甘草、川芎、牛膝、桔梗、苏合香、安息香、冰片、水牛角、人工麝香、檀香、沉香、丁香、香附、木香、乳香、荜茇、白术、诃子肉、朱砂。

3. 脏器功能不全阶段

(1) 心功能不全

阳虚血瘀

· 病机 · 阳虚血阻，脉络不畅。

· 证候 · 昏愦不语或神疲乏力，气短、喘息，恶寒或寒战，胃脘、腹、腰、肢体冷感，冷汗，面色晦暗，口唇发绀。舌质淡、紫暗(或有瘀斑、瘀点或舌下脉络迂曲青紫)，舌体正常或胖大，苔白、水滑，脉细、沉、迟、结、代、促。

· 治法 · 温阳活血。

· 方药 · 四逆汤(《伤寒论》)合参附汤(《妇人大全良方》)。常用药物：熟附子(先煎)、干姜、党参、扶芳藤、田七、泽兰、炙甘草。兼有痰湿、痰热、水饮者同前进行加减。

血瘀水阻

· 病机 · 血瘀水停，脉络不通。

· 证候 · 心悸气短，下肢水肿，口唇青紫。舌紫暗，苔薄腻，脉沉涩或结代。

· 治法 · 化瘀利水。

· 方药 · 可予血府逐瘀汤(《医林改错》)合五苓散(《伤寒论》)。常用药物：桃仁、红花、当归、生地、牛膝、川芎、桔梗、赤芍、枳壳、甘草、柴胡、猪苓、泽泻、白术、茯苓、桂枝。若瘀血较重，加丹参、生蒲黄、五灵脂化瘀止痛；若兼气虚，加人参、黄芪补益心气。

(2) 脑功能障碍

热闭

· 病机 · 火热之邪内闭。

· 证候 · 意识不清，口噤不开，肢体强痉或抽搐，瞳仁或缩小或不等大，面赤身热，或躁扰不宁，甚则吐衄发斑，颈项强直。苔黄腻，脉弦滑而数。

· 治法 · 辛凉开窍。

·方药·凉开“三宝”：安宫牛黄丸(《温病条辨》)、紫雪丹(《太平惠民和剂局方》)、至宝丹(《灵苑方》)。心包热盛，首选安宫牛黄丸；津亏热轻或兼惊厥，宜用紫雪丹；兼湿之证，宜用至宝丹，注意不可久用。

■ **寒闭**

·病机·寒湿痰浊内闭，蒙蔽清窍。

·证候·意识不清，面白唇暗，静卧不烦，四肢不温，或心腹疼痛，痰涎壅盛，呼吸困难，血压下降。苔白腻，脉沉滑缓等症状。

·治法·辛温开窍。

·方药·苏合香丸(《太平惠民和剂局方》)。常用药物：苏合香、安息香、冰片、水牛角、人工麝香、檀香、沉香、丁香、香附、木香、乳香、荜茇、白术、诃子肉、朱砂。

■ **脱证**

·病机·阴阳衰脱，清窍失养。

·证候·意识丧失，目合口张，鼻鼾息微，手撒肢冷，汗多，肢体软瘫，或瞳仁扩大，对光反射迟钝，大小便失禁。舌萎，脉细弱或脉微欲绝。

·治法·急补阴阳。

·方药·急救，同时选用参附注射液和生脉注射液静脉滴注。

(3) 呼吸功能衰竭

■ **痰瘀阻肺证**

·病机·痰瘀互结，肺失宣降。

·证候·气促痰鸣，唇甲青紫，胸膈憋闷，痰黏质稠，面色暗黑或青紫。舌质暗，苔白腻，或舌质红，苔白或黄腻，舌体胖大，脉滑数或浮滑。

·治法·豁痰化瘀。

·方药·菖蒲郁金汤(《温病全书》)送服七厘散(《中国药典》)。常用药物：鲜石菖蒲、郁金、炒栀子、连翘、金银花、石膏(先煎)、竹叶、牡丹皮、牛蒡子、竹沥。可配合瓜蒌薤白半夏汤以加强化痰散结之力；合用丹参饮以加强活血通脉之力。

■ **肺气亏虚证**

·病机·肺气虚衰，肺失充养。

·证候·无自主呼吸或呼吸微弱，气不得续，或时断时续，汗出如珠，怯寒畏冷，面色苍白或紫暗。舌淡或青紫，脉浮散无力或微弱无力，甚则呼吸停止。

·治法·益气养阴，回阳救逆。

·方药·生脉散(《医学启源》)合参附汤(《妇人大全良方》)。常用药物：红参(另炖)、麦冬、五味子、附子(先煎)。若痰涌气阻，痰稠量多，喉间痰鸣者，应及时吸痰保持气道畅通，兼以化痰；若血瘀不行，唇面青紫者，亦可化瘀，但必以益气固脱救肺气为主。

（五）中医辨析思路与方法

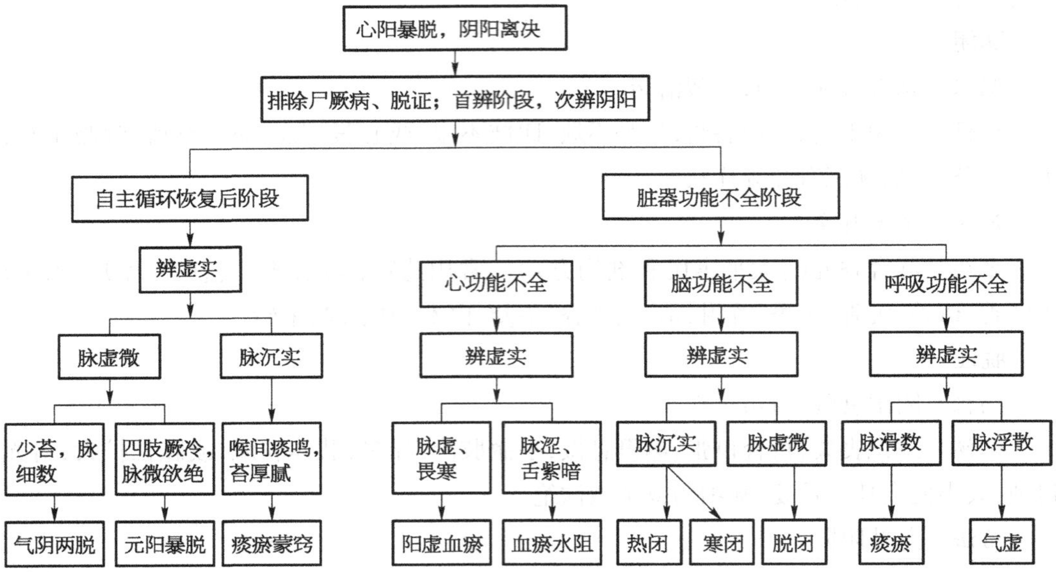

图 1　猝死辨证思路要点

特色方药浅析

猝死的根本原因是“脏气被壅，致令内外隔绝所致也”。由于脏气被壅的病因不同，因此涉及的治疗药物广泛，涵盖了补益药、固涩药、开窍药、活血化瘀药、化痰药、行气药等。活血化瘀、行气化痰属于对因治本之法，而扶正固脱属于治标应急之法。临床上应根据具体的证候和病机，有选择地配伍应用，标本兼顾。

（一）经典方剂

（1）独参汤：出自《十药神书》。以一味人参 20～30 g，急煎顿服。人参性微温、味甘，微苦，归脾肺。具有大补元气、益气固脱、补脾益肺、生津止渴、安神药益智之功，用于治疗气虚血脱所致大量吐血及崩漏等急危重证。东晋至宋代医家虽未冠“独参”之名，但已有将单味人参用于危重症急救的记载，元代葛可久将独参汤用于止血后调补，后世医家用独参汤治疗大汗大下后气促气弱及吐血、血崩、血晕诸症，扩大了应用范围。人参实能补养元气，拯救危险，起回阳救逆之功。且凡补气之药皆属阳，唯人参属阴，提元气而又能入于阴分，最为可贵。刘喜明指出，现今应用独参汤急救时，以吉林长白山野生晒参为最佳，以其性纯、力强、味正，大补元气作用强。

（2）四逆汤：出自《伤寒论》。组成：附子 9 g，干姜 9 g，甘草 6 g。功效：回阳救逆。方中附子生用，大辛大热，走而不守，回阳救逆，尤善温肾阳，为回阳祛寒要药，为君药。干姜辛热，守而不走，温中祛寒，为臣药。二者一守一走，气味雄厚，使温阳之力更为宏大，故前人有“附子无姜不热”之说。附、姜配伍，重在温补肾阳以补先天；炙甘草甘缓和中，既能缓和姜附燥烈峻猛之性，使其无伤阴之弊，且与干姜配伍，重在温补脾阳以补后天，为佐使。现代医学将本方常用于某些急证见大汗出而休克，属阳衰阴盛者。

（二）中成药

（1）通关散：含猪牙皂、鹅不食草、细辛。功效主治：通关开窍。可用于痰浊阻窍所致的气闭昏厥，牙关紧闭，不省人事。常用方法：每用少许，吹鼻取嚏。

（2）安宫牛黄丸：含牛黄、水牛角浓缩粉、人工麝香、珍珠、朱砂、雄黄、黄连、黄芩、栀子、郁金、冰片。功效主治：清热解毒，镇惊开窍。可用于热病，邪入心包，高热惊厥，神昏谵语甚至休克者。现代研究也证实安宫牛黄丸具有明确的退热作用，对中枢神经系统具有复苏镇静、脑保护和抗惊厥的作用。另外，对肝损伤具有预防和保护的作用，并可以明显降低血压，对心血管功能也有改善作用。但安宫牛黄丸中芳香开窍药辛散走窜，久服易于损伤元气，应中病即止，不可多服。用法用量：每次 1 丸，每日 1 次。

（三）常用中药注射剂

（1）参麦注射液：含红参、麦冬。功效主治：益气养阴。可用于治疗气阴两虚型之休克等。常用方法：每次用 20～100 mL，用 5% 葡萄糖溶液 250～500 mL 稀释，静脉滴注，每日 1 次。

（2）生脉注射液：含红参、五味子、麦冬。功效主治：益气敛阴。可用于气阴两亏，脉虚欲脱的心悸、气短、四肢厥冷、汗出、脉欲绝，以及心肌梗死、心源性休克、感染性休克等具有上述证候者。常用方法：每次 20～60 mL，用 5% 葡萄糖溶液稀释 250～500 mL，静脉滴注，每日 1 次。

（3）参附注射液：含人参总皂苷、乌头碱。功效主治：回阳救逆。可用于阳气暴脱的厥脱症（感染性、失血性、失液性休克等）。常用方法：每次 5～20 mL，用 5%～10% 葡萄糖溶液稀释 20 mL，静脉推注；或每次 20～100 mL，用 5%～10% 葡萄糖注射液 250～500 mL 稀释后使用，每日 1 次。或遵医嘱。

（4）清开灵注射液：含猪牛羊胆酸、水牛角、黄芩、金银花、栀子、板蓝根等。功效主治：清热解毒，醒脑开窍。可用于外感风热时毒，火毒内盛所致的病症。常用方法：每次 20～40 mL，用 10% 葡萄糖注射液 200 mL 或氯化钠溶液 100 mL 稀释，静脉滴注，每日 1 次。或遵医嘱。

（5）醒脑静注射液：含有牛黄、黄连、黄芩、栀子、郁金、麝香、冰片。功效主治：开窍醒神。可用于气血逆乱，脑脉瘀阻所致休克、昏迷等病症。常用方法：每次 10～20 mL，用 5%～10% 葡萄糖注射液或氯化钠溶液 250～500 mL 稀释，静脉滴注，每日 1 次。或遵医嘱。

（6）血必净注射液：含红花、赤芍、川芎、丹参、当归。功效主治：化瘀解毒。用于温热类疾病，适用于因感染诱发的全身炎症反应综合征；也可配合治疗多器官功能失常综合征的脏器功能受损期。常用方法：全身炎症反应综合征，每次 50 mL，用生理盐水 100 mL 稀释，静脉滴注，在 30~40 分钟内滴毕，每日 2 次。病情重者，每日 3 次。多器官功能失常综合征：每次 100 mL，加入生理盐水 100 mL 稀释，静脉滴注，在 30~40 分钟内滴毕，每日 2 次。病情重者，每日 3~4 次。或遵医嘱。

中医适宜技术

毫针刺法

治疗猝死疾病的中医适宜技术，常可用毫针针刺法。引起猝死的原因虽有多种，但是最终均会累及脑元神。治疗的关键在于醒神开窍、回阳救逆以逆转阴阳离决之势。在患者意识丧失的情况下，予毫针针刺仍可以快速实现醒神开窍、通络开郁之功效，是治疗猝死的中医特色临证技术。

最早在《史记》中记载的春秋时期扁鹊用针刺及熨法取“百会”为虢太子治疗尸厥，提出了用砭石针刺百会穴治疗尸厥。《针灸资生经》中又云“人身有四穴最应急……百会盖其一也”，明确提出了百会穴为心脏骤停的急救要穴之一。《会元针灸学》中指出：“百会者，五脏六腑奇经三阳，百脉之所会。”百会位于颠顶，又称三阳五会穴，为督脉之要穴，督脉又为“阳脉之海”，总督一身之阳气，故百会穴具有回阳救逆、醒神开窍之功。现代临床研究报道，针刺百会具有清热开窍、回阳固脱的作用。《针灸甲乙经》中云“水沟，在鼻柱下人中，督脉手足阳明之会”，指出水沟为督脉与手足阳明经交会之穴，督脉为阳脉之海，总督诸阳，主通窍而清神志，升阳通气而回阳救逆。现代亦有大量临床研究证实水沟穴在昏迷患者的抢救过程中有升压、抗休克、兴奋呼吸中枢的作用，可作为中风、昏迷、中暑、癔病、癫痫、一氧化碳中毒及全身麻醉过程中出现的呼吸停止的急救首选要穴。

取穴：主穴取百会、水沟、涌泉、劳宫、风池。根据患者病情辨证加用配穴，气虚加关元、气海。

操作：以提插捻转泻法强刺激为主。如刺百会、涌泉、劳宫，行提插捻转泻法；刺水沟，行雀啄泻法，不提插；刺风池，行捻转补法。手法刺激后可接电针治疗仪。

经典医案赏析

（一）古代验案

1. 猝死（真热假寒）案

一妇六月卒死。遍体俱冷，无汗，六脉俱伏。三日不醒，但气未绝耳。众用四逆理中，亦不能纳。四日后，慎斋诊之，仍无脉。念人一二日无脉立死，今三日不死，此脉伏也。热极似寒耳,用水湿青布放身上,一时身热。遂饮冷水五六碗,反言渴,又一碗,大汗出。后用补中益气加黄柏,十帖愈。震按慎斋之治上热下寒,腹痛如冰,粗工必引立斋治韩州同之例矣。乃与虞公升阳散火汤同轨合辙。此等案必须合看则有益。至如饮以冷水,覆以湿布,亦是试火之真假也。

按语:本案出自清代俞震的《古今医案按》。由于猝死的病死率极高,因此古籍中对于猝死的医案记载十分少见。偶然有验案记载,也不难发现,古人对于猝死的认识和定义与今人不同。本案中,患者“气未绝耳”,因此并非真正意义上的猝死。但医案中提到的“真热假寒”病机,值得后世医者参考,提示对于猝死类患者,四逆汤、理中汤等温里剂不可盲投。

2. 猝死(古代心肺复苏术)案

一人以脚踏其两肩,以手挽其顶发,常令弦急,勿使缓纵。一人以手摩捋其胸臆,屈伸其手足。若已僵直,渐渐强移动之,勿令泄气。又以竹管吹其两耳,候气从口出。呼吸眼闭,仍引按不住。须臾以小姜汤,或清粥,灌令喉润,渐渐能动乃止。此法自旦至夕,虽已冷可活。自夕至旦,阴气盛为难救。心下微温者,虽一日以上,亦可活,百发百中。一法以半夏吹鼻中。

按语:本案出自明代龚廷贤的《寿世保元》。本案中记载了一些古人治疗猝死的物理治疗手段。方法虽然朴素,但已蕴含了早期人工通气、胸外按压的意义。从某种角度来说,当时朴素的心肺复苏术足以反映古代中国在危重症抢救中的地位。但由于科学技术的局限性,此类方法已被现代医学的心肺复苏术取代。猝死至今仍属于急危重症范畴,病死率极高。在科学技术相对落后的古代,真正符合现代医学猝死定义的患者总体救治成功率更是极低,因此医案中提到的“百发百中”并不符合实际情况。

(二) 现代经验

1. 猝死(心阳暴脱)案

患者,女,22岁。2007年11月1日上午9时发现呼吸心跳停止,120救护车到现场后发现患者双侧瞳孔散大固定,对光反射消失,呼吸心跳停止,大动脉搏动消失,血压0/0 mmHg,立即予心肺复苏术,置喉罩简易机械通气,升压药维持血压等对症处理后,患者呼吸心跳血压渐渐恢复,然后送至ICU。进入ICU后,患者症状如下:昏迷,四肢瘫软,口腔分泌物多,双瞳孔等大等圆,对光反射消失,心率每分钟60次,血压50/30 mmHg,随机指尖血糖10.8 mmol/L,立即给予气管插管,呼吸机持续机械通气,去甲肾上腺素持续泵入诱导血压,广谱抗生素抗炎治疗,激素及甘露醇降低颅内高压,并予降温毯及冰袋实行亚低温疗法以减轻其脑部耗氧量,胰岛素持续泵入对抗其应激性血糖升高,其余均为对症支持治疗。患者入院后前6日,病情极其不稳定,血压波动较大,靠去甲肾上腺素维持,无自主呼吸,双侧瞳孔不等大,对光反射消失。2007年11月6日下午8时突发室性房颤,血压急剧下降,四肢发冷,立即抢救。在长达4个小时的抢救过程中,电除颤5次,间断胸外按压累及达1小时,肾上腺素支持血压,利多卡因纠正室速,参附注射液强心治疗。大约4小时后,血压维持在100~110/60~70 mmHg,心律转为窦性心动过速，患者四肢逐渐转温，给予胺碘酮持续泵入。患者病情仍然危重，去甲肾上腺素用量高达每小时 1 600 μg，但是血压维持仍不稳定。此时予中药“破格救心汤”频服，以回阳救逆。具体方药如下：制附子 60 g，干姜 60 g，炙甘草 60 g，红参 60 g，山茱萸 60 g，生龙骨、牡蛎粉各 30 g，磁石 30 g，麝香 0.5 g（冲服）。煎服方法：武火急煎至 100 mL，每 3 小时一次鼻饲。并予艾灸双侧涌泉穴醒神开窍。经治疗后患者病情逐渐趋于平稳，但时有不稳定情况出现，按病情需要调整用药对症治疗。并逐渐减少升压药的用量直至停用。11 月 20 日拔除气管插管，停用呼吸机，患者能够自己维持呼吸、心律、血压，意识也逐渐转清，转入普通病房继续康复治疗。

按语：本案出自《世界中医药》中《对 1 例用中西医结合疗法治疗猝死的分析》一文。猝死的原因多种多样，但是最多见的是心血管系统的疾病。此患者以西医治疗维持了基本的生命体征。破格救心汤是山西老中医李可自拟方，脱胎于四逆汤、参附龙牡救逆汤及张锡纯的来复汤。方中重用附子超过《中国药典》用量 10～60 倍，故名破格。方中重用附子、干姜回阳救逆；重用山茱萸收敛元气、固涩滑脱；红参大补元气，滋阴和阳，益气生津；龙骨、牡蛎固肾摄精，收敛元气；磁石吸纳元气；麝香醒神开窍；炙甘草既有扶正的作用，又能制附子之毒。破格救心汤在逐渐停用去甲肾上腺素以及维持生命体征方面起到了重要的作用。

2. 心源性猝死（心阳暴脱）案

案一

患者，男，51 岁。患者“胸闷、胸痛 4 日”，于 2016 年 11 月 7 日晚上 9 时因“急性下壁、后壁心肌梗死、双下肺感染”收入院。查体：四肢冷、大汗出，血压 80～90/50～60 mmHg，心率 90～100 次/分；心电图示急性下壁、右室正后壁心肌梗死。心肌损伤标志物 CK－MB、cTnT、LDH 均明显升高。考虑急性心肌梗死，予急诊冠脉造影及右冠 PTCA 术。CT 提示双下肺渗出病灶。西医予扩冠、升压、抗凝、控制感染、维持水电解质平衡、积极扩容对症支持治疗，血压多波动在 90～110/59～79 mmHg。2016 年 11 月 8 日下午 5 时 50 分左右，患者呼吸急促、氧饱和度低、全身湿冷、大汗出、疲乏无力。考虑呼吸衰竭，予无创呼吸机辅助呼吸、扩容营养支持、维持血压水平等基础上，再予口服破格救心汤加减（附子、干姜、炙甘草、高丽参、山茱萸、生龙牡、磁石粉、麝香）100 mL，每日 1 剂，3 次/日。3 日后，患者喘促、汗出明显减少，全身皮肤温度较前明显回升。2016 年 11 月 19 日，患者已可半坐位，已无喘促汗出，皮肤温度基本正常。2016 年 11 月 25 日，患者可下床自由走动，但只持续约 10 分钟，活动后无气促、胸闷胸痛等症，肤温正常。观察数日，患者病情稳定，于 2016 年 12 月 5 日出院。

案二

患者，男，66 岁。患者“胸痛反复发作 1 月余，再发加重 30 分钟”，于 2017 年 2 月 5 日下午 5 时因“急性 ST 段抬高型心肌梗死”入院。查体：血压 81/46 mmHg，心率 68 次/分；心电图示Ⅰ、Ⅱ、aVL、V1－V5 导联 ST 段抬高 0.2～1.5 mV。心肌损伤标志物 CK－MB、cTnT、LDH 均显著升高。予急诊冠脉造影提示 LAD 近段 90%狭窄，内膜不光滑，TMT 血流 2 级，立即予 LAD 近段置入支架一枚。随后予扩冠、抗凝、升压、补充血容量及积极对症治疗，患者血压多波动在

88~102/50~64 mmHg。2017年2月14日,患者大汗而出、皮肤湿冷,乏力、神差。调整治疗方案:① 血管活性药换成多巴酚丁胺;② 予破格救心汤加减,每次100 mL,3次/日,并将原方中的生龙骨、生牡蛎换成煅龙骨、煅牡蛎,再辅以浮小麦30 g、麻黄根10 g,加强其敛汗之功。次日,患者汗出症状明显改善,精神好转,面色转润。2017年2月17日,患者可半坐位,基本无汗出,皮肤温度大致正常。2017年2月22日,患者可自行下床走动。2017年2月24日患者病情稳定,予以出院。

按语:本案出自《科学技术创新》中《浅谈破格救心汤救治急危重症的临床案例与临证体会》一文。纵观各医家观点,心肌梗死并休克状态无外乎真阳衰竭、气不归根等两方面。破格救心汤脱胎于回阳扶正的四逆汤与潜阳敛阴的来复汤等,一补一收,切中病机。此外,临床中若患者久汗不止,可将生龙牡二药由煅龙牡二药替换,能增强其重镇潜阳、收敛元阳之功。在上述两案例中,多巴胺对挽救患者休克状态的治疗作用不可否认。初始大剂量应用约10 μg/(kg·min),作用于α_1受体,引起血管收缩,产生升压作用;体征稍稳定后,中等剂量约5 μg/(kg·min),作用于心脏β_1受体,增加心排血量;随后根据病情好转情况,逐渐减量至停药。然而临床中,其治疗效果也常不尽人意。在上述患者的救治过程中,单纯应用多巴胺及多巴酚丁胺的情况下,患者汗出、皮肤湿冷等症及血压维持情况并不理想,辅以口服破格救心汤,情况均有明显好转,其最关键在于附子大剂量使用以振奋元阳,再配以多巴胺或多巴酚丁胺持续微量泵入,维持血压、心率水平及其他各项生命体征的好转。

各家论述辑要

由于古人对于猝死的认识与现代医学猝死的定义有所不同,因此对于猝死的理论发展十分有限。大部分典籍中仅记载了一些治疗猝死类疾病或症状的方法,其中一些方法已蕴含早期心肺复苏术的内涵,至今仍有参考价值,但是对于猝死理论的认识相对朴素和少见。

(一) 秦汉时期

1.《黄帝内经》

《黄帝内经》记载:"人不病而卒死,何以知之?黄帝曰:大气入于脏,不病而猝死矣。"指出猝死是人体内正气不足,加受外邪侵袭所致。外邪包括风、寒、暑、湿、燥邪以及疫厉之邪气等。

2.《金匮要略》

《金匮要略·杂疗方》论述了多种急救方法,其中救卒死、尸厥、中暍、溺死等方法已少为现代所采用,唯"救自缢死方"始终见其踪迹和影响。

"救自缢死方"出自《金匮要略·杂疗方》篇:"救自缢死方:救自缢死,旦至暮,虽已冷,必可治;暮至旦,小难也,恐此当言阴气盛故也。然夏时夜短于昼,又热,尤应可治。又云:心下若微温者,一日以上,犹有可治之方。徐徐抱解,不得截绳,上下安被卧之。一人以脚踏其两肩，手少挽其发，常弦勿纵之。一人以手按据胸上，数动之。一人摩捋臂胫，屈伸之。若已僵，但渐渐强屈并按其之，并按其腹。如此一炊顷，气从口出，呼吸眼开而犹引按莫置，亦勿苦劳之。须臾，可少桂汤及粥清含于之，令濡喉，渐渐能咽，及稍止。若向令两人以管吹其两耳，罙好。此法最善，无不活也。”仲景认为救治自缢者的成功率与天之阴阳和人之阴阳消长密切相关。人之将死，阳微阴盛，阴气越盛，亡阳越速。从“旦至暮……小难也”和“夏时夜短丁昼，又热，尤应可治”说明自缢者阳气来复与天之阴阳消长密切相关。心丰神明，又为五脏六腑之大主。“心下微温”，说明阳气未亡，神未离形，阴阳尚未离绝，故曰“虽一日以上，犹有可治之方”。

以上记载的具体救治步骤及方法分类整理如下：

（1）缓解绳套：“徐徐抱解，不得截绳”。

（2）保暖温阳：“上下安被卧之”，即先铺一被于下，将缢者置于上，然再盖一被，以阻阳气继续耗散，此为保暖回阳之救逆法。

（3）畅通气道：“一人以脚踏其两肩……常弦勿纵之。”救治者用两脚抵住自缢者双肩，以其为支点，双手挽其发，向后持续牵引，以恢复并保持气道通畅。

（4）胸外按压：“一人以手按据胸上，数动之。”《说文解字》言“按，下也”“据，杖持也”，即握持不放。此可引申为固定不移，救治者将手置其心胸部，上下反复按压，恢复气血运行。“一人摩捋臂胫……并按其腹。”另一救治者顺肩肘至腕、髋膝至踝抚摩缢者四肢，并屈伸活动四肢。中医学认为四肢为诸阳之末，此法可使阳气来复，调畅气血阴阳，所以“若已僵”，也要“渐渐强屈并按其之”。同时按其腹，配合“按据胸上”，助其恢复自主呼吸。

（5）救治时间：原文曰“一炊顷”，约作一顿饭时间，待其“气从口出，呼吸眼开”，仍需“犹引按莫置，亦勿苦劳之”，即继续救治一段时间，并避免用力不当而伤其身形。

（6）药物救治及饮食调养：“须臾，可少桂汤及粥”，缢者醒后片刻可予桂汤及粥调养。桂补阳，粥养阴，且助药力，温复胃气，平衡阴阳。然缢者稍复，不可操之过急，当“清含于之，令濡喉”，才可“渐渐能咽”。

（7）开窍醒神：“若向令两人以管吹其两耳罙（通‘弥’，愈、益）好，此法最善，无不活也”。耳为肾窍通于脑，脑为元神之府，两人同时以管吹耳，可开窍醒神，促使神志恢复。“以管吹耳”虽为急救的最后一步，但决不可或缺。因缢者已“气从口出、呼吸眼开、渐渐能咽”，说明身形已得救（心肺已复苏），再予“救神”（即脑复苏），彰显仲景形神并重的急救理念。

《金匮要略 · 救自缢死》明确记载了急救自缢的心肺复苏术及疗效观察指标、注意事项等一连串缜密细致的工作，既有胸外心脏按压，又有拉臂压胸式、屈腿压腹式人工呼吸，虽在急救技术的步骤和方法略显粗糙，但基本包含了现代心肺复苏术中的四大基本要素。其按压的部位在胸上，按压的频率虽不够确切，但“数动之”一句表明，当然是能够满足胸外心脏按压（60~80 次/分）和人工呼吸（12~16 次/分）的需要。根据“胸泵机制”的原理，胸外按压可以增加胸腔内的压力，从而使心腔及胸腔内大血管的压力升高，动脉血流向全身。所以上述抢救措施是具有现代心肺复苏意义的。此外又规定了复苏术所需的时间为“一炊顷”（约半小时到

1 小时）；抢救有效的标志是“气从口出，呼吸眼开”；并明确提出，刚复苏时还不能停止抢救，“犹引按莫置”以维持有效的呼吸与循环。仲景“形神并重”的急救理念，对中医急救学产生了深远的影响，时至今日只要患者处于昏迷状态，中医一定综合运用针、灸、药物等方法以开窍醒神，而决非仅关注体温、心跳、呼吸、血压等生命体征，这对现代急救医学仍有启迪意义。

3.《史记》

《史记·扁鹊仓公列传》曾详细描述了扁鹊急救虢太子尸厥的过程：“扁鹊乃使弟子阳厉针砥石，以取外三阳五会，有间，太子苏，乃使子豹为五分之熨，以八减之剂和煮之，以更熨两胁下，太子起坐，更适阴阳，但服汤二旬而故。”这说明在春秋战国时期，急救休克患者时已运用了砭石、针灸、按摩、导引、吹耳、热熨等方法。

（二）魏晋时期

《肘后备急方》

葛洪的《肘后备急方》是我国现存最早的中医急症专著，首列治疗卒死三篇“救卒中恶死方第一”“救卒死尸厥死方第二”“救卒客忤死方第三”，足见葛洪对猝死类急症的重视。《肘后备急方》载“卒死”病，包括卒中恶死、卒死尸厥、卒客忤死等三种，其以昏不知人，不省人事，犹如“死人”为特征，相当于我们今天所讲的昏迷、厥脱、心脏骤停、晕厥等意识障碍类疾病。

（1）诊治“卒中恶死”：《肘后备急方》“救卒中恶死方第一”，描述“卒中恶死”是以“或先病痛，或常居寝卧，奄忽而绝”为主要临床表现，所以卒中恶死的特点是患者具有基础性疾病，自然发生或出乎意料发生的突然死亡，类似我们现在所说的因原有的疾病进入昏迷，提示病情进入深重阶段，如尿毒症昏迷、糖尿病酮症酸中毒昏迷、肝性脑病、肺性脑病、休克等。辨证分闭证、脱证：闭证“壮热”“目闭”，治以薤汁、皂荚开窍，矾石渍脚收敛厥逆之气；脱证“张目及舌”“四肢不收”，治以灸手足两爪后十四壮（十宣、气端）、心下一寸（鸠尾）、脐上三寸（建里）、脐下四寸（中极）温通开窍。如攻邪以“备急三物丸”缓泻，该方由大黄、干姜、巴豆组成，其中巴豆辛热峻下，开通闭塞，为主药；干姜温中，并助巴豆以祛寒，为辅药。

（2）诊治“卒死尸厥”：《肘后备急方》“救卒死尸厥方第二”，描述“卒死尸厥”以“卒死而脉犹动，听其耳中循循如啸声，而股间暖是也。耳中虽然啸声而脉动者”为主要临床表现，其主要特点是尚有脉搏、耳鸣、股间暖，与晕厥、浅昏迷、急性脑血管意外、中暑等相类似。后世学者认为“卒死尸厥”中所描述的耳鸣属于客观性耳鸣，并认为其反映了尸厥患者机体的器质与功能性变化，对昏迷的分级及监护有重要的指标价值。葛洪治以醒神开窍为主，重用“通”法。如运用吹鼻法令气通，“菖蒲屑内鼻两孔中，吹之，令人以桂屑著舌下”；用祛痰开窍药舌下含服，“捣干菖蒲，以一枣核大著其舌下”；用活血化瘀药通络，“鬄左角发方二寸，烧末，以酒灌令人喉，立起也”。此外还采用灸法或针刺水沟、百会等具有醒脑开窍的穴位，“灸鼻人中，七壮，又灸阴囊下去下部一寸，百壮。若妇人，灸两乳中间。又云：爪刺人中良久，又针人中至齿，立起”。

（3）诊治“卒客忤死”：《肘后备急方》“救卒客忤死方第三”，描述“卒客忤死”是以“心腹绞痛胀满,气冲心胸。不即治,亦杀人”为主要临床表现。葛洪认为“客忤者,中恶之类也,多于道门门外得之”。“忤”,逆也;“卒客忤死”,猝然感受秽毒不正之气以致体内气血逆乱,突然厥逆,昏不知人,类似我们现在所讲的休克,常常是由于各种强烈的致病因素所导致,如心肌梗死所致心源性休克、急腹症所致感染性休克等。治疗上醒神开窍,采用灸水沟、大敦等穴位或是以菖蒲根、生附子末、鸡冠血、人血等药物内服。攻邪以“飞尸走马汤”急下,方由巴豆、杏仁组成。方中巴豆辛热性烈,《新修本草》称“荡练五脏六腑,开通闭塞”,有推陈致新之功;杏仁利气宣肺,润肠通便,肺与大肠相表里,协同巴豆通利泻下,急攻其邪,使正气得通。葛洪还强调祛邪后应该继续辨证治疗,因其感染的属于毒厉之气,不同于普通的自然恶气,毒疠之气容易伤人脏腑经络,所以“差后尤宜更为治,以消其余势。不尔亟终为患,令有时辄发”。

葛洪所论猝死类急症,以猝死为主症,提出了猝死的病机在于阴阳之气不通:“凡卒死中恶及尸厥,皆天地及人身自然阴阳之气,忽有乖离否隔,上下不通,偏竭所致。”“卒中恶死”“卒死尸厥”“卒客忤死”病症名称,是葛洪首先在岭南地区提出来的,后演变为“卒死”“卒中”“厥证”等病症名称沿用至今。此外,葛洪强调了保暖的重要,他运用的保温法是多种多样的,常用的有以铜器、瓦器等盛热汤,隔衣熨帖腹部,这样确实收效较好。

(三) 隋唐宋元时期

1.《诸病源候论》

巢元方的《诸病源候论》分 67 门,列病候 1 720 条,其中有关急症的证候分析有 300 条以上。书中对急症的证候分析和治疗较为详细,如对食物、药物中毒的证候分析和急救治疗就有这样的记载:“从酒得者难治,言酒性行诸血脉,流遍周体,故难治;因食得者易愈,言食与药俱入胃,胃能容杂毒,又逐大便泄毒气,毒气未流入血脉,故易治。”

2.《辅行诀脏腑用药法要》

《辅行诀脏腑用药法要·救五脏中恶卒死方》认为,“中恶卒死者,皆脏气被壅,致令内外隔绝所致也”,并记载了“神仙有开五窍以救卒死中恶之方五首,录如左”,“点眼以通肝气:治跌仆。既月,腰,挫闪,气血着滞,作痛一处,不可欠伸、动转方,矾石烧赤,取凉冷,研为细粉。每用少许,以酢蘸,点目大眦,痛在左则点右眦,痛在右则点左眦,当大痒,螫泪大出则愈。吹鼻以通肺气:治诸凡卒死,息闭不通者,皆可用此法活之。皂角刮去皮弦,用净肉,火上炙燥,如杏核大一块,细辛根等分,共为极细末。每用苇管吹鼻中少许,得嚏则活也。(火上炙燥,如杏核大一块,细辛根等分。敦煌石窟秘藏医方本为:火上炙焦,如指大一枚,次加细辛等量之)着舌而通心气:治中恶,急心痛,手足逆冷者,顷刻可杀人,看其人唇舌青紫者及指甲青冷者是。(看其人唇舌青紫者及指甲青冷者是。敦煌石窟秘藏医方本为:看其人指,爪青者是)硝石(五钱匕),雄黄(一钱匕),上二味,共为极细末,启病者舌,着散一匕于舌下,少时即定,若有涎出,令病者随涎咽下必愈。启喉以通脾气:治过食难化之物,或异品有毒,宿积不消,毒势攻注,心腹痛如刀搅。赤小豆、瓜蒂(各等分)共为散,每用咸豉半升,以水二升,煮豉,取一升,去滓,内散一匕,顿服,少顷当大吐则瘥。(启喉方:救误食诸毒及生冷硬物,宿积不消,心中痛疼方。赤小豆、瓜蒂各等分，为散讫，加盐豉少许，共捣为丸，以竹箸启病者齿，温水送入口中，得大吐即愈）熨耳以通肾气：治梦魇不寤。烧热汤二升，入戎盐七合，令烊化已，切葱白十五茎内汤内，视汤再沸，即将葱取出，捣如泥，以麻布包之，熨病者二耳，令葱气入耳，病者即寤也。（灌耳方：救饮水过，小便闭塞，涓滴不通方。烧汤一斗，入戎盐一升，葱白十五茎，莫令葱太热，勺汤，指试不太热，即灌耳中。令病者侧卧，下以一盆着汤，承耳下熏之，少时小便通，立愈）上五方，乃神仙救急之道，若畜病者，可倍用之”。

3.《集验方》

《集验方·治卒死方》记载了《黄帝内经》关于猝死病机的解释，并详载了一些治疗猝死的方剂。例如："黄帝问于岐伯：有卒死者，何邪使然？答曰：得三虚者，暴疾而死。得三实者，邪不能伤也。黄帝曰：愿闻三虚。答曰：乘年之衰，逢月之空，失时之和，因贼风所伤也。愿闻三实。答曰：逢年之盛，遇月之满，得时之和，虽有贼风邪气，不能伤也。有卒死不知人，有复生，何气使然？阴气先竭，阳气未入，故卒死而不知人，气复则生。（《外台》卷二十八）治卒死，或先有病痛，或居常倒扑，奄忽而绝，皆是中恶之类治方。取葱刺鼻，令入数寸，须使目中血出乃佳。一云耳中血出佳。此扁鹊法同，后云吹耳中，葛氏吹鼻，别为一法。（《外台》卷二十八）又方：以葱刺耳，耳中、鼻中血出者勿怪，无血难治之，有血者，是活候也，其欲苏时，当捧两手莫放之，须臾死人自当举手捞人，言痛乃止。男刺左鼻，女刺右鼻孔，令入七寸余，无苦……又方：捣薤苦韭取汁，以灌口、鼻中。（《外台》卷二十八）又方：猪膏如鸡子大，苦酒一升，煮沸灌喉中。（《外台》卷二十八）治卒死而目闭者方；骑牛临其面，捣薤汁灌耳中，末皂荚，吹鼻中。（《外台》卷二十八）治卒死无脉，无他形候，阴阳俱竭故也方；牵牛临鼻上二百息。又炙熨斗以熨两胁下。针两间使各百余息。灸人中。（《外传》卷二十）治卒死而有脉形候，阴气先尽，阳气后竭故也方；嚼薤哺灌之。（《外台》卷二十八）卒死方：灶中墨如弹丸，浆水和饮之，须臾三四服之。（《医心方》卷十四）又方：取梁上尘如大豆粒着竹筒中，吹鼻中，与俱一时吹之。（《医心方》卷十四）又方：灸膻中穴。（《医心方》卷十四）又方：竹筒吹两耳，不过三。（《医心方》卷十四）"

4.《脉因证治》

《脉因证治·卒尸》关于猝死的记载较为详细："寸口沉大而滑，沉则为实，滑则为气，实气相搏，厥气入脏则死，入腑则愈。唇青身冷为入脏，死；身和汗自出为入腑，则愈。紧而急者为遁尸；少阴不至，肾气衰。在外者可治，入里者死。血气并走于上，则为厥，暴死。素有痼疾，新加卒病，先治卒病。尸厥者，昏不知人，脉动如故，开上焦心肺之阳，自愈。尸厥，脉动无气，气闭静而死也。以菖蒲屑内鼻两孔中吹之，令人以桂屑放舌下。又方：剃取左角发方寸，烧末酒和，灌入喉立起。救卒死身热者验方 矾石半斤，以水一斗五升煮消，浸脚令没踝。盖取矾性收涩，而敛其厥逆之气。还魂汤，治卒死、客忤气。麻黄（三两，去节），杏仁（八十个，去皮尖），炙甘草（一两），上三味，水八升，煮取三升，去渣，入姜汁少许，令咽之。盖取辛甘通阳气，发越邪气故也。救卒死目闭方：捣薤汁灌耳中妙；或吹皂荚末于鼻中，立效。薤汁辟邪安魂，荚末取嚏开窍。救卒死张口反折方：灸手足两爪后十四壮，饮以五毒诸膏散。外有中恶、中气、中食等状,与卒尸相类,须详谛脉证而投之,慎勿泛视,误人仓卒。变通在神,法难毕述。”

5.《备急千金要方》《千金翼方》

唐代孙思邈的《备急千金要方》介绍了很多治疗急症的经验。如“又方：炙熨斗熨两胁下。(《备急方》云：又治尸厥)针灸法：针间使各百余息,又灸鼻下人中,一名鬼客厅。(《肘后方》云：又治尸厥)治魇死不自觉者方：慎灯火,勿令人手动,牵牛临其上即觉……治卒魇死方：捣韭汁灌鼻孔中。剧者灌两耳。(仲景云：灌口中)治鬼魇不悟方：伏龙肝为末,吹鼻中。又方：皂荚为末,如大豆许,吹鼻中,嚏则气通,起死回生。(《集验方》云：治中恶)辟魇方：雄黄如枣大,系左腋下,令人终身不魇。(女系右腋)又方：灸两足大趾丛毛中各二七壮。(《肘后》云：华佗法,又救卒死中恶)治中恶方：葱心黄刺鼻孔中,血出愈。(《肘后方》云：使目中血出佳。崔云：男左女右)又方：大豆二七粒为末,鸡子黄并酒相和,顿服……(《肘后方》云：此扁鹊法)又方：灸胃脘五十壮愈。治中恶并蛊毒方：冷水和伏龙肝如鸡子大,服之必吐。又方：猪脂二升温,顿服之。又方：车脂如鸡子大,酒服。治卒忤方(此病即今人所谓中恶者,与卒死、鬼击亦相类,为治皆参取而用之)：盐八合,以水三升,煮取一升半,分二服,得吐即愈。(《备急方》云：治鬼击)若小便不通,笔头七枚烧末,水和服之即通。又方：犊子屎半盏,酒三升,煮服之。亦治霍乱。(《肘后方》治鬼击)又方：书墨为末,水服一钱匕。又方：腊月野狐肠烧末,以水服方寸匕。死鼠灰亦佳。灸法：治卒忤死,灸手十指爪下各三壮,余治同上方。《备急方》云：治卒死而张目反折者。又灸人中三壮,肩井百壮,间使七壮,巨阙百壮。还魂汤治卒感忤鬼击,飞尸诸奄,忽气绝无复觉,或已死绞,口噤不开,去齿下汤,汤入口不下者,分患人发左右捉踏肩引之,药下复增,取尽一升,须臾立苏方。麻黄(三两),桂心(二两),甘草(一两),杏仁(七十枚),上四味,㕮咀,以水八升,煮取三升,分三服。(仲景方桂不用)治卒中鬼击,及刀兵所伤,血漏腹中不出,烦满欲绝方：雄黄粉一刀圭,酒服,日三,血化为水。治鬼击病方：鬼击之病,得之无渐,卒着人如刀刺状,胸胁腹内绞急切痛,不可抑按,或即吐血,或口鼻血出,或下血,一名鬼排。鸡屎白(如枣大),青花麻(一把),上二味,以酒七升,煮取三升,热服,须臾发汗,若不汗,熨斗盛火炙两胁下,使热汗出愈。又方：艾如鸡子大三枚,以水五升,煮取二升,顿服。又方：吹醋少许鼻中。灸法：灸人中一壮立愈,不瘥更灸。又灸脐上一寸七壮,及两踵白肉际取瘥。又灸,脐下一寸三壮。治五绝方(夫五绝者,一曰自缢,二曰墙壁压迮,三曰溺水,四曰魇寐,五曰产乳绝)：半夏一两,细下筛,吹一大豆许,纳鼻中即活。心下温者,一日亦可治。治自缢死方：救缢死者,极须按定其心,勿截绳,手抱起徐徐解之。心下尚温者,以氍毹覆口鼻,令两人吹其两耳。又方：强卧,以物塞两耳,竹筒纳口中,使两人痛吹之,塞口旁无令气得出,半日得噫,噫即勿吹也。又方：捣皂荚、细辛末如胡豆大,吹两鼻中……又方：鸡屎白如枣大,酒半盏,和灌口及鼻中佳。又方：皂荚为末,以葱叶吹入两鼻中,逆出更吹。又方：梁上尘如大豆许,各纳一小竹筒中,四人各捉一筒,同时吹入两耳两鼻即活……又方：蓝青汁灌之。又方：灸四肢大节陷大指本纹,名曰地神,名七壮。治热方：取道上热尘土以壅心上,少冷即易,气通止。又方：令人仰卧,以热土壅脐上,令人尿之,脐中温即愈。又方：可饮热汤,亦可纳少干姜、橘皮、甘草煮饮之,稍稍咽,勿顿使饱,但以热土及熬灰土壅脐上佳。又方：浓煮蓼，取汁三升饮之即愈，不瘥更灌。又方：开死人口令通，以暖汤徐徐灌口中，小举死人头，令汤入腹，须臾即苏。又方：使人嘘其心令暖，易人为之。又方：抱狗子若鸡，着心上熨之。又方：屋上南畔瓦热熨心，冷易之。又方：灌地浆一盏，即愈。又方：地黄汁一盏服之。又方：水半升和面一大抄服之。治落水死方：以灶中灰布地，令浓五寸，以甑侧着灰土，令死者伏于甑上，使头小垂下，炒盐二方寸匕，纳竹管中，吹下孔中，即当吐水，水下因去甑，下死者着灰中壅身，使退场门鼻即活。又方：掘地作坑，熬数斛灰纳坑中，下死人覆灰，温彻即易，勿令大热爆人，灰冷即易，半日即活。又方：取大甑倾之，死人伏其上，令死人口临甑中，燃苇火二七把烧甑中，当死人心下，令烟出小入死人鼻口中，鼻口中水出尽则活，火尽复益之。常以手候死人身及甑，勿令甚热，当令火气能使死人心下，足得暖。卒无甑者，于岸侧削地如甑，空下如灶，烧令暖，以死人着上。亦可用车毂为之，勿令隐其腹，令死人低头水得出，并炒灰数斛令暖，以粉其身，湿更易。又方：埋死人暖灰中，头足俱没，唯开七孔。又方：倒悬死人，以好酒灌鼻中，又灌下部。又醋灌鼻亦得。又方：灶中灰二石埋死人，以头至足，出七孔即活。又方：绵裹皂荚纳下部中，须臾出水。又方：裹锻石纳下部中，水出尽即活。又方：倒悬解去衣，去脐中垢，极吹两耳起乃止。又方：熬沙覆死人，面上下有沙，但退场门、鼻、耳、沙冷湿即易。又方：屈两脚着生人两肩上，死人背向生人背。即负持走行，吐出水便活。又方解死人衣，灸脐中。凡落水经一宿犹可活。治冬月落水，冻四肢直，口噤，尚有微气者方：以大器中熬灰使暖，盛以囊敷其心上，冷即易，心暖气通，目得转，口乃开，可温尿粥稍稍吞之即活。若不先温其心，更持火炙身，冷气与火争即死”。

《千金翼方·卒死第八》进一步对《备急千金要方》做了补充，云：“十三法针：间使百息。又，灸人中。灸魇不觉法：灸两足大指聚毛中二十一壮。治卒忤法：灸人中三十壮。又，灸肩井百壮。又，灸间使七壮。又，灸巨阙百壮。又，灸十指爪甲下各三壮。治鬼击法：夫鬼击之为病，卒着人如刀刺状，胸胁及心腹绞切急痛不可按抑，或即吐血，或即鼻中出血，或下血，一名鬼排，灸人中一壮，立愈。若不止，更加灸脐上一寸七壮。又灸脐下一寸三壮(一云七壮)。中恶，灸胃管五十壮。治蛇毒，灸毒上三七壮，无艾，以火头称疮孔大小之。治热，灸两乳头七壮。治狂犬咬人，令人吮去恶血尽，灸百壮。以后，日日灸，一百日乃止。瘥，血不出，慎酒猪肉，一生慎之。”

孙思邈《备急千金要方》《千金翼方》中记载的猝死急救措施是继张仲景人工呼吸法后又一伟大创举，可说是今日口对口呼吸法的鼻祖。孙思邈已想到“塞两耳及口傍无令气得出”以保证将气全部吹入患者胸内。在患者与医生之间以器械进行口对口呼吸是可取的，这种隔离在一定程度上也防止了某些疾病在医生与患者之间交叉感染。由此设想，研究一种既可防气泄漏，又防舌后坠，又符合卫生保健要求的口对口呼吸器是有价值的。此外，《备急千金要方》所拟“仓公散”由矾石、皂荚、雄黄、藜芦组成，“取药如豆大，纳竹管中，吹鼻得嚏，则气通便活”，这是中医特有的简便有效的急救方法之一。它是应用芳香开窍的药物制成粉末吹入鼻孔，使鼻腔黏膜受到药物的刺激而引起喷嚏，从而达到使昏厥患者苏醒的目的。

6.《外台秘要》

《外台秘要》曾详载了沿用晋代《肘后救卒方》对溺水的急救技术："肘后疗溺死一宿者尚可活方。取瓮倾之，以孔者伏瓮上，然以芦火二七把，烧瓮中当死人心下，令烟出，小入死者鼻口中，鼻口中水出尽则活。芦尽更益为之，取活而止。常以乎候死人身及瓮，勿令甚热。冬天常令火气能使死人心下得暖。若卒无瓮，可就岸穿地，令如瓮，烧令之暖，乃以死人置上。亦可用车毂为之，当勿隐其腹，及令其低头，使水出。并熬灰数斛以粉身，湿即当。"这样的溺水急救技术，今天看来仍有其参考价值。

7.《洗冤集录》

宋代宋慈的法医专著《洗冤集录》也辟有《救死方》专篇，收载了一些有价值的急救方法。如解救砒霜中毒："砒霜服下未久者，取鸡蛋一二十个，打入碗内搅匀，入明矾三钱灌之。吐则再灌，吐后便愈。"又如救治毒蛇咬伤："立即将伤处用绳绢扎定，勿使毒入心腹；令人口含米醋或烧酒，吮伤以拔其毒。随吮随吐，随换酒醋再吮，俟红淡肿消为度。吮者不可误咽毒汁，防止中毒。"

8.《圣济总录》

《圣济总录》载有"治中急风，牙关紧……若牙紧不能下药，即鼻中灌之"，"其灌乃以鹅管吹入两鼻中"。古代医家对一些牙关紧闭、饮水服药不得进入口内的急症，已考虑到运用鼻饲办法进行急救的问题。他们曾经用过"拗开口""取嚏""敲去一牙"和"针刺"等法，使汤药得以从口吞咽，这些方法虽然不够理想，但经过历代的实践和改进，终于在宋代改进成功，正式将鼻饲技术运用于临床的急救治疗。

9.《儒门事亲》

《儒门事亲》记载："疗破伤风，抽搐，牙关紧急，角弓反张，时时呻吟，口噤，即以风药从两鼻中灌入咽喉，约一盅，良久，上涌下泄，吐出三四升，下一二十行，风搐立止，肢体柔和，旦已自能起，口虽开，尚未能言，又以桂枝麻黄汤使啜之，汗出周匝如注，不三日而痊。"

（四）明清时期

1.《医学源流论》

该书首次对古代猝死的死亡率、病因病机及预后做了记载。云："天下卒死之人甚多，其故不一。内中可救者，十之七八；不可救者，仅十之二三。唯一时不得良医，故皆枉死耳。夫人内外无病，饮食行动如常，而忽然死者，其脏腑经络本无受病之处，卒然感犯外邪，如恶风、秽气、鬼邪、毒疠等物，闭塞气道，一时不能转动，则大气阻绝，昏闷，迷惑，久而不通，则气愈聚愈塞，如系绳于颈，气绝则死矣。若医者，能知其所犯何故，以法治之，通其气，驱其邪，则立愈矣。"

2.《串雅外编》

清代赵学敏的《串雅外编》收集整理了大量民间防治急症的宝贵经验。此书专列起死门，对于溺死、误死、卒暴死等急症，皆详细论述了其临床症状及救治方法。如"急痧，将死，将口撑开看其舌处有黑筋三段，男左女右刺出紫血一滴即愈"。

现代研究概要

（一）临床研究

2000年美国心脏协会（AHA）颁布了首部《AHA心肺复苏和心血管急救指南》，该指南重点规范和推广了心肺复苏术（CPR），是世界上治疗猝死较为权威和实用的指南，并得到了临床广泛的认可及应用。2020年全球专家再次制订了《AHA心肺复苏和心血管急救指南》，更新优化了基础生命支持步骤，通过胸外按压、开放气道、人工呼吸、自动体外除颤等环节来恢复患者自主呼吸和自主循环。具体又可以根据救治场所及施救人员掌握的技术，分为基础生命支持和高级生命支持，这使得猝死的院前急救水平得到了很大的提高。此外，机械通气治疗、血液净化治疗、人工肝技术和亚低温治疗等脏器支持技术的使用，使得猝死的整体复苏成功率有了较大的提升。新指南更加注重规范性、时效性和可操作性，能最大限度地提高心搏骤停患者的存活率，降低致残率。但脑复苏的成功率仍处于较低水平，成为世界性难题。

中医辨证结合西医治疗有助于促进自主循环恢复，降低S100p蛋白水平，从而减轻脑神经功能损害，改善猝死患者的预后。有临床研究选取因心搏骤停、猝死行心肺脑复苏救治的100例患者为研究对象，根据入院时间随机分为观察组52例和对照组48例。对照组在心搏骤停后行常规心脑肺复苏抢救，观察组在对照组抢救的基础上给予中医辨证救治。比较两组心搏骤停至自主循环恢复时间、不同时间点S100p蛋白水平、临床疗效。结果证实，观察组心搏骤停至自主循环恢复时间明显短于对照组，自主循环恢复率、心搏骤停后24小时存活率明显高于对照组；心脑肺复苏后6小时、24小时、72小时，观察组S100p蛋白水平均显著低于对照组；治疗有效率明显高于对照组。但是需要指出的是，猝死后心脑肺复苏的关键仍是第一时间实施救治。

2020年中华中医药学会推出了《猝死中医临床诊疗专家共识》，该共识针对猝死疾病，细化了猝死的阶段、辨证分型，提供了有循证医学证据的猝死中医诊断标准与治疗方法，并有助于规范中医临床诊疗过程。

（二）实验研究

现代医学以抑制炎性反应为主的全身免疫调控治疗仍未取得满意效果。整体观和药物的多靶点作用是中医药治疗的优势所在，且中国传统医学针灸治疗急性脑缺血损伤的研究蓬勃兴起，不仅已在临床及多种动物模型上印证了针刺良好的治疗效果，而且相信随着中医药心肺脑复苏方面的科学研究的不断深入，中西医结合治疗将有望显著提高复苏成功率和出院率。

中医学认为猝死属于阴阳离决、精气消亡之候，治当益气固脱、回阳救逆。猝死患者阴阳俱亡，心脑肺复苏自主循环刚刚恢复后，心肌收缩无力、心排血量减少、血压偏低、脉搏细弱，属心阳暴脱、亡阳为主，治宜温经回阳。现代一些中成药的问世，在提高复苏成功率、保护脏器功能方面显示出一定的作用，并且提高了中医药参与急救环节的可行性。比如中药制剂生脉注射液具有益气养阴、复脉固脱的作用，静滴后可增加心肌收缩力及心脏射血分数，纠正休克症状；参附注射液中人参补元、附子温阳，具回阳救逆之功，能推动血脉运行，改善厥脱证（休克）患者四肢厥冷。研究提示，参附注射液、生脉注射液可以提高复苏成功率以及延长生存时间，降低恶性心律失常发生率，改善心功能及神经功能，其作用可能与增强心脏功能及改善微循环等有关。生脉注射液与参附注射液联用可提高心肺复苏成功率，但是联合使用是否优于单用，目前仍缺乏证据。血必净注射液能够提高复苏后患者的生存率，缩短重症监护病房住院时间，具改善肝脏功能、保护心肌、防止多器官功能障碍加重等作用。醒脑静注射液可改善格拉斯哥评分，同时对心、肺、脑的功能复苏均具有一定疗效。

综上，目前中医辨证结合西医抢救的可供参考的文献较少，有待于今后扩大样本展开研究。

（诸炳骅）

参考文献

[1] 陆再英. 内科学[M]. 北京：人民卫生出版社，2008：229.
[2] 中华中医药学会. 猝死中医临床诊疗专家共识[J]. 中国中医急症，2020，29(10)：1714－1718，1723.
[3] 任继学. 中医急诊学[M]. 上海：上海科学技术出版社，2010：17.
[4] 石云，曲丽芳.《金匮要略》救自缢死方法及对后世急救术的影响[J]. 时珍国医国药，2008，019(10)：2531－2532.
[5] 魏永明，刘小斌. 葛洪《肘后备急方》诊治卒死类急症经验[J]. 中医文献杂志，2014，32(6)：5－7.
[6] 尹玉柱，石岩殊. 针刺人中穴抗休克作用机制的探讨[J]. 中国医药指南，2013，11(11)：263.
[7] 吕静静，高培阳. 对1例用中西医结合疗法治疗猝死的分析[J]. 世界中医药，2008，3(5)：283－283.
[8] 李戈媛，张彦学，陈亚娇，等. 浅谈破格救心汤救治急危重症的临床案例与临证体会[J]. 科学技术创新，2017，(22)：81－82.
[9] 朱威，徐佳，陆远强.《2020年美国心脏协会心肺复苏及心血管急救指南》成人生命支持部分建议内容分析[J]. 中华危重症医学杂志（电子版），2020，13(5)：379－381.
[10] 张颖. 中医辨证结合西医在猝死患者心肺脑复苏救治中的应用研究[J]. 现代中西医结合杂志，2017，(10)：1086－1088.
[11] 赵淑杰，王育珊，刘忠民，等. 生脉注射液对卒死复苏中心肌保护作用的临床研究[J]. 中国急救医学，2007，27(4)：292－294.
[12] 胡金玲，李风君，胡春荣，等. 参附注射液对猝死复苏患者心肌保护作用的临床探讨[J]. 传统医学与康复，2009，18(1)：73－75.
[13] 王月，张硕，郭利平. 参附注射液治疗休克的系统评价及Meta分析[J]. 中国中医基础医学杂志，2015，21(5)：559－562.
[14] 赵珊珊，刘忠民. 血必净注射液对复苏后多器官功能障碍干预的相关性研究与进展[J]. 临床荟萃，2011，26(3)：269－272.
[15] 钟勇，梁道业，莫绍春，等. 血必净对心肺复苏后全身炎症反应的影响研究[J]. 广西中医药学报，2008，11(4)：26－27.
[16] 蒙红华，黄贵华，林华胜，等. 醒脑静治疗脑缺血再灌注损伤的研究进展[J]. 湖南中医杂志，2014，30(2)：131－132.
[17] 许建阳，吴剑浩. 中医心肺复苏急救浅论[J]. 中国急救复苏与灾害医学杂志，2008，(8)：7－9.

脱 证

中医诊疗基础

（一）基本概念

脱证是由邪毒内陷，或内伤脏气，或亡津失血导致气机逆乱，阴阳之气不相顺接，进而阴阳离决，正气耗脱，表现为多脏器、多系统的整体性失调，脏腑功能衰竭的一类病证，属于中医危重急症之一。脱证首见于《灵枢·决气》，文中深刻阐明了脱证的病位、病机、演变与结局，病位是五脏六腑皆受病；病机是荣卫不行，血脉不通，循环衰竭；演变与结局为五脏不通，而致死亡。

本病与西医学各种类型的休克类同。

（二）病因病机

脱证病因多由外中邪毒、虫毒、金创、情志失常，或误用汗、吐、下法等导致五脏真阳散脱，阴阳即将离决的危重病候，常以正不胜邪，元气衰微，阴阳欲绝为发病机制。

（1）气阴耗伤：外邪伤阴，终致气陷于下，阴竭于内发为脱证；或温毒热邪内陷伤阴，或直达下焦，劫灼肝肾之阴，阴精衰竭于下，阴不敛阳，虚阳浮越，发为脱证。

（2）阳气暴脱：久喘不愈，肺肾之气散乱不收，或因其人吐泻太过，大汗失液，亡血失血，致阳随阴亡，气随血脱，或大汗损阳，阳气暴脱。

（3）阴阳俱脱：久病体虚，或病重脱证未固，均致真阴耗竭，阴不敛阳，元阳外越，真脏之色显露。

（4）真阳衰败：阳不敛阴，元阴外泄，脏真衰败，阴阳离决。

（三）诊断与鉴别诊断

1. 临床表现

烦躁不安，或神志淡漠或意识丧失；面色、爪甲灰白、紫赤或苍白；或冷汗淋漓，尿少或无尿，浅表脉络萎陷。舌质淡白而干燥少苔，皮肤湿冷，弹性差，脉象多出现芤，或沉、细、微，或数，或迟。

2. 鉴别诊断

本病可与闭证、神昏、厥证相鉴别。

闭证　闭证属实，因邪气内闭清窍所致，症见神志昏迷，牙关紧闭，口噤不开，两手握固，肢体强痉等。脱证属虚，乃为五脏真阳散脱，症见肢冷汗多，二便自遗，鼻息低微等。此外，还有阴竭阳亡之分，并可相互关联。闭证常见于骤起，脱证则由闭证恶变转化而成，并可见内闭外脱之候。

神昏　神昏以神志不清为特征。可突然出现，更常见于慢性疾病过程中渐次出现，多见于内科杂病危重阶段，发病前可有头昏，恶心呕吐，心慌气急，肢麻，偏瘫，尿少尿闭，浮肿等症状。

厥证　厥证表现为突然昏仆，不省人事，常伴四肢厥冷，面色苍白，一般移时苏醒，醒后无半身不遂、口舌歪斜，以实证居多。脱常有大汗淋漓，目合口开，二便失禁，脉微或伏，不一定有昏仆、四肢厥冷。厥脱可以同时出现。

（四）中医证治

脱证属于疾病危重证候，故一旦发病，应就地、迅速地综合急救，旨在立即恢复心跳及呼吸，扭转阴竭阳亡、五脏虚脱之证。

1. 急救复苏阶段

立即予疏通气道、人工呼吸及胸外心脏按压、常规药物治疗等其他高级生命支持。可联用参附注射液、生脉注射液等中成药救治，旨在迅速建立有效的人工循环和呼吸，维持心脑组织的功能以及其他重要器官的血液供应。

■ **阴阳俱脱（暴脱）**

·病机·阴阳离决。

·证候·急病重病，突然大汗不止或汗出如油，精神疲惫不支，声短息微，遗尿失禁。舌卷少津，脉微细欲绝或脉大无力。

·治法·回阳救阴。

·方药·阴阳两救汤（《医醇賸义》）。方中熟地、菟丝子、栀子、紫河车填补精血而救阴，佐以远志养心安神；附子、人参、茯神补益元气而温阳，阴药阳药同用，使坎中之阳上升，离中之阴下降，以救阴阳俱脱。若肢冷甚者，炮姜易干姜，以增强回阳之效；舌光红而干者，加西洋参、生地以益气养阴，清热生津。

■ **阴竭阳脱(虚脱)**

·病机·元气虚脱。

·证候·久病元气虚弱,精气逐渐消亡,精神萎靡,面色晄白,声短息微,二便失禁。舌燥少津,脉微细欲绝或脉大无力。

·治法·回阳救阴。

·方药·生脉散(《医学启源》)合人参养荣汤(《太平惠民和剂局》)加减。方中人参甘温,益元气,补肺气,生津液,故为君药。麦冬甘寒养阴清热,润肺生津,故为臣药。人参、麦冬合用,则益气养阴之功益彰。五味子酸温,敛肺止汗,生津止渴,为佐药。三药合用,一补一润一敛,益气养阴,生津止渴,敛阴止汗,使气复津生,汗止阴存,气充脉复。并配伍人参养荣汤加减,方中白术、黄芪、茯苓、炙甘草健脾补气,桂心温补阳气,鼓舞气血生长;当归、熟地、白芍滋补心肝;五味子酸温,既可敛肺滋肾,又可宁心安神;陈皮理气健脾,调中快膈;远志安神定志;姜、枣助参、术入气分以调和脾胃。全方有益气补血、宁心安神之效。

2. 自主循环恢复后阶段

■ **气脱**

·病机·气机散脱。

·证候·汗出乏力,面色苍白,精神萎软,肢体不温,听力减退,目视不清,息微失声。舌质淡白,苔白润,脉象微弱。

·治法·益气固脱。

·方药·独参汤(《十药神书》)。人参20~30 g(古人有用一两者,大量者一般9~15 g),水煎服。每次少许分3~4次服下。人参甘、微苦、平,归脾肺心经。具有大补元气、复脉固脱、补脾益肺、安神生津之功。若汗多不止者加黄芪、五味子益气敛汗,加山茱萸滋阴固脱,取阴生阳长之意。《医学衷中参西录》载山茱萸既能敛汗,又能补肝,是以肝虚极而元气将脱者,服之最效。“萸肉救脱之功较参术芪更胜”。山茱萸注射液有强心作用,提高心脏效率,扩张外周血管作用,并使血压升高;有降高血糖、利尿、抗实验性肝损伤作用;并有抗氧化作用。本证还可用五味子滋肾纳气,以都气丸主之,并配合益心气口服液。

■ **阳脱**

·病机·阳气暴脱。

·证候·精神淡漠,面色苍白,肢体冰冷,冷汗淋漓,口唇发绀,声音低微,尿多色清。舌淡脉微弱欲绝或不能触及。

·治法·回阳固脱。

·方药·四逆汤(《伤寒论》)。附子温壮复阳,振奋阳气,干姜增附子回阳之力,加用炙甘草6 g,甘缓调和之。若无脉者加大干姜、附子量,为通脉四逆汤,加葱白以破阴回阳,通达内外,为白通汤。若虚不受药者,可加猪胆汁以破阴回阳,宣通上下,兼咸苦反佐。其中熟附子辛甘大热,有毒,归心、肾、脾经。用量3~15 g,久煎30~60分钟。与人参配伍,多用红参温补元气、回阳固脱。此型可用参附注射液,立即静滴,可先快后慢,一直滴至阳气恢复,四逆改善为止，可用50～100 mL参附注射液加入5%葡萄糖溶液或0.9%氯化钠溶液500 mL持续静滴。若冷汗不止者，可予方药中加龙骨、牡蛎以潜阳敛汗。

血脱

·病机·气血耗伤。

·证候·猝然内外出血，精神淡漠或烦躁，面色苍白，皮肤枯涩，活动汗出，心慌气短，头晕乏力。舌质淡白而干燥，脉芤、沉微、细数欲绝。

·治法·益气养血。

·方药·圣愈汤(《兰室秘藏》)。药用：生熟地、川芎、人参、炙黄芪、当归。方中人参补气、安神，黄芪固表、敛疮生肌，熟地滋阴养血，当归是行气活血、补血的良药，川芎活血祛瘀、行气开郁，生地养阴生津。其中，当归、黄芪取当归补血汤之意；取当归、地黄、川芎养血调血，补而不滞，配参芪益气养血，方中生地有凉血止血之意，川芎为血中气药，因此补而不滞。现代研究表明，圣愈汤对常压抗缺氧实验模型有干预效果，能够延长小鼠在缺氧环境下的存活时间。目前根据出血的部位、病因及其生理病理状态，可酌情应用大黄炭、仙鹤草、藕节、侧柏叶、地榆等。对于消化道出血，常用大黄粉0.5～1 g，三七粉1.5～3 g，白及粉3～6 g，胃管注入或灌肠。

阴脱

·病机·阴津损耗。

·证候·精神恍惚或烦躁，口舌干燥，肢体偏温，或有汗出如油，面色潮红。舌光剥无苔，脉虚，或数、结、代。

·治法·养阴固脱。

·方药·三甲复脉汤加减(《温病条辨》)。因热毒劫灼肝肾，阴精衰竭于下，阴不敛阳，当育阴潜阳固脱，方用生牡蛎、鳖甲、龟板、生地、麦冬、白芍、五味子、炙甘草等。方中生地、麦冬、白芍滋阴润燥，炙甘草酸甘化阴，生牡蛎、龟板、鳖甲潜阳息风，五味子敛阴。有出血倾向者可加用牡丹皮、丹参，以凉血养血活血。可酌情加用人参、熟地、山药、山茱萸、远志、炙甘草、五味子、菟丝子，使阴得阳升而泉源不竭，阳中求阴，阴中求阳，阴阳平秘以固脱。可应用生脉注射液静滴，滋心阴口服液口服。若突然大汗不止，或汗出如油，精神疲惫不支，昏迷，四肢冰冷，目呆，手撒遗尿，脉微细欲绝，阴阳俱脱者，应回阳救阴，可以阴阳两救汤主之(《医醇賸义》)。药用熟地、附子、人参、菟丝子、栀子、紫河车补精血而救阴，阳药用附子、人参、茯苓益元温阳，佐远志养心安神，阴阳并补，救阴阳俱脱。此外，研究表明，三甲复脉汤加减具有改善产后津伤血虚临床症状，加速产后“阴血亏少动风”病理状态的恢复。本型也可用四逆汤合生脉散加减，或鼻饲，或灌肠；或用参附注射液、人参注射液、生脉注射液，静滴。

(五) 中医辨析思路与方法

脱证首辨气脱、血脱、阳脱(亡阳)、阴脱(亡阴)，均属危重证候，若大汗、大泻、大失血或精液大泄，精气急骤耗损，或久病元气虚弱，精气逐渐消亡，极易导致暴脱证、虚脱证，危及患者生命。

1. 首辨气血阴阳

阳脱证是体内阳气极度衰微而虚阳欲脱的危重证候。常因感受阴寒，邪气过盛，或过用汗法而致阳气暴伤，温煦、推动、防御等功能失职，以大汗淋漓、精神淡漠、肌肤不温、手足厥冷、呼吸微弱、面色苍白、脉微欲绝为特点。在疾病过程中特别是本虚病症失治误治可以见到阳脱证表现。发病突然、发展急剧者为暴脱。

气脱证常是气虚或气不固摄的进一步发展，多见于慢性病的危重阶段，在疾病的发展过程中，因失治误治而致气脱，推动、固摄、防御等功能失职。常见呼吸微弱而不规则，神志昏迷，汗出不止，目合口开，手撒身软，二便失禁，脉象微弱。气脱以气息微弱欲绝为特征，阳脱以身凉肢厥为特征，其他表现均较近似，而且常常相继或相兼出现，故常合称"阳气暴脱"。

阴脱证是体内阴液严重亏虚而欲竭所表现的危重证候。可以发生于久病阴亏的基础上，或疾病过程中，误用汗吐下法致阴液暴失而发生，滋润、濡养、冷润等功能丧失。以汗出如油如珠，汗热、味咸、黄黏，形体温暖，虚烦躁扰，口渴欲饮，尿少面赤，唇舌干燥，脉细数疾为特点。与阳脱相比较，阴脱表现为身暖、汗热黏、面赤潮红、烦躁、脉数疾等。

血脱证多因长期失血或大出血所致的危重证候。血的濡养、化生功能丧失，以面色淡白、眩晕、昏睡、心悸、舌淡、脉微或芤为特点，且常伴有气脱、阳脱证候。

2. 次辨病情轻重

脱证在疾病发展过程中，阴阳气血大量耗损，而致生命垂危的病理状态，此时可分为"暴脱""虚脱"两种证型。中风、大汗、大泻、大失血或精液大泄，精气急骤耗损，导致阴阳高绝

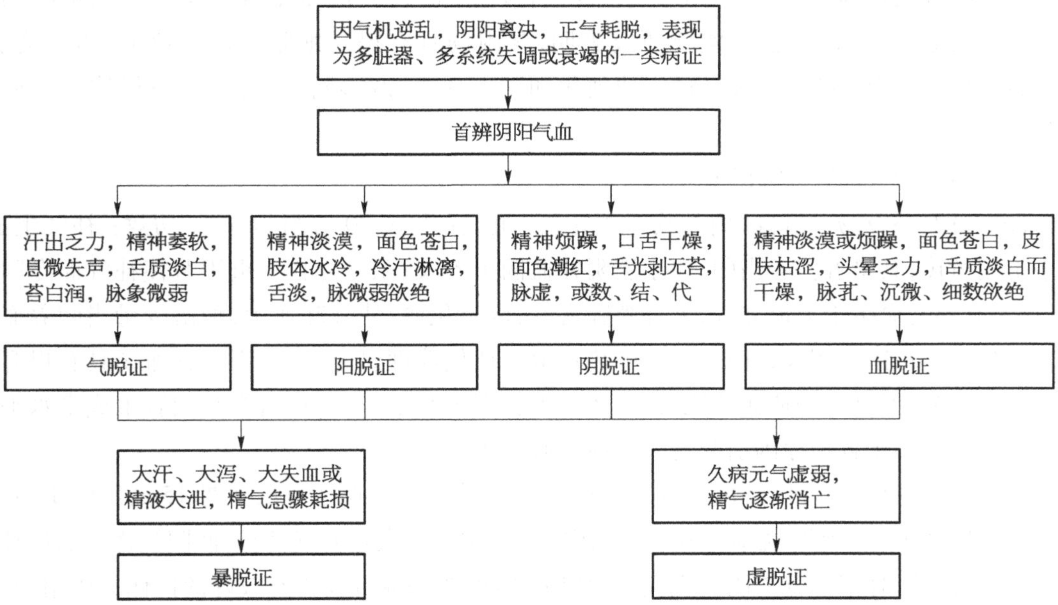

图 2 脱证辨证思路要点

者，称为暴脱，休克均包括在此范围内。若因久病元气虚弱，精气逐渐消亡所引起的，称为虚脱。

特色方药浅析

脱证常由人体气机逆乱、津血亏耗、阴阳格拒或阴阳离决而出现面色苍白，四肢厥冷，冷汗不止，神志意识不清，谵语，或淡漠或暴不知人，脉微欲绝等一系列危重证候。总体来说，脱证治疗中以益气固脱、补阴养血、回阳复脉之品应用最多。

（一）经典方剂

（1）独参汤：参见“猝死”篇。

（2）生脉散：出自《医学启源》。组成：人参 9 g，麦冬 9 g，五味子 6 g。方中以人参为主药益气补肺，生津止渴，佐麦冬、五味子养阴清热、润肺生津。适用于温热、暑热耗气伤阴，气阴两脱及亡阴者。近年来多用于治疗冠心病、风心病、肺心病、心肌炎、心衰、休克等。现有参麦针剂型，使用方便，亦有较好疗效。现代研究证明，人参可兴奋中枢，增强机体的本能，能使失调的状态恢复正常。生脉散可升高血压，改善微循环，增强心肌收缩力，并有镇静作用。

（3）参附汤：出自《妇人大全良方》。组成：人参 30 g，附子 9 g。功效：益气回阳固脱。方中人参大补元气、益气固脱；附子回阳救逆、补火助阳、散寒止痛。参、附配伍，能上助心阳，下补肾阳，中健脾气，气阳同救，起到温而兼润、补而能固的功效，可起峻补阳气以救暴脱之效。临床运用时凡大病虚极欲脱，但当阳气来复，病情稳定时，便当辨证论治，不可多服，免纯阳之品过剂，反致助火伤阴耗血。实验研究表明，参附汤具有提高细胞及体液免疫、纠正贫血、改善肾组织的高代谢状态，减轻肾小球硬化和肥大现象，改善脂质代谢，调整机体氮质血症等作用。

（4）四逆汤：参见“猝死”篇。

（5）当归补血汤：出自《内外伤辨惑论》。组成：黄芪 30 g，当归 6 g。功效：补气生血。方中重用黄芪，其量五倍于当归，在于滋阴补血固里不及、阳气外亡。重用黄芪补气而专固肌表，在于有形之血生于无形之气，大补脾肺之气，以资化源，使气旺血生；配伍少量当归养血和营，则浮阳秘敛，阳生阴长，气旺血生，虚热自退。现代药理研究显示，当归补血汤具有提升外周血细胞计数，促进骨髓造血功能，提高造血生长因子水平，提高肾组织红细胞生成素水平等作用。本方可用于各种原因引起的失血性贫血或休克。

（6）参附龙牡汤：出自《世医得效方》。组成：人参 9 g，附子 9 g，龙骨 15 g，牡蛎 15 g，白芍 9 g，炙甘草 9 g。功效：温补心阳，救逆固脱。方中人参大补元气、附子回阳救逆，龙骨、牡蛎潜阳敛汗，白芍、甘草和营护阴。现代药理研究表明，参附龙牡汤具有较好的抗休克作用，不但有明显的升压作用，而且能较快地疏通微循环血流灌注，抑制内毒素所致的微循环障碍，减少毛细血管内皮细胞的损害，清除氧自由基，保护细胞膜，扩张血管，调节机体能量及组织细胞代谢紊乱，提高免疫防御能力，增强心输出量，保持有效的循环血量灌注输出平衡。

（二）中成药

（1）生脉饮：含红参、麦冬、五味子。功效：益气养阴，生津止渴。用法用量：每次 10 mL，每日 3 次。

（2）芪参补气胶囊：含黄芪、白术、防风、西洋参。功效：益气固表。用法用量：每次 3 粒，每日 3 次。

（三）常用中药注射剂

（1）参麦注射液：每 10 mL 含红参、麦冬各 1 g。功效：益气养阴。常用方法：每次用 40~100 mL，以 10%葡萄糖溶液稀释，静脉推注。每 15~20 分钟重复一次，直至血压回升时，改用本品 100 mL 加入 5%葡萄糖溶液 1 000 mL 中，静脉滴注。

（2）人参注射液：每 10 mL 含红参 1 g。功效：益气固脱。常用方法：每次用 10~20 mL 加入 50%葡萄糖溶液 20~30 mL 中静脉滴注，每隔 15~30 分钟 1 次，连续 2~3 次，待血压回升或稳定时，再以本品 50~100 mL 加入溶液中稀释后静脉滴注。

（3）参附注射液：含人参总皂苷、乌头碱。功效：回阳救逆。常用方法：每次 20~100 mL，用 5%~10%葡萄糖注射液 250~500 mL 稀释后，静脉滴注，每日 1 次。或遵医嘱。

中医适宜技术

（一）毫针刺法

方案 1

取穴：足三里、合谷、涌泉。

操作：电压 10~15 V，频率 106~120 次/分钟，轻者一根电针一个穴位，重者两根电针两个穴位。

方案 2

取穴：水沟、素髎或加内关、涌泉。

操作：轻者选单穴，重者取 2~3 穴。电压 6~9 V，频率 100~200 次/分钟。

（二）耳针疗法

方案 1

取穴：肾上腺、皮质下、心等。

操作：两耳交替取穴，间歇留针 1~2 小时。

方案 2

取穴：下屏尖、升压点、脑、心、甲状腺、激素点、神门、肺、肝、下脚端。

操作：两耳交叉取穴，留针 1~2 小时，效果不佳，可配合其他穴。

（三）艾灸法

操作：用艾条灸神阙、关元、气海、足三里，每次 15 分钟。

（四）灌肠法

（1）桃仁 15 g，赤芍 10 g，生姜 15 g，芒硝 10 g，当归 10 g，牡丹皮 10 g，生地 30 g，水蛭 10 g，虻虫 10 g。水煎，灌肠，每日 1~2 次。适用于肠腑瘀结，症见腹痛、便黑、舌暗、皮肤紫斑、口唇干裂、心烦躁扰、谵语神昏甚至如狂者。

（2）生大黄 30 g，煎水保留灌肠。适用于休克伴肾功能衰竭，症见尿少或无尿、水肿者。

（五）穴位贴敷法

心绞痛宁膏 1~2 帖，贴敷心前区。适用于心绞痛、心肌梗死所致的休克。

经典医案赏析

（一）古代验案

暴脱（阴脱）案

郑九，经越医陈六顺延医，服药后汗出昏狂，精流欲脱。孟英切其脉，既散且乱，沉取极细。曰：此证颇危，生机仅存一线。亦斯人阴分素亏，不可尽谓桂、附之罪也。以玄参、生地、知母、黄柏、白芍、石斛、百合、甘草、栀子、桑枝、龙骨、牡蛎、盐水炒豆豉，为大剂灌之，下咽即安。次日，去栀、豉、甘草，加龟板、鳖甲、盐水炒橘红，服十余帖而康。

按语：本案出自清代王士雄的《回春录》。本案为素体阴虚者，大汗亡阴，暴脱之阴脱之证。患者真阴亏耗，正气损伤，脉既散且乱，沉取极细，乃阴液暴脱之候。审时度势，不可见脉之沉而予桂、附之温热之品，需以大剂甘寒咸润之品救其欲竭之元阴，佐以清营凉血之品，以制温热上泛。如方用玄参，苦咸微寒，能启肾水；生地补而不腻，壮水制火；后以龟板、鳖甲、盐水炒橘红，味咸性寒，滋阴潜阳，以遏阳亢善后。

（二）现代经验

1. 霍乱脱证案

辽宁寇姓媪，年过六旬，得霍乱脱证。

孟秋下旬染霍乱，经医数人调治两日，病势垂危。其证从前吐泻交作，至此吐泻全无。奄奄一息，昏昏似睡，肢体甚凉，六脉全无。询之犹略能言语，惟觉心中发热难受。处方：镜面朱砂（钱半），粉甘草（一钱，细面），冰片（三分），薄荷冰（二分）。共研细末，分作三次服，病急者四十分钟服一次，病缓者一点钟服一次，开水送下。

复诊：将药末分三次服完，心热与难受皆愈强半。而脉犹不出，身仍发凉，知其年过花甲，吐泻两日，未进饮食，其血衰惫已极，所以不能鼓脉外出以温暖于周身。处方：野台参（一两），生怀地黄（一两），生怀山药（一两），净萸肉（八钱），甘草（三钱，蜜炙）。煎汤两大盅，分两次温服。

将药两次服完，脉出周身亦热，唯自觉心中余火未清，知其阴分犹亏不能潜阳也。又用玄参、沙参、生山药各六钱，煎汤服下，病遂痊愈。

按语：本案出自张锡纯的《医学衷中参西录》。此证虽身凉脉闭，而心中自觉发热，仍当以热论。其所以身凉脉闭者，因霍乱之毒菌窜入心脏，致心脏行血之机关将停，血脉不达于周身，所以内虽蕴热而仍身凉脉闭也。此当用药消其毒菌，清其内热，并以助心房之跳动，虽危险仍可挽回。方中之义，用台参以回阳，生怀地黄以滋阴，净萸肉以敛肝之脱（此证吐泻之始，肝木助邪侮土，至吐泻之极，而肝气转先脱），炙甘草以和中气之漓。至于生怀山药其味甘性温，可助台参回阳，其汁浆稠润又可助地黄滋阴。且此证胃中毫无谷气，又可惜之以培养脾胃，俾脾胃运化诸药有力也。

2. 产后脱证案

患者，女，产后四五日，大汗淋漓，数日不止，形势危急，气息奄奄，其脉微弱欲无。问其短气乎？心中怔忡且发热乎？病人不能言而颔之。知其大气下陷，不能吸摄卫气。而产后阴分暴虚，又不能维系阳分，故其汗若斯之脱出也。遂用生黄芪 18 g，玄参 30 g，山茱萸、白芍药各 15 g，桔梗 6 g，1 剂汗减，至 3 剂诸病皆愈。从前五六日未大便，至此大便亦通下。

按语：本案出自张锡纯的《医学衷中参西录》。此证为典型的产后气虚导致的大气下陷证。张锡纯认为大气下陷后，卫气无所统摄而外泄，故见大汗淋漓；心在膈上原悬于大气之中，大气下陷则心无所依附而现怔忡；大气下陷阳气蓄积不能宣发则见周身发热。方中"黄芪既善补气，又善升气"，其性稍热，则以玄参之凉润济之；白芍药清热，"能收敛上焦浮越之热下行自小便泻出"；加山茱萸"以收敛气分之耗散，使升者不至复陷"，以桔梗为药中之向导载诸药上达胸中，共奏升阳举陷之功。大气得升，各脏腑气机条达顺畅，无须润肠软坚药，则大便自然通下。

3. 脱证（阴阳俱虚）案

患者刘某，男，18 岁。早婚，素体气怯，婚后半年见腰酸腿软，头晕耳鸣，小便频数而短，淅淅恶寒，双下肢有麻冷感，夏伏天裹棉衣仍感肢冷，动则汗出，纳差腹胀，口中甜腻，夜寐多梦，思色欲动，体质日衰，进人参、鹿茸培补无效。刻诊：形瘦气怯，面萎神衰，语声低微，切两脉沉细而弱，验舌质红嫩，苔少。脉证合参，谓斯疾因房劳过度，耗气伤精，脏腑功能失调，阴阳亏损所致。理应补肾以培本,但参前医用人参、鹿茸不效,且以桂枝汤调理阴阳着手。处方:桂枝15 g,白芍15 g,炙甘草6 g,生姜6 g,大枣10枚。5剂。药后诸症大减,但病员虚损,自难速效,继服上方加怀山药15 g,炒白术12 g,鸡内金10 g,以培补后天,并加服桂附八味丸以补肾气。半月后告曰:药后精力充沛,饮食倍增,诸病皆除。

按语:本案出自《伤寒名医验案精选》刘渡舟医案。本案因早婚,纵欲伤精,渐成虚劳。观其夏天裹裘,动则汗出,舌质红嫩,脉象沉弱,乃阳虚之征;又腰酸腿软,头晕耳鸣,夜寐梦多,舌红少苔,为阴虚之象。阴阳不调,则营卫难和,法当调和阴阳为治,不然难以奏效,前医用人参、鹿茸大补即是明鉴。刘渡舟识证真切,巧用桂枝汤滋阴和阳,调和营卫,正中病鹄。待阴平阳秘,精神内守,则虚劳可愈。又于病去七八,增培土健脾之品,意在培后天以养先天也,俾肾之阴阳充盈,而顽疾尽拔。

4. 脱证(阳脱)案

患者李某,女,35岁。平素阳常不足,外感寒邪,发热恶寒,寒多热少,入夜尤甚,常增被而不暖。初用辛凉解表,继用苦寒泄下,以致病重,卧床不起已2个月。现症:面色皖白无华,精神恍惚,形体消瘦,凉血大出,汗流满面,语声低微,气息奄奄,四肢烦逆,六脉欲绝。拟方:茯苓30 g,附子15 g,党参15 g,干姜15 g,甘草15 g。连服6剂,汗止足温,六脉来复。效不更方,量稍减,服之16剂而愈。

按语:本案出自《陕西中医函授》白棋宗医案。阳虚感冒,本应扶阳解表,反用辛凉解肌,甚至苦寒泻下,无疑以寒治寒,雪上加霜,此误也,得之必厥。急宜回阳救逆,兼顾阴液之法,方可起死回生矣。

5. 脱证(阳虚欲脱)证

患者苏某妻,30余岁。月经期中不慎冲水,夜间忽发寒战,继即沉沉而睡,人事不省,脉微细欲绝,手足厥逆。当即针人中及十宣穴出血,血色紫黯难以挤出。针时能呼痛,并一度苏醒,但不久仍呼呼入睡。此因阴寒太盛,阳气大衰,气血凝滞之故。急当量经散寒挽扶阳气。拟大剂四逆汤一方。处方:炮附子24 g,北干姜12 g,炙甘草12 g,水煎,嘱分4次温服,每半小时灌服1次。此证如此严重,则分4次服用,取其"重剂缓服"。其目的为使药力相继,缓缓振奋其阳气而驱散阴寒。譬如春临大地,冰雪自然溶解;如果一剂顿服,恐有"脉暴出"之变,譬如突然烈日当空,冰雪骤,反致弥漫成灾。家属信服。服全剂未完,果然四肢转置,脉回,清醒如初。

按语:本案出自《伤寒名医验案精选》俞长荣医案。经期冲水,寒中少阴,阴寒大盛于内,非四逆汤之温不足以驱阴霾。然服药之法,尤当考虑,本案分4次温服,缓缓给予,则使药力绵绵,阳气续生。此法值得临床效法。

6. 脱证(气脱)案

患者一年前突然昏仆在地,不省人事,经抢救虽然神志转清,但左侧肢体活动失灵。据述曾多服丹参、赤芍、红花等药，效果不显。近来终日烦躁不宁，大便秘结，数日不行，小便赤如浓茶。舌红边有瘀斑，苔糙老起芒刺，六脉滑数挺指。据此，诊为瘀热阻滞，血脉不通之证。遂处：大黄 9 g，黄连 9 g，黄芩 9 g。服 3 剂后，患者欣然来告，自谓进 1 剂，大便通；3 剂尽而心烦顿消，肢体活动明显好转。且当场示范，手足活动颇灵便。复视其舌，糙老之苔已退，其脉已趋平缓。

按语：本案出自《伤寒名医验案精选》刘渡舟医案。偏枯，多起于情志不遂，气逆血瘀。《素问·生气通天论》曰："阳气者，大怒则形气绝，有伤于筋，纵，其若不容。"因其气逆久瘀，必生瘀热，煎熬阴液，故治疗当抓住瘀热一环，用活血化瘀清热之法。刘渡舟常选用大黄黄连泻心汤。因方中"大黄味苦寒，主下瘀血，血闭"，再以连、芩清热，此为釜底抽薪、急下存阴，则瘀通热去，经脉调畅，其证必减。

7. 脱证(阴脱)案

患者杨某，女，26 岁。因患"甲亢"病在我院门诊服药后于 1986 年 4 月 26 日收住院手术治疗，手术顺利。术后 24 小时左右患者突然烦躁不安、谵妄、腹泻水样便数十次，且高热、口渴喜饮，大汗淋漓。舌红而少津、苔黄，脉数而虚大无力。诊断为"甲亢"术后并发甲状腺危象。中医辨证为阳明热盛，气津两伤致阴液虚脱。治宜清热除烦，益气生津。遂投：生石膏 100 g，知母 10 g，炙甘草 6 g，粳米 15 g，人参 10 g。速煎 1 剂口服，上症迅速减轻。再投 3 剂善后，诸症消失，治愈出院。

按语：本案出自《湖南中医杂志》张博明医案。甲状腺危象，临床常见身大热、汗大出、口大渴、脉虚大无力，为阳明热盛，气津两伤之象，符合白虎加人参汤之证机，用之屡验。

8. 脱证(血脱)案

案一 患者杨某，女，35 岁，1978 年 5 月 12 日诊。患者素体肥胖，月经过多，先后无定期，经期 7 日，淋漓不绝。今日中午突然小腹剧痛，经血暴崩如注，经某医院诊治用止血药、输液等急救处理无效，转请余诊治。证见面色苍白，四肢冰冷，头汗如珠，口吐浊沫，小腹剧痛，喜按，舌质淡胖嫩，边有瘀点，苔白微腻，脉涩。实验室检查：血红蛋白 65 g/L，白细胞 5.2×10^9，中性粒细胞 65%，淋巴细胞 30%，单核细胞 2%。诊断：血脱证(功能性子宫出血)，证属痰湿中阻胞宫。治以益气止血，通阳利湿。方拟五苓散加晒参 10 g，阿胶 10 g(烊化兑服)，三七 10 g(研末冲服)，服 2 剂。

5 月 14 日复诊：精神大振，4 剂转温，血崩缓停，原方续服 5 剂，漏血尽止而愈。

按语：本案出自《湖南中医杂志》张祥福医案。患者素体肥胖，头晕胸闷，口吐浊沫，舌胖苔腻，乃痰湿内停之象。痰湿内阻胞宫，冲任不固，而致气血崩脱，治以五苓散通阳利湿，并加晒参、阿胶、三七以益气养血止血，标本兼治，故获良效。

案二 患者罗某，男，31 岁，1991 年 4 月 24 日下午 4 时初诊。患者既往有慢性胃炎及十二指肠溃疡病史，入院前 1 日因进食不当突感胃脘嘈杂，脘痞不适，心悸，恶心、呕吐，始为胃内容物，继则呕血，共呕吐7次（为咖啡色液及鲜红血），约1 000 mL，大便下血，色紫黑如柏油样。此刻患者眩晕欲仆，面色苍白。拟诊为上消化道出血急诊入院。血红蛋白40 g/L，大便隐血（+++），测血压7/4 kPa，立即给氨甲苯酸、脑垂体后叶素、安络血、升压药等治疗，并输血400 mL于晚上11时血压稳定于12/7 kPa（90/52.5 mmHg）。翌日，自感胸脘痞闷，干呕不止，又呕吐3次约200 mL，为咖啡色液体，并排柏油样稀便2次，证见消瘦神疲，胸闷，面色浮红，汗出，形寒肢冷，口干口苦，口唇干裂，舌质红绛、苔黄腻而糙，脉细数。证属阳明积热，虚火上炎，络血外溢，又呕血后，虚阳外越，气虚不摄，形成上热自热，下寒自寒现象。现呕血仍未止，急以泻心汤釜底抽薪，清泄阳明积热，下降无形之气，配附子以温阳固脱。处方：附子、大黄、黄芩各10 g，黄连6 g。连服3剂，药后呕血即止，精神好转，胸闷消失，大便一次转黄，食欲增进。药合病机，拟上方去大黄，加党参、炒白芍、麦冬、白豆蔻各10 g，山药30 g，以益气养阴，温中健脾。连服12剂，元气渐振，食欲正常，大便隐血试验转阴，血红蛋白升至110 g/L，血压13/9 kPa（97.5/67.5 mmHg），诸症消失，共住院20日，痊愈出院。

按语：本案出自《陕西中医药杂志》姜琴医案。阳明之热，损伤肠胃血络，迫血妄行，则上而吐血，下而便血，又见面色浮红，口干唇裂，舌质红绛，苔黄而糙，脉象细数，一派火热之象，本应单刀直入，直清胃肠之火，怎奈发病既久，中气虚陷，气随血脱，而又见神疲、汗出、肢冷、形寒等虚寒之证。此寒热兼挟之证，治当温清并施，寒热齐投。故用附子泻心汤清泄胃肠而兼温阳祛寒，俾使热泄于内，阳达于外，气复血固而呕、便血止。

各家论述辑要

（一）秦汉时期

1.《黄帝内经》

脱证的概念源于《黄帝内经》，首见于《灵枢·决气》。篇中记载："精脱者，耳聋；气脱者，目不明；津脱者，腠理开，汗大泄；液脱者，骨痹屈伸不利，色夭，脑髓消，胫酸，耳数鸣；血脱者，色白，夭然不泽，其脉空虚，此其候也。"《素问·热论》言："五脏六腑皆受病，荣卫不行，五脏不通则死矣……阳明者……三日其气乃尽，故死矣。"深刻阐明了脱证的病位、病机、演变与结局，其病位是五脏六腑皆受病；病机是荣卫不行，血脉不通，循环衰竭；演变与结局为五脏不通，而致死亡。并指出阳明脾胃受病，胃气败绝者，三日其气乃尽，病情危笃。《灵枢·血络论》中阐述了"阴脱""阴阳俱脱"的病因病机与临床表现，如"阴阳之气，其新相得而来合和，因而泻之，则阴阳俱脱，表里相离，故脱色苍苍然，刺之血出多，色不变而烦悗者，刺络而虚经。虚经之属于阴者阴脱故烦悗"。指出阴阳尚未调和的体虚之人，应用针刺泻法，就会使阴阳俱脱，表里相离而面色苍白。针刺络脉出血较多，泻络时经脉随之而虚，阴脉受损，五脏阴精随之虚脱，虽面色未变，但古人已认识到心胸烦闷为阴脱的早期改变。《黄帝内经》中不仅认识到了内伤正气是脱证的病因，同时也认识到外邪致脱，并提出了种种治疗方法。《黄帝内经》从病因、病机及临床证治等方面有较全面的认识与记载，奠定了较为全面的脱证病生理基础。

2.《伤寒论》

东汉末年张仲景在《伤寒论》中虽未专论脱证，但却从厥证的辨治中丰富和发展了脱证的临床辨证论治。仲景从伤寒、大汗、吐利、误治，以及膈上有寒饮等方面，阐述了寒邪伤阳，误治伤阴，所致阴液耗竭，阳气欲脱之证。"大汗，若大下利而厥冷者，四逆汤主之"（原文 354 条），指出了伤寒误汗、伴有下利等致病因素导致阴竭阳气欲脱的临床表现。又如"呕而脉弱，小便复利，身有微热，见厥者难治，四逆汤主之"（原文 377 条），"吐利汗出，发热恶寒，四肢拘急，手足厥冷者，四逆汤主之"（原文 388 条），"既吐且利，小便复利，而大汗出，下利清谷，内寒外热，脉微欲绝者，四逆汤主之"（原文 389 条），指出了亡津失液，脉微欲绝，大汗亡阳，肾绝不固的危重征象。仲景不仅对亡津失液，阳气欲竭证予以回阳救逆，对于寒邪伤阳，脾肾阳衰之证刻刻不忘温阳，如"脉浮而迟，表热里寒，下利清谷，四逆汤主之"，"少阴病，脉沉者，急温之，宜四逆汤"，"少阴病……若隔上有寒饮，干呕者，不可吐也，当温之，宜四逆汤"（原文 324 条）。在此基础上，并且告诫医者，"下利腹胀满，身体疼痛者，先温其里……温里宜四逆汤"（原文 372 条），"自利不渴者，属太阴，以其脏有寒故也。当温之，宜服四逆辈"（原文 277 条），体现了病则急救，未病先防的治疗原则。《伤寒论》中，以不同程度的伤寒亡阳少阴病证，通过对四逆辈方药的加减应用，对素体阳虚复感外邪，邪气直中少阴，阳气极虚，真阳欲竭，阴盛格阳，虚阳外浮，或因他经之邪误治、失治，损伤心肾阳气，转而入里致肾阳虚衰，残阳欲脱之象，进行了温阳救逆、回阳固脱、通阳破阴、宣通上下内外等治法，使阳潜卫固，上通下达，气血运行，升降有序，出入条畅，达阴阳平秘之目的。阐述了许多行之有效的方剂，如四逆汤、通脉四逆汤、白通汤等，开拓了治疗脱证的先河。

（二）魏晋时期

《针灸甲乙经》

晋代时期皇甫谧的《针灸甲乙经》在"其脉空虚"之前补"脉脱者"三字，指出了精、气、津、液、血、脉六气之脱。古人认为六气在人体各有其分布，其功能主次的区别，均有其分布的脏器所支配。六气化源均受于胃，若六气虚而脱失，则五脏六腑皆受病，荣卫不行，五脏不通，化源气绝，病势危笃。"血之留行，气之为本"，此乃血液大量丧失、阳气无所依附随之外脱，即血脱之甚、气随脱之、阳随阴亡之证，详细阐述了气随血脱的病理机制。

（三）明清时期

至明清时期，脱证的分类有了进一步发展。脱证的分类有以下几个方面：一为脱分阴阳。《类证治裁·脱证》中说："喘促不续，汗多亡阳，神气乱，魂魄离，即脱阳也……血崩不止，大下亡阴……即阴脱也。"《临证指南医案·脱》中说："夫脱有阴阳殊……如中风眩晕呕吐喘衄汗，多亡阳之类，是阴脱也。"二为脱分上下。《类证治裁·脱证》言："上脱，下脱，上下俱脱……总有阴阳枢纽不固。如上脱者喘促不续，汗多亡阳……即脱阳也，下脱者血崩不止，大下亡阴……即脱阴也。上下俱脱者,类中眩扑,鼻声声鼾,绝汗出,遗尿失禁,即阴阳俱脱也。"三为脱闭同病。《临证指南医案》言:"……脏腑窒息类是内闭外脱也。"暴脱出自《景岳全书·杂证谟·厥逆》篇,"暴脱者……纵竭情欲者亦有之,故于事后,则气随精去而暴脱不返",实为色厥暴脱。脱绝见于《类经·厥逆》:"忽为眩仆脱厥,是名为厥。"

现代研究概要

(一) 临床研究

目前中医药治疗脱证的研究方兴未艾,且获得一定的疗效。郭飞等人研究表明,与常规机械通气治疗喘脱证相比,运用参附汤加味联合机械通气治疗大大缩短了呼吸机使用时间,具有较好的疗效。蒋丽芳等人观察研究表明参附注射液联合常规治疗对厥脱证 MODS 患者血流动力学产生有利影响,其作用机制是参附注射液通过增强心排量,从而降低全心前负荷、左心后负荷,降低心肌氧耗,改善组织灌注和氧代谢平衡。马黎丽等人在参附注射液防治透析相关性厥脱证的观察研究中发现,与常规预防低血压相比,参附注射液可有效升高血压,有良好的预防厥脱证发生的作用。田鲜美等人在参附注射液治疗脓毒症休克(阳脱证)临床观察研究中,观察组动力学指标较治疗前明显改善,且观察组治疗后尿量增加,血乳酸浓度降低,乳酸清除率提高,与对照组比较差异有统计学意义。何木龙等人在运用参附注射液治疗休克(厥脱证)38 例的临床观察中表明,参附注射液能起到强心、调节血压、改善微循环、提高机体适应性、提高组织细胞对缺血缺氧的耐受性、清除氧自由基、防止内源性细菌以及内毒素攻击等作用,能防止休克向多脏器功能障碍综合征发展,故能提高治疗休克的总有效率。休克属于中医脱证范畴,称宏森等人认为,参麦注射液能减轻草铵膦农药对血管张力和心脏抑制的影响,改善血流动力学状态,减少血管活性药物的使用,缩短休克持续时间,对心脏有一定的保护作用。刘文悦等人在脓毒血症休克常规治疗基础上增加参麦注射液及血液灌流治疗,有效降低了 BNP 指标水平及 APACHEII 评分,且 LVEF、cTnI、CK、CK－MB 等指标明显改善,说明其应用有助于改善患者的心肌抑制状态及预后。常江梦、杜金行等研究结果表明,西药联合参麦注射液较单用常规西药治疗,具有升压、减少多巴胺使用时间和最大使用浓度,提高心功能,降低死亡率的作用,效果更好。张文风在《张锡纯巧用山萸肉治脱证》文章中指出,张锡纯应用山茱萸治脱证,独责之于肝。其认为:"夫暴脱之证,其所脱者元气也。""凡人元气之脱,皆脱在肝。"马超英在《万友生教授救治厥脱证》中指出,厥脱证由于疫毒伤正,气阴有将脱之虞,治当先扶正后攻邪。需要先抓住其主要矛盾,运用生脉散针剂,使休克得到及时逆转,减轻了急性肾功能衰竭的危害,故即使出现少尿期,也为时甚短,一攻即效。高允旺认为,中风脱证的患者多神昏深沉,情志多恍惚,面色多惨淡失神,气息多急促低微,肢体多松弛无力。总结出脱证有三大症,即脉微、汗出、肢厥。用参附龙牡汤合四逆汤,以大剂量人参、麦冬、五味子加山茱萸急救固脱化痰。内闭外脱者多出现口开、眼合、撒手、遗尿、汗出如珠、痰涎壅塞、神昏不知,既要救其脱,又要救其闭，权衡取舍，予参附龙牡合四逆汤加南星、生姜、苏合香。如果脑干出血，大面积脑梗死，鼻煽，脉散大，出现呼吸功能衰竭、心衰、脑疝、脑危象，选用心脑复苏汤。丁樱指出，肾上腺危象是由各种原因导致肾上腺皮质激素分泌不足或缺如而引起的一系列临床症状，症见大汗淋漓、手足厥冷、目合口开、手撒尿遗、脉微细欲绝等，是儿童肾病严重的并发症之一，病情凶险，进展急剧，如不及时救治可致休克、昏迷、死亡。

（二）实验研究

中医药抗休克的实验研究起步虽然较晚，但近几年有了长足的发展，而且不再拘泥于原来对传统的益气回阳药物的抗休克研究，对理气、活血、清热、养阴等类药物也进行了系统的研究。并在改善微循环障碍，减轻休克引起的组织灌注不良，以及抗脂质过氧化，保护细胞结构完整性等方面均有一定成果。

杨伟钦等人通过研究参附注射液对 NF－κB 信号通路相关的关键炎症因子以及对心肌细胞的 ATP 敏感性 K 离子通道（K_{ATP}）的调节作用，从攻击因子和保护因子两个方面，揭示参附注射液治疗重症急性胰腺炎大鼠心肌损伤的有效作用靶点和机制。杨氏以重症急性胰腺炎心肌损伤大鼠为实验模型，探讨了参附注射液对由于重症胰腺炎所引起的休克及心肌损伤的干预作用。其选择 60 只大鼠，随机分为假手术组、模型组、乌司他丁组和参附注射液低、中、高剂量组，通过胆胰管内注射牛黄胆酸钠模拟重症胰腺炎脓毒症休克模型，按照不同组别干预后，结果发现参附注射液组大鼠的胰腺及心肌组织病理损伤明显小于模型组，且比乌司他丁组改善更多，参附注射液能显著增加组织细胞钠钾泵活性，降低炎症细胞因子 TNF－α、IL－1β 的表达水平。张学人研究发现，连翘中所含的连翘酯苷 A 可增强内毒素血症小鼠免疫调节作用，其机制可能与抑制 TNF－α、IL－10 分泌和 Foxp3 基因表达有关。使用的补益类药物则多具有适应原样作用，可增强机体对病原体的抵抗力，干预休克发生：人参、附子及其制剂对各类休克的保护作用明显，其抗休克的机制与强心、改善微循环、兴奋垂体-肾上腺皮质系统及网状内皮系统功能有关；而生脉饮可增加冠脉血流量，并对抗休克时垂体后叶素内分泌紊乱所致的急性心肌缺血。

此外，现代研究还发现，人参能对抗失血性和内毒素性休克；黄芪有免疫调节作用；附子具有明显强心、改善外周阻力及冠脉循环作用，亦有抗炎、抗寒冷和提高缺氧的耐受力作用；参附汤有增加冠脉血流量、血管灌注量，延长动物耐氧时间，改善心肌缺血，防治心律失常、心力衰竭，改善血液流变学等作用。邹旭等人在用参附芪注射液干预低血压猫模型实验中也证实了参附芪注射液具有一定升压作用。

（张亚利）

参考文献

[1] 闭证与脱证的治疗[J]. 湖南中医杂志，2019，35(10)：22+39.

[2] 魏勇军. 亡阳、亡阴之辨治[J]. 中国中医药现代远程教育,2011,9(19):110.

[3] Yang QY, Lai XD, Yang JO, et al. Effects of ginsenoside Rg3 on fatigue resistance and SIRT1 in aged rats[J]. Toxicology, 2018, (409): 144-151.

[4] 聂娟,谢丽华,马港圆,等. 中药黄芪的化学成分及药理作用研究进展[J]. 湖南中医杂志,2018,34(7):228-231.

[5] Shi XQ, Yue SJ, Tang YP, et al. A network pharmacology ap-proach to investigate the blood enriching mechanism of Danggui Buxue decoction [J]. J Ethnopharmacol, 2019, (235): 227-242.

[6] 何娟,杨茜,肖炳坤,等. 圣愈汤抗缺氧作用的血清代谢组学研究[J]. 军事医学,2020,44(01):64-67.

[7] 王新芝. 三甲复脉汤加减治疗产后津伤血虚痉病 19 例[J]. 河南中医,2014,34(10):2004-2005.

[8] 周光珍. 人参治疗气虚欲脱证功效研究简况[J]. 实用中医内科杂志,2014,28(02):177-178.

[9] 包培荣. 浅谈脱证[A]. 中华中医药学会心病学分会. 第二届国际中医心病学术研讨会论文集[C]. 中华中医药学会心病学分会, 2005:9.

[10] 李纬才,周奉德. 论脱证之本为宗气之脱[J]. 中医临床研究,2014,6(17):40-43.

[11] 余悦,冯磊,刘喜明. 刘喜明教授从"三脱""三固"论独参汤及其应用[J]. 中国中医急症,2020,(03):530-532.

[12] 房定亚. 运用生脉散治疗休克等病证体会[J]. 辽宁中医杂志,1982,(07):34-35.

[13] 郑爱华,蔡光先,刘红梅. 不同粒径的超微参附汤对大鼠长期毒性的实验研究[J]. 中国中医药科技,2011,(01):39-40.

[14] 张鹏飞. 人工全膝关节置换术围手术期运用加味当归补血汤治疗术后失血性贫血的临床研究[D]. 北京中医药大学,2015.

[15] 张博明. 白虎加人参汤救治甲状腺危象二例[J]. 湖南中医杂志,1990,(03):39.

[16] 张祥福,张祥尤. 五苓散治疗急危重症[J]. 湖南中医杂志,1989,(06):18-19.

[17] 郭飞,黎蓓蓓,焦常新,等. 参附汤加味联合机械通气治疗喘脱证临床观察[J]. 新中医,2014,46(02):58-59.

[18] 蒋丽芳,林冰,孟繁甦,等. 参附注射液对厥脱证 MODS 患者血流动力学的影响[J]. 亚太传统医药,2015,11(07):107-108.

[19] 马黎丽,富琳岩. 参附注射液防治透析相关性厥脱证的观察[J]. 中国中医急症,2011,20(06):963-964.

[20] 田鲜美,王玫,任传云,等. 参附注射液治疗脓毒症休克(阳脱证)的临床疗效观察[J]. 北京中医药,2017,36(01):88-91.

[21] 何木龙,陈少军. 参附注射液治疗休克(厥脱证)38 例的临床观察[J]. 实用中西医结合临床,2016,16(01):20-22.

[22] 称宏森,孙超男,陈晨松,等. 参麦注射液对急性草铵膦中毒致休克患者的疗效观察[J]. 中国急救医学,2021,41(04):316-318.

[23] 刘文悦,张琪,提长斌. 参麦注射液联合血液灌流对脓毒症休克患者心肌抑制的影响[J]. 智慧健康,2019,5(03):161-162+164.

[24] 常江梦,杜金行,魏康康,等. 西药联合参麦注射液治疗急性心肌梗死后低血压的 Meta 分析[J]. 中日友好医院学报,2019,33(06):356-359.

[25] 张文风,粟栗,苏鑫. 张锡纯巧用山萸肉治脱证[N]. 中国中医药报,2010-02-08(004).

[26] 马超英. 万友生教授救治厥脱证[N]. 中国中医药报,2013-07-08(005).

[27] 高允旺. 中风治疗要明辨闭证脱证[N]. 中国中医药报,2012-05-24(004).

[28] 张霞,丁樱. 丁樱教授治疗肾上腺危象之中西医谈[J]. 中国中医急症,2013,22(09):1533+1552.

[29] 杨伟钦. 参附注射液治疗重症急性胰腺炎"厥脱证"的临床及实验研究[D]. 广州中医药大学,2018.

[30] 宋齐. 人参化学成分和药理作用研究进展[J]. 人参研究,2017,29(2):47-54.

[31] 张学人. 中药提取物连翘酯苷 A 对内毒素血症小鼠的免疫调节作用及相关机制研究[J]. 中医药导报,2016,11(22):57-60.

[32] 邹旭,吴焕林,梅广源,等. 参附芪注射液治疗厥脱证的临床与实验研究[J]. 现代中西医结合杂志,1999,11(8):1743-1745.

厥 证

中医诊疗基础

（一）基本概念

厥证是指由于阴阳之气不相顺接，而突然发生的昏不知人，或伴有手足寒冷的一类病证。厥证首见于《黄帝内经》，当时就有专门以病情急重命其名的记载。如《素问·生气通天论》有“形气绝”“血菀于上”的薄厥，《素问·大奇论》有“不知与人言”“暴死”的大厥，《素问·缪刺论》有“形无知其状若尸”的尸厥等。目前，现代中医普遍以“神昏”与“肢冷”两个基本义来诠释厥证，《中医内科学》厥证章节包含了从以肢冷为主的厥之轻症到以一厥不醒的厥之重症的论述，同时讨论神昏与肢冷两个义项。而相较于此，本章所讨论的厥证范畴更倾向于以“神昏”为主的病证，聚焦于厥证更加威胁到生命安全的病性部分，故此沿用《黄帝内经》中危急重症之厥的命名分类，从“薄厥、大厥、暴厥、煎厥、尸厥”等角度加以论述。

西医学中的血管迷走神经性晕厥、低血糖昏迷等可参照本节辨证论治。

（二）病因病机

神昏之厥证病位在肝、心，与肾有关，常因脏气虚衰导致营卫二气无法循常道而行，造成逆乱。外感六淫或气血痰瘀等内生之邪是其发病的主要因素，常因邪气阻遏气机，宿于胸中，使得肝气郁滞，或进一步郁而化热，扰乱心神。厥证患者往往伴有素体脏气亏虚，尤以肾虚为重，在《素问·汤液醪醴论》中道“嗜欲无穷而忧患不止，精气弛坏，营泣卫除，故神去之而病不愈也”，提出了精气败坏散失使得营卫失养，二气无法输布的观点，阐述了营卫相搏与精气亏虚有关，而肾为藏精之所，营卫逆乱与肾精亏损相关，故亦侧面证明了肾虚与厥证发生的关系。另有《素问·调经论》“志有余则腹胀飧泄，不足则厥”，其中志为肾所藏，不足则厥，也说明了厥证发病与肾虚的关系。正虚无以制邪，加重脏气虚损，进一步阻碍营卫正常运行而发病，故本病乃虚实夹杂之证，辨证施治时应注意区别其虚实轻重。

(1) 感受邪毒，营卫逆乱：感受外感六淫或气血痰瘀等内生之邪，邪气客于五络，致使阳气不通，营卫二气无法滋养而致厥。

(2) 久病素虚，肝肾亏损：久病宿疾，正气亏虚，肾精先损，肾虚则营卫失养，继而肝肾亏损，气血不足，阳气无以化生，清阳不升而发为厥。

（三）诊断与鉴别诊断

1. 临床表现

厥证发病，以突然昏倒，不省人事，意识淡漠或烦躁不安为主要表现，可有气息微弱或沉重，伴或不伴气促，不能正常对答，薄厥、大厥、暴厥等患者常面色发绀或紫暗，尸厥患者常面色苍白，煎厥患者常面色潮红。

厥证尚可分虚实。厥之实证四肢不温，手足心热，或伴有汗出如油；厥之虚证四肢厥冷，皮肤湿冷。厥之实证脉象沉或弦数；厥之虚证脉象常细弱，甚至脉微欲绝难以触及。

急性发作期患者本人一般无法配合问诊，可于抢救期间向相关知情人员询问有关患者的发病信息，包括发病前诱因、起病缓急、持续时间、平素个人史、既往疾病史等。

2. 鉴别诊断

本病可与中风、痫证相鉴别。

中风　两者均可有突然昏仆、不省人事的病症。但中风常伴有口眼㖞斜、言语不利、半身不遂，容易留有相关后遗症；厥证则一般无口舌㖞斜、半身不遂等后遗症。

痫证　两者均可出现突然昏仆、不知人的症状。但痫证是一种发作性的精神恍惚病证，常伴有双目上视，口吐涎沫，四肢抽搐，或口中如作猪羊叫声，移时苏醒，醒后如常人的症状特征；而厥证一般无双目上视、口吐涎沫、四肢抽搐或口中猪羊叫声的临床表现。

（四）中医证治

■ 薄厥

· 病机 · 肝气暴涨，肝阳上亢。

· 证候 · 每因情绪激动、恼怒时则发，突然昏倒，口噤不开，呼吸气粗。舌淡红苔薄白，脉沉弦。患者平素情绪易激，时有头晕头胀，更易发于暑热季节。

· 治法 · 疏肝降逆开郁。

· 方药 · 五磨饮子(《医方考》)。本方用沉香为主药，温而不燥，行而不滞，顺气降逆以平喘；乌药行气疏肝以解郁；槟榔行气化滞以除满；乌药、槟榔二药共助沉香降逆气，纳肾气；木香行脾胃之气；枳实疏肝理气，破气消痞除满；五药合用，共奏调理上、中、下三焦之气，具有行气降逆、宽胸快膈、散结开闭之功。若伴平素有口苦咽干、心烦呕呃、大便干结等肝郁化火之象者，加大黄、代赭石；伴有抑郁少言、失眠健忘等心气不疏之象者，加酸枣仁、合欢皮。

大厥

·病机·气血逆乱。

·证候·突然昏倒，不省人事，牙关紧闭，面赤唇紫。舌红，脉弦或弦数。患者素体肝阳偏亢，常胁肋作痛，嗳气频频，面色青紫或萎黄，四肢常麻木刺痛。

·治法·凉血息风，理气通脉。

·方药·白虎汤(《伤寒论》)。本方为阳明经热盛之厥的主方，尤以伤寒化热内传阳明经发厥为病机代表。方中石膏辛甘大寒，入肺胃二经，功善清解，透热出表，以除阳明气分之热，故为君药；知母苦寒质润，一助石膏清肺胃热，一滋阴润燥；佐以粳米、炙甘草益胃生津。若平素伴有抽搐拘急、手足颤动等风邪入络之象者，加地龙、全蝎；伴有头胀头痛等肝阳上亢之象者，加珍珠母、石决明、夏枯草。

暴厥

·病机·痰湿内生，蒙蔽神窍。

·证候·突然昏仆，不省人事，喉中有痰，口吐涎沫，呼吸气粗。舌胖苔白腻，脉沉滑。患者形体肥胖，平素嗜食肥甘厚腻，常有咳喘、唾痰涎史。

·治法·行气豁痰。

·方药·导痰汤(《济生方》)。本方用南星、半夏、生姜燥湿祛痰，陈皮醒脾化湿，茯苓淡渗利水，甘草和中缓急。不仅已成之痰可消，并可恢复脾运，杜绝痰浊再生。痰随气逆而呈呕吐、咳喘、眩晕、头痛，治宜降气，方中陈皮利气调中，枳壳降泄胆胃，其意欲使痰随气降；南星祛痰效力卓著，可与半夏一争雄长，有解痉之功，能够化痰息风，两相兼顾，故是方中主药。若平素伴有口干便秘，舌苔黄腻等痰郁化火之象者，加黄芩、大黄。

煎厥

·病机·阴虚津亏，营卫不养。

·证候·每因烦劳则发，突然昏倒，低热，面色潮红，汗出如油，四肢温热。舌光剥无苔，脉虚数或沉数。患者平素少气懒言，精神困倦，消瘦耳鸣，腰膝酸软。

·治法·滋阴清热，醒神开窍。

·方药·安宫牛黄丸(《温病条辨》)，病情平稳后可用三甲复脉汤(《温病条辨》)。前方用牛黄，味苦性凉，善清心解毒，豁痰开窍；麝香通行十二经，善于开窍通关，为开窍醒神回苏的要药，共为君药。水牛角清心、凉血、解毒而定惊；黄连、黄芩、栀子助牛黄清热泻火解毒；冰片、郁金芳香辟秽，通窍开闭，助麝香以开窍，同为臣药。朱砂镇心安神；珍珠清心安神，以除烦躁不安；雄黄豁痰解毒，共为佐药。蜂蜜和胃调中，为使药。金箔为衣，取其重镇安神之效。若伴有抽搐等热动内风之象者，加蜈蚣、全蝎、僵蚕；伴有痰多壅盛者，加竹沥、天竺黄，若伴有痰热之象，再加郁金、石菖蒲。

尸厥

·病机·元阳暴脱。

·证候·突然昏倒，深度昏迷，其状若尸，神志淡漠，面色㿠白，四肢冰冷，冷汗淋漓，气微唇绀。舌淡，苔薄，脉微欲绝。患者平素气虚气陷，面色苍白，四肢不温，水谷不化。

·治法·回阳救逆。

·方药·四逆汤(《伤寒论》)。本方用辛温大热之附子，上助心阳通脉，下助肾阳益火，为回阳救逆要药；干姜辛热，守而不走，专散里寒，助附子通经散寒，姜附同用，脾肾之先后天共补，助增回阳之力；甘草温补脾胃，一来调补中气，二来缓姜附之燥。若伴有气促、怔忡不安等心气亏虚之象者，加用炙甘草汤；伴有口唇青紫等阳虚血瘀之象者，加用血府逐瘀汤。

（五）中医辨析思路与方法

本篇所讨论的厥证病机大多为本虚标实，故辨析其虚实轻重是后续正确施治的关键，当首先根据主要表现辨明虚实。平素体虚，气息弱，舌脉皆为虚证表现；起病急，有情志、饮食、外邪等诱因，舌脉皆为实证表现。

1. 实者辨病因

因三阳经汇聚于头面，故以实证为主之厥大多因阳气亢盛，卫气逆乱上冲所引发。但阳气盛本身并不会直接导致昏厥病症，只有出现邪气与其交争时，才引起气血津液无法濡养头面，致使气血津液无法有效输布，则发为厥证。如《素问·缪刺论》记载“邪客于手足少阴、太阴，足阳明之络……五络俱竭，其状若尸，或曰尸厥”，所描述的便是先有邪气客于五络，致使阳气不通无法滋养的厥证病机。而在邪气之中，外感六淫均可致厥，其中以风寒湿邪为主。《灵枢·五色》“厥逆者，寒湿之起也”，指出厥证的成因多由寒湿引起。另外，内因之实邪主要以情志愤怒、水聚痰湿为主，例如素体肝阳偏亢之人，因暴怒扰动肝血，血随气逆，气血皆偏聚于上，逆而不循常道，壅塞上窍发便发为大厥之证。

2. 虚者辨阴阳

以虚证为主之厥主要是指由于劳力过度、劳神过度、房事过度等病因致使肾精亏虚，肾虚则营卫失养，清阳不升而发为厥。这里肾虚尤指肾阴亏虚，阳盛煎熬阴精，阴虚无以制阳，阳气浮越，一时间阴阳之气不相顺接而发为厥。另外，阴虚阳亢终将导致阴阳两虚，故我们仍需对其阳虚的病性加以认识。例如尸厥，应以阳气暴脱，阴气逆乱为主要病机。在《诸病源候论·尸厥候》中说道“尸厥者，阴气逆也。此由阳脉卒下坠，阴脉卒上升，阴阳离居，荣卫不通，真气厥乱……足厥阴、足少阴俱虚也”，体现了其以阳虚为本的阴阳俱虚之证。除了肾虚之外，脾胃损伤，脾阳受损，中焦虚寒也是脏气虚损致厥的重要病机内容。此类患者平素形体肥胖，嗜食肥甘厚腻，或时常暴饮暴食，饮食积滞，停滞中焦，胃失和降，脾失升清，脾阳受损。《证治准绳》道：“中食之证，忽然厥逆昏迷，口不能言，肢不能举，状似中风，皆因饮食过伤，醉饱之后……胃气有所不行，阴阳痞隔，升降不通。”

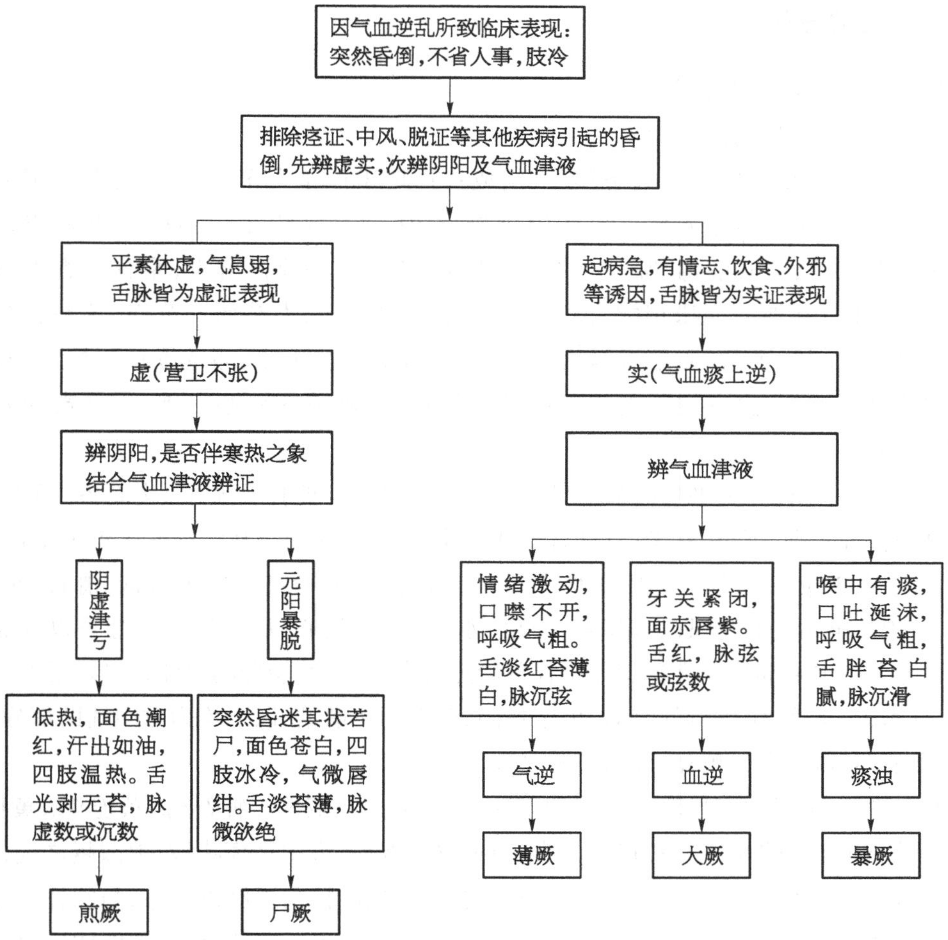

图 3　厥证辨证思路要点

特色方药浅析

厥证常由人体气机逆乱、津枯血耗、阴阳格拒或阴阳离决而出现面色苍白，四肢厥冷，冷汗不止，神志意识不清，谵语，或淡漠或暴不知人，脉微欲绝等一系列危重证候。厥证的治疗可分虚实二法：虚则补之，阴脱者补阴救液、复脉固脱，阳脱者回阳救逆，气脱者益气升阳，血脱者补气养血；实者泻之，热毒炽盛者清热、解毒、凉血，湿热疫毒者清热利湿，瘀血阻滞者宜化瘀通脉，痰厥者豁痰开闭，暑厥者祛暑清心，食厥者消食和中，酒厥者解酒化滞，蛔厥者安蛔定痛，尸厥者辟秽开窍。总体来说，厥证治疗中以益气固脱、醒神开窍、活血化瘀之品应用最多。

（一）经典方剂

（1）参附汤：参见“脱证”篇。

（2）四逆汤：参见“猝死”篇。

（3）安宫牛黄丸：出自《温病条辨》。组成：牛黄 30 g，郁金 30 g，水牛角 30 g，黄连 30 g，朱砂 30 g，冰片 7.5 g，麝香 7.5 g，栀子 30 g，雄黄 30 g，黄芩 30 g。功效：清热解毒，豁痰开窍。方中牛黄苦凉，清心解毒，豁痰开窍；水牛角咸寒，清心凉血解毒；麝香芳香走窜，通达十二经，芳香开窍醒神。三味相配，清心开容，凉血解毒，共为君药。黄连、黄芩、栀子苦寒清热，泻火解毒，以增牛黄、犀角清解热毒之力，共为臣药。冰片、郁金芳香辟秽，通密开闭，以加强麝香开秘醒神之功；雄黄助牛黄以劫痰解毒；朱砂清热镇心安神，用炼蜜为丸，和胃调中，为使药。

（4）紫雪丹：出自《太平惠民和剂局方》。组成：石膏、寒水石、磁石、滑石各 1 500 g，犀角屑、羚羊角屑、青木香、沉香、玄参、升麻各 500 g，甘草 240 g，朴硝 5 000 g，硝石 930 g，麝香 38 g，朱砂 90 g，丁香 30 g。入散剂，每服 0.9～1.5 g。功效：清热解痉。方中石膏、滑石、寒水石甘寒清热，并用羚羊角清肝息风以解痉厥，犀角（水牛角代）清心以解毒，麝香芳香以开心窍，以上各药均为方中主要部分。玄参、升麻、甘草清热解毒，玄参并能养阴生津，朱砂、磁石、黄金重镇安神，青木香、丁香、沉香行气宣通，更用朴硝、硝石泻热散结，以上均为方中辅助部分。诸药合用，共奏清热解毒、息风镇痉、开窍安神之效。

（5）乌梅丸：出自《伤寒杂病论》。组成：乌梅 30 g，花椒 3 g，细辛 3 g，黄连 9 g，黄柏 12 g，干姜 9 g，附子 6 g，桂枝 6 g，人参 12 g，当归 30 g，蜂蜜 6 g。方中乌梅味酸，敛散越之气，以固本元为君药；附子、干姜、花椒、桂枝、细辛皆辛热或辛温，功能扶阳温肝以散寒；当归补肝之体，人参益肝之气，皆助肝之生发疏泄；黄连、黄柏苦寒，泻郁伏之火。诸药合用，帮助体内卫气、营气的协调运行，使“阳加于阴”，使卫气、营气得到恢复，使正胜邪退。

（6）白虎汤：出自《伤寒论》。组成：石膏 30 g，知母 18 g，甘草 6 g，粳米 9 g。功效：益气生津，透达郁阳。主治以阳明热盛为病机的厥证。石膏清热迅速，但药性不能持久；知母清热较石膏慢，但清热之性长久，且有滋阴之效；山药滋阴收敛，培补脾胃，利于石膏、知母清热之性留于中焦而无伤中之弊；牛膝化瘀，利于阴阳交通，改善四肢厥冷，又能降压，治疗眩晕，收一箭双雕之功。现代研究证明，白虎汤有确定的清热效果，治疗各种急性热病疗效显著。

（7）导痰汤：出自《重订严氏济生方》。组成：半夏 12 g，天南星 15 g，橘红 15 g，枳实 18 g，茯苓 15 g，甘草 9 g。功效：燥湿祛痰，行气开郁。“痰为百病之母”，上蒙脑窍发而为厥，故脾湿是厥证的重要病机之一。方中以二陈、天南星健脾燥湿、和胃化痰，枳实破气开郁，所谓“土爰稼墙”，土不运则痰涎易生，因痰之厥用之，祛除痰浊之邪的同时还可健脾和胃。

（8）三甲复脉汤：出自《温病条辨》。组成：牡蛎 30 g，鳖甲 30 g，龟板 30 g，甘草 9 g，生地

15 g,生白芍 9 g,麦冬 9 g,麻仁 9 g,阿胶 12 g。功效：滋阴复脉,潜阳息风。方中生地、白芍、阿胶滋阴,配合牡蛎、龟板、鳖甲育阴潜阳,共奏息风解痉之功。三甲复脉汤乃由《伤寒论》炙甘草汤衍化而来,由炙甘草汤去人参、桂枝、生姜等,加牡蛎、龟板、鳖甲。变益气养血复脉之方为滋阴息风之剂,是吴鞠通"下焦如权"的学术思想体现。

（二）中成药

（1）牛黄清心丸：含牛黄、朱砂、黄连、黄芩、栀子、郁金。功效：清热解毒,镇惊安神。用法用量：小丸每次 2 丸,大丸每次 1 丸,每日 2~3 次。

（2）十香返生丸：含沉香、丁香、檀香、土木香、香附、降香、广藿香、乳香、天麻、僵蚕、郁金、莲子心、瓜蒌子、金礞石、诃子肉、甘草、苏合香、安息香、麝香、冰片、朱砂、琥珀、牛黄。功效：开窍化痰,镇静安神。用法用量：每次 1 丸,每日 2 次。

（三）常用中药注射剂

（1）参麦注射液：含红参、麦冬。功效：益气固脱,养阴生津,生脉。常用方法：每次用 20~100 mL,用 5%葡萄糖注射液 250~500 mL 稀释,每日 1 次,静脉滴注。或遵医嘱。

（2）生脉注射液：含红参、五味子、麦冬。功效：益气敛阴、复脉固脱。常用方法：每次 20~60 mL,用 5%葡萄糖注射液 250~500 mL 稀释,每日 1 次,静脉滴注。

（3）参附注射液：含人参皂苷、乌头碱。功效：回阳救逆。常用方法：每次 5~20 mL,用 5%~10%葡萄糖注射液 20 mL 稀释,静脉注射,每日 1~2 次;或每次 20~100 mL,用 5%~10%葡萄糖注射液 250~500 mL 稀释,每日 1 次,静脉滴注。

（4）热毒宁注射液：含青蒿、金银花、栀子。功效：清热疏风解毒。常用方法：每次 20 mL,以 5%葡萄糖注射液或 0.9%氯化钠注射液 250 mL 稀释后使用,滴速为每分钟 30~60 滴,每日 1 次,静脉滴注。

（5）清开灵注射溶液：含猪牛羊胆酸、水牛角、黄芩苷、珍珠母、金银花、山栀、板蓝根等。功效：醒脑开窍。常用方法：每次 10 mL,加 25%葡萄糖溶液 20 mL,静脉注射,每隔 1~2 小时可重复一次,连续 3~5 次;或本品 20~40 mL,加入 200 mL 葡萄糖或氯化钠溶液中,每日 1~2 次,静脉滴注。

（6）醒脑静注射液：含栀子、郁金、麝香、冰片,每升含生药 1 g。功效：开窍醒神。常用方法：每次 2~4 mL,肌内注射,每日 1~2 次;或每次 10~20 mL,加入 5%葡萄糖溶液 250~500 mL 中,每日 1 次,静脉滴注。

（7）丹参川芎嗪注射液：含丹参、盐酸川芎嗪。功效：活血化瘀通络。常用方法：每次 5~10 mL,用 5%~10%葡萄糖注射液 250~500 mL 稀释,每日 1 次,静脉滴注。

（8）清热解毒注射液：含金银花、黄芩、连翘、龙胆、石膏、知母、栀子、板蓝根、地黄、麦冬、紫花地丁、玄参。功效：清热解毒。常用方法：每次 2~4 mL,每日 2~4 次,肌内注射。

中医适宜技术

（一）毫针刺法

针刺可以快速实现醒神开窍、通络开郁之功效，是治疗厥证的中医特色临证技术。本证病位在上，故多取头部及手足三阳经穴。《名医类案》载："针取手足阳明合谷、厉兑穴，气少回，灸百会乃醒。"除此之外，历代针家在厥证治疗中善取任脉穴，这在其他脑病中并不常见，或是由于本病伴有阴阳气血离绝的特点，益气固脱常常为当务之急，而任脉为"生气之原""十二经之根本"，故在厥证急性发作期间，常以任脉穴为首选。而与中药辨证施治一样，针刺治疗也应区分虚实之厥。实证宜疏肝降逆，以求驱邪醒脑之功，虚证当求补虚固脱之效。具体选穴上，实证多选用水沟、太冲、合谷、涌泉、十二井穴、曲泽、委中、丰隆等穴。水沟是督脉经的腧穴又是手足阳明、督脉之会穴，督脉并脊入脑与足厥阴肝经交会于巅顶，有开窍启闭清脑醒志的作用。虚证则应调补气血，回阳救厥。多选用百会、关元、内关、神门等穴。百会为三条阳经与督脉之会，具有统摄全身阳气、升阳益气、清脑醒志的功效；关元为足三阴经、任脉的交会穴，有补肾阳壮真火的功效；内关是手厥阴心包络经的腧穴、络穴，通于阴维脉，主治神志病和气机升降失调、气逆诸症，有疏利气机和解气散滞的作用；神门为手少阴脉腧穴，主治神志病，有温阳救逆、益气复脉的作用。在针灸手法上，《素问 · 厥论》中对厥证的治疗提出了"盛则泻之，虚则补之，不盛不虚，以经取之"的治疗原则。因此在治疗时，实证用泻法，如水沟要刺向鼻中隔，多用捻转泻法，合谷、太冲用提插捻转泻法，丰隆、通泉用提插泻法，井穴、曲泽、委中点刺放血；虚证一般用补法，如内关、神门用捻转补法。

（二）推拿点穴法

操作：体位以坐位为例，医者与患者面对面，取穴天突穴。医者用一手拇指指腹按其穴，稍用力向下，后上划弧压迫气管引起神经反射性呛咳，患者可立即苏醒。如不效可反复。动作宜轻柔，否则要损伤气管；或用大拇指指尖按压水沟穴，以每分钟掐压 20~40 次，每次连续 0.5~1 秒为佳，给予节律性刺激，即用力后松力，如此反复；同时配合按压合谷、足三里、内关等穴，直至患者恢复即可。

注意：施治过程中不要扳动患者，应在其昏倒的体位施术。

（三）艾灸法

艾灸法可辅助针刺治疗，也可单独使用，以取任脉穴为主，用量宜多，持续时间宜长。如《扁鹊心书》载："余治一伤寒亦昏睡妄语，用烈火灸关元穴，初灸病人觉痛，至七十壮遂昏睡不疼，灸至三鼓，病人开眼思饮食。"具体操作：用艾条灸关元、足三里、三阴交，每灸 1~2 壮，以患者局部皮肤潮红为宜。

（四）穴位贴敷法

操作：以吴茱萸粉 15 g 用水调糊，摊成膏药贴敷于双侧涌泉穴，每次 30 分钟，每日 2 次。《串雅内外编·串雅外编》卷二·杂法门·引火法有关厥证的治疗记载道：“人病厥逆之症，不敢用药，以此治之。吴茱萸一两为末，以面半两，水调成糊，以布摊成膏，贴涌泉穴内，则手足不逆矣。”以辛热之药吴茱萸外敷涌泉，有散寒和补益下元的作用，可缓解手足不温之厥逆证。

经典医案赏析

（一）古代验案

1. 肝(怒)厥案

丹溪治一妇，病不知人，稍苏即号叫数四而复昏。朱诊之，肝脉弦数且滑，曰：“此怒火所为，盖得之怒而饮酒也。”诘之，以不得于夫，每夜必引满自酌解其怀。朱治之以流痰降火之剂，而加香附以散肝分之郁，立愈。

按语：本案出自清代俞震《古今医案按》中元代朱丹溪医案。本案为肝阳素旺，七情过极，肝火厥逆，肝阳暴涨，引起升降乖戾、气机逆乱，上引清窍，风痰上扰，使血随气逆，清窍壅塞而仆倒昏厥，盖怒引肝火也，丹溪谓之怒厥也。故以化痰、降火之剂，配合疏肝理气之品而愈。

2. 厥证(血逆)案

一女子自觉脐上心下热炽，咽喉中有陈腐气味，口涌血沫，继而发为神昏，汗出后可神清复醒，乃为膻中热郁，心窍被蒙。治以芳香清透之品，宣通络中瘀痹。方用麝香、冰片开窍醒神，天竺黄、郁金、菖蒲豁痰芳香开窍，丹参、犀角凉血清心透邪，以竹叶汤送服。

按语：本案出自清代叶桂的《临证指南医案》。本案厥证，以热郁化火，蒙蔽心窍为主要病机。正如薛生白言：“热盛于里，少火悉成壮火，火动则风生……外窜经脉则成痉，内侵膻中则成厥。”内里热邪炽盛，久郁少火而化为壮火，火动生风，风火上扰，外窜经脉则为痉，内蒙膻中，膻中热壅，心窍受蒙则为厥，发为神昏仆厥。故治以芳香开窍清透为主。

3. 厥证(阴津亏耗)案

陈芝田，于仲夏患感，诸医投以温散，延至旬日，神昏谵妄，肢搐耳聋，舌黑唇焦，囊缩溺滴，胸口隐隐微斑。孟英诊之，脉细数而促，曰：阴亏热炽，液将涸矣。遂用西洋参、玄参、生地、二冬、知、柏、楝实、石斛、白芍、甘草梢、金银花、木通、犀角（水牛角代）、石菖蒲，大剂投之。

按语：本案出自清代王士雄的《回春录》。本病患者仲夏外感，投温散后耗伤气阴，助热，热入营血而神昏谵语发斑疹，入厥阴则动风抽搐。故治疗需以养阴为主，重用养阴之品，温病有“留得一分津液，便有一分生机”之说，再以清心开窍息风之药为辅。因此，全方以西洋参、生地、二冬益气养阴，知母、黄柏泻火补肾，川楝子疏肝清热，白芍、甘草缓急柔肝，金银花清气，犀角（水牛角代）清心凉血解毒，石菖蒲开窍。

（二）现代经验

1. 薄厥案

卜某，女，28 岁。患者因爱人亡故，日夜悲哭不止，今日突然悲哭昏倒，不知人事，牙关紧闭，四肢逆冷，被送至急诊。症见神志模糊，呼叫不语，手足欠温，诊脉沉弦。病由肝气逆乱，上窜心胸，蒙蔽神识，而致气逆昏倒。治拟解郁开窍，疏肝行气，方用五磨饮子加味。处方：石菖蒲 9 g，广郁金 9 g，远志 9 g，檀香 5 g，广木香 5 g，沉香 5 g，乌药 9 g，槟榔 5 g，炒枳实 9 g，制香附 9 g，化橘红 9 g。3 剂，每日 1 剂，水煎，分 2 次服用。

复诊：服药后，手足转温，神志渐清，喂水已知吞咽，唯不能言语，继治以疏肝解郁，豁痰开窍。加减处方：广木香 6 g，檀香 6 g，沉香 5 g，制香附 10 g，台乌药 10 g，远志 10 g，郁金 10 g，石菖蒲 9 g，制南星 9 g，半夏 9 g。每日 1 剂，连服 10 剂。

三诊：服药后，已能喂流质饮食，呼之已能点头，心欲言而口不得语，表情呆钝，神思迷惘，目视不瞬。此系肝气郁滞未畅，积于心胸，痰阻舌窍，以致不语。改用苏合香丸，另以五磨饮子加减煎汤送服，服至第二丸，即能开口说话，后以逍遥丸加减，调理善后。

按语：本案出自《“气厥”不语》。本例乃属厥之实证，初起使用疏肝理气解郁之五磨饮子，加入石菖蒲、郁金等开窍之品，服后意识虽渐清，却不能言语，后改用苏合香丸，以五磨饮子煎汤送服。考苏合香丸乃温性急救回苏的常用丸剂，治疗痰湿秽浊之厥等证，有显著疗效。

2. 大厥案

刘某，男，88 岁。患者因受凉后发热，咳嗽，痰黄，使用多种抗生素发热未能控制。2 周后出现手足发凉，大便秘结，每次大便必用开塞露。现症：突然昏倒，手足蠕动，发热，喉中痰黄，手足凉，3 日未大便。病由为邪热内郁，阳不外达，动血生风。治拟清热生津，透阳息风。处方：生石膏 60 g，知母 20 g，炙甘草 10 g，党参 10 g，山药 10 g，金银花 10 g，牛膝 10 g，陈皮 5 g。7 剂，每日 1 剂，水煎，分 2 次服用。

二诊：患者神志转清，发热、痰黄明显减轻，手足转温，饮食量增。处方加减：知母 10 g，炙甘草 5 g，党参 10 g，山药 10 g，金银花 10 g，陈皮 5 g。7 剂，服法同前。

三诊：诸症悉除，停药。

按语：本案出自《白虎参汤加味治疗热厥验案》。大厥为多种原因导致邪热内盛，阳气内郁，不能外达四末，气血逆乱而致。本案表象虽为寒，疾病实质却是热，故辨证关键是邪热亢盛，动血生风。患者热盛却四肢厥冷，为阳盛格阴，故方用白虎参汤清解里热，益气生津，凉血息风。清热息风是其核心。白虎汤出自“医圣”张仲景《伤寒论》，主治阳明厥证。方中石膏清热迅速，但药性不能持久；知母清热较石膏慢，但清热之性长久，且有滋阴之效；山药滋阴收敛，培补脾胃，利于石膏、知母清热之性留于中焦而无伤中之弊；牛膝化瘀，利于交通阴阳，改善四肢厥冷，止眩醒神。

3. 暴厥案

石某，男，30岁。患者因情绪激动，出现晕倒，近1个月来烦躁易怒，头晕心慌，入睡困难，易醒，口中有异味，口干舌燥，干呕，舌胖红，苔薄黄，脉细弦滑。病由心胆气虚，气机郁滞，化火扰心所致。治拟清热涤痰，宁心安神，方用黄连温胆汤合安神定志丸加减。处方：黄连10 g，姜竹茹12 g，陈皮6 g，法半夏6 g，远志6 g，酸枣仁30 g，石菖蒲12 g，茯神20 g，磁石30 g，龙齿15 g，琥珀粉3 g，牡蛎30 g，夜交藤30 g，合欢皮15 g，炒百合30 g，牡丹皮12 g，栀子10 g，白芍20 g，薄荷6 g，生地10 g，女贞子20 g，玉竹10 g，苦参10 g，莲子心5 g，连翘10 g，广郁金10 g，炙甘草3 g。7剂，每日1剂，水煎，分2次服用。

二诊：患者诉服药后未再发生晕倒，头晕心慌症状明显减轻，精神好转，涎多，睡眠改善，胃胀，干呕，舌胖红，苔薄黄，中有细裂，脉细弦滑。治拟清热化痰，益气养心。处方加减：黄连6 g，姜竹茹10 g，炒枳壳6 g，陈皮6 g，法半夏10 g，炒白术10 g，党参10 g，黄芪15 g，远志10 g，酸枣仁30 g，木香10 g，茯神15 g，夜交藤15 g，合欢皮15 g，煅磁石30 g，煅龙齿30 g，煅牡蛎30 g，生栀子10 g，熟地15 g，女贞子10 g，玉竹15 g，莲子心3 g，连翘10 g，石菖蒲10 g，广郁金10 g，胆南星6 g，鳖甲胶5 g，墨旱莲10 g，五味子10 g，麦冬10 g，甘草3 g。7剂，服法同前。经过2个疗程的治疗，患者未再出现晕厥。

按语：本案出自《严冬辨治厥证验案1则》。本案患者为青年男性，长期熬夜，昼夜不调，脏腑不养，机体功能逐渐衰退，加之患者平素嗜食肥甘厚味，不喜运动，损伤脾胃，后天之本生化乏源，则脏腑失其濡养，日久脏腑精气亏虚，心胆气虚而发病。患者初诊时以痰热为主，兼有心胆气虚的症状，故选用黄连温胆汤合安神定志丸加减。方中黄连、竹茹清心降火化痰，半夏、陈皮、石菖蒲理气化痰。脾为生痰之源，故在清热化痰的同时配伍健脾理气化痰药，防止痰浊内生，同时配伍石菖蒲，因其有豁痰开窍之功，共奏清热化痰、理气健脾、开窍醒神之效。

4. 煎厥案

陈某，女，47岁。患者曾于仲夏冒暑购物，烦劳后出现高热、神昏、大汗出、四肢抽搐、逆冷。经抢救治疗，热退身凉、神清，但此后身体虚弱，常有汗出，烦躁，耳鸣。此次突然两目发黑而后昏厥。诊时舌红少苔，脉细数。病由素体肝肾阴虚，再受外部暑热之邪煎熬津液，阴虚更甚，内热丛生。治拟滋阴生津，益气解郁。方用地黄饮子加减。处方：生地10 g，当归10 g，山茱萸10 g，沙参10 g，麦冬10 g，黄芪12 g，五味子6 g，薄荷6 g，桔梗6 g，生甘草6 g。7剂，每日1剂，水煎，分2次服用。6剂后诸症大减，后患者又服数剂，至今身体恢复，再无反复。

按语：本案出自《"煎厥"辨治二则》。"煎厥"一名出自《素问》，"阳气者，烦劳则张，精绝，辟积于夏，使人煎厥。目盲不可以视，耳闭不可以听"。为暑热之邪所伤，阴精竭绝而阳气弛张于外，发为耳闭、目盲、昏厥。治疗以填精、滋阴、收敛阳气为主。

5. 尸厥案

周某,女,38岁。患者平素体弱,曾患血崩,此次腹部不舒,西医用药后出现腹泻,病即陡变,突发晕厥,瞑若已死。诊时患者目瞑齿露,死气沉沉,但以手触体,身冷未僵,扪其胸膈,心下微温,恍惚有跳动感,按其寸口,在若有若无之间,此为脉息未全绝之征。治拟回阳救逆,益气固脱,方用参附汤加减。处方:人参一钱,附子一钱,浓煎,以小匙微微灌之,并盖上被褥。越二时许,见其眼半睁,把其体微温,按其心部,心跳较前明显,诊其寸口,脉虽极微极弱,亦较之前明晰。向其家人追问病史,得知患者发病前头痛剧烈,结合其血崩既往病史,推测患者或因气血不能上达巅顶而昏厥,因张仲景云:"头痛欲绝者,吴茱萸汤主之。"故当下治拟温阳开窍,改方吴茱萸汤,处方:吴茱萸三钱,人参一钱五分,生姜三钱,大枣四枚。次日,患者神志渐清,于前方吴茱萸减半,加人参至三钱。一周后患者病愈逾半,用当归建中汤、炙甘草汤等后续治疗。

按语:本案出自《冉雪峰医案》。尸厥一病,前人认为"邪气客于手足少阴、太阴、阳明之络……五络俱竭,令人身脉皆动,而形无知也。"此病大都为猝然神志昏迷,窍闭不语,知觉全失,呼吸细弱,脉极微细,或不应指的假死症。《肘后备急方·救卒死尸蹶方》指出"尸蹶之病,卒死脉犹动,听其耳中如微语声,股间暖是也",使用了吹耳、灸水沟、菖蒲吹鼻等法助于阳气的宣通,故宣通阳气为其基础治法。本病患者素体虚弱,曾患血崩,气血亏虚,久而脾肾两虚,又遇外邪,正虚外邪能不解,阳气不能上达头目则昏厥,吴茱萸归经厥阴经,善通巅顶之阳,可针对本案患者起到更好宣通阳气之效。

各家论述辑要

(一)秦汉时期

《黄帝内经》

"厥"之名,始见《黄帝内经》。《黄帝内经》中用"厥"记载的病症共有34种,包括:厥逆、气厥、热厥、寒厥、痿厥、尸厥、痛厥、阳厥、煎厥、薄厥、暴厥、痫厥、风厥、太阳厥、阳明厥、少阳厥、太阴厥、少阴厥、厥阴厥等。专门论述厥的有《素问·厥论》《素问·气厥论》和《灵枢·厥病》等篇章,但三者对"厥"的理解是不同的。《素问·厥论》讲述的是阴阳之气互有衰亡,导致手足寒热、昏厥、腹胀等症状出现,并和六经结合描述了一系列的症状,但其中并未表述其发病的病机;《素问·气厥论》中探讨了脏腑间寒热相移导致的不同病变;而《灵枢·厥病》篇则论述了厥心痛、厥头痛与真心痛、真头痛间的差异,并比较了不同脏腑形成心痛、头痛症状的差异。厥在《黄帝内经》中含义众多,有指气逆之病机,如《素问·方盛衰论》云"是以气多少,逆皆为厥",指出厥证的形成是由于气机逆乱所致;有指猝然昏倒之病证,如《素问·厥论》云"厥或令人腹满,或令人暴不知人,或至半日,远至一日,乃知人者何也";《黄帝内经》中诸如暴厥、薄厥、大厥、煎厥等,皆指昏厥的病证,均是本篇所着重讨论的厥证之义;亦有指四肢厥冷之症状，如《灵枢·五乱》云“乱于臂胫，则为四厥”。

病因方面，认为厥证的病因不外乎内、外二因。如《证治汇补·腰膝门》说：“或外因六淫，内因七情，气血痰食，皆能阻遏运行之机，致阴阳二气不相接续而厥作焉。”从外因言，外感六淫均可致厥，如《灵枢·五变》云“人之善病风厥漉汗者，何以候之？曰：肉不坚，腠理疏，则善病风”，描述了风邪为患的机制，风邪轻扬发散，逆于腠理，腠理疏而为之汗，发为风厥；又如《素问·气交变大论》云“岁水太过，寒气流行……民病……阴厥上下中寒”，寒邪亢盛，人体易受寒邪侵袭，损伤阳气，不能温煦四肢，而致四肢厥冷。热邪亦可致厥，《素问·五常政大论》中指出，“火政乃宣……其动铿、禁、瞀、厥”。从内因言，有酒色劳倦、悲愤恼怒、素体虚衰等，如《素问·生气通天论》指出薄厥因于大怒，煎厥因于烦劳；《灵枢·卫气》“下虚则厥”，指元气衰竭于下，致使四肢厥冷等。

病机方面，《黄帝内经》认为气血逆乱致厥。如《素问·调经论》曰“血之与气并走于上则为大厥”，气血皆偏聚于上，逆而不循常道而出现大厥之证；也有肾虚致厥，如《素问·脉解》曰“少阴不致者，厥也”；亦有阴阳之气逆乱致厥，如《素问·厥论》曰“厥或令人腹满，或令人暴不知人，或至半日远至一日乃知人者何也？……阳气盛于上，则下气重上而邪气逆，逆则阳气乱，阳气乱则不知人也”；还有经脉之气逆乱致厥，如《素问·厥论》中提出的六经脉之厥状病态。此外，《灵枢·五乱》还论述了营卫逆乱、清浊相干、升降失常致厥，指出“清浊相干，乱于臂胫，则为四厥；乱于头，则为厥逆，头重眩仆”。

（二）隋唐宋元时期

《圣济总录》

至隋唐宋元时期，厥证理论进一步发展，以宋代太医院所著《圣济总录》为理论发展标志，系统论述了厥证理论。《圣济总录》首次系统整理各种厥病并分类，将各种不同厥病依脏腑、病因、病机、临床表现等分别讨论。全书论厥共有十二处，其中论述神昏之厥的分别为卷第二十三“伤寒厥”、卷第四十一肝脏门“煎厥”、卷第四十一肝脏门“薄厥”、卷第五十六“厥逆”、卷第六十七诸气门“厥逆气”、卷第六十七诸气门“阳厥”、卷第一百诸注门“尸厥”。除理论方面引用经典外，尚引用了当时各家论述，并整理病因病机、症状、脉象、方药等，较为系统地整理了疾病分类，对于临床起到极大的帮助。

（1）木盛土虚导致风厥：在古代医籍中对风厥的描述仅仅只有二阳一阴发病，并未明确说明此病的病因病机。在“风厥”小节，《圣济总录》引《素问·阴阳别论》语，并使用“木克土，故风胜而惊骇背痛。土不胜木，故其证善噫。土不制水，则肾气上逆而其证善欠”来说明风厥的成因，认为由于土虚，中焦不利，致使诸证并起，引发上逆之气，其发病主因为风甚，木甚则土虚，土虚是引起风厥诸证的主要原因，故依此病因病机来决定治疗方向。如背痛善欠为土不制水，使用远志散，其方药在制水的同时辅以健脾的白术和祛风的防风，深合病机。

（2）阳郁精绝的煎厥：在“煎厥”小节，《圣济总录》引《黄帝内经》论述煎厥为过度耗散阳气，致“煎迫而厥逆”，又以“阳气抑郁于内，不得其平，故气煎迫而厥逆”。书中认为煎厥是因为阳气抑郁于内，进一步导致了精气竭绝后发生厥逆。在方药的使用上包括人参汤、山芋汤、茯神汤、龙骨丸、柏子仁汤等。分析方药的组成可以发现，大多使用了养阴药物，如沙参、麦冬等，并佐以少许的行气药物。这是因为过多的行气药会导致阴液更加匮乏，所以仅仅使用了少量行气药物以达到解除阳郁的现象。在方药中大量使用安神药物，如远志、酸枣仁、柏子仁、龙骨等，是因为煎厥有少气善怒的表现，在滋阴的同时佐以安神药物可使阳气潜藏不受扰动，更好地起到治疗的效果，也预防了阳气再次扰动造成阴液的消耗。

(3) 血气菀结于胸为薄厥：在"薄厥"小节中，《圣济总录》引《黄帝内经》论"怒而气上，则形气不属，血与之俱，故其证胸中菀结，与气薄而厥逆也"，由于怒而气上，上逆之气所致为薄厥。在方药的使用上包括赤茯苓汤、黄芪汤、大枣汤等方，其基本组成与治煎厥方类似，在养阴的同时佐以行气药物，并在方中添加了桔梗、天冬、麦冬等入于上焦胸肺的药物，体现了薄厥的病位在胸。

(4) 阳气上郁于胸腹之间的厥逆：在"厥逆"小节，《圣济总录》以"阴阳升降，则气流而顺，若上实下虚，则气厥而逆"来论述病因病机，以"惟调顺阴阳，使升降无碍，则病自愈"为治则。认为"厥逆"的成因为上下气机不相通所导致，症状包括胸满腹胀，上下气机不顺畅等。治疗方药为调中丸、人参汤、紫苏子汤、高良姜汤等，其用药皆是以调畅气机的药物为主，如紫苏子、大腹皮、橘皮、木香、厚朴、沉香、槟榔等，并依症状不同加减佐以他药。而在厥逆的病机上常使用"三焦不调"来论述，这和《圣济总录》强调三焦理论有关。在《圣济总录》三焦门中所论的三焦，是将其作为一个大腑来看待，论及其功能亦从三焦本身着眼，如叙述三焦病的病理时有气满、气滞、气逆、气闭、气虚、气实等差异，所以当疾病发生气运失常时往往会将其归结于三焦失常所致。

(5) 阴气逆上阳虚于下的厥逆气："厥逆气"是因"阴气盛实，上乘于阳，阳虚于下，卫气厥逆，不能周流和顺"，导致"在内，则气逆上行，在外，则背寒肢冷"，纯由于"阴盛于上故也"。文中认为厥逆气的成因与厥逆类似，皆为气机不顺畅所致，其差异在于"厥逆"为阳盛于上，而"厥逆气"为阴气逆于上，所以在方药的描述上也有三焦不顺的记载。但因其病机为阴盛于上，阳虚于下，故方药的使用上如款气丸、泽泻汤、丁香散、沉香枳壳散、豆蔻丸等，药物组成多用行气止痛、温肾散寒的乌药，通窍温里的细辛，温中降逆的丁香，佐以其他具有行气及温阳作用的药物，切合"厥逆气"的病因病机。

（三）明清时期

明清时期，随着中医理论的进一步实践发展，在前人认识基础上，历代医家对厥证急救、病机理论阐述、治法治则方面做了深入整理及完善。

1.《证治准绳》

王肯堂在《证治准绳·杂病·诸中门·卒中暴厥》中详细地描述了神昏之厥的急救法，如痰涎壅塞、咽喉作声，可用麻油、姜汁、竹沥，调苏合香丸灌之；若口开手撒遗尿者，是虚极而阳暴脱，需用大料参芪接补，在脐下灸之；若痰涎壅盛者，以猪牙皂角或急救稀涎散吐之；若卒中眼上戴不能视者，灸第二椎骨、第五椎上各七壮等。并记载了口开心绝、手撒脾绝、眼合肝绝、遗尿肾绝、声如鼾肺绝等五不治的症状表现，提出了“五症不全见者，速服参芪膏，灸脐下，亦有得生者”。文后还引述了《传心方》中对于昏厥的详细急救法，提出当昏厥时，应将患者紧急移入温暖的房间，避免再次感受外在邪气，使患者处于坐姿并作醋炭熏之，令醋气入鼻，使痰涎自退，病轻者可马上恢复清醒。并特别强调不可服用一点汤水，会使痰扰心包，而导致后遗症的发生。也可用生半夏末，或细辛、皂角、石菖蒲末，以吹鼻的方式取嚏，有嚏则可治。详细说明了昏厥后的处理方法和注意事项。

2.《类经》

张介宾早期著作《类经》中，以疾病的角度将厥分为《风厥劳风》《厥逆》《十二经之厥》《厥逆头痛》《厥腰痛》《阳厥怒狂》等六篇论述，深入整理、解释了《黄帝内经》对于厥证理论的阐述。《风厥》描述了《素问·评热病论》中的风厥，指风邪由太阳之表入少阴之里，造成“阴分之气亦从阳而上逆”为阳邪盛导致阴虚现象；《厥逆》引自《素问·厥论》篇，但认为手足症状为轻症，严重者有昏不知人的表现。又与中风比较，提出“中风者，病多经络之受伤，厥逆者，直因精气之内夺”，文中的“厥逆”皆指昏不知人之意，而寒热厥为发厥逆前的手足症状；《十二经之厥》篇中以十二经脉循行与相应脏腑来解释其病证；《厥逆头痛》篇引《素问·奇病论》中寒入骨髓导致的头痛齿痛，认为其成因为大寒至髓，邪逆于上，数岁不已乃得病；《厥腰痛》篇中指出此为厥逆所引之腰痛，其成因为肾虚导致肾气逆；《阳厥怒狂》篇指出阳厥者是因为阳气暴折失于畅达，或阳气被郁逆而上行所致，其症状为多怒而狂，骂詈不避亲疏等狂乱表现。由此可知，《类经》认为《素问》中的“厥”皆为上逆之气，而《素问·厥论》篇中的“厥逆”亦均是昏不知人的表现。

3.《景岳全书》

张介宾在其晚年大作《景岳全书》中指出，《伤寒论》之“厥”是以手足寒来论述，而《黄帝内经》之“厥”包含了手足寒热的表现，两者有异。若从邪正的角度来分析，以“在《内经》则论在元气，故其变出百端，而在气，在血俱有危证；在仲景则论在邪气，故单据手足，而所畏者则在阴进而阳退也。”简单总结《黄帝内经》及《伤寒论》中“厥”的差异，并明确指出《黄帝内经》之“厥”重在元气，而《伤寒论》之“厥”首重邪气。在《景岳全书·伤寒典·阴厥阳厥》中引述成氏论《伤寒论》中阴阳二“厥”之言来论述阴厥阳厥，并提出阳厥中的阳经阴厥是因为攻伐清凉太过，导致了真阳不足，而出现脉弱无神等症状，病虽来源于三阳，但不会出现热结、烦渴、胀实等症状。此证发前人之未表，这和其本人在生理上重视人体阳气，治疗上提倡扶正补虚之理的学术观点有关。

4.《温病条辨》

清代吴鞠通也对厥证理论有了进一步整理认识。其在《温病条辨》一书中所记载的厥证更倾向于厥证的急危重病性部分，与本章所论述之厥十分契合。他首创的温病三焦辨证也同样被用于厥证的辨证论治之中。吴鞠通曰：“厥者，尽也。阴阳极造其偏，皆能致厥。伤寒之厥，足厥阴病也，温热之厥，手厥阴病也……断不可以阴阳二厥，混而为一。”其根据厥证在三焦的不同病机特点提出了不同的治疗思路与方剂。

（1）上焦之厥：吴鞠通提出“治上焦如羽”的用药原则，即用药多选用芳香开窍之品，如麝香、梅片、雄黄之类；多选用黄连、黄芩、栀子等入上焦之品；方中芳香开窍之品剂量较轻。因上焦厥证病变以手厥阴心包经为主，因邪热深入于里，心阳受遏，气机不畅，阳气不能外达四肢，故从足至膝、从手至肘发冷，称为厥。然厥有寒热不同，吴鞠通针对此病机特点以芳香宣窍、清心泄热化痰为法，创制了安宫牛黄丸、紫雪丹之类，治疗重在开心包络之窍闭。具体在《温病条辨》上焦篇17条记载曰：“邪入心包，舌謇肢厥，牛黄丸主之，紫雪丹亦主之。”《温病条辨》上焦篇44条曰：“湿温邪入心包，神昏肢逆，清宫汤去莲心、麦冬，加银花、赤小豆皮，煎送至宝丹，或紫雪丹亦可。”另因汗伤心阳，湿遏热伏，阳气不能布达四肢，所以出现四肢肘膝以下冰冷发为肢逆，予以清宫汤清心包邪热。当神明闭塞，非用芳香开窍不能挽救，故送服至宝丹或紫雪丹之类，去秽浊，复神明。如书中曰“阳明温病：斑疹、温痘、温疮、温毒、发黄、神昏谵语者，安宫牛黄丸主之”。阳明温病，凡出现神昏谵语者，是由于秽浊内盛，浊气蒸腾上扰心包络所致。因此，治疗上应以具有芳香逐秽开窍作用的安宫牛黄丸为主。吴鞠通还提出在临床治疗时，要避免使用消导、发汗的药物，如果误用或将消耗阴液。凉开“三宝”中不同程度配伍了芳香类药物及清热泻火、凉血解毒之品，均有清热利窍开闭之功。吴鞠通曰：“此方荟萃各种灵异，皆能补心体，通心用，除邪秽，解热结，共呈拨乱反正之功。大抵安宫牛黄丸最凉，紫雪次之，至宝义次之，主治略同，而各有所长，临用对证斟酌可也。”现代药理学研究表明，安宫牛黄丸对脑水肿动物的脑组织有明显的保护作用。通过对紫雪丹进行微量元素测定，发现每克紫雪丹中镁离子的含量为正常人体内含量的17~20倍。可以说明，紫雪丹中镁离子的含量与其清热解痉的功效关系密切。药理学实验证明，镁离子具有抑制神经、肌肉和中枢神经系统的作用。

（2）中焦之厥：《温病条辨》中焦篇6条曰：“阳明温病，面目俱赤，肢厥甚则通体皆厥，不瘛疭，但神昏，不大便七八日以外，小便赤，脉沉伏，或并脉亦厥，胸腹满坚，甚则拒按，喜凉饮者，大承气汤主之。”温病邪入阳明，与肠中燥屎互结，即成阳明热结。热结于内，里热壅盛，格阴于外，以致神迷肢厥，此乃热极而厥之证，所谓“热深厥亦深矣”。厥与面红目赤，口渴喜凉饮，小便赤，胸腹满坚拒按等实热证并见。吴鞠通针对此病机特点，予以通下之法，宗仲景法，方用大承气汤，清泄阳明之热，以防邪在阳明久羁耗及肾液。正所谓“厥应下之”。同时，还体现了吴鞠通驱邪以坚阴的匠心巧创思想，其曰：“承气者，承胃气也。盖胃之为腑，体阳析用阴，若在无病时，本系自然下降，今为邪气蟠距于中，阻其下降之气，胃虽欲下降而无能，非药力助之不可，故承气汤通胃结。救胃阴，任系承胃腑本来下降之气……故汤名承气。”此外，吴鞠通还对大承气汤的使用作了说明，“承气非可轻尝之品……舌苔老黄，甚则黑有芒刺，脉体沉实的系燥结痞满，方可用之”。大承气汤是寒下之方，特点是“釜底抽薪，急下存阴”。方中以大黄为君，具有泄热通便，荡涤肠胃的作用；芒硝助大黄泄热通便，并能软坚润燥，为臣药，二药相须为用，峻下热结力量甚强。积滞内阻，则腑气不通，故以厚朴、枳实行气散结，消痞除满；并助硝、黄推荡积滞，以加速热结排泄，共为佐使。四药合用，具有峻下热结的功效，可使“塞者通，闭者畅”。同时吴鞠通还提出“治中焦如衡”的用药原则，即用药物纠正中焦失衡，以恢复脾胃自身功能为目的，如大黄、厚朴等泻下攻积之品，具有肃降胃气的功能；所用药物多归属脾、胃经，所用药物配伍不会“治中犯下”。

（3）下焦之厥：吴鞠通曰“温邪久羁中焦，阳明阴土，未有不克少阴癸水。或已下而阴伤或未下面阴竭”，阐明了下焦温病的发病机制。温病邪入下焦，劫烁肾水，损伤肝肾真阴，导致阴精亏耗，虚风内动，属邪少虚多之候。吴鞠通针对此病机特点，治疗以扶正为主，创制了三甲复脉汤以滋阴复脉，潜阳息风。《温病条辨》下焦篇 14 条曰：“下焦温病，热深厥甚，脉细促，心中儋儋大动，甚则心中痛者，三甲复脉汤主之。”下焦乃肝肾之居，温病深入下焦伤肝肾者所伤为精血，精血所耗非甘寒之剂所能为功，故以甘寒滋腻之品滋填真阴，潜镇浮阳。所用药物多质重、味厚，以大剂量滋腻之品补其虚。由于下焦厥证的病机特点为邪少虚多，而邪热羁留有多寡之分，所以用药也应根据证候不同有所不同。因此，吴鞠通对下焦厥证的用药提出了具体论述：“壮火尚盛者，不得用定风珠复脉。邪少虚多者不得用黄连阿胶汤，阴虚欲痉者，不得用青蒿鳖甲汤。”同时吴鞠通还提出“治下焦如权”的用药原则，即指味厚滋腻之品，如熟地、阿胶之类；多用重坠潜镇之品，如龟板、鳖甲、牡蛎等，所用药物剂量较重，用之以滋填真阴，潜镇浮阳。

现代研究概要

（一）临床研究

郭氏考证了肝病阳郁是参与厥证发生的重要病机环节。《素问・脉解》中道，“所谓少气善怒者，阳气不治，则阳气不得出，肝气当治而未得，故善怒，名曰煎厥”，提出厥证与肝气不治有关，并提到少气善怒这一病因。这里的“少气”是外在气虚的描述，而外在气血亏虚又是因为营卫二气无法有效输布所致，这便与肝之调畅气机功能紧密相关。肝脏有疏升营卫、传化气机的功能，当其发生病变时，营卫无法输布导致阳郁于内而成厥。故此可以推测，厥之病机其本在肾而其表在肝。如《周慎斋遗书》记载，“肾者，阳所藏之地也，阳气既浮于外，则内虚而肾气亦虚，斯时更伤劳欲，则外实内虚，上实下虚，不厥何待”，也说明了厥证肾虚在内，兼有外实的病机表现，为临床疏肝开郁、纳气归元的治法提供了理论依据。

参附注射液借鉴经典古方“参附汤”，药物主要成分为红参及附片，治以回阳救逆、益气固脱，现代药理学表明其主要有效成分为人参皂苷和乌头碱。临床研究方面，何氏以参附注射液治疗休克病例 38 例，并设立对照组 20 例，治疗组在西医综合疗法基础上加用参附注射液，治疗前后动态观察两组患者血压、心率等生命体征情况。以随治疗时间的血压变化作为疗效评价标准，结果治疗组临床治愈 13 例，显效 14 例，有效 6 例，无效 5 例，总有效率 86.84%；对照组临床治愈 9 例，显效 13 例，有效 8 例，无效 10 例，总有效率 75.00%，两组相比有统计学差异。范氏将厥证（虚寒证）患者 88 例随机分为观察组和对照组，观察组患者采用四逆汤加载治疗，结果发现治疗后 3 日观察组体温正常率 95.45%，相比对照组 77.27%有统计学差异（$P<0.05$），并且观察组患者血压恢复情况亦优于对照组（$P<0.05$）。

中医外治法治疗厥证方面，杜氏以针刺辅助治疗厥证 26 例，选取素髎、水沟、涌泉等醒神开窍、回阳固脱之要穴，手法以提插泻法为主，配合抢救措施后患者总苏醒率 92.31%。王氏选取水沟、内关、大陵、中冲、合谷、行间等穴成功救治厥证 2 例，其认为除了开窍外还应加予豁痰穴位，增强气机开阖功能。张氏取穴水沟、内关、三阴交、合谷、太冲等治疗薄厥患者 1 例，该患者入院时神志嗜睡，无法言语，常规治疗之余配合上述穴位采用强刺激手法约 30 分钟后，患者神志转清，可简单对答。

（二）实验研究

杨氏以重症急性胰腺炎心肌损伤大鼠为实验模型，探讨了参附注射液对由于重症胰腺炎所引起的休克及心肌损伤的干预作用。其选择 60 只大鼠，随机分为假手术组、模型组、乌司他丁组和参附注射液低、中、高剂量组，通过胆胰管内注射牛黄胆酸钠模拟重症胰腺炎脓毒症休克模型，按照不同组别干预后，结果发现参附注射液组大鼠的胰腺及心肌组织病理损伤明显小于模型组，且比乌司他丁组改善更多，参附注射液显著增加组织细胞钠钾泵活性，降低炎症细胞因子 TNF-α、IL-1β 的表达水平。

现代药理学发现，在治疗阳郁亢盛为主要辨证之厥证时所使用的清热解毒药物多具有减轻机体内毒素的功效：黄连解毒汤、黄连及小檗碱可减少金黄色葡萄球菌溶血素的产生，对凝固酶形成有一定抑制作用；傅氏发现连翘及其制剂能明显对抗伤寒杆菌内毒素所致猫的内毒素休克，其作用机制可能与干扰 LPS/TLR4 相关信号通路有关。而在治疗烦躁虚损为主要辨证之厥证时所使用的补益类药物则多具有适应原样作用，增强机体对病原体的抵抗力，干预休克发生：人参、附子及其制剂对各类休克的保护作用明显，其抗休克的机制与强心、改善微循环、兴奋垂体-肾上腺皮质系统及网状内皮系统功能有关；而生脉饮可增加冠脉血流量，并对抗休克时垂体后叶素内分泌紊乱所致的急性心肌缺血。

（周桢）

参考文献

[1] 陈湘君. 中医内科学[M]. 上海：上海科学技术出版社，2004：108-116.

[2] 郭培杰. 古医籍中厥病的文献研究[D]. 北京：北京中医药大学，2013.

[3] 何木龙，陈少军. 参附注射液治疗休克（厥脱证）38 例的临床观察[J]. 实用中西医结合临床，2016，16（1）：20-22.

[4] 范媛. 四逆汤加减治疗寒厥证的临床疗效分析[J]. 中国农村卫生，2018，6（132）：132-133.

[5] 杜伟. 针刺急救厥证 26 例[J]. 中国中医急症，2006，15（9）：943.

[6] 王旭东. 针刺治疗厥证验案二则[J]. 上海针灸杂志，2006，25（11）：19.

[7] 张静静，付寒蕾，肖婷. 醒脑开窍针法配合四关穴治疗气厥失语症[J]. 中国民间疗法，2014，10（22）：12-13.

[8] 杨伟钦. 参附注射液治疗重症急性胰腺炎（厥脱证）的临床及实验研究[D]. 广州：广州中医药大学，2015.

[9] 王为，高紫丹，刘雨浓，等. 黄连解毒汤有效成分抗内毒素血症的活性研究[J]. 广州化工，2017，45（20）：68-70.

[10] 傅颖珺,袁娟丽,陈江,等. 连翘对严重烧伤大鼠外周血 Tre 克及脾脏 Foxp3 的影响[J]. 细胞与分子免疫学杂志,2009,10(9):935－937.

[11] 宋齐. 人参化学成分和药理作用研究进展[J]. 人参研究,2017,29(2):47－54.

[12] 李烨,王保和,徐强,等. 生脉饮对慢性心力衰竭大鼠心功能及血清游离脂肪酸的影响[J]. 河南中医,2017,37(10):1732－1734.

脏竭证

中医诊疗基础

（一）基本概念

“脏竭证”为新病名，“竭者，尽也、穷也、亡也，败也”，“脏竭证”取“多脏腑合病或并病，多个脏腑精气衰竭”之意。本病多为素体亏虚，又感受外邪，邪毒直中、逆传或脏间乘侮而致的一个或多个脏腑序贯引致脏气耗伤之极而衰，气血逆乱，阴阳离决的一类病症。

本病与西医学多脏器功能障碍综合征类似。

（二）病因病机

“脏竭证”多为各种疾病的危重阶段，热毒内侵，内陷营血，或外伤术后亡阴伤精，耗伤正气，加之素体亏虚，致气机逆乱，脉络受阻，损伤脏真而致。

（1）热毒内陷：正气素体亏虚，复感受外邪，邪势较盛，正邪交争则热耗气阴，消灼津液，损伤脏腑，扰乱神明。

（2）腑气闭塞：热毒耗伤气机，消灼津液，而致大肠津液耗伤，传导失司，燥屎内结，阳明腑实，气机闭塞，上下不通，进一步加重热毒之势。

（3）瘀血阻滞：热毒耗伤阴血，血热煎熬则凝滞不行，致脉络阻滞，营卫气血津液输布贯通失司，脏腑功能紊乱，脏真受损。

（4）正气耗伤：热毒瘀血，互为交结，耗伤气血，损伤元阴元阳，最终导致精、气、神败伤，以至于阳脱阴竭，阴阳离决，生化欲熄。

（三）诊断与鉴别诊断

1. 临床表现

主症：喘促、心悸、腹胀满，急黄，浮肿无尿，呕血便血，烦躁、抽搐，甚则昏迷。

兼症：高热不退，或身热骤降，口干不欲饮，汗出，惊厥，疼痛，尿短赤或无尿，大便不通或者腹泻。

舌脉：舌质红绛，苔黄或者干燥少苔，脉象细数，或涩沉迟，或散大无根。

2. 鉴别诊断

中风　中风为病，猝然昏仆，可伴四肢逆冷，当与本病鉴别。但中风多有肝阳上亢病史，发作与情志激动有关，且伴有口舌歪斜，言语謇涩，言语不利，半身不遂等症。故与本病不难鉴别。

厥脱　脏竭后期亦可以出现厥脱证候。但厥脱为内科常见急症，多以面色苍白，四肢厥冷，冷汗出，欲呕欲便，神志淡漠，或突然昏仆，脉微欲绝或乱为特征，可以与本病相鉴别。

（四）中医证治

热毒内陷

·病机·热毒交争，邪损脏腑。

·证候·烦躁不宁，口渴，溺赤便秘，便下腐臭，神昏谵妄。舌红质燥，苔黄腻，脉细数。

·治法·清热解毒，醒神开窍。

·方药·白虎汤（《伤寒论》）合清热地黄汤（《医略六书》）。常用药物：生石膏、知母、水牛角、生大黄、牡丹皮等。若气息壅盛，喉间痰鸣，脉滑数者，可豁痰行气，方用涤痰汤，加用鲜竹沥、海浮石、石菖蒲、郁金等药。或醒脑静注射液 10～20 mL，用 5%葡萄糖注射液或 0.9%氯化钠注射液 250～500 mL 稀释后静滴；或痰热清注射液 20 mL，用 5%葡萄糖注射液或 0.9%氯化钠注射液 250～500 mL 稀释后静滴。痰浊阻滞兼咳逆喘促，身热但热势不高，舌苔腻而有浊垢，脉濡数者，治以豁痰醒神，方用黄连温胆汤和安宫牛黄丸加减，口服或鼻饲给药。

瘀血内阻

·病机·气机耗伤，瘀血内阻。

·证候·神志昏仆，牙关紧闭，面赤唇紫，或伴尿血便血。舌质暗红有瘀斑，苔少，脉象沉涩。

·治法·活血化瘀，条畅气机。

·方药·四逆散（《伤寒论》）合血府逐瘀汤（《医林改错》）。常用药物：柴胡、枳壳、青皮、赤芍、川芎、桔梗、川牛膝、三七粉等。如见面红头胀，气血逆乱于上，可潜阳泻火，加用石决明、钩藤、泽泻、夏枯草等。神昏谵语者，治以活血化瘀，开窍醒神，用羚角钩藤汤加减；瘀毒阻滞上焦，胸闷、气促、胸痛，甚至胸痛刺背，咳嗽气逆者，治拟活血化瘀，行气止痛，以口服或鼻饲血府逐瘀汤；瘀毒阻滞于中焦，腹痛、胁肋胀痛，甚者黄疸者，治拟活血化瘀，行气解毒，用膈下逐瘀汤加减;瘀毒阻滞下焦,小便短赤不利,涩痛不畅,甚者癃闭者,治拟活血化瘀,通淋利尿,用桃核承气汤加减;瘀毒阻滞于四肢肌腠,四肢肿痛青紫,或有红斑结节,或时有寒热者,治拟活血化瘀,舒筋活络,用桃红四物汤合阳和汤;瘀毒阻滞经络,肢体麻木疼痛,活动不利,甚至瘫痪者,治拟活血化瘀,通络止痛,用身痛逐瘀汤加减。或血必净注射液 100 mL,加入生理盐水 100 mL,在 30~40 分钟静滴完毕,每日 2 次。血必净注射液为中药材提取物,其中红花、赤芍、川芎、丹参、当归以活血化瘀;乳香、没药、三棱、莪术以破血消癥。

肺脾气虚

·病机·肺脾耗伤,气血亏虚。

·证候·久咳不止,咯痰清稀,气短而喘,少气懒言,面白无华,食少腹胀,便溏。舌淡,苔白滑,脉弱。

·治法·补肺健脾,益气养血。

·方药·六君子汤(《医学正传》)合参苓白术散(《太平惠民和剂局方》)。常用药物:人参、白术、茯苓、甘草、山药、白扁豆、薏苡仁、陈皮、半夏、桔梗等。若有血虚征象,可加用当归、川芎、何首乌等养血药物。出现咳痰、呼吸困难、胸闷等,严重者易发展成肺心病或呼吸衰竭等病症,危及患者生命安全,选择补中益气汤合补肺汤;或在西医常规治疗的基础上,加用玉屏风散颗粒,每日 3 次,每次 5 g,口服,或六君子丸,每日 2 次,每次 9 g。

心肾阳虚

·病机·毒损元阳,心肾俱虚。

·证候·心悸怔忡,形寒肢冷,神疲乏力,尿少肢肿,腰膝酸冷,唇甲青紫。舌淡紫,苔白滑,脉弱或沉细。

·治法·温肾利水,振奋心阳。

·方药·参附汤(《妇人大全良方》)合右归饮(《景岳全书》)。常用药物:人参、附子、肉桂、炙甘草、熟地、山茱萸、淫羊藿、补骨脂等。若水肿尤甚,可加用茯苓、猪苓、泽泻等。若出现阳气暴脱,四肢冰冷,冷汗淋漓,呼吸微弱,脉微弱欲绝,应立即益气回阳固脱,予参附注射液 20~40 mL,加入 5%葡萄糖注射液 50~100 mL,静脉注射。

阴阳俱脱

·病机·阴阳俱损,阳脱阴竭。

·证候·神志淡漠,面色无华,目呆口张,瞳仁散大,手足逆冷,尿少遗溺,自利清谷,身冷如冰。舌淡或绛,舌面少津,苔少或厚,脉微细欲绝。

·治法·扶正固脱,回阳救逆。

·方药·生脉散(《医学启源》)合参附汤(《妇人大全良方》)。常用药物:人参、麦冬、五味子、制附子、山茱萸等。如阳气欲脱明显者,重用人参、制附子,可加用肉桂;阴脱明显者,重用山茱萸、麦冬,可加用南北沙参等。若短时间内阴液大量迅速丢失,而见呼吸气促,口渴不饮,烦躁不安,肌肤热,手足温,两颧红赤,舌鲜红而干,脉细数无力,兼汗出热而黏者,为邪胜阴亡,治以生脉养阴,益气固脱,立即予生脉注射液 20~40 mL,加入 5%葡萄糖注射液 50~

100 mL，静脉注射，配合口服或鼻饲生脉饮或独参汤。

（五）中医辨析思路与方法

脏竭证多为各系疾病的危重阶段，或渐进而为，日积月累；或突发加重，危及生命，预后极差。具体辨证早期多实证或虚实夹杂，晚期多以虚证为主。若治疗及时得当，可短时间获得缓解或者趋于稳定。若反复发作，病程进展迅速，则可发生亡阴亡阳之脱证，甚至猝死。

1. 辨虚实

脏竭虚实主要从体质、声音、疼痛、舌苔脉象等几个方面加以鉴别。体质强壮者多从实证，体质羸弱者多从虚证；声高气粗者多为实证，声音低微多为虚证；疼痛拒按者多为实证，疼痛喜按者多为虚证；舌质苍老、脉象有力者，多为实证，舌质娇嫩、脉象无力者多为虚证。

有时疾病本质和现象也会出现不符合的复杂病症，即“至虚有盛候，大实有羸状”。例如，脾胃虚弱的患者，出现腹胀满、疼痛、脉弦等类似实证的症状，但若仔细辨别，会发现腹胀满，时轻时重，时发时止，与实证腹满持续拒按等不同，且见舌淡苔白、脉弦无力等更为佐证。又如，热结肠胃的实证患者，反而见精神沉默、不欲言语、不思饮食等类似虚证的表现。但仔细甄别，可以发现患者说起话来声高息粗，不思饮食和大便不通并见，说明因胃气不降而非脾胃虚弱，脉象沉迟有力、舌质红苔黄燥等实证可为佐证。

2. 辨亡阴亡阳证

脏竭到了危重阶段，可出现亡阴亡阳的危象。具体来说，亡阴证是指体内阴液严重丧失乃至枯竭的证候；亡阳是指体内阳气极度衰微而表现为阳气欲脱的危重证候。亡阴多因久病阴亏，或持续高热汗出、暴吐暴泄所致；亡阳多因久病阳虚，或暴病伤阳，或汗下失血、中毒外伤而

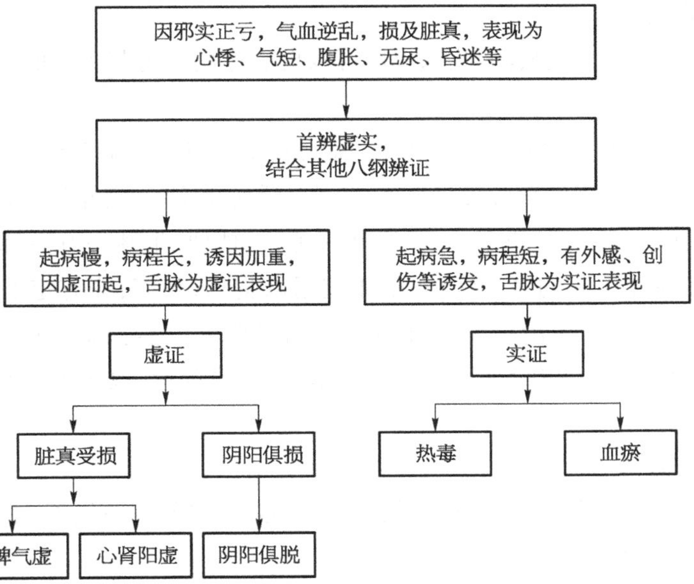

图 4　脏竭辨证思路要点

致阳气暴脱。临床表现方面,亡阴表现为汗热、味咸而渴,肌热肢温,皮肤干瘪,气粗烦扰,少尿无尿,舌红质干,脉虚大无力;亡阳多表现为冷汗淋漓,手足逆冷,肌肤不温,神志淡漠,呼吸气微,舌淡而润,脉浮数而空或微细欲绝。

特色方药浅析

(一) 经典方剂

根据脏竭证发生的病因病机,脏竭证中医辨证治疗的早期多以清热解毒、活血化瘀类方药祛邪为主,后期则以益气养阴、固本止脱扶正为法。

1. 清热解毒类

常用的有大承气汤、清瘟败毒饮等,其中大承气汤的应用最多,属于通腑解毒法范畴。

大承气汤:出自《伤寒论》。组成:大黄 12 g,芒硝 12 g,枳实 24 g,厚朴 9 g。功效主治:清泄实热,软坚散结,通腑攻下。可用于阳明腑实证,大便不通,热结旁流,下利清谷,里热实证之厥脱等。

研究指出,大承气汤保留灌肠,可以通过调控炎症因子水平发挥抗炎作用,从而改善因炎症所导致的胃肠动力障碍,改善肠道黏膜的通透性,调节肠道菌群,改善多器官功能障碍综合征(MODS)的胃肠道功能。另有研究提示,大承气汤还可改善患者肺血管通透性,对肺脏起保护作用;大承气汤还可以促进脑出血患者血肿的吸收,减轻脑组织水肿;大承气汤可降低系统性炎症反应综合征(SIRS)患者的内毒素水平,下调炎症介质,调节机体免疫状态,对 MODS 患者的免疫功能恢复和预后有重要的作用。

2. 活血化瘀类

经典代表方剂为血府逐瘀汤,临床应用可以血府逐瘀汤为基础,加减化裁,广泛应用于感染或者创伤导致的 MODS。

血府逐瘀汤:出自《医林改错》。组成:桃仁 12 g,红花、当归、生地、牛膝各 9 g,川芎、桔梗各 4.5 g,赤芍、枳壳、甘草各 6 g,柴胡 3 g。功效:活血化瘀,行气止痛。该方重用活血药物红花、桃仁、赤芍、川芎、当归,配伍柴胡、枳壳宽胸理气,桔梗、牛膝一升一降活血调气。本方广泛用于因胸中瘀血而引起的多种病证,临床应用以胸痛,头痛,痛有定处,舌暗红或有瘀斑,脉涩或弦紧为辨证要点,为治疗血瘀证胸痹心痛之要方。实验研究证明,桃仁和红花药对配伍能够降低血瘀模型大鼠全血黏度及纤维蛋白原的含量,改善血液流变,从而达到活血化瘀的功效。

3. 固本扶正类

主要功效为,或益气扶正,或养阴益气,或回阳救逆,或健脾益气等,主要方剂为四逆汤、生脉饮、六君子汤、参附汤等。

(1) *四逆汤*:参见“猝死”篇。

（2）参附汤：出自《妇人大全良方》。组成：人参 30 g，附子 9 g。功效主治：益气回阳救逆。用于各种急病之阳气暴脱或者久病虚极欲脱之证。

研究证明，四逆汤具有抗休克、改善血流动力学和改善脏器灌注的作用，同时可以调节血脂，预防动脉硬化，而且具备良好的调节免疫的作用。参附汤具有兴奋垂体-肾上腺皮质功能，抗休克作用，可以延长心肌耐缺氧时间，提高心肌收缩力，抗心律失常，而且能够增加冠脉血流量，抗脂质过氧化和具备调节免疫功能的作用。在 MODS 治疗之初就应扶助正气，所谓“正气存内，邪不可干”，而我们强调的“扶正固本”其积极意义在于强主逐寇，调动机体自身的抗病能力抵御邪毒，特别是截断和扭转危重患者的免疫抑制状态，或者是在危急时刻，提升机体自身的抵御能力，防止邪毒的进一步损害，改善预后。大量研究发现，扶正类中药多具有恢复患者机体正常免疫功能、抑制炎症因子释放、减轻心肌细胞损伤及改善机体灌注状态的作用。

（二）中成药

（1）安宫牛黄丸：参见“猝死”篇。

（2）生脉饮：出自《备急千金要方》。组成：人参 12 g，麦冬 12 g，五味子 9 g。功效主治：益气复脉，养阴生津。可用于气阴两虚，症见心悸气短、脉微出汗等，或者重症感染耗伤气阴，心力衰竭、心源性休克和多脏器功能障碍的危重患者。具有保护心肌、改善微循环、抗炎抗休克和调节免疫等作用。

（三）常用中药注射剂

（1）清开灵注射溶液：含猪牛羊胆酸、水牛角、黄芩、金银花、栀子、板蓝根等。功效：醒脑开窍。常用方法：每次 20～40 mL，加入 10%葡萄糖注射液 200 mL 或 0.9%氯化钠注射液 100 mL 稀释后使用，静脉滴注，每日 1 次。

（2）醒脑静注射液：为安宫牛黄丸改剂而成，含有牛黄、黄连、黄芩、栀子、郁金、麝香、冰片，每升含生药 1 g。功效：开窍醒神。常用方法：每次 2～4 mL，肌内注射，每日 1～2 次；或每次 10～20 mL，加入 5%葡萄糖溶液 250～500 mL 中，静脉滴注，每日 1 次。或遵医嘱。

（3）参麦注射液：每 10 mL 含红参、麦冬各 1 g。功效：益气养阴。常用方法：每次 20～100 mL，用 5%葡萄糖注射液 250～500 mL 稀释后使用，静脉滴注，每日 1 次。或遵医嘱。

（4）参附注射液：每升含人参总皂苷不少于 0.8 mg，乌头碱不高于 0.1 mg。功效：回阳救逆。常用方法：每次 20～100 mL，加入 5%～10%葡萄糖溶液 250～500 mL，静脉滴注，每日 1 次。

中医适宜技术

历代以来，中医积累了诸多的危重病急救方法，对于多脏器功能衰竭的救治方法，应该根据具体情况,综合使用之,兹梳理如下。

(一)毫针刺法

《针灸便览》指出,“缓病仍以方药治之,急症即以针法奏效”,说明急危重病外治针法的重要性。常用穴位以水沟、内关、涌泉为主,配以素髎、少冲、少泽、十宣等。

(二)艾灸法

可选用艾炷或者艾条直接灸或隔物灸。常用穴位有神阙、关元、气海、足三里等,可以达到通阳益气、醒脑开窍、回阳救逆等功效。

(三)雾化吸入法

雾化吸入法,指利用超声的雾化作用,使药液在气相中分散,将其变成雾化颗粒,通过吸入而达到治疗作用的一种治疗方法。多用于呼吸衰竭、呼吸窘迫的患者。

(四)灌肠法或结肠滴注法

灌肠法或结肠滴注法,是一种将药液从肛门灌入或者滴入大肠,以吸收药物而达到治疗目的的方法。常用大承气汤浓煎,适合于胃肠蠕动能力较差或肠功能衰竭,大便不通畅或无力排便的患者。

(五)药熨法

药熨法,又称热熨疗法,将药物(或掺入某些吸热药物)加热置于患者体表某些特定位置,进行热熨,以达到治疗目的。如吴茱萸、白芥子、清风藤等,制成散状,装入密封袋,加热至药物温度达60℃左右,再用毛巾包裹降温至40~50℃,热熨足三里、关元穴。

(六)止血法

将中药三七粉洒至纱布上,敷于病变部位以止血。

(七)刺络法

刺络法也称刺血术、放血疗法。常用穴位如尺泽、委中、少商等,可以起到除滞祛邪的效果。

经典医案赏析

(一)古代验案

由于古代尚无脏竭证这一病名,相关的验案多参见于厥证、脱证、虚劳、喘证等章节中,根据临床表现或者辨证可以参阅。

脏竭(喘胀)案

不吉歹元帅夫人,年逾五旬,身体肥盛。值八月中霖雨不止,因饮酒及潼乳过度,遂病腹胀喘满,声闻于外,不得安卧,大小便涩滞。气口脉大,两倍于人迎,关脉沉缓而有力。因思霖雨之湿,饮食之热,湿热大盛,上攻于肺,所谓盛则为喘也。邪气盛则实,实者宜下之,为制平气散。《黄帝内经》曰:"肺苦气上逆.急食苦以泻之。"白牵牛苦寒,泻气分湿热上攻喘满,故用二两,半生半熟以为君;陈皮苦温,体轻浮理肺气,用五钱;青皮苦辛平,散肺中滞气,用三钱以为臣;槟榔辛温,性沉重,下痰降气,亦用三钱;大黄苦寒,荡涤满实,用七钱以为使。末服三钱,生姜汤调下,两服而喘愈止。有胸膈不利,烦热口干,时时咳嗽,以泻白散加知母、黄芩、桔梗、青皮痊愈。

按语:本案出自清代俞震《古今医案按》中元代罗谦甫医案。本案为素体肥胖,遇到阴历八月下雨不止,环境潮湿,加之食用热性食物,湿热隆盛,上袭于肺,导致喘促不止,不能平卧,大小便少。由其症状类似今心、肺功能不全之症,予以平气散(白牵牛、陈皮、青皮、槟榔、大黄)生姜调服,泻热降气化痰而愈。

(二) 现代经验

1. 脏竭(阴竭阳脱)案

张某,男,86岁。喘促反复发作40年,加重伴尿少肢肿1周。患者既往有慢性阻塞性肺疾病40余年,每逢季节转变或感染时诱发,平素间断服用止咳化痰平喘类药物,病情尚平稳。另有冠心病史20年,2年前曾安装冠脉支架一枚。1周前因受凉感冒后出现咳嗽咯痰,气急喘促加重,并出现尿少肢肿,夜间不能平卧,故送来医院就诊。入院时相关检查提示:血常规检查,白细胞 12.3×10^9/L,中性粒细胞百分比86%;血气分析,氧分压56 mmHg;生化检查,ALT 78 U/L,AST 123 U/L,肌酐165 μmol/L,尿素氮13.6 mmol/L,BNP 1 300 mg/L。胸片提示:两肺炎症,胸腔积液。考虑病情危重,收入重症病房。刻下患者见:脏竭,痰液壅盛,胸闷气短,腹胀,纳差,小便少,肢体浮肿,双下肢尤甚。舌淡胖苔薄,脉滑数。中医诊断:脏竭(阴竭阳脱)。西医诊断:慢性阻塞性肺疾病继发感染;冠状动脉粥样硬化性心脏病,支架安装术后;多脏器功能衰竭。急救处理:持续低流量给氧,抗炎解痉、利尿扩冠等。中医治则:温阳利水,开肺平喘。拟用真武汤和葶苈大枣泻肺汤加减。药用:葶苈子30 g,大枣9 g,生姜6 g,炮附子9 g,山茱萸30 g,红参30 g,当归30 g。3剂,浓煎100 mL顿服。

3日后复诊:肢体浮肿明显减退,喘促缓解,舌淡苔薄黄,予枳术丸加减以理气健脾,条畅气机,以利肺肾。药用:生白术30 g,炒枳实12 g,全瓜蒌30 g,清半夏12 g,黄连6 g,荷叶9 g。继续服药5日。

三诊:患者见气短,腹胀,小便少,便秘,舌淡,苔白腻,脉濡细。此为肾虚气化不利,治以温肾益气化痰。药用:当归30 g,熟地15 g,生白术15 g,全瓜蒌30 g,陈皮9 g,清半夏12 g,茯苓15 g,西洋参15 g,肉桂3 g。继续服用5日,患者症情各项指标好转,后转入呼吸科病房续贯治疗。

按语:本案出自陈伟医案。初诊患者辨证为上实下虚、肺肾同病,当应补肾泻肺、温阳利水治法;后期为脾肾不足,故应以扶正为主,温阳健脾,行气利水为法。

2. 脏竭(气阴虚脱)案

夏某,女,78岁。既往高血压、冠心病史,此次因“突发头痛伴右侧肢体活动不利1日”入院。查CT提示“左基底节区急性脑梗死”,入院后予以常规脱水、清除自由基、营养脑细胞,抗血小板及活血化瘀,降血压等治疗。入院后因饮食呛咳,致误吸引起吸入性肺炎,常规抗炎化痰治疗无效,并出现应激性溃疡,上消化道出血,出现呼吸衰竭,神志昏迷,小便量少。相关实验室检查提示,患者出现多脏器功能不全。在常规西医治疗基础上,寻求中医药联合治疗。四诊表现:神昏高热,肢体无力,呼吸急促,舌质红干,苔少,脉滑数。请胡镜清会诊。中医诊断:脏竭(热毒炽盛,气阴虚脱)。西医诊断:多脏器功能衰竭,脑梗死。拟清热解毒开窍,益气养阴为法,予以安宫牛黄丸。考虑患者有消化道出血,故不宜大量内服安宫牛黄丸,开辟三条给药通道:1/3粒用于鼻饲,1/3粒做成药饼贴于肚脐神阙穴位,1/3粒做成药饼贴于足底涌泉穴位。同时予以痰热清40 mL稀释后静脉滴注,每日1次。3日后患者苏醒,仍时有发热,舌质红,苔少,脉细数。继续生脉饮加用滋阴清虚热药物,同时静脉滴注参麦注射液。5日后,体温平,大便隐血转阴。患者仍见神疲乏力,面色苍白,干咳无力,舌质淡苔少,脉细。予以六君子汤和参苓白术散,补益肺脾,益气养血。再服5日后,患者症情明显缓解。

按语:本案出自胡镜清医案。早期热毒内陷,痰蒙清窍,故应予以清热解毒开窍,祛邪为主;中期阴虚生内热,故应予以滋阴清热为主;后期脾肺气虚,血虚正亏,故予以健脾益肺,益气养血,以调护正气。

各家论述辑要

(一)秦汉时期

中医学中无脏竭证的相对应名称,秦汉之前中医文献中有与多脏器功能障碍综合征相关的脏腑功能损害或衰竭的记载,如“厥脱、心悸、喘证、关格、急黄、肠痹、腹胀满、血证、消渴、虚证、虚劳”等。有关这些病名的症状描述与西医相关器官或系统功能不全或衰竭的临床表现有许多相似之处。有的一个中医病名包含西医学中多个器官或系统功能不全或衰竭的表现,如“喘证”的症状描述类似于心功能不全和呼吸功能不全;也有某一个器官或系统功能不全或衰竭的表现,分散在多个中医病名之中,代谢功能不全类属于中医学“消渴、虚证、虚劳”范畴。

《黄帝内经》把这一类发病急、病情重的疾病称为“暴病”“暴急”“卒中”。从病证频率和脏腑受累的频率与病死率的统计情况看,所有的患者都具有两个以上病证,最多者达六个病证，每一患者的受累脏腑均在两个以上，甚则五脏俱伤，且随受累脏腑数目的增加而病死率升高。这与现代医学认识的受累系统器官数目越多，病死率越高的报道相吻合。《素问·阴阳应象大论》所云“壮火之气衰”“壮火食气”；《素问·玉机真脏论》中曰“气虚身中，卒至五脏绝闭，脉道不通，气不往来，譬如坠溺，不可为期”，指出了正气亏虚为多脏器功能障碍综合征发病之本。

一般多脏器功能障碍综合征涉及受损的器官或系统达2个或2个以上。而中医文献中也有许多脏腑兼病辨证的记载，如“心肾阳虚、心肺气虚、心脾两虚、心肝血虚、肝肾阴虚、肝胃不和、脾肾阳虚、脾肺气虚、肺肾阴虚”等。中医五行学说中，五脏分属五行，五脏在生理上相互联系，在病理上相互影响，通过五行之间生克乘侮，本脏之病可以传至他脏，他脏之病也可以传到本脏。如属于“母病及子”的“肝肾精血不足”，属于“子病犯母”的“心肝血虚”，属于“相乘”关系的“肝气横逆犯胃、犯脾”，属于“相侮”关系的“肝火犯肺”。《难经·七十七难》说，“见肝之病，则知肝当传之于脾，故先实脾气，无令得受肝之邪”，强调了脏腑之间在发病上的病理关联，辨证治疗上应当采用中医“治未病”和“防传病”思想，早期重在调补肺脾之气，后期应顾护元阳之气。

两汉时期，张仲景以外感疾病为基础，对于危重病的状态和各状态之间的关系，以一种恒动的、辩证的、整体的观点论述，提出了“传变”“合病”“并病”“直中”等观点，建立了一种高层次的辨证体系，即“六经辨证体系”。唐代孙思邈在《备急千金要方》和《千金翼方》中，记录了“犀角地黄汤”“苇茎汤”“温胆汤”等重要急救方剂。同时，他倡导综合治疗，内服和外用药物结合，使用内服汤剂、熏洗、敷贴，以及针灸、按摩和药物相结合等多种方法。

（二）隋唐宋金元时期

中医学的整体观强调了人体是一个以五脏为中心、经络为通道的统一整体，构成人体各部分的组织之间。在生理上存在着有机联系，在功能上相互协调、相互为用，在病理上相互影响的。到了唐宋时期，按照中医三因发病理论引起“多脏衰”一证的常见病因有：外因，感受风寒暑湿燥火六淫之邪，或疫病、瘟毒及四时不正之气；内因，喜怒忧思悲恐惊七情的骤然变化；或暴饮暴食劳倦所伤，或素体虚衰的不内外因，如跌打损伤、意外伤害等。以上病因可导致脏腑功能失调，气血津液紊乱而致阴阳之气不相顺接，发为脏器衰败的逆转危候。如大吐、大泄、大汗出、大失血、外伤、中毒、伤精、久病不愈等均能致阴血津耗损或阴液暴失，继则阳损及阴或阴损及阳，阴阳失衡而发为“五衰”病。再如感受温热毒邪，传变迅速，易营血逆传心包，内陷脏腑，使脏气耗伤，正虚邪实，气滞血疲，阴阳逆乱，而致衰竭之候，阴津大伤致亡阴，继而出现阴脱阳气大伤，导致亡阳而出现阳脱。最终，由于阴阳严重衰竭而致阴阳离决死亡。其发病特点是起病急，变化快，有并发症，病情危重。

金元时期，“攻邪派”张从正所著《儒门事亲》一书，采用汗、吐、下三法，攻邪中病即止。李杲著《脾胃论》一书，根据“土者生万物”，提出“内伤脾胃，百病由生”，成为“补土派”代表。在重病方面，多以补益脾胃、升阳气为主。朱丹溪著《丹溪心法》等书，指出“阳常有余，阴常不足”,重视固护人体阴液的重要性,主张“滋阴降火”,后世尊为“滋阴派”。

（三）明清时期

明清时期张景岳提出,对于急重症的治疗以阴阳虚实定纲目,再按病机、证候分证论治,提纲挈领,便于掌握。对于药物的使用,主张用药效捷,并用人参、熟地、附子、大黄为药中四雄。

脏竭证为多个脏器功能相继或同时衰竭。五脏之为病,病程上多有先后传变之分,启动脏腑为肺,枢纽脏腑为肾,演变规律是肺-心-脾-肝-肾。《温病条辨》载:“在上焦有二,一曰肺之化源绝者死;二曰心神内闭,内闭外脱者死。在中焦有二,一曰阳明太实,土克水者死;二曰脾郁发黄,黄极则诸窍为闭,秽浊塞窍者死。在下焦者则无非热邪深入,消烁津液,涸尽而死也。”强调了三焦的传遍规律,同时,脏竭证病机也被认为本质属本虚标实之证,常常演变规律是实热证/单纯实证-虚实夹杂-气阴两虚/虚热证-亡阴亡阳证。治疗上更应遵从“扶正”与“祛邪”并重、“调整阴阳”、“补气养阴”、“保胃气存津液”等思想。注重脏腑兼病辨证,辨别脏与脏、脏与腑之间的关系和传变。脏腑兼病或者传变有一定的内在规律,常常具有表里、生克和乘侮的关系。在脏腑兼病时,辨证应该分清发病脏腑之间的因果关系,这样治疗才能分清主次。如心肾阳虚、脾肺气虚、肝郁脾虚、心脾两虚等。

王清任提出“治病之要诀,在明白气血”,他尤其重视气虚和血瘀二者的相互关系,提出了补气活血和逐瘀活血两个治疗原则,创立了“补阳还五汤”“血府逐瘀汤”等著名方剂。

（四）近现代

自20世纪70年代起,天津市急救医学研究所就开始了以中西医结合方法治疗的探索,并最早发现菌体溃解后产生的内毒素会进一步加重对脏器功能的损伤,从而提出了中西医结合治疗的“菌毒并治”理论体系。以此理论为指导,在对发病机制进行深入研究的同时,使得对中医辨证分型及治疗也得到了规范及完善,逐步形成了“四证四法”的辨证治疗原则,即活血化瘀治疗血瘀,清热解毒法治疗毒热证,扶正固本法治疗急性虚证,通里攻下法治疗腑气不通证。也有学者提出不同观点,认为脏衰证可分为5型,包括:热陷心营症见高热神昏,烦躁谵语,重则昏聩不语,或斑疹出血,或有抽搐,舌红绛、苔黄燥,脉滑数或细数。治宜清心开窍,泄热护阴。方选清营汤。真阴衰竭症见神恍惊悸,面色潮红,汗出如油,口渴欲饮,身热心烦,舌嫩红、光剥干枯无苔,脉虚数而结代。治宜育阴潜阳,救护固脱。方选三甲复脉汤加减。阳气暴脱症见神情淡漠,面色苍白,四肢厥冷,冷汗淋漓,息微唇闭,体温不升,尿少或无尿,舌淡少苔,脉微欲绝。治宜益气回阳,敛阴固脱。方选参附汤、独参汤、四逆汤加减。心气衰微症见怔忡不安,形寒心惕,精神倦怠,面㿠肢冷,声微少气,气促胸闷,舌淡,脉细而促或结代。治宜补养心气,益气补血。方选炙甘草汤、归脾汤。气滞血瘀见胸闷不舒,唇甲青紫,皮肤瘀斑,腹胀,呕血,便血,舌黯紫,脉沉细而涩。治宜理气救逆,活血化瘀。方选四逆汤、血府逐瘀汤、紫地宁血散。

现代研究概要

中医药对脏竭症的认识从《黄帝内经》时就有记载,《伤寒论》对伤寒热证的急性发病及其传变机制有了较为详尽的描述,有学者通过对《伤寒论》的研究发现,其发病机制与MODS相似,从六经传变是MODS的始动因素、三急下证是MODS病程中的重要环节、蓄血证是MODS的典型表现3个方面阐述了相关理论。王今达等通过多年研究提出了MODS中西医结合治疗的"菌毒并治"理论体系,并通过相关的实验研究,探讨MODS的发病机制,逐步形成了"四证四法"的辨证治疗原则,即活血化瘀法治疗血瘀证、清热解毒法治疗毒热证、扶正固本法治疗急性虚证、通里攻下法治疗腑气不通证。此后北京重大课题协作组对中西医结合证型诊断标准进行了规范,其中包括实热证、热夹湿证、热盛伤阴证、血瘀证、腑气不通证、厥脱证等。以上两个诊断标准是目前国内关于MODS中西医结合证型诊断标准中最具有代表性的。针对以上MODS中西医结合证型的总结,我们是否可从中医基础理论和病因学再深入思考:作为病理产物和致病因素瘀已得到了认同,那么痰作为另一病理产物和致病因素是不是也影响着MODS的发生、发展?痰与瘀两者关系密切,痰为津液不化的病理产物,瘀是人体血运不畅或离经之血留而不去的病理产物。在生理上,津与血同源于水谷精微,且津为血液重要组成部分,故有"津血同源"之说,病理上会导致"痰瘀相关"。如清代唐容川"血积既久,亦能化为痰水""瘀血化水,亦发水肿"之论。痰与瘀虽然互为因果,易兼夹为患,但仍多为单独出现,在临床辨证上又有不同之处。痰证虽见症多变,然又以苔厚、脉弦或滑为常见;瘀证几乎必见局部定点刺痛或舌质紫暗,有瘀点、瘀斑,脉涩之类特征性表现。痰可分为有形与无形两大类。有形之痰指咳嗽咯痰之痰,停于肺,影响肺的肃降功能;无形之痰可随气机升降停积于机体任何部位,若影响到神志方面,出现多寐、少寐、昏、癫、狂、痴、痛等临床表现,可形成"痰蒙神窍""痰火扰心"之证,此之痰无形质可见,不易察觉且变化多端,只能从证测知。

同时,从以上两个MODS的中西医结合证型诊断标准的研究,我们可以看出两个研究城市均在北方,处于相似地域,人们有着相似的生活习惯,体质结实、腠理致密,多饮酒食肉,而其气寒冷,其病多外寒而里热,有着"寒包火"的致病特点,治宜散其外寒、凉其里热。而南方温热多雨,依山傍水,沼泽较多,人们多食鱼而嗜咸,腠理疏松,易阳气外泄,故生内寒,有"多虚寒"的致病特点,治宜敛其阳气、温其内寒。根据中医学"三因治宜"的特点,该标准是否符合南方地域患者,标准的完善是否还应该考虑到地域性、患者体质特点,还有待于进一步商讨。

治未病理论在MODS诊疗中的应用。"治未病"思想是中医学理论体系的重要组成部分,是最理想的积极措施,其精神实质有两方面含义,一是"未病先防",即在未病之前采取各种措施积极预防,防止疾病的发生;二是"即病防变",即已病之后运用多种手段防止疾病的发展、传变,即"先安未受邪之地"。从MODS的更新和发展,我们可以看出该综合征具有一定的层次性、传变性。对于MODS而言,严重损害已经发生,疾病已经存在,表现为多个脏器功能障碍的相继出现。脏器功能受损越多,病情越重,死亡率越高,所以"既病防传"在MODS的防治中显得尤为重要。中医学从整体上认识人体的生理和病理,并总结出疾病的发生、发展、传变规律,如伤寒之六经传变,温病之卫气营血、三焦传变,内伤疾病之五脏传变、脏与腑表里传变、经络传变等。所以临床上应根据 MODS 相关的 7 个脏器、系统功能障碍情况,从整体观念出发,根据发病原因,从首先累及的脏器以及其他脏器基础功能情况预见疾病传变的可能性。在 MODS 病程中其他脏器、系统未出现障碍之前,提前采取有效的措施,保护好可能出现障碍的脏器、系统,减轻脏器、系统的功能障碍程度或减少功能障碍脏器、系统的发生,防止"二次打击"出现的"瀑布反应",将极大地提高临床疗效及临床治愈率。同时,脏腑正常功能皆依赖胃气,胃气与机体抗病能力、机体免疫力有重要关系。研究认为,胃肠功能障碍常成为 MODS 的始动环节和中心器官,甚至是 MODS 的发动机。当胃肠功能障碍,甚至出现衰竭时,就出现胃肠屏障功能的破坏,使肠道的内毒素进入血液循环,促使 SIRS/MODS 的发生,因此保护胃气在 MODS 中有着非常重要的意义。脾胃属中焦,为气机升降、调畅的枢纽,脾胃为后天之本,故当以保护胃气贯穿 MODS 的始终。中医的保护胃气与现代医学的肠外营养支持有着很大的区别,与肠内营养相近。由此可见,胃气保护得好坏将影响 MODS 的预后。

辨证施治强调 MODS 的个体化治疗。中医学以整体、动态和辩证的思维方式认识生命与疾病的复杂现象。中医的辨证论治实际包括两种意义:一是按证论治,即有是症必用是药;另一种是审察病机,审证求因。MODS 的临床表现(症)是多种多样的,因而决定了用药组方的差异性。另外,同一个临床表现,如热毒证的发热,其病因可能是外感,也可能是内伤,"因"的不同,就决定了治疗的不同。从这两个角度去思考 MODS 的治疗,应该更多讲究个体化治疗,即中医学的"同病异治"。从"四证四法"到 MODS 患者,可以在 MODS 的不同阶段出现不同的证,可以从热证的控制不理想,演变为血瘀证或腑气不通证,因此在 MODS 的治疗过程中,应该更突出辨证施治的重要性,强调个体化的治疗方案。有学者认为,"病中求证,证中求病"是辨证与辨病结合发展的方向。在病证研究中,总结出"同病类证",即同一疾病的患者,从中医看具有相同或类似的主证,只是兼夹证有所差异,并相应提出"同病类治"。可以看出,对"证"的认识目前的研究更多是将辨证和辨病相结合,这些理论是否适合指导 MODS 的防治、是否能在 MODS 的防治中更好地发挥中医药在病证结合治疗中保持辨证施治的优势和个体化治疗的特色,尚有待于更多学者的研究。因为 MODS 并不是具体的某一疾病,而是一组复杂的症候群。中医药在 MODS 治疗的某些方面已经显示出独特的优势,成为 MODS 治疗中不可缺少的干预措施。如何更加合理地运用中医理论及治疗原则,采用"实则泻之"使病势得以控制,继之"扶正祛邪"使功能障碍的脏器、系统功能得以恢复,增加机体免疫调理功能;同时因地、因人实行阶段性、个体化原则,"补其不足、损其有余",使各个器官达到一种阴阳平衡的稳态趋势,是今后研究的方向。

中医药在治疗 MODS 方面要有所作为或突破,还需要更新思维,借助现代医学新技术、新方法和新药物,进一步发掘中医"辨证论治、整体观、同病异治、异病同治、扶正祛邪、个体化治疗"等思维方法,为 MODS 防治寻求新的思路。

在中医药的临床和实验研究方面,主要集中在以下几类药物。

1. 清热解毒类

王今达经验方血必净制备的注射液,对内毒素诱导的组织及内皮细胞超微结构损伤具有明显保护作用,高剂量作用更强,可以起到早期保护组织、防治多脏器功能衰竭的作用。陈伟等研究脑出血后继发 MODS 的患者在常规治疗的基础上,增加应用清开灵注射液(由牛黄、水牛角、黄芩、金银花、栀子等提纯而成)来加强清热解毒的效果,结果发现清开灵治疗组在改善心率、体温、白细胞计数、纠正 MODS 及降低病死率方面均优于对照组。提示清开灵可纠正高血压脑出血后脏器损伤,防止进一步发展为多脏器功能衰竭,降低死亡率。相关的药物实验研究表明,黄芩、黄连、黄柏和栀子等清热解毒的方药均具有拮抗内毒素的作用,但起效迟缓,不及血滤疗法可以迅速清除多种炎性介质,抗菌作用也不及抗生素。

2. 通腑泻下类

通腑泻下治法常用于脓毒症引起的多脏器功能衰竭,特别是对于实热证。研究发现,大承气颗粒可以明显改善多脏器功能损伤患者的临床症状,降低并发症发生率,促进脏器功能恢复,预防或减少 MODS 的发生,改善预后,降低病死率。邱奇等发现大承气颗粒具有清除氧自由基、减少炎症因子等作用,对感染所致的 MODS 患者具有整体调控作用,有利于阻断其病情的恶化,并使病情向好的方向转化。另外,采用大黄生用且大剂量,为峻下瘀热要方,也取"急下存阴"之意;反之,对于 MODS 后期表现为脏虚者,用制大黄且小剂量,促进胃肠蠕动,起缓泻作用,通过促进肠道排出内毒素、炎症介质等,改善肠的血流灌注,改善高凝状态。

3. 活血化瘀类

炎症反应是整个 MODS 发生发展的一部分,而且根据血瘀证的概念,严重的炎症反应常伴有严重的血瘀证存在。长期的研究发现,MODS 的患者均有严重的瘀血症存在,脉络阻滞是 MODS 的发病之本。丹参注射液由丹参、降香经提取而来,有活血化瘀、理气开窍等功效。徐杰军等研究发现,丹参注射液可明显提高 MODS 患者的抢救成功率,降低死亡率,缩短其疗程。陈伟等研究发现,用化瘀方(丹参 30 g,大黄 15 g)可以降低脓毒症患者血清 IL－1、IL－6、TNF－α 等炎性因子的表达,可以减轻心肌损伤,保护心脏功能。其作用机制可能是通过抑制 TLR4 介导的炎症反应实现的。郭星昌等发现,血府逐瘀汤在一定程度上可提高机体抗氧化酶活性,降低脂质过氧化,从而阻止炎症进一步发展,对脓毒症致 MODS 有积极作用。

4. 扶正固脱类

目前临床上的扶正类中药,或益气扶正,或养阴益气,或回阳救逆,或健脾益气等,主要为参附注射液、参麦注射液、生脉注射液及四逆汤、六君子汤等。大量研究发现,扶正类中药多具有恢复患者机体正常免疫功能、抑制炎症因子释放、减轻心肌细胞损伤及改善机体灌注状态的作用。如参麦注射液可抑制脓毒症大鼠 TNF－α、IL－6 的表达,提高 IgG 水平,从而改善患者免疫情况。有研究证实,在 MODS 初期就使用益气扶正类中药对稳定患者病情有较好疗效。如徐小云等发现,对脓毒症患者持续泵入参麦注射液后,患者体温、呼吸频率、心率、血乳酸、ALT、BUN、Cr、CK－MB、白细胞计数、CRP、PCT、TNF－α 等水平降低,可以起到稳定患者的生命体征,调节其免疫功能的作用,从而一定程度上防止多器官功能衰竭等严重并发症的发生。

健脾益气化痰的中药能增加体内免疫球蛋白、补体等而增强机体免疫力，并能促进纤毛运动，增强肺支气管的抗感染和抗损伤能力，促进损伤修复，对于中后期患者的脱机、心肺功能的恢复以及感染的控制非常有效。

（孙鑫）

参考文献

[1] 黄文利. 中医中药救治多器官功能障碍综合征治则探讨[J]. 四川中医，2001，10(6)：12－13.

[2] 顾群. 对多脏器功能失常综合征中医辨证施治作用机制的认识[J]. 河北中医，2002，24(4)：279－281.

[3] 曹书华，王今达. 多器官功能障碍综合征中西医结合诊疗标准的探讨[J]. 中国中西医结合急救杂志，2005，11(5)：259－263.

[4] 孔立，卢笑晖，江涛. 全身炎症反应综合征的根本病机是气机逆乱[J]. 中国中西医结合急救杂志，2005，12(6)：62－63.

[5] 倪锦，潘耀东. 多器官功能障碍综合征研究进展[J]. 现代临床医学生物工程学杂志，2004，10(4)：364－366.

[6] 胡森，高飞. 中医药防治多器官功能障碍综合征回顾与展望[J]. 中国中西医结合急救杂志，2001，8(6)：323－325.

[7] 王士雯，钱小顺. 老年人多器官功能衰竭肺启动的研究进展[J]. 中华老年医学杂志，2005，24(4)：313－316.

[8] 梁俊雄，翁书和，陈镜合. 通里攻下法防治多器官功能障碍综合征的研究进展[J]. 广州中医药大学学报，2004，21(1)：69－72.

[9] 陈德昌，景炳文，杨易兴，等. 大黄对创伤后危重病脓毒症患者的治疗作用[J]. 中华创伤杂志，2003，19(1)：17－19.

[10] 戴锡珍，高淑文. 黄连解毒汤体外抗内毒素作用的实验研究[J]. 中国中医基础医学杂志，2000，6(5)：31－32.

[11] 陈伟，袁媛，何龙泉，等. 清开灵注射液对高血压脑出血全身炎性反应综合征的干预作用[J]. 中医药临床杂志，2005，17(5)：463－464.

[12] 曹书华，王今达，李银平. 从"菌毒并治"到"四证四法"——关于中西医结合治疗多脏器功能障碍综合征的辨证思路的深入和完善[J]. 中国危重病急救医学，2005，17(11)：641－643.

[13] 张畔，曹书华，崔克亮，等. 血必净对多器官功能障碍综合征单核细胞 HLA－DR 表达影响的研究[J]. 中国中西医结合急救杂志，2002，9(1)：21－23.

[14] 孙鑫，张强，陈伟. 化瘀方对脓毒症大鼠 TLR4 介导的炎症反应和心肌损伤的保护作用和机制研究[J]. 时珍国医国药，2015，26(9)：2113－2118.

[15] 郭昌星，杨兴易，林兆奋，等. 血府逐瘀汤对全身炎症反应综合征患者氧自由基的影响[J]. 中国中西医结合急救杂志，2002，9(4)：228－229.

[16] 张良成. 创伤和失血性休克后肠道屏障功能不全及其与 MODS 发生的关系[J]. 国外医学·麻醉学与复苏分册，2001，22(4)：237.

[17] 邱海波，于凯江. 重症医学—2013[M]. 北京. 人民卫生出版社，2013：79－88.

[18] Exline M, Crouser ED. Mitoehondrial mechanisms of sepsis-induced organ failure[J]. Front Biosci, 2008, 13(13)：5030－5041.

[19] 管向东，陈德昌，康焰，等. 重症医学—2019[M]. 北京：中华医学电子音像出版社，2019，17－20.

心　悸

中医诊疗基础

（一）基本概念

心悸是由于气血阴阳亏虚，或水饮瘀血停滞，心脉不畅，心失所养，而引起的以心慌不安，心跳剧烈，不能自主为主要表现的病证。心悸因惊恐、劳累而发，时作时止，病情较轻者为惊悸；若心中悸动连绵不休，气短身虚，病情重者为怔忡。惊悸日久不愈者可转为怔忡。本病可见于任何年龄，但以中老年者居多，四季均可发病，以冬春为多见。

西医各种心血管疾患、部分神经症和一些药物引起的心律失常可参照本病救治。

（二）病因病机

心悸的发生多因体质虚弱、饮食劳倦、七情所伤、感受外邪及药食不当等，以致气血阴阳亏损，心神失养，心主不安，或痰、饮、火、瘀阻滞心脉，扰乱心神。

（1）体虚劳倦：禀赋不足，素体虚弱；或久病伤正，耗损心之气阴；或劳倦太过伤脾，生化之源不足，致气血阴阳亏损，脏腑功能失调，心神失养，发为心悸。如《丹溪心法·惊悸怔忡》所言："人之所主者心，心之所养者血，心血一虚，神气不守，此惊悸之所肇端也。"

（2）七情所伤：平素心虚胆怯，突遇惊恐，忤犯心神，心神动摇，不能自主而发心悸。《济生方·惊悸论治》云："惊悸者，心虚胆怯之所致也。"长期忧思不解，心气郁结，阴血暗耗，不能养心而心悸；或化火生痰，痰火扰心，心神失宁而心悸。此外，大怒伤肝，大恐伤肾，怒则气逆，恐则精却，阴虚于下，火逆于上，动撼心神亦可发为惊悸。

（3）感受外邪：风、寒、湿三气杂至，合而为痹。痹证日久，复感外邪，内舍于心，痹阻心脉，心血运行受阻，发为心悸。或风寒湿热之邪，由血脉内侵于心，耗伤心气心阴，亦可引起心悸。温病、疫毒均可灼伤营阴，心失所养，或邪毒内扰心神，如春温、风温、暑温、白喉、梅毒等病，往往伴见心悸。

(4) 饮食劳倦：嗜食醇酒厚味、煎炸炙煿，蕴热化火生痰，痰火上扰心神则为悸。正如清代吴澄《不居集 · 怔忡惊悸健忘善怒善恐不眠》云："心者，身之主，神之舍也。心血不足，多为痰火扰动。"

(5) 用药不当：药物中毒药物过量或毒性较剧，损害心气，甚则损伤心志，引起心悸。如中药附子、乌头，或西药锑剂、洋地黄、奎尼丁、肾上腺素、阿托品等，当用药过量或不当时，均能引发心动悸、脉结代一类证候。

心悸病位在心，与肝、脾、肾、肺等脏腑关系密切，病机不外乎气血阴阳亏虚，心失所养，或邪扰心神，心神不宁。如心之气血不足，心失滋养，搏动紊乱；或心阳虚衰，血脉瘀滞，心神失养；或肾阴不足，不能上制心火，水火失济，心肾不交；或肾阳亏虚，心阳失于温煦，阴寒凝滞心脉；或肝失疏泄，气滞血瘀，心气失畅；或脾胃虚弱，气血乏源，宗气不行，血脉凝留；或脾失健运，痰湿内生，扰动心神；或热毒犯肺，肺失宣肃，内舍于心，血运失常；或肺气亏虚，不能助心以治节，心脉运行不畅，均可引发心悸。

心悸的病理性质主要有虚实两个方面。虚者为气、血、阴、阳亏损，使心失滋养，而致心悸；实者多由痰火扰心，水饮上凌或心血瘀阻，气血运行不畅所致。虚实之间可以相互夹杂或转化。实证日久，病邪伤正，可分别兼见气、血、阴、阳之亏损；而虚证也可因虚致实，兼见实证表现。临床上阴虚者常兼火盛或痰热；阳虚者易夹水饮、痰湿；气血不足者，易兼气血瘀滞。心悸初起以心气虚为常见，可表现为心气不足，心血不足，心脾两虚，心虚胆怯，气阴两虚等证。病久阳虚者则表现为心阳不振，脾肾阳虚，甚或水饮凌心之证；阴虚血亏者多表现为肝肾阴虚，心肾不交等证。若阴损及阳，或阳损及阴，可出现阴阳俱损之候。若病情恶化，心阳暴脱，可出现厥脱等危候。

（三）诊断与鉴别诊断

1. 临床表现

(1) 自觉心中悸动不安，心搏异常，或快速，或缓慢，或跳动过重，或忽跳忽止，呈阵发性或持续不解，神情紧张，心慌不安，不能自主；可见数、促、结、代、涩、缓、沉、迟等脉象。

(2) 伴有胸闷不舒，易激动，心烦寐差，颤抖乏力，头晕等症。中老年患者，可伴有心胸疼痛，甚则喘促，汗出肢冷，或见晕厥。

(3) 发病常与情志刺激如惊恐、紧张，以及劳倦、饮酒、饱食、服用特殊药物等有关。

心悸患者应做心电图检查。心电图是检测心律失常有效、可靠、方便的手段，必要时行动态心电图、阿托品试验等检查。临床配合测量血压、X 线胸部摄片、心脏超声检查等更有助于明确诊断。

临床依据脉搏节律和(或)频率异常而分为三种类型。① 脉率过速：静息状态，脉搏频率超过 100 次/分钟以上者，或运动中 160 次/分钟以上，出现数脉、疾脉或促脉者。② 脉率过缓：静息状态，脉搏频率低于 60 次/分钟以下，或睡眠状态脉率低于 40 次/分钟以下，出现缓脉或迟脉者。③ 脉律不齐：无论在静息或活动状态，脉律不整，出现结脉或代脉者。

2. 鉴别诊断

本病可与真心痛、奔豚相鉴别。

真心痛　真心痛常与心悸同时出现，除见心慌不安外，必以心痛为主，多呈心前区或胸骨后刺痛，牵及肩胛背部，甚者心痛剧烈不止，唇甲发绀，或手足青冷至节，呼吸急促，大汗淋漓。

奔豚　奔豚也因惊恐得之，发作之时，亦觉心胸躁动不安。其鉴别要点在于：心悸自觉心中剧烈跳动，发自于心；奔豚乃上下冲逆，发自少腹。如《难经·五十六难》曰“发于小腹，上至心下，若豚状或上或下无时”，称之为肾积。《金匮要略·奔豚气病脉证治》曰：“奔豚病从少腹起，上冲咽喉，发作欲死，复还止，皆从惊恐得之。”

（四）中医证治

实证

·病机·痰火炽盛，上扰心神；痰瘀互结，心脉痹阻。

·证候·心悸时发时止，心跳剧烈，受惊易作，胸闷烦躁，失眠多梦，口干苦，大便秘结，小便短赤，舌红苔黄腻，脉弦滑。兼痰瘀互结者，心悸，伴有胸憋闷痛，舌质紫暗。

·治法·清热化痰，化瘀通络。

·方药·黄连温胆汤（《六因条辨》）加减。常用药物：黄连、半夏、竹茹、瓜蒌、橘皮、枳实等。兼瘀血者，加桃仁、赤芍、丹参；兼伤阴者，加生地、麦冬。

虚证

·病机·心阳虚损，心失温煦；阳虚水泛，饮邪凌心。

·证候·心悸不安，胸闷气短，动则尤甚，面色苍白，形寒肢冷，舌淡苔白，脉虚弱，或沉细无力。兼水饮凌心者，症见胸闷痞满，渴不欲饮，小便短少，下肢浮肿，伴有眩晕，恶心呕吐，舌淡苔滑，脉沉细而滑。

·治法·温补心阳，化气利水，安神定悸。

·方药·桂枝甘草龙骨牡蛎汤（《伤寒论》）加减。常用药物：桂枝、炙甘草、龙骨、牡蛎、黄芪、人参。兼见水饮内停者，加葶苈子、茯苓、泽泻；若心阳不振，以心动过缓为著者，酌加麻黄、细辛、补骨脂、附子，重用桂枝。

（五）中医辨析思路与方法

心悸为本虚标实证，临证应当掌握标本，分清虚实。本虚为气血不足，阴阳亏损，标实系气滞、血瘀、痰火、水饮，临床表现多为虚实夹杂。

1. 实证

心悸时发时止，心跳剧烈，胸闷烦躁，失眠多梦，便秘尿赤，舌红苔黄腻，脉象弦滑。兼痰瘀互结者，心悸伴有胸憋闷痛，舌质紫暗。

2. 虚证

心悸不安,胸闷气短,动则尤甚,面色苍白,形寒肢冷,舌淡苔白,脉虚弱,或沉细无力。兼水饮凌心者,症见胸闷痞满,渴不欲饮,小便短少,下肢浮肿,伴有眩晕,恶心呕吐,舌淡苔滑,脉沉细而滑。

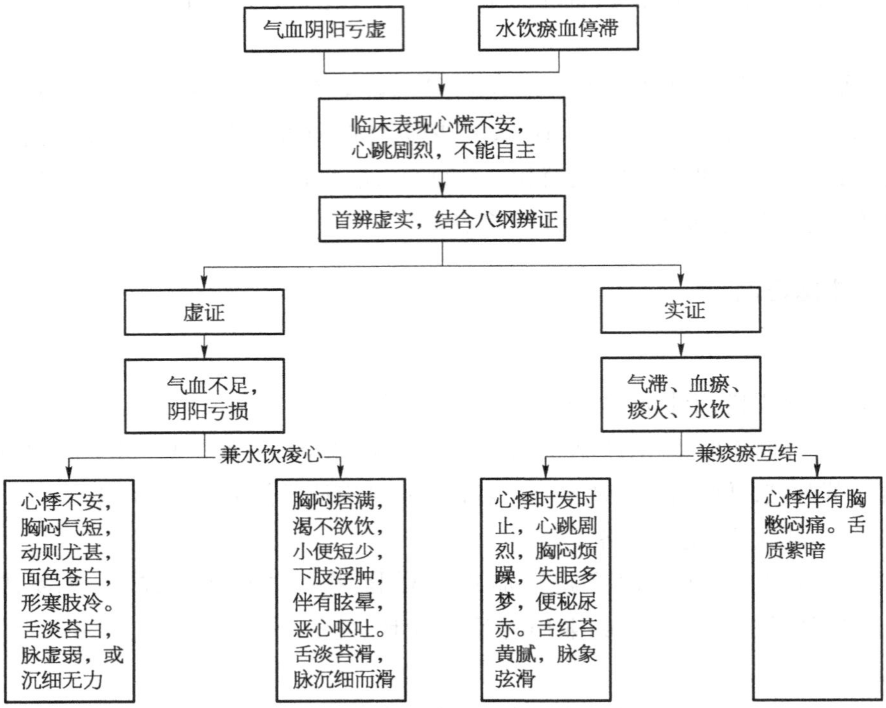

图5 心悸辨证思路要点

特色方药浅析

心悸应分虚实论治。虚证分别予以补气、养血、滋阴、温阳;实证则应祛痰、化饮、清火、行瘀。但本病以虚实错杂为多见,且虚实的主次、缓急各有不同,故治当相应兼顾。同时,由于心悸均有心神不宁的病理特点,故应酌情配合安神宁心或镇心之法。

(一)经典方剂

(1)安神定志丸:出自《医学心悟》。组成:茯苓、茯神、人参、远志各30 g,石菖蒲、龙齿各15 g。功效:安神定志,益气镇惊。方解:安神定志丸以茯苓、茯神、远志、人参养心安神为主,辅以石菖蒲、龙齿镇惊安神,补中有降,辰砂为衣重镇安神,诸药合用,共奏安神定志、益气镇惊之功。临床常用于心胆气虚,心神不宁诸证。本方中含有人参,故不宜与五灵脂、藜芦同服。现代研究报道,本方亦可用于失眠、焦虑症、梦游症等属于心胆气虚、心神不宁者。

（2）归脾汤：出自《正体类要》。组成：白术、当归、白茯苓、炒黄芪、龙眼肉、远志、炒酸枣仁各 3 g，木香 1.5 g，炙甘草 1 g，人参 3 g。功效：益气补血，健脾养心。本方证为思虑过度，劳伤心脾，气血亏虚所致。心藏神而主血，脾主思而统血，思虑过度，必致心脾气血暗耗，脾气亏虚则体倦、食少；心血不足则见惊悸、怔忡、健忘、不寐、盗汗；脾虚统血无权，则便血，皮下紫癜，妇女崩漏下血；面色萎黄，舌质淡，苔薄白，脉细弱均属气血不足之象。上述诸症虽属心脾两虚，但以脾虚为核心，气血亏虚为基础。治宜健脾养心与益气补血兼施。方中黄芪甘温，益气补脾，龙眼肉甘平，既补脾气，又养心血以安神，为君药。人参、白术补脾益气，助黄芪益气生血；当归补血养心，助龙眼肉养血安神，为臣药；茯神、酸枣仁、远志宁心安神；木香辛香而散，理气醒脾，与大量益气健脾药配伍，补而不滞，滋而不腻，为佐药。炙甘草补气调中，为佐使药。用法中姜、枣调和脾胃，以资化源。全方共奏益气补血、健脾养心之功，为治疗思虑过度，劳伤心脾，气血两虚之良方。配伍特点：一是心脾同治，重点在脾，使脾旺则气血生化有源，方名归脾，意在于此；二是气血并补，但重在补气，意即气为血之帅，气旺则自生，血足则心有所养；三是补气养血药中佐以木香理气醒脾，补而不滞。宋代严用和《济生方》归脾汤，方中无当归、远志，至明代薛己补此二味，使养血宁神之效尤彰。本方的适应范围，亦随着后世医家的临床实践，不断有所扩充，原治思虑过度、劳伤心脾之健忘、怔忡。元代危亦林在《世医得效方》中增加治疗脾不统血之吐血、下血。明代薛己《内科摘要》增补了治疗惊悸、盗汗、嗜卧少食、月经不调、赤白带下等症。早期文献报道本方可治疗神经衰弱、失眠、头晕、功能性子宫出血、崩漏、血小板减少性紫癜、再生障碍性贫血、白细胞减少症；又用以治疗胃及十二指肠溃疡、脑外伤后遗症、头痛、脱发、特发性水肿、心脏病、月经不调等病症。现代药理研究证实，本方对家兔烫伤休克期的血压、呼吸、血糖均有一定的改善作用。

（3）天王补心丹：出自《校注妇人良方》。组成：生地（酒洗）120 g，人参（去芦）、丹参（微炒）、玄参（微炒）、白茯苓（去皮）、远志（去心）、炒桔梗各 15 g，五味子、当归身（酒洗）、天冬（去心）、麦冬（去心）、柏子仁、炒酸枣仁各 30 g。功效：滋阴养血，补心安神。方解：本方为心肾两虚，阴亏血少，虚火内扰所致。阴虚血少，虚火内扰，心失所养，故心悸怔忡，虚烦失眠；虚火扰动精室，则梦遗；肾虚髓海空虚，故健忘不耐思虑；阴虚肠燥，故大便干燥；舌红少苔，脉细数，为阴虚火旺之征。治宜滋阴养血，补心安神。方中重用生地入心肾经，上养心血，下滋肾水，壮水以制虚火，为君药。天冬、麦冬滋阴清热；酸枣仁、柏子仁养心安神；当归补血润燥，兼以通便，共为臣药。人参补益心气，使气旺血生，且又宁心益智；五味子益气敛阴且安心神；茯苓、远志养心安神，交通心肾；玄参滋阴降火，以制上炎之火，使心神不为虚火所扰；丹参清热除烦；朱砂为衣，入心经，镇心安神，共为佐药。桔梗为使，载药上行入心经。诸药合用，标本兼治，滋中寓清，交通心肾，共成滋阴安神之剂。临床运用：① 用方要点。本方为滋阴清热安神的代表方，以心悸失眠，梦遗健忘，舌红少苔，脉细数为辨证要点。② 现代运用。本方常用于治疗神经衰弱、精神分裂症、心脏病、甲状腺功能亢进等属阴亏血少者。③ 使用注意。本方滋腻药物较多，脾胃虚弱，胃纳欠佳，痰湿留滞者，均非所宜。

（4）朱砂安神丸：出自《内外伤辨惑论》。组成：朱砂 15 g（另研，水飞为衣），黄连（去须，净,酒洗)18 g,炙甘草16.5 g,生地4.5 g,当归7.5 g。功效:镇心安神,清热养阴。方解:本方证为心火亢盛,灼伤阴血所致。心为君火之脏,若五志过极,心火旺盛,心神被扰,则心神烦乱,惊悸不安,失眠多梦;心火内炽,灼伤胸膈,则胸中烦热;热灼阴伤,阴虚生热,故舌红,脉细数。治宜镇心安神,清热养阴。方中朱砂甘寒质重,入心经为君,既镇心安神,又清心火,治标之中兼以治本。黄连为臣,善清心泻火除烦,助君药增强泻心安神之功,二药配伍,一镇一清,使心镇、火清、神安。当归补血养心,使阴血足而神自安;生地入肾滋阴凉血,使肾水上升,以制上炎心火,二药合之以补被灼伤之阴血,共为佐药。甘草为使,调和诸药,防朱砂、黄连质重苦寒之品碍胃。诸药合用,则心火得清,阴血得养,心神自安,故以"安神"名之。临床运用:① 用方要点。朱砂安神丸为重镇安神的代表方,以惊悸不安,失眠多梦,舌红,脉细数为辨证要点。② 现代运用。朱砂安神丸常用于治疗神经衰弱之心悸失眠,或精神抑郁症之神志恍惚属心火上炎,心血不足者。③ 使用注意。朱砂安神丸中朱砂含汞有毒,尤忌火煅,不宜多服、久服,以防汞中毒。

(5) 桂枝甘草龙骨牡蛎汤:出自《伤寒论》。组成:桂枝15 g,炙甘草30 g,龙骨30 g,牡蛎30 g。功效:潜阳镇惊,补心安神。方解:本方以桂枝温通心阳、甘草补益心气为主,辅以龙骨、牡蛎镇静安神、平肝潜阳,主治伤寒误下复因火致逆导致的心阳受损,心神被扰诸证。肝阳上亢之实火所致的心悸、失眠者不宜用。现代临床报道,本方加减治疗心肾阳虚之心力衰竭,亦见于盗汗、遗精、遗尿、早搏、病毒性心肌炎等属于心阳不振,心神受扰者。实验研究表明,桂枝甘草龙骨牡蛎汤有抗抑郁、改善更年期综合征等作用。

(6) 苓桂术甘汤:出自《金匮要略》。组成:茯苓12 g,桂枝去皮9 g,白术6 g,甘草炙6 g。功效:温阳化饮,健脾利湿。本方证为中焦阳虚,脾失健运,痰饮内生所致。中阳不足,气化不利,脾不运湿,聚湿生痰成饮。水饮停于胸胁,则胸胁胀满;痰饮阻遏上升之清阳,则头目眩晕;水饮上凌心肺,则心悸,短气而喘;舌苔白滑,脉弦滑,均为水饮内停之征。治宜温阳健脾化饮。方中茯苓甘淡性平,既健脾益气,又利湿化饮,为君药。饮属阴邪,非温不化,故以桂枝为臣药,温阳以化饮。苓、桂相伍,一利一温,湿邪去有利于阳气得复,阳气得复又有利于祛湿。以白术为佐药,健脾祛湿,脾气健则水湿得运。以甘草为使药,调药和中。药仅四味,配伍精当,温而不燥,利而不峻,共奏温阳化饮、健脾利湿之功。临床运用:① 用方要点。本方为温阳化饮的主要方剂,以胸胁支满,目眩心悸,舌苔白滑为辨证要点。② 现代运用。本方常用于治疗慢性支气管炎、支气管哮喘、心源性或慢性肾小球肾炎所致的水肿属脾阳虚者。

(7) 黄连温胆汤:出自《六因条辨》。组成:川黄连6 g,竹茹9 g,枳实9 g,半夏9 g,陈皮6 g,甘草3 g,生姜2片,茯苓9 g。功效:清热燥湿,化痰和中。方中半夏降逆和胃,燥湿化痰;枳实行气消痰;竹茹清热化痰,止呕除烦;陈皮理气燥湿化痰;茯苓健脾渗湿消痰;黄连清热燥湿,泻火解毒;甘草、生姜、大枣益脾和胃,以绝生痰之源。制方精当,药专力宏,若病机与痰、浊、湿、热相关,拘其法而不泥其方,随症加减,可获良效。临床运用:① 用方要点。以舌苔(黄)白厚或黄腻、脉滑数为辨证要点。② 现代运用。临床常用于治疗痴呆、心律失常、脑出血后遗症、肺炎性假瘤、胃脘痛、泄泻、消渴、呃逆、胸痹心痛等证属痰热中阻的病症。实验研究表明，黄连温胆汤有抑制和杀灭幽门螺杆菌作用，以及抗炎、稳定血管斑块等作用。

（二）中成药

（1）人参归脾丸：含人参、白术（麸炒）、茯苓、甘草（蜜炙）、黄芪（蜜炙）、当归、木香、远志（去心，甘草炙）、龙眼肉、酸枣仁（炒）。辅料为赋形剂蜂蜜。功效：益气补血，健脾养心。用法用量：每次 1 丸，每日 2 次。

（2）参芪五味子片：含南五味子、党参、黄芪、酸枣仁（炒）。辅料为淀粉、糖粉、滑石粉。功效：健脾益气，宁心安神。用法用量：每次 3~5 片，每日 3 次。

（3）冠心丹参片：含丹参、三七、降香油。功效：活血化瘀，理气止痛。用法用量：每次 3 片，每日 3 次。

（4）柏子养心丸：含柏子仁、党参、炙黄芪、川芎、当归、茯苓、制远志、酸枣仁、肉桂、醋五味子、半夏曲、炙甘草、朱砂。功效：补气，养血，安神。用法用量：水蜜丸每次 6 g，小蜜丸每次 9 g，大蜜丸每次 1 丸，每日 2 次。

（5）复方丹参滴丸：含丹参、三七、冰片。功效：活血化瘀，理气止痛。用法用量：口服或舌下含服，每次 10 丸，每日 3 次。

（三）常用中药注射剂

（1）复方丹参注射液：主要成分为丹参。功效主治：活血化瘀，通脉养心。适用于气滞血瘀、痰瘀互阻之心悸。常用方法：每次 8~16 mL，用 5%葡萄糖注射液 100~150 mL 稀释，静脉滴注，每日 1 次。

（2）生脉注射液：含红参、麦冬、五味子。功效：益气养阴，复脉固脱。常用方法：每次 20~60 mL，用 5%葡萄糖注射液 250~500 mL 稀释后使用，静脉滴注，每日 1 次。

（3）红花注射液：含红花。功效主治：活血化瘀。适用于气滞血瘀、痰瘀互阻之心悸。常用方法：每次 5~20 mL，用 5%~10%葡萄糖注射液 250~500 mL 稀释，静脉滴注，每日 1 次。

（4）参麦注射液：含红参、麦冬。功效主治：益气固脱，养阴生津，生脉。适用于气阴两虚之心悸。常用方法：每次 20~100 mL，用 5%葡萄糖注射液 250 mL 稀释，静脉滴注，每日 1 次。或遵医嘱。

中医适宜技术

（一）耳针疗法

取穴：交感、神门、心、脾、肝、胆、肾。

操作：毫针刺，轻刺激，亦可用埋针法或压丸法。

（二）毫针刺法

针灸治疗心悸有一定的效果，尤其对功能性病变所致者效果更好。但在器质性心脏病出现心衰倾向时，则应及时采用综合治疗措施，以免延误病情。针灸治疗本病，可通过调节交感神经和迷走神经活动，改善心功能，增加冠脉血流量，以及激活垂体-肾上腺皮质系统的体液因子等，起到治疗心悸的作用。

治法：调理心气，安神定悸。以手厥阴、手少阴经穴及相应的俞、募穴为主。

取穴：主穴为内关、郄门、神门、厥阴俞、膻中。配穴：心胆虚怯配心俞、胆俞；心脾两虚配心俞、脾俞；阴虚火旺配肾俞、太溪；水气凌心配三焦俞、水分；心脉瘀阻配心俞、膈俞。

（三）穴位注射法

取穴：参照“毫针刺法”条。

操作：维生素B注射液，每次每穴注射0.5 mL，隔日1次。

经典医案赏析

（一）古代验案

1. 心悸(气郁证)案

滑伯仁治一人，病怔忡善忘。口淡舌燥，多汗，四肢疲软，发热，小便白而浊。众医以内伤不足，拟进茸、附等药，未决。脉之虚大而数。曰：“是由思虑过度，厥阴之火为害耳。”夫君火以明，相火以位，相火代君火行事者也，相火一扰，能为百病，百端之起，皆由心生越人云，忧愁思虑则伤心。其人平生志大心高，所谋不遂，抑郁积久，致内伤也，服补中益气汤、朱砂安神丸、空心进小坎离丸，月余而安。

按语：本案出自元代滑寿医案。病患心悸怔忡，为长年郁郁不得志，气郁内伤而见口淡多汗、疲倦，而其他医师误以为内伤而不足，故拟以茸、附等温热之品。殊不知为气郁发热，气郁内伤，劳心费力，精耗神衰，心血少而火不能下降，肾气衰而水不能上升，厥阴火盛，相火以位，思虑伤心所致。滑伯仁医以补气安神、升水降火之品，故安。

2. 心悸(肾虚挟痰)案

淮安巨商程某，母患怔忡，日服参术峻补，病益甚，闻声即晕，持厚聘邀余。余以老母有恙，坚持不往，不得已，来就医。诊视见二女仆从背后抱持，二女仆遍体敲摩，呼太太无恐，吾侪俱在也，犹惊惕不已。余以消痰之药去其涎，以安神之药养其血，以重坠补精之药纳其气，稍得寝。半月余，惊恐全失，开船放炮，亦不为动，船挤喧嚷，欢然不厌。盖心为火脏，肾为水脏，肾气挟痰以冲心，水能克火，则心振荡不能自主，使各安其位，则不但不相克，而且相济，自然之理也。

按语：本案出自清代徐大椿的《洄溪医案》。本案患者心悸重症，怔忡不已，服用峻补药物，反而加重病情。本为素体肾不纳气，痰浊内生，上冲于心，心无所安，振荡不能自主。故治疗当先化痰、消涎，加之养心安神及补肾纳气之品，故能好转而愈。

（二）现代经验

1. 心悸（心胸阳气不足）案

杨某，男，33 岁，工人。患者于 1 年前因连续加班，过于劳累，忽觉心悸不安、少寐、周身乏力。心电图示"频发性室性早搏"，经服用美托洛尔、肌苷等药物，心悸减轻，但停药后其证复作。现心悸频发，胸中发空，气短而不接续，动则汗出，倦怠乏力，睡眠不佳。观其舌质淡嫩，脉弦细而带有结象。刘渡舟辨为心胸阳气不足，导致水气上冲的"水心病"之证。治法：通阳化饮，补益心气。疏方：桂枝 14 g，茯苓 20 g，白术 10 g，炙甘草 10 g，丹参 15 g，党参 15 g，沙参 12 g。服至 7 剂后，心悸明显减轻，胸中已不觉发空。守方又续进 10 余剂而病愈。

按语：本案出自《刘渡舟验案精选》。本案加入"三参"之意义，因兼宗气虚弱之故。《灵枢·邪客》曰："宗气者，积于胸中，出于喉咙，以贯心脉，而行呼吸焉。"如果宗气虚弱，无力推动血脉运行，心脉迟缓，则必然加重"水心病"的病情。故在用苓桂术甘汤的同时，加上党参、沙参、丹参以补益心脏之气，并通心脏之脉，名之为"三参苓桂术甘汤"，临床疗效为佳。

2. 心悸（心脾气血不足）案

赵某，女，54 岁。发热已两月余，经中西药治疗，发热渐退，但从此出现心悸不安，每日发作数次之多。西医诊为"心房纤颤"，多方治疗，病情时好时坏，迁延不愈。患者为工薪阶层，不免债台高筑，生活拮据而令人忧愁，从此病情逐渐加重，精神抑郁，整日呆坐，两目直视，寝食俱废。主诉：心中悸动，失眠少寐，时发低热，月经量少，血色浅淡。视其舌淡而苔薄白，切其脉细缓无力。刘渡舟辨为忧思伤脾，心脾气血不足之证。治当益气养血，补益心脾。此病进归脾汤加减为宜。方药：红人参 8 g，白术 10 g，黄芪 10 g，炙甘草 10 g，当归 10 g，茯神 10 g，远志 10 g，酸枣仁 30 g，龙眼 12 g，木香 3 g，夜交藤 15 g，白芍 15 g，生姜 5 片，大枣 3 枚。服药 7 剂，心悸大减，发作次数明显减少，夜间能睡眠。精神转佳，诸症亦随之好转。效不更方，又服 10 余剂，心悸不发，夜能安睡，逐渐康复。嘱其安静，将息调养。

按语：本案出自《刘渡舟验案精选》。本案心悸一证，起于发热之后，又因思虑、忧愁等情志，损伤心脾，气血不能奉养心主，故发生心悸不安之证。《灵枢·口问》说："悲哀忧愁则心动，心动则五脏六腑皆摇。"食少、倦怠、虚热，脾气虚之象；形消、不寐，心血耗之征。况其月经量少色淡，舌苔淡苔薄，脉细缓等候，均为气血不足之反映。故治疗当以健脾养心，气血两顾为主。归脾汤方用人参、白术、黄芪、炙甘草、大枣甘温以补心脾之气虚；当归、龙眼味甘而润，能补心脾之血虚；茯神、远志宁心安神定悸；酸枣仁敛肝安魂；木香气香领药归脾，以养忧思之所伤，又能促进脾胃之运化。另加白芍助当归以补血，加夜交藤助酸枣仁养心舍神而治不寐。

各家论述辑要

（一）秦汉时期

1.《黄帝内经》

《黄帝内经》未见“心悸、怔忡”之病名，最为相近的记载是《素问·气交变大论》“岁水太过，寒气流行，邪害心火。民病身热烦心躁悸，阴厥上下中寒，谵妄心痛”。与之类似症状的心下鼓、惊、惕、惊骇、惊狂、惊恐、惊惑、惊躁等名，散见于多篇。如《素问·生气通天论》“因于寒，欲如运枢，起居如惊，神气乃浮”；《素问·痹论》“脉痹不已，复感于邪，内舍于心”“心痹者，脉不通，烦则心下鼓”，即指出风寒湿三气杂至，合而为痹，痹证日久，复感外邪，内舍于心，痹阻心脉，心血运行受阻，发为心悸。《素问·至真要大论》云“诸病胕肿，疼酸惊骇皆属于火”，指出火热可导致惊骇。《素问·刺热》云“热争，则狂言及惊，胁满痛，手足燥，不得安卧”，可见热邪和正气交争时会出现狂言惊骇。《素问·大奇论》云“二阳急为惊”，二阳，阳明胃也。胃失通降，胃气因之失和，浊气上逆扰心，继而气郁生痰化热形成痰热内扰型心悸，症见心悸烦躁，夜卧不安，口干口苦，舌红苔黄腻，脉滑数。《素问·阴阳类论》云“三阳一阴，太阳脉胜，一阴不能止，内乱五脏，外为惊骇”，指出膀胱与肝合病，肝生木火，而膀胱以寒水侮之，一阴肝气虽强，不能禁止，内乱五脏，发为惊骇之病。以上认为惊之病邪，有火、热二淫，提出“三阳积并”“气并于阳”“诸病惊骇、皆属于火”。温病、疫毒均可灼伤营阴，心失所养，或邪毒内扰心神而见心悸。《素问·平人气象论》曰：“乳之下，其动应衣，宗气泄也。”此是由于老年脏器虚弱，或久病体虚，或先天不足，或汗下太过，伤及宗气，所以会出现心悸短气，动则加剧，神疲乏力，呵欠频作，脉虚弱等症状。即所谓“宗气泄也”。

《黄帝内经》指出惊、怒、悲哀、愁忧皆可影响心神，导致心悸的发生。惊致心悸：《素问·举痛论》云：“惊则心无所倚，神无所归，虑无所定，故气乱矣。”如果平素心虚胆怯，突遇惊恐，心神动摇，不能自主就会发为心悸。症见心悸不宁，心中惕惕然动外，尚有善惊、多梦易醒，或难于入寐，或惊狂、卧起不安，舌质淡红、脉虚数等。怒致心悸：《素问·金匮真言论》云“东方青色，入通于肝，开窍于目，藏精于肝，其病发惊骇”，提出肝病可导致惊骇。大怒伤肝，肝木横逆，则脏腑失调，气机逆乱，或横逆，或升腾，逆乱冲心，或气机失调，变生郁火、痰浊、瘀血等，皆可扰乱心神而发为心悸。思致心悸：脾胃为气血生化之源，脾虚则气衰血少，而心失所养，思虑太过，劳伤心脾。《素问·阴阳应象大论》云：“脾在志为思。”而心主血藏神，所以思虑劳神过度，则耗伤心血，损伤脾气，可出现心神失养。如《素问·疏五过论》云“身体日减，气虚无精。病深无气，洒洒然时惊”，言病之深也，病气深，谷气尽，阳气内薄，故恶寒而惊。此乃情志郁结，在外耗损了卫气，在内劫夺了荣气。悲致心悸：《灵枢·口问》云：“悲哀愁忧则心动。”平素心虚胆怯之人，如骤遇惊恐，或情怀不适，悲哀过极，忧思不解等致七情扰动，忤犯心神，不能自主而心悸。如《灵枢·口问》所言：“心者，五脏六腑之主也……心动则五脏六腑皆摇。”可以说五脏六腑皆令心悸，非独心也。《素问·四时刺逆从论》云“滑则病心风疝；涩则病积，时善惊”，说明气血运行涩滞则病积聚，不时惊恐。《素问·经脉别论》云：“凡人之惊恐恚劳动静，皆为变也……有所惊恐，喘出于肺，淫气伤心。”肺主通调水道，若肺气不足，气化不利，则水液代谢失常，停而为饮，或停于胸中，阻滞气机，使心阳不得布散，致痰饮扰心型心悸，症见心悸胸闷，呼吸急促，呕吐泛恶，咳逆，舌苔白腻厚浊脉滑或弦紧。《素问·刺疟》云：“足少阳之疟，令人身体解，寒不甚，热不甚，恶见人，见人心惕惕然。”少阳，胆也，合于肝而主筋，病则筋不束骨，肢体为之懈惰也。少阳之病兼寒热，而其脉则主半表半里，故寒不甚热不甚也。胆虚则惊而恶人，故又惕惕然也。《灵枢·邪客》曰：“心者，五脏六腑之大主也，精神之所舍也。”故知心悸的病位主要在心，心神可以统御五脏六腑，若五脏六腑有疾，也可以导致心神不宁而发生心悸。《素问·灵兰秘典论》谓：“心者，君主之官，神明出焉。”本虚主要责之于心的气血阴阳亏虚，以致心神失养或不宁，引起心神动摇，悸动不安。如《素问·平人气象论》“乳之下，其动应衣，宗气泄也”，认为心下虚里跳动太过，为胸中大气的宗气外泄，多属阳气虚。《素问·五脏生成论》云“诸血者，皆属于心”，心藏神，心血充足，则心有所养，神有所藏。《素问·举痛论》云“惊则心无所倚，神无所归，虑无所定，故气乱矣”，由于禀赋不足，或后天失养，平素心虚胆怯之人，突受惊恐，致心惊神慌不能自主，而成本病。或外邪由血脉内侵于心，耗伤心气或心阴，引起心悸怔忡之证。标实主要以瘀血阻络和火热扰心为常。《素问·痹论》中提出，“脉痹不已，复感于邪，内舍于心……心痹者，脉不通，烦则心下鼓”，指出邪阻心脉，阻塞经隧，心血运行受阻；《素问·至真要大论》云“诸病胕肿，疼酸惊骇皆属于火”，《素问·刺热》云“热争，则狂言及惊，胁满痛，手足躁，不得安卧”，《灵枢·经脉》云“心主手厥阴心包络之脉，是动则病手心热，臂肘挛急，腋肿，甚则胸胁支满，心中憺憺大动，面赤目黄，喜笑不休”，说明火热内入血脉、包络，扰及心神，均可导致心神不安而憺憺大动、惊骇躁狂。《黄帝内经》对惊悸的证候表现也作了描述。《灵枢·本神》曰“心怵惕思虑则伤神，神伤则恐惧自失”；《素问·痹论》谓“心痹者，脉不通，烦则心下鼓”；《灵枢·经脉》曰“心主手厥阴心包络之脉，是动甚则胸胁支满，心中大动”；等等。这里的“心下鼓”“心怵惕”“心中大动”都是类似心悸的症状描述。《黄帝内经》还记载了脉搏过快、过缓及脉律不齐等典型的心悸现象。如《素问·三部九候论》“参五不调者病”；《素问·平人气象论》曰“人一呼脉一动，一吸脉一动，曰少气。人一呼脉四动以上曰死。乍疏乍数曰死”“中部乍疏乍数者死，其脉代而钩者，病在络脉”；《素问·大奇论》中云“脉至浮合，浮合如数，一息十至以上，是经气予不足也，微见九十日死；脉至如火薪，是心精之予夺也，草干而死”，以上条文通过描述脉搏跳动歇止情况，可以预计死期。《灵枢·根结》曰：“五十动而不一代者，五脏皆受气；四十动一代者，一藏无气；三十动一代者，二藏无气；二十动一代者，三藏无气；十动一代者，四藏无气；不满十动一代者，五藏无气。”这种节律不齐的脉搏必然伴随着心悸、怔忡等表现。

总之，中医学对心悸的认识源远流长，《黄帝内经》时期先贤已经对心悸有了一定认识，通过系统梳理和分析心悸的病名含义、病因病机、临床特征等内容，可为心悸的理论研究提供文献支撑，进一步为心悸的临证治疗提供思路和参考。

2.《伤寒杂病论》

在《伤寒杂病论》中，对于心悸病名的描述有多种，其中包括"悸""心悸""心中悸""心下悸""心动悸"等。通过这些名词，把"悸"大致归纳为几类：一曰心悸，二曰心下悸。此外，条文中尚有"悸者""或悸""悸而惊""烦而悸"等未指明悸动部位之"悸"。如《伤寒论》318 条："少阴病，四逆，其人或咳，或悸，或小便不利，或下重者，四逆散主之。"264 条："少阳中风……胸中满而烦，不可吐下，吐下则悸而惊。"265 条："伤寒，脉弦细，头痛发热者，属少阳。少阳不可发汗，发汗则谵语，此属胃，胃和则愈，胃不和，烦而悸。"386 条理中丸方后云："悸者，加茯苓二两。"《金匮要略·血痹虚劳病脉证并治》4 条："男子面色薄者主渴及亡血，卒喘悸，脉浮者里虚也。"13 条："虚劳里急，悸，衄，腹中痛，梦失精，四肢酸疼，手足烦热，咽干口燥，小建中汤主之。"《金匮要略·痰饮咳嗽病脉证并治》12 条："夫病人饮水多，必暴喘满。凡食少饮多，水停心下，甚者则悸，微者短气。脉双弦者寒也，皆大下后喜虚。脉偏弦者饮也。"30 条："卒呕吐，心下痞，膈间有水，眩悸者，小半夏加茯苓汤主之。"据全文分析，此"悸"也多指心悸、心下悸而言。仲景在《金匮要略》中以《惊悸吐衄下血胸满瘀血病脉证治》立篇，其第 1 条指出："寸口脉动而弱，动即为惊，弱则为悸。"本条描述出了惊悸证的脉象，诊得寸口脉象如豆粒转动形状的，为动脉，属惊证；诊得脉象细软无力，重按乃见的，为弱脉，属悸证。由于猝受惊恐，使心无所倚，神无所归，心气乱而不能自持，所以脉见动摇不宁。若营血亏虚，心脉失于充养，脉气无力鼓动，则脉细软无力。第 10 条曰："病人胸满，唇痿舌青，口燥，但欲漱水不欲咽，无寒热，脉微大来迟，腹不满，其人言我满，为有瘀血。"此处脉微大来迟，是说其脉虽大，但脉势不足，往来涩滞迟缓，以脉测证，当有心悸之感。其次，《伤寒论》177 条曰："伤寒脉结代，心动悸，炙甘草汤主之。"178 条曰："脉按之来缓，时一止复来者，名曰结，又脉来动而中止，更来小数，中有还者反动，名曰结，阴也。脉来动而中止，不能自还，因而复动者，名曰代，阴也。得此脉者，必难治。""心动悸"，指心悸之甚者，方其悸动之时，自觉其动应衣，较一般心悸为重。脉结代是脉律不整，有歇止，此种脉象与心动悸同见，表示心阴阳两虚。结脉有两种表现：其一，脉搏缓慢，时有间歇；其二，脉搏缓慢，有时出现一次间歇，在间歇后紧接着出现一两次较快的搏动，好像存在补偿性脉搏者。"结"的意思是结滞不畅，结脉多因正气虚衰、阳气不足、阴寒凝闭、脉行不利所致，故仲景言此为"阴脉"。代脉的特点是，在脉搏跳动的过程中出现间歇，间歇之后的脉搏没有补偿性脉搏出现，而是以间歇后第一次搏动为起点，按原来的节律跳动，即原文所谓"不能自还，因而复动"，这样的脉象称为"代脉"。代脉多因气血虚衰、元气不足所致，故亦属"阴脉"。结脉与代脉皆属阴脉，主气血虚衰，正气不足，心脉不畅，病情较重，其治疗难度较大，故原文云"得此脉者，必难治"。所谓难治并非不治，只是治疗难度较大。仲景所论动脉、弱脉、脉微大来迟、结脉、代脉，为后世心悸证的诊疗做出了不朽的贡献。《伤寒论》64 条"发汗过多，其人叉手自冒心，心下悸，欲得按者，桂枝甘草汤主之"；115 条"伤寒脉浮，医以火迫劫之，亡阳，必惊狂，卧起不安者，桂枝去芍药加牡蛎蜀漆龙骨救逆汤主之"；《金匮要略·惊悸吐衄下血胸满瘀血病脉证并治》12 条"火邪者，桂枝去芍药加蜀漆牡蛎龙骨救逆汤主之"等，主要是心阳不足致悸，心阳虚，阳虚失煦，故见心悸气短，神疲乏力，时发自汗，劳则诸证加剧，静则稍缓，甚则畏寒肢冷等临床表现。作为心脏本身的病变，还有如《伤寒论》177条“伤寒，脉结代，心动悸，炙甘草汤主之”，此条为心阴阳两虚致悸，心阴虚则脉无以充盈，心阳虚则鼓动无力，故临床见心悸气短，神疲乏力，动则尤甚，失眠多梦，自汗，胸闷不舒，舌淡红，苔薄白，脉结代或细弱等症。《金匮要略·血痹虚劳病脉证并治》13条曰“虚劳里急，悸，衄，腹中痛，梦失精，四肢酸疼，手足烦热，咽干口燥，小建中汤主之”；《金匮要略·痰饮咳嗽病脉证并治》30条曰“卒呕吐，心下痞，膈间有水，眩悸者，小半夏加茯苓汤主之”；《伤寒论》355条曰“伤寒厥而心下悸，宜先治水，当服茯苓甘草汤”等，这几个条文心悸所涉及的脏腑主要为脾胃。《伤寒论》65条及《金匮要略·奔豚气病脉证并治》4条俱出条文曰“发汗后，其人脐下悸者，欲作奔豚，茯苓桂枝甘草大枣汤主之”等一些条文，其心悸证所涉及的脏腑为肾脏。《伤寒论》107条“伤寒八九日，下之，胸满烦惊，小便不利，谵语，一身尽重，不可转侧者，柴胡加龙骨牡蛎汤主之”；318条“少阴病，四逆，其人或咳，或悸，或小便不利，或腹中痛，或泄利下重者，四逆散主之”，这些条文心悸证所涉及的脏腑为肝胆。《金匮要略·惊悸吐衄下血胸满瘀血病脉证并治》13条曰“心下悸者，半夏麻黄丸主之”，该条心悸证主要涉及的脏腑即为肺，以方测证，属饮盛阳郁，兼喘、胸闷等肺气闭郁的表现。桂枝甘草汤证：《伤寒论》64条：“发汗过多，其人叉手自冒心，心下悸，欲得按者，桂枝甘草汤主之。”本条论述发汗过多，损伤心阳的证治。仲景注重从整体观角度阐述心悸证之机制，概括心悸证之病因病机除心脏自病外，还有心肝同病、心肾同病、心脾同病、心肺同病，即“五脏六腑皆可致心悸，非独心也”。《伤寒杂病论》作为一部经典著作，具有卓越的理论价值及临床应用价值，它对各科都有重要的指导意义。

（二）宋金元时期

1.《素问玄机原病式》

刘河间论治心悸，多从其“六气皆能化火”“五志过极皆为热甚”的核心学术思想出发。《素问玄机原病式·六气为病·热类·惊》云：“惊，心卒动而不宁也，火主于动，故心火热甚也……虽尔，止为热极于里，乃火极似水则喜惊也。反兼肾水之恐者，亢则害承乃制故也。所谓恐则喜惊者，恐则伤肾而水衰，心火自甚，故喜惊也。”论治心悸病以火热病机立论，与前世医家多重论气血之虚有所不同。此外，刘河间进一步发挥《黄帝内经》“亢害承制”理论，结合脏腑所主情志，由“恐伤肾”提出“若水衰火旺，而犹火之动也”等致心悸怔忡的心肾相关病机。“热甚于外，则肢体躁扰，热甚于内，则神志躁动，反复癫倒，懊侬烦心，不得眠也……一故心胸躁动，谓之怔忡，俗云心忪，皆为热也”则论及火热为心悸怔忡的致病关键。《素问玄机原病式·六气为病·热类·谵》云“若热甚，则睡痞而神昏不清，则谵语也。自汗、惊悸、咬牙皆然。所谓寐则荣卫不能宣行于外，而气郁于内是故里热发也”，则是认为“阳气怫郁”是火热病发生过程中的中间环节，气郁化火，发而为悸。其主火致悸之论，与先前医家多提气血虚衰之病机有所不同。故在治疗上，刘河间治疗心悸多提倡以寒凉制火，又以如磁石铁粉之类重镇安神。《素问病机气宜保命集》云：“诸禁鼓栗，如丧神守，皆属于火。禁栗惊惑，如丧神守，悸动怔忪，皆热之内作。故治当以制火，制其神守，血荣而愈也……怯则气浮，欲其镇也。如丧神守而惊悸，气上厥以颠疾，必重剂以镇之。《神农本草经》曰‘重可去怯’，即磁石铁粉之属。”

2.《黄帝素问宣明论方》

《黄帝素问宣明论方》中用黄连、黄柏、黄芩和大黄组成的大金花丸，全苦寒制火之力，治疗“中外诸热”所致心悸，对于“肾水阴虚”的虚热之悸，则在该方基础上加当归、龙胆草、芦荟、青黛、木香、麝香而成当归龙胆丸治之，意在宣通气血、调顺阴阳。以砂仁、滑石、炙甘草组成益元散，以宣通气窍、生津除热的治法治疗“暑湿结滞”“生热之悸”。河间名方防风通圣散的治疗范围中，亦包括心悸，该方以防风、川芎、当归等十七味药组成，全方不离“宣通”二字，清解表里，被称为“表里、气血、三焦通治之剂”，临床又可应用于多种兼证。

3.《儒门事亲》

张从正提出气虚可致“心血日涸，脾液不行，痰迷心窍”。若心悸见有痰邪，其则多先行吐下之法，佐用安神之品。《儒门事亲·卷十一》云：“凡落马坠井，因而打扑，便生心恙，是痰涎散于上也。《黄帝内经》曰‘所谓因气动而病生于外’，宜三圣散，空心服之。如本人虚弱瘦瘁，可用圣独散吐之后服安魄之药，如定志丸之类，牛黄、人参、朱砂之属。”《儒门事亲·卷五》对于小儿惊悸，则云：“夫小儿三五岁时，或七八岁至十余岁。发惊潮搐，涎如拽锯，不省人事，目瞪喘急，将欲死者，《黄帝内经》曰‘此皆得于母胎中所授’。悸惕怕怖，惊骇恐惧之气，故令小儿轻者为惊吊，重者为痫病风搐，为腹中积热，为脐风。以上证候，可用吐涎及吐之药，如吐讫，宜用朱、犀、脑、麝清凉坠涎之药。若食乳之子，母亦宜服安魂定魄之剂，定志之类。”将痰邪作为惊悸病的关键病机，并提出“痰迷心窍”的观点，为张从正首创，而应用吐下法治疗则是其重要特色，在中医学史上也颇为罕见。《儒门事亲·卷七·内伤形·惊一百三》则记载了卫德新之妻应用人参、珍珠及定志丸治疗惊悸无效，而张从正依据《黄帝内经》“惊者平之”的理论，进行心理行为治疗有效的案例。

4.《脾胃论》

李杲认为脾胃是“血气阴阳之根蒂”“元气之本”，是故其论治心悸，多以脾胃为本，正是其所谓“内伤脾胃，百病由生”，并提出了“心火者，阴火也”的论点。其在《脾胃论·卷中·安养心神调治脾胃论》深度阐释了阴火和心神的关联，“夫阴火之炽盛，由心生凝滞，七情不安故也。心脉者，神之舍，心君不宁，化而为火，火者，七神之贼也。故曰阴火太盛，经营之气，不能颐养于神，乃脉病也。神无所养，津液不行，不能生血脉也。心之神，真气之别名也，得血则生，血生则脉旺，脉者神之舍。若心生凝滞，七神离形，而脉中唯有火矣”。脾胃为人体元气升降之枢纽，“火与元气步两立，一胜则一负”，若情志过极、劳逸过度、饮食不节，干扰心肾，则使得阴火乘机上冲，干扰心神，发为心悸，正如《脾胃论·卷中·清暑益气汤》云：“脾胃既虚，不能升浮，为阴火伤其生发之气，营血大亏，营气伏于地中，阴火炽盛，日渐煎熬，血气亏少且心包与心主血，血减则心无所养，致使心乱而烦，病名曰挽挽者，心惑而烦闷不安也。是清气不升，浊气不降，清浊相干，乱于胸中，使周身血逆行而乱”。

5.《丹溪心法》

在继承刘河间、张从正、李杲前三位医家思想的基础上，朱丹溪将治疗心悸的病机着眼于痰、火和血虚。“凡痰之为患，为喘为咳，为呕为利，为眩为晕，心嘈怔忡惊悸”，其提出“百病兼痰”的理论，也包括心悸怔忡在内。《丹溪心法》在此基础上阐述了其对于心悸、怔忡之不同的理解，“惊悸者，血虚，惊悸有时，以朱砂安神丸。痰迷心膈者，痰药皆可，定志丸加琥珀、郁金。怔忡者血虚，怔忡无时，血少者多，有思虑便动，属虚。时作时止者，痰因火动，瘦人多因是血少，肥人属痰，寻常者多是痰。真觉心跳者是血少，四物、朱砂安神之类。假如病因惊而得，惊则神出其舍，舍空则痰生也”。

（三）明清时期

1.《景岳全书》

明代张介宾所著《景岳全书·怔忡惊悸》载：“怔忡之病，心胸筑筑振动，惶惶惕惕，无时得宁者是也……此证惟阴虚劳损之人乃有之，盖阴虚于下，则宗气无根，而气不归原，所以在上则浮振于胸臆，在下则振动于脐旁，虚微动亦微，虚甚动亦甚。凡患此者，速宜节欲、节劳，切忌酒色。”指出怔忡由阴虚劳损所致。

2.《医林改错》

清代王清任所著《医林改错·血府逐瘀汤所治证目》载：“心跳心慌，用归脾、安神等方不效，用此方百发百中。”重视瘀血内阻导致心悸怔忡，记载了用血府逐瘀汤每多获效。

此外，近现代张锡纯所著《医学衷中参西录·论心病治法》载：“有其惊悸恒发于夜间，每当交睫于甫睡之时，其心中即惊悸而醒，此多因心下停有痰饮。心脏属火，痰饮属水，火畏水迫，故作惊悸也。宜清痰之药与养心之药并用。方用二陈汤加当归、菖蒲、远志煎汤送服朱砂细末三分，有热者加玄参数钱，自能安枕熟睡而无惊悸矣。”对惊悸的辨治亦有所发挥。

现代研究概要

（一）临床研究

徐晨在观察胺碘酮合加味桂枝甘草龙骨牡蛎汤治疗心阳不振型房颤的临床治疗试验中，治疗组予以桂枝甘草龙骨牡蛎汤加用胺碘酮，对照组单用胺碘酮，通过 24 小时动态心电图对比治疗前后心室率的变化，结论提示胺碘酮合用桂枝甘草龙骨牡蛎汤治疗效果较对照组显著提高。谭维富以活血化瘀、温阳通脉为主，兼以养阴益气为法，自拟复律汤治疗心房颤动 28 例，治疗总有效率为 82.14%。一项纳入 2 279 例患者的 Meta 分析结果提示，参松养心胶囊联合西药治疗阵发性房颤的有效率优于单纯西药治疗，对发作频率、心脏结构、心电图及运动耐量均有明显改善，且优于单纯西药，并且安全性好。电生理研究显示，参松养心胶囊可纠正窦房结恢复时间及窦房传导时间，心内电生理显示，可显著降低 A－H 及 A－V 间隔，缩短心房、房室结及心室有效不应期并可缩短离体心室肌细胞动作电位时间，具有增强传导及调节自主神经系统功能的作用。2015年稳心颗粒治疗室性早搏的随机双盲的多中心临床研究数据表明，该药治疗室性早搏的总有效率是83%，且不良反应发生率与安慰剂组无显著差异。郑方胜等观察60例室性早搏患者，发现心可舒片能减少早搏次数，降低QT离散度，改善心脏自主神经功能。杨燕灵等比较益心舒胶囊与普罗帕酮治疗室性早搏的疗效发现，对于功能性室性早搏患者益心舒胶囊疗效更佳。还有一些临床医学研究者总结了其他治疗方法，有温经散寒法、疏肝理气法、通腑泻热法、清热解毒法、活血化瘀法、涤痰通络法、益气养阴法、温阳复脉法、健脾养血法、育阴潜阳法等，但近些年也有研究者通过络病学原理应用活血通络法治疗。常栋等总结心律失常的治疗，主要有导管消融、化学药物如抗凝剂的应用、β受体阻滞剂胺碘酮等药的应用，不管是药物还是器械辅助都对人体或者心脏本身有一定的局限性和副作用。胺碘酮对器官毒性等不良反应束缚了它在临床上的进一步使用；还有器械治疗，埋藏式心律转复除颤器（ICD）的应用依然是预防室性心律失常猝死的重要武器，但ICD不是对每个患者都能适应。黄德嘉认为抗心律失常的化学药物临床应用较为复杂，比其他心脏专科用药更难掌握，主要是由于目前可供选择的抗心律失常的1类和3类药物品种十分有限，并且都有很大的副反应，特别是对长期和大剂量使用时，而且疗效也不尽如人意，β受体阻滞剂和钙拮抗剂虽有一定的抗心律失常作用，但其对抗心律失常作用的强度相对较弱。在一般情况下，心律失常并不是一种独立的疾病，不同的患者可能有不同的基础疾病以及并发症，其心功能与肾功能状况及年龄差异也很大，因此，选择需要用的抗心律失常药物的条件也就更有限，所以临床用药时很是困扰，必须全面地综合评估患者的病情。

（二）实验研究

现代医学目前对心律失常发生机制的认识主要包括冲动形成的异常、冲动传导的异常或两者兼而有之。杨宝峰等研究认为，心律失常发生于心肌细胞膜的钾离子、钙离子、钠离子通道异常，缝隙连接蛋白的表达异常、脂类的代谢异常，小分子RNA的调节作用异常，M3受体、AT 1受体的功能异常等有关。他认为心律失常的发生是一个复杂过程，其中涉及离子通道、受体、miRNA、缝隙连接蛋白及编码通道基因的异常改变，其核心为心肌细胞离子通道的电流失衡和细胞间缝隙连接蛋白下调。并且根据这些发病机制总结出了“抗心律失常药物最佳靶点学说”，该学说的核心内容为心脏中存在多种离子通道靶点，正常情况下这些靶点保持动态平衡，但是在病理状态下该平衡失调，则产生心律失常。这一学说为现代医学应用某些化学药物治疗心律失常具有很大的临床指导意义，也取得了一定的成果。心律失常的发生无外乎心肌细胞本身电学异常或细胞与细胞间的传导异常，前者与心肌细胞的自律性异常有关，后者则与“折返”形成有关，并且心电学的异常更多与有基础疾病的心脏（如心脏扩大、心肌肥厚）合并，还有基因异常、药物作用、心搏频率甚至温度有影响。心脏的机械牵张、炎性反应、氧化应激、心房肌细胞代谢、细胞外基质的重塑和纤维化等参与了心律失常的发生过程，并成为了药物治疗的新靶点。

（吴倩）

参考文献

[1] 姜良铎. 中医急诊学[M]. 北京：中国中医药出版社，2007：3.

[2] 张伯礼，吴勉华. 中医内科学[M]. 北京：中国中医药出版社，2017：8.

[3] 钟赣生. 中药学[M]. 北京：中国中医药出版社，2016：8.

[4] 谢延峥，马金，马世玉，等. 中医药防治心律失常的问题与解决策略[J]. 广州中医药大学学报，2021，38(06)：1276－1281.

[5] 杨超，冯灿，符德玉. 金元四大家论治心悸病理论及临床应用探析[J]. 世界临床药物，2020，41(11)：910－914.

[6] 王茹，王培利，王承龙. 房颤的中医研究进展[J]. 辽宁中医杂志，2020，47(06)：213－216.

[7] 客蕊，魏红玉. 心悸病中医论治概述[J]. 江苏中医药，2019，51(08)：7－9.

[8] 张临宁，刘春玲. 中西医结合治疗室性早搏研究进展[J]. 中西医结合心血管病电子杂志，2019，7(15)：6－8.

[9] 王凤，马燕云，章怡祎，等.《伤寒论》中心悸诊治理论及用药规律探讨[J]. 中国中医基础医学杂志，2018，24(04)：535－536+544.

[10] 宁微，耿乃志，李俊毅，等. 心悸治则治法探析[J]. 亚太传统医药，2015，11(18)：36－37.

[11] 穆志明，樊娟娟. 心悸、惊悸的中西医研究进展[J]. 中西医结合心脑血管病杂志，2012，10(09)：1110－1112.

[12] 李广元. 心悸的中医药治疗进展[J]. 中国医药指南，2012，10(23)：456－457.

[13] 苏江皓. 中医诊治心悸病证学术源流探讨[D]. 广州中医药大学，2012.

[14] 鞠俊莲，鞠宝兆.《内经》有关心悸的理论探析[J]. 辽宁中医药大学学报，2011，13(06)：69－70.

[15] 李柳骥. 冠心病心绞痛古今中医文献整理与研究[D]. 北京中医药大学，2007.

[16] 范春香.《伤寒杂病论》心悸证治研究[D]. 河北医科大学，2005.

[17] 徐晨，徐京育. 胺碘酮合加味桂枝甘草龙骨牡蛎汤治疗心阳不振型房颤 32 例[J]. 湖南中医杂志，2016，32(05)：46－48.

[18] 伍新诚，马晓聪，卓小媛，等. 参松养心胶囊联合西药治疗阵发性房颤疗效和安全性的 Meta 分析[J]. 中华中医药学刊，2017，35(05)：1184－1189.

[19] 魏华民，吴红金. 中药抗心律失常的临床与基础研究进展[J]. 中西医结合心脑血管病杂志，2015，13(02)：152－158.

[20] 孙希鹏，诸国华，罗鸿宇，等. 一项多中心、随机、双盲、平行对照临床研究——评价酒石酸美托洛尔片联合通脉养心丸治疗室性早搏的有效性和安全性[J]. 首都医科大学学报，2019，40(03)：389－395.

[21] 郑方胜，张庆海，庄绪娜. 心可舒片对频发早搏患者心率变异性及 QT 离散度的影响[J]. 中西医结合心脑血管病杂志，2010，8(04)：410－412.

[22] 杨燕灵，胡雪晴. 益心舒胶囊治疗气阴两虚、瘀血阻络型室性早搏临床观察[J]. 中西医结合心脑血管病杂志，2015，13(02)：269－270.

[23] 杨宝峰，蔡本志. 心律失常发病机制研究进展[J]. 国际药学研究杂志，2010，37(02)：81－88.

[24] 杨琳，黄诒焯. 心肌细胞离子通道与心律失常[J]. 中国心脏起搏与心电生理杂志，2003(02)：4－11.

真心痛

中医诊疗基础

（一）基本概念

真心痛为卒心痛之病情重者，主要由寒邪、饮食、情志、年老等因素引起。可单因为病，亦可多因素综合致病而致心脉闭阻，突然出现剧烈而持久的胸骨后或左胸前区憋闷、压迫性钝痛，疼痛剧烈，伴心悸、水肿、肢冷、喘促、汗出、面色苍白、濒死感等症状，持续时间较长，无法自行缓解，极易危及生命。

西医学冠状动脉粥样硬化性心脏病之心绞痛及心肌梗死可参照本篇辨证论治。

（二）病因病机

本病发病原因与年老体衰、阳气不足、七情内伤、气滞血瘀、过食肥甘或劳倦伤脾、痰浊化生、寒邪侵袭、血脉凝滞等因素有关。本虚是发病基础，发病条件是标实。如寒凝气滞、血瘀痰浊，闭塞心脉，心脉不通，出现胸痛，严重者部分心脉突然闭塞，气血运行中断，可见心胸猝然大痛，而发为真心痛。本病病位在心，其本在肾，总的病机为本虚标实，而在急性期则以标实为主。

（1）年老体虚：本病多发于中老年人，年过半百，肾气渐衰。肾阳虚衰则不能鼓动五脏之阳，引起心气不足或心阳不振，血脉失于阳之温煦、气之鼓动，则气血运行滞涩不畅，发为心痛；若肾阴亏虚，则不能滋养五脏之阴，阴亏则火旺，灼津为痰，痰热上犯于心，心脉痹阻，则为心痛。

（2）饮食不当：恣食肥甘厚味或经常饱餐过度，日久损伤脾胃，运化失司，酿湿生痰，上犯心胸，清阳不展，气机不畅，心脉痹阻，遂成本病；或痰郁化火，火热又可炼液为痰，灼血为瘀，痰瘀交阻，痹阻心脉而成心痛。

(3) 情志失调：忧思伤脾，脾虚气结，运化失司，津液不行输布，聚而为痰，痰阻气机，气血运行不畅，心脉痹阻，发为胸痹心痛。或郁怒伤肝，肝郁气滞，郁久化火，灼津成痰，气滞痰浊痹阻心脉，而成胸痹心痛。沈金鳌的《杂病源流犀烛·心病源流》认为，七情除“喜之气能散外，余皆足令心气郁结而为痛也”。由于肝气通于心气，肝气滞则心气涩，所以七情太过，是引发本病的常见原因。

(4) 寒邪内侵：素体阳虚，胸阳不振，阴寒之邪乘虚而入，寒凝气滞，胸阳不展，血行不畅，而发本病。《素问·举痛论》曰：“寒气人经而稽迟，泣而不行，客于脉外则血少，客于脉中则气不通，故卒然而痛。”《诸病源候论·心腹痛病诸候》曰：“心腹痛者，由腑脏虚弱，风寒客于其间故也。”《医门法律·中寒门》云：“胸痹心痛，然总因阳虚，故阴得乘之。”阐述了本病由阳虚感寒而发作，故天气变化、骤遇寒凉而诱发心痛。

（三）诊断与鉴别诊断

1. 临床表现

烦躁不安，大汗淋漓，或神志昏蒙，表情淡漠，皮肤湿冷，四肢厥冷，提示病情危重。若出现厥脱，需立即抢救。脉细数疾无力，应警惕心力衰竭；脉结代，应注意心律失常；脉微欲绝易出现厥脱，应立即抢救。

注意问胸痛的部位、范围、性质以及胸痛的诱因或加重因素，以利于诊断和鉴别诊断，动态询问胸痛的程度（胸痛的持续时间，用药后疼痛的变化），判断病情的发展。

2. 鉴别诊断

本病可与心衰、胸痹心痛、胃脘痛、胁痛相鉴别。

心衰　心衰病主要表现为心悸、气短、尿少、浮肿并见，或伴有胸闷涩痛、气急喘不得卧、唇甲紫、胁下癥积等症状。

胸痹心痛　胸痹以胸部闷痛为主症，患者多见膻中或心前区憋闷疼痛，甚则痛彻左肩背、咽喉、胃脘部、左上臂内侧等部位，呈反复发作性，一般持续几秒到几十分钟，休息或用药后可缓解。常伴有心悸、气短、自汗，甚则喘息不得卧，严重者可见疼痛剧烈，持续不解，汗出肢冷，面色苍白，唇甲青紫，脉散乱或微细欲绝等危候，可发生猝死。真心痛乃胸痹的进一步发展，症见心痛剧烈，甚则持续不解，伴有汗出、肢冷、面白、唇紫、手足青紫，脉微或结代等危重证候。

胃脘痛　胃痛疼痛部位在上腹胃脘部，局部可有压痛，以胀痛、灼痛为主，持续时间较长，常因饮食不当而诱发，并多伴有泛酸、嗳气、恶心、呕吐、纳呆、泄泻等消化系统症状。配合B超、胃肠造影、胃镜、淀粉酶等检查，可以鉴别。某些心肌梗死亦表现为胃痛，应予警惕。

胁痛　胁痛疼痛部位以右胁部为主，可有肋缘下压痛，可合并厌油、黄疸、发热等，常因情志不舒而诱发。胆囊造影、胃镜、肝功能、淀粉酶检查等有助于鉴别。

（四）中医证治

辨治真心痛时，当对其预后有清晰的判断，如《灵枢·厥病》谓：“真心痛，手足青至节，心痛甚，旦发夕死，夕发旦死。”心痛是真心痛最早出现、最为突出的症状，其疼痛剧烈，难以忍受，且范围广泛，持续时间长，患者常有恐惧、濒死感。因此，在发作期必须选用具有速效止痛功能之药物，以迅速缓解心痛症状。疼痛缓解后予以辨证施治，常以补气活血，温阳通脉为法。

气虚血瘀

·病机· 心气不足，血瘀内停。

·证候· 心胸刺痛，胸部闷窒，动则加重，伴气短乏力，汗出心悸。舌体胖大，边有齿痕，舌质黯淡或有瘀点瘀斑，舌苔薄白，脉弦细无力。

·治法· 益气活血，通脉止痛。

·方药· 保元汤(《博爱心鉴》)合血府逐瘀汤(《医林改错》)。人参、黄芪补益心气；失笑散、桃仁、红花、川芎活血化瘀；赤芍、当归、丹参养血活血；柴胡、枳壳、桔梗行气豁痰宽胸；甘草调和诸药。瘀重刺痛明显，加莪术、延胡索，另吞三七粉；口干、舌红加麦冬、生地养阴；舌淡肢冷加肉桂、淫羊藿温阳；痰热内蕴，加黄连、瓜蒌、法半夏。

寒凝心脉

·病机· 寒凝心脉，阻遏气机。

·证候· 胸痛彻背，胸闷气短，心悸不宁，神疲乏力，形寒肢冷。舌质淡黯，舌苔白腻，脉沉无力，迟缓或结代。

·治法· 温补心阳，散寒通脉。

·方药· 当归四逆汤(《伤寒论》)加味。当归补血活血；芍药养血和营；桂枝、附子温经散寒；细辛散寒，除痹止痛；人参、甘草益气健脾；通草、三七、丹参通行血脉。寒象明显，加干姜、蜀椒、高良姜；气滞加白檀香；痛剧急予苏合香丸之类。

正虚阳脱

·病机· 正气虚脱，阳气衰微。

·证候· 心胸绞痛，胸中憋闷或有窒息感，喘促不宁，心慌，面色苍白，大汗淋漓，烦躁不安或表情淡漠，重则神志昏迷，四肢厥冷。脉疾数无力或脉微欲绝。

·治法· 回阳救逆，益气固脱。

·方药· 四逆加人参汤加减，阴竭阳亡则合生脉散：附子、干姜、炙甘草温补脾肾，回阳救逆；加人参大补元气，益气养阴，生津固脱。

津亏阴竭

·病机· 津液亏耗，元阴离绝。

·证候· 心胸闷痛，口燥咽干，头晕耳鸣，心悸汗出，汗热而黏，呼吸短促。舌红而干、脉细数无力。

·治法· 滋阴补津，益液固脱。

·方药· 天王补心丹加减，烦躁重者，可酌加龙骨、磁石以重镇安神；心悸怔忡甚者，可酌加龙眼肉、夜交藤以增强养心安神之功；汗出不止者，可酌加金樱子、煅牡蛎以固肾涩津。

（五）中医辨析思路与方法

1. 辨证要点

真心痛，首先要救急，病情稳定后再行辨证论治。辨证者，首先当辨清标本虚实，通过辨疼痛的性质，结合伴随症状辨析证之寒热阴阳。真心痛者，胸痛部位一般剧烈，胸痛彻背、背痛彻心，辨性质是辨别胸痹心痛的寒热虚实、在气在血的主要参考，临证结合其他症状及舌脉做出准确判断。属寒者，疼痛如绞，遇寒则发，或得冷加剧；属热者，胸闷、灼痛，得热痛则加剧；虚者，痛势较缓，其痛绵绵或隐隐作痛，喜揉喜按；属实者，痛势较剧，其痛如刺、如绞；属气滞者，闷重而痛轻；属血瘀者，痛如针刺，痛有定处。

2. 转归预后

真心痛虽属内科急症、重症，但只要及时诊断处理，辨证论治正确，患者又能很好配合，一般都能控制或缓解病情。若临床失治、误治，或患者不遵医嘱，失于调摄，则病情进一步发展，瘀血闭塞心脉，心胸猝然大痛，持续不解，伴有气短喘促，四肢不温或逆冷青紫等真心痛表现，预后不佳；但若能及时、正确抢救，也可转危为安。若心阳阻遏，心气不足，鼓动无力，可见心动悸、脉结代，尤其是真心痛伴脉结代，如不及时发现，正确处理，甚至可致晕厥或猝死，必须高度警惕。若心肾阳衰，饮邪内停，水饮凌心射肺，可见浮肿、尿少、心悸、喘促等症，为胸痹心痛的严重并发症，应充分发挥中医药治疗本病具有安全及综合效应的优势，并配合西医抢救手段积极救治，警惕发生猝死。调情志、慎起居、适寒温、饮食调治是预防与调摄的重点。情志异常可导致脏腑失调，气血紊乱，尤其与心病关系较为密切。《灵枢》云“悲哀愁忧则心动”，后世进而认为“七情之由作心痛”，故防治本病必须高度重视精神调摄，避免过于激动或喜怒忧思无度，保持心情平静愉快。气候的寒暑晴雨变化对本病的发病亦有明显影响，《诸病源候论·心痛病诸候》记载“心痛者，风凉邪气乘于心也”，故本病患者应慎起居，适寒温，居处必须保持安静、通风。饮食调摄方面，不宜过食肥甘，应戒烟，少饮酒，宜低盐饮食，多吃水果及富含纤维食

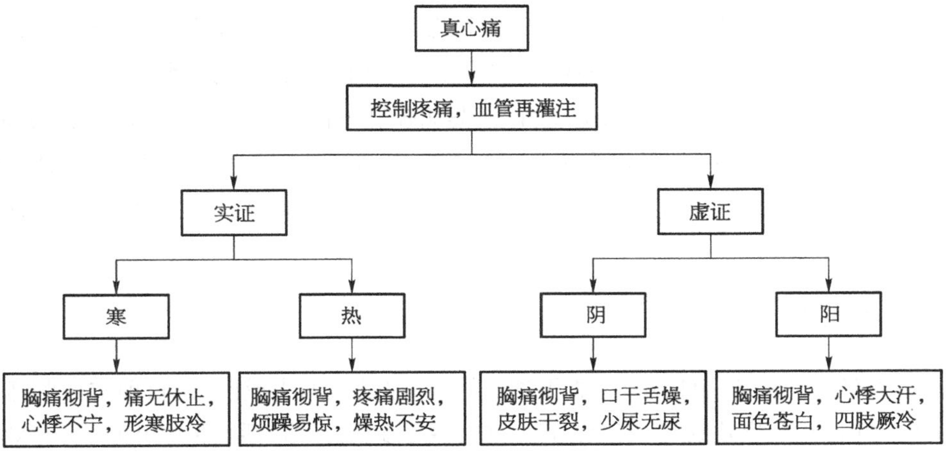

图6 真心痛辨证思路要点

物，保持大便通畅，饮食宜清淡，食勿过饱。发作期患者应立即卧床休息，缓解期要注意适当休息，坚持力所能及的活动，做到动中有静，保证充足的睡眠。发病时医护人员还应加强巡视，观察舌脉、体温、呼吸、血压及精神情志变化，做好各种抢救设备及药物准备，必要时给予吸氧、心电监护及开放静脉通道。

特色方药浅析

（一）经典方剂

（1）*当归四逆汤*：出自《伤寒论》："手足厥寒，脉细欲绝者，当归四逆汤主之。"本方以散寒通脉立治，可治营血虚弱，寒凝经脉，血行不利。素体血虚而又经脉受寒，寒邪凝滞，血行不利，阳气不能达于四肢末端，营血不能充盈血脉，遂呈手足厥寒，脉细欲绝。其手足厥寒只表现为掌至腕、踝不温，与四逆汤之四肢厥逆有别。治宜温经散寒，养血通脉。方中当归甘温，养血和血，既补营血之虚，又行血脉之滞；桂枝辛温，温经散寒温通血脉，共为君药。芍药养血和营，助当归补血充脉；细辛温经散寒，助桂枝温通行血，共为臣药。通草（为现代之木通）通经脉，以畅血行；炙甘草、大枣健脾益气，以资生血之源，共为佐使药。诸药合用，温而不燥，补而不滞，共奏温经通脉之效，使阴血充，客寒除，阳气振，经脉通，手足温，诸证自愈。

（2）*血府逐瘀汤*：出自《医林改错》："头痛，胸痛，胸不任物，胸任重物，天亮出汗，食自胸右下，心里热（名曰灯笼病），瞀闷，急躁，夜睡梦多，呃逆，饮水即呛，不眠，小儿夜啼，心跳心忙，夜不安，俗言肝气病，干呕，晚发一阵热。"本方主治诸症皆为瘀血内阻胸部，气机郁滞所致。即王清任所称"胸中血府血瘀"之证。胸中为气之所宗，血之所聚，肝经循行之分野。血瘀胸中，气机阻滞，清阳郁遏不升，则胸痛、头痛日久不愈，痛如针刺，且有定处；胸中血瘀，影响及胃，胃气上逆，故呃逆干呕，甚则水入即呛；瘀久化热，则内热瞀闷，入暮潮热；瘀热扰心，则心悸怔忡，失眠多梦；郁滞日久，肝失条达，故急躁易怒；至于唇、目、舌、脉所见，皆为瘀血征象。治宜活血化瘀，兼以行气止痛。方中桃仁破血行滞而润燥，红花活血祛瘀以止痛，共为君药。赤芍、川芎助君药活血祛瘀；牛膝活血通经，祛瘀止痛，引血下行，共为臣药。生地、当归养血益阴，清热活血；桔梗、枳壳，一升一降，宽胸行气；柴胡疏肝解郁，升达清阳，与桔梗、枳壳同用，尤善理气行滞，使气行则血行，以上均为佐药。桔梗并能载药上行，兼有使药之用；甘草调和诸药，亦为使药。合而用之，使血活瘀化气行，则诸症可愈，为治胸中血瘀证之良方，尤适用于气虚血瘀证的真心痛患者。

（二）中成药

（1）*麝香保心丸*：是一种具有芳香温通、益气活血功效的中成药，是目前中医临床治疗心血管疾病的常用药物，疗效确切，安全性高。方中麝香疏通经络，活血散瘀止痛，可有效缓解患者心胸闷痛症状；人参生津安神，补气固脱；肉桂补阳通脉；苏合香温养心脉；蟾酥和冰片可开窍醒脑止痛,诸药合用可明显改善真心痛患者相关症状。用法用量:每次1~2丸,每日3次;或症状发作时遵医嘱服用。

(2)复方丹参滴丸:该方源于复旦大学附属华山医院临床经验方。方用丹参为君药,通行血脉,活血祛瘀;三七化瘀通络止痛为臣药;冰片芳香开窍,通阳定痛为佐药,诸药合用,具有活血化瘀、理气止痛的功效。丹参含丹参酮ⅠA、丹参素,具有对心肌缺血缺氧的保护作用;三七会人参皂背、三七皂苷,具有抗心绞痛、抗心律失常、对心肌缺血及再灌注损伤的保护作用;冰片含龙脑,具有消炎、镇痛作用。全方主要具有改善心血管功能、缓解心绞痛等作用。可用于多种疾病之具有血脉痹阻证候者。多项研究表明其在真心痛患者发病时可具有缓解疼痛,活血祛瘀之功用。用法用量:口服或舌下含服,每次10丸,每日3次,4周为1个疗程;或遵医嘱服用。

(3)速效救心丸:含川芎、冰片等。功效主治:活血理气,增加冠脉流量,缓解心绞痛。治疗冠心病胸闷憋气,心前区疼痛。用法用量:每日3次,每次4~6粒含服,急性发作时每次10~15粒。

(4)苏合香丸:出自《太平惠民和剂局方》。功效主治:芳香温通,理气止痛。治疗胸痹心痛,寒凝气滞证。用法用量:每服1~4丸,疼痛时用。

(5)苏冰滴丸:含苏合香、冰片。功效主治:芳香开窍,理气止痛。治疗胸痹心痛,真心痛属寒凝气滞证。用法用量:含服,每次2~4粒,每日3次。

(6)冠心苏合丸:含苏合香、冰片、朱砂、木香、檀香。功效主治:芳香止痛。用于胸痹心痛气滞寒凝者,亦可用于真心痛。用法用量:每服1丸(3 g)。

(7)寒证心痛气雾剂:含肉桂、香附等。功效主治:温经散寒,理气止痛。用法用量:用于心痛苔白者,每次舌下喷雾1~2次。

(8)热证心痛气雾剂:含牡丹皮、川芎等。功效主治:凉血清热,活血止痛。用法用量:用于心痛苔黄者,每次舌下喷雾1~2次。

(9)活心丸:含人参、灵芝、麝香、熊胆等。功效:养心活血。用法用量:每次含服或吞服1~2丸。

(三)常用中药注射剂

(1)注射用丹参多酚酸盐:丹参多酚酸是活血化瘀中药丹参的主要成分,注射用丹参多酚酸盐是一种经现代制剂工艺生产的丹参多酚盐类注射剂,该药通过发挥抗血小板聚集、抗脂质过氧化、减轻氧自由基及炎性反应等作用,达到减轻患者心肌损伤,促进其预后改善的效果。真心痛患者可在早期使用此制剂,预防血管再灌注损伤,减少并发症的发生。常用方法:每次200 mg,用5%葡萄糖注射液或0.9%氯化钠注射液250~500 mL溶解后使用,每日1次。

(2)丹红注射液:含丹参、红花、注射用水。功效:活血化瘀,通脉舒络。方中丹参性寒味苦,入心、心包经,入心宝、通心窍,活血化瘀,行血止痛;红花性温味辛,亦入心经,辛散温通,能活血通经,祛瘀止痛。二药相须为用,有良好的活血化瘀、通经止痛的功效。用于瘀血闭阻所致的真心痛,具有良好的疗效。常用方法：每次 20~40 mL,用 5%葡萄糖注射液 100~500 mL 稀释后静脉缓慢滴注,每日 1 次。

(3) 注射用红花黄色素：红花黄色素为中药红花的提取物羟基红花黄色素 A,能够抗氧化、改善、复氧心肌细胞跨膜电位,降低心肌耗氧量及提高对缺氧的耐受性,在真心痛患者的急性期尤为适用。常用方法：每次 1 瓶,加入 0.9%生理盐水注射液 250 mL 中缓慢静脉滴注,每日 1 次。

中医适宜技术

(一) 毫针刺法

方案 1

取穴：主穴为内关。配穴分两组：① 巨阙、心平;② 膻中、三阴交。注：心平穴位于心经线肘横纹下 3 寸处。

操作：双侧内关每次必用,配穴两组交替,在内关效不明显时配用,或者同用。将针刺入内关后,快速提插捻转,频率每分钟 120 次左右,运针 2 分钟,留针 15 分钟,刺激不宜过强,务使针感向前胸传导;亦可以上法快速捻转得气后,留针 10 分钟,再次捻针,至针感最强时出针。余穴亦用中强刺激,留针 20 分钟。留针期间,宜间断运针。

方案 2

取穴：主穴分两组：① 巨阙、心平、足三里;② 膻中、内关、三阴交。

操作：每次取一组主穴,两组交替。针刺得气后用中强刺激,留针 20 分钟。每日 1 次,12 次为 1 个疗程,疗程间隔 1~2 日,再针第 2 个疗程。

方案 3

取穴：主穴为内关、水沟。配穴：室性心律失常加三阴交、神门;慢速型心律失常加三阴交、郄门;快速型心律失常加膻中、极泉、大陵。

操作：主穴必取,据症加用配穴。内关穴针尖向上斜刺,施以中等强度提插加捻转手法,持续 1~2 分钟;水沟向上斜刺 0.5 寸,用雀啄法 1 分钟。配穴针法：室性心律失常用平补平泻法;慢速型心律失常施以补法,以持续性弱刺激;快速型心律失常则采用强刺激泻。留针 30 分钟,每日 1 次。

(二) 穴位埋植法

取穴：腰阳关。

操作：嘱患者取坐位,取准穴位后局部常规消毒。以 2%利多卡因 5 mL,在腰阳关穴旁开 2 mL 进针,注射一皮丘,然后刺入皮下,再横刺至腰阳关边进针边注射进行局麻;局麻后用特制的套管针沿避麻的线路刺入腰阴关,拔出针芯,将一预先高压消毒的穴位助压器装入套管内，用针芯推至套管针顶端，固定针芯，后退套管针；最后针具拔出，穴位助压器则植入穴内，局部以消毒敷料覆盖。一般仅治疗1次。

经典医案赏析

（一）古代验案

1. 胸痹（心阳不振）案

王。胸前附骨板痛，甚至呼吸不通，必捶背稍缓。病来迅速，莫晓其因。议从仲景胸痹症。乃清阳失展。主以辛滑。

薤白，川桂枝尖，半夏，生姜，加白酒一杯同煎。

按语：本案出自清代叶桂的《临证指南医案》。本案患者胸骨后疼痛伴有呼吸不畅，病势较为凶猛。究其原因，为心胸清阳失展，心脉运行受阻，血脉瘀滞，无以温养心神，不通则痛，可见心胸前区疼痛。以辛滑治之。方中薤白辛温通阳散结气，桂枝上以宣通心胸之阳，下以温化中下二焦之阴气，既通阳又降逆。降逆则阴寒之气不致上逆，通阳则阴寒之气不致内结。加半夏增强祛痰逐饮之力。综方以温阳理气泄浊。

2. 心痛案

虞天民治一妇，四月间多食青梅得病，日间胸膈中大痛如刀锥，至晚胸中痛止而膝骨可大痛，盖痰饮随气升降故也。医作胃寒治，与姜、桂、丁、沉、荜茇、乌、附之类，病反剧。加口渴，小水淋漓，虞诊其六脉洪数而滑，知为痰病，令熬竹沥，服三日，口不渴，小水亦不淋沥，但胸中与膝互痛如旧。用萝卜子研汁小半碗，吐痰半升，至夜痛尤甚而厥，此引动其猖狂之势也。再用吐法不效，一日清晨，以藜芦末一钱，麝香少许，酸浆水调服，始大吐其痛如脱，调理而安。

按语：本案出自清代俞震《古今医案按》中明代虞抟医案。本案考虑患者许因中脘有食积痰饮，抑遏经络，气血不行，津液不通，痰饮上升则为痹疼，下降则为胯痛，须涌泄之。医误作胃寒，当知，胃寒者，宜见沉迟或紧，本案脉洪数而滑，当知非寒。乃以饮以萝卜子汁半盂，得吐立通。再用藜芦末一钱，麝香少许，酸浆水大吐，痰祛而安。

3. 真心痛案

有海船主龚小鲁者，患真心痛。余诊其脉，六部沸然如散。问其所苦，则以手按膈，曰：“痛处在此，一痛即神昏矣。”问：“痛几次矣？”曰：“一次。”即用煅龙齿、生枣仁、辰砂拌茯神各三钱，天冬、麦冬、远志各二钱，川郁金一钱五分，陈胆星八分，煅石决明八钱，九味，嘱急煎服，迟则第二次之痛复来，则不救矣。其侍者曰：“龚君痛时，神昏肢冷，络脉跳动，势真可危。”余曰：“是所谓真心痛，余当在此视其服药，所冀进药在第二阵痛之前，得药后不再痛，则药力尚能制病耳。”此药投入，居然未曾再痛，确信此九味为真心痛之良剂。遂嘱小鲁随身常带，以防不测。后八年,小鲁在海洋,病发无药,半日而死。盖所携者,因霉坏而弃之矣。

按语:本案出自《医案摘奇》中清代傅松元医案。此案俱其发病表现,为典型真心痛。胸痛、神昏、肢冷,发病迅速,病势急骤,朝发夕死。盖由患者为海船主,长期居住潮湿环境,痰浊内生,痰浊阻滞气机不畅,发为心痛。龙齿镇心安神,枣仁补心、敛心、安神,朱茯神通心气下交于肾,麦冬、天冬散心郁以安神敛阴,胆南星清火化痰,远志安神化痰,郁金行气解郁活血,共奏奇效。

(二)现代经验

1. 通脉止痛汤治疗心肌梗死案

罗某,男,74岁。2000年12月4日入院治疗。患者反复胸闷痛4年。诊见:神疲,胸闷,头晕,恶心,口吐胃内容物1次,纳差,睡眠差,皮肤湿冷,小便少,双下肢浮肿,唇发绀,舌黯、苔薄白,脉结。双肺可闻及湿啰音,心界不大,心率每分钟45次,期前收缩,未闻及杂音。心电图示:急性下后壁、右心室心肌梗死。心肌酶、肌红蛋白、肌钙蛋白示急性心肌梗死改变。中医诊断:冠心病,急性心肌梗死,心源性休克。入院后因病情危重,暂未行紧急经皮冠状动脉介入治疗,即以多巴胺、多巴酚丁胺静脉滴注强心,参麦注射液益气,葛根素注射液活血。予通脉止痛汤。每日1剂,水煎服。经抢救,生命体征略稳定。下午4时冠状动脉造影示右冠状动脉远端95%狭窄,明显钙化,经皮冠状动脉介入治疗后残余狭窄约25%。术后当晚及次日下午各有1次心力衰竭发作,经抢救后病情逐步趋于稳定,以通脉止痛汤原方调理3周后出院。随访10个月,一般情况尚可。药用:花椒6 g,生川乌2 g,附子3 g,干姜6 g,赤石脂6 g,当归9 g,桂枝9 g,白芍9 g,细辛9 g,炙甘草6 g,通草6 g,大枣25枚。每日1剂,水煎,分3次温服。6剂为1个疗程,需用药5~8个疗程。功效:温阳散寒,通脉止痛。

按语:本案出自《邓铁涛经验集》。方中生川乌、附子散阴寒,逐凝结,通阳气,畅脉络,破寒湿,通心气;花椒温中散寒,除湿化饮,解郁开结,温达阳气;干姜温阳逐寒,温中通脉;赤石脂益心血,敛阴气,防止温热药伤阴;当归补血活血,通利经脉;桂枝温阳通经,散寒止痛;白芍养血和营,缓急止痛,助当归补血养血;细辛温通经脉,助桂枝散寒止痛;通草通利血脉,兼制桂枝、细辛辛燥伤阴;大枣、炙甘草补益中气,健脾和胃,生化气血,并调和药性。

2. 活血化瘀汤治疗心肌梗死案

李某,男,72岁。2004年9月8日入院治疗。患者反复胸闷痛2年,持续性剧痛3个小时。心率每分钟45次,血压10/5 kPa(72/40 mmHg)。心电图检查示窦性心动过缓,右心室及下壁ST段弓背向上抬高,考虑为急性心下壁右心室心肌梗死。西医诊断:急性心肌梗死并心源性休克。决定行急诊经皮冠状动脉介入治疗。因心率波动在每分钟40~45次,遂植入临时起搏器,行冠状动脉造影示:右冠状动脉近段完全闭塞。在近段狭窄处置入支架1枚。术毕即进入重症监护室(ICU)监护,术后20小时,维持血压在(11~13)/(7~9) kPa[(85~95)/(50~65)mmHg],患者仍头晕、胸闷,动则尤甚。于9月10日延请任继学教授会诊。诊见患者少气懒言,气短乏力,动则尤甚,纳呆,大便2日未解,舌淡嫩,苔薄白,脉弦滑,重按无力,关脉微浮，尺脉弱。中医诊断：真心痛。证属胸阳不振，痰浊阻络。治以补气益阳，活血化瘀，化痰通络。予活血化瘀汤 2 剂。每日 1 剂，水煎服。服药后第 2 日，头晕、胸闷减轻，心率每分钟 55～70 次，血压 14/9 kPa(106/68 mmHg)。

9 月 12 日二诊：心率稳定在每分钟 60 次以上，无头晕、胸闷等，停用临时起搏器，患者可于床上活动。9 月 17 日出院。

药用：桃仁 12 g，红花 9 g，当归 9 g，生地 9 g，川芎 5 g，赤芍 6 g，牛膝 9 g，桔梗 5 g，柴胡 3 g，枳壳 6 g，甘草 3 g。每日 1 剂，水煎，分 3 次温服。6 剂为 1 个疗程，需用药 5～8 个疗程。功效：活血化瘀，行气止痛。用于心肌梗死。

按语：本案出自《任继学教授治疗急症验案四则》。方中桃仁、红花、赤芍、生地、川芎活血行血化瘀，兼清郁热；柴胡疏肝理气，调理气机；枳壳行气降气，与柴胡同用，一升一降，调理升降气机；当归补血活血，与桃仁等同用，活血中补血，化瘀不伤血；桔梗引药上行，宣畅气机；牛膝引血下行，使瘀血从下而去；甘草益气帅血，调和药性。

3. 血府逐瘀汤治疗心肌梗死案

刘某，男，65 岁。主诉心前区闷痛、气短 2 年余，加重 3 个月。患者于 2 年前因劳累而致胸闷憋痛，未重视。3 个月前因搬家劳累过度再次加重，曾在某医院就诊，经检查诊断为冠心病心绞痛。治疗未见显效，今特来求诊。现患者胸部窒闷疼痛，每日发作 3～5 次，每次持续 3～6 分钟，活动、劳累或受冷后加重，服用复方丹参滴丸可暂时缓解，伴有心烦不安，头晕，肢体沉重，形体丰腴，血压 18.0/12.0 kPa(135/90 mmHg)，心律齐，心率每分钟 80 次，舌质黯、边有瘀点，苔白，口唇色黯，脉弦细。心电图示：窦性心律，T 波Ⅱ、Ⅲ、aVF 导联呈倒置，ST 段、V2、V3 导联呈水平性下移 0.1 mV。心功能提示：左心收缩功能轻度不正常。超声心电图检查：有冠心病改变。血脂检查：胆固醇 6.2 mmol/L，三酰甘油 2.06 mmol/L。西医诊断：冠心病，劳累性心绞痛伴心肌梗死。中医诊断：胸痹、心痛。治以活血化瘀，益气通阳。方用血府逐瘀汤加味。每日 1 剂，水煎，分、早晚 2 次温服。服药 7 日后心前区闷痛明显减轻，每日发作 1 次或 2 次，可自行缓解。上方加焦山楂 30 g。继服 2 周后患者心前区闷痛、气短未发作，心安神宁，头昏、肢体沉重消失，血压 17.3/11.5 kPa(130/86 mmHg)，舌质稍红，脉弦滑。病情大减，原方连续服用 1 周。患者服药 28 剂，诸症尽除。复查心电图示：窦性心律，T 波Ⅱ、Ⅲ、aVF 导联倒置较前改善，ST 段、V2、V3 导联呈水平型下移恢复正常。遂以上方共研细末，装胶囊，每次 6 粒，早、晚各服 1 次。坚持 2 个月调理善后，症状消失。复查心电图、血脂恢复正常。

药用：当归 10 g，川芎 10 g，赤芍 10 g，生地 10 g，桃仁 10 g，红花 10 g，柴胡 10 g，枳壳 10 g，桔梗 10 g，牛膝 6 g，生甘草 6 g，黄芪 30～60 g，桂枝 10 g。每日 1 剂，水煎，早、晚分服。7 日为 1 个疗程，连续治疗 2～4 个疗程。

功效：活血化瘀养血，行气活血疏肝。主治冠心病心肌梗死。

按语：本案出自《血府逐瘀汤化裁治疗冠心病心肌梗死 30 例》。血府逐瘀汤为王清任《医林改错》中主治瘀血诸症的基础方剂，具有活血化瘀而不伤血、疏肝解郁而不耗气的特点。方中桃红四物汤活血化瘀而养血，四逆散行气活血而疏肝，更加枳壳、桔梗、牛膝理气通脉，桂枝温通心阳。治本应着眼于补，治标应着眼于通。黄芪可益气升阳恢复心肌细胞活力，故适用于冠心病心肌梗死且以本虚为主的患者。本病所表现的胸闷痛、舌质紫黯，系因虚而致瘀，气虚不运，胸阳不振，而致寒凝血涩，心脉痹阻。根据中医学"气滞则血瘀"的理论，本方在活血化瘀之药中配以补气之品，符合"气行则血行"的治疗原则。通过多年临床实践，用血府逐瘀汤治疗冠心病心肌梗死，采取通与补并用的原则，"通"用活血化瘀，"补"用补气温阳，并随症加减，是有效方剂。

各家论述辑要

（一）秦汉时期

1.《黄帝内经》

心痛，病名最早见于马王堆古汉墓出土的《五十二病方》。"胸痹"病名最早见于《黄帝内经》，对本病的病因、一般症状及真心痛的表现均有记载。《素问 · 脏气法时论》云："心病者，胸中痛，胁支满，胁下痛，膺背肩胛间痛，两臂内痛。"《灵枢 · 厥病》云："真心痛，手足青至节，心痛甚，旦发夕死，夕发旦死。"

2.《伤寒杂病论》

仲景于《金匮要略》中首创胸痹的辨证论治，并提出胸痹的纲脉："夫脉当取太过不及，阳微阴弦，即胸痹而痛，所以然者，责其极虚也。今阳虚知在上焦，所以胸痹心痛者，以其阴弦故也。"首先确定胸痹之病机为阳微阴弦，临床上多脏器多部位皆可引起本病。"阳微阴弦"包含两层含意：一指脉象，二指病机。《黄帝内经》云："寸脉为阳，以候上焦，正应胸中部分，若阳脉不及而微，则为阳虚，知在上焦，故成胸痹。尺脉为阴，主病在里，然因弦何以致胸痹？盖弦为肝脉，肝属木，木实则痛。"阳与阴指部位不同，微与弦指性质差异。"阳微"指寸脉微是不及，为上焦阳气不足，胸阳不振之象；"阴弦"指尺脉弦是太过，为阴寒太盛，水饮内停之证。张仲景在《金匮要略》中提出温补阳气、温阳兼利小便、化痰祛浊等基本祛邪方法来治疗胸痹。"胸痹，心中痞气，气结在胸，胸满，胁下逆抢心，人参汤主之"。本证乃中焦虚寒，大气不运，属无形之气痞，即胸痹心中痞之虚证。阳气虚弱，客气冲逆为痞，攻之则有害，故当治以温补阳气。"胸痹之病，喘息咳唾，胸背痛，短气，寸口脉沉而迟，关上小紧数，瓜蒌薤白白酒汤主之"。本证胸阳不足，痰浊上乘，肺宣降失常，故见喘息，咳唾；上焦阳气不布，气不顺接，则短气。寸口脉主上焦，脉沉迟是胸阳不振之象。关上脉主中焦，小、紧并举为中焦痰饮停聚之征。治宜通阳散结，豁痰下气，使阳气循环于周身，贯通于胸背则胸阳得宣，痛自愈矣。"胸痹不得卧，心痛彻背者，栝蒌薤白半夏汤主之"。本证乃痰涎壅塞于胸中所致，病情较上条较甚，故在前方的基础上加上半夏以增强降逆逐饮之力。"胸痹心中痞气，气结在胸，胸满，胁下逆抢心，枳实薤白桂枝汤主之"。本证乃胸痹心中痞之实证，由于胸阳亏虚，阴寒上乘，痰阻气滞，结于胸中所致。病势已由胸肺部向下扩展到胃脘两胁之间，此时应急治其标，治以通阳散结，泄满降逆。

（二）魏晋隋唐时期

魏晋隋唐时期对本病的认识在《黄帝内经》与《金匮要略》的基础上有进一步的发展，其代表论著为《肘后备急方》《诸病源候论》《备急千金要方》。

1.《肘后备急方》

晋代葛洪《肘后备急方》对胸痹的论述“胸满短气，咳嗽引痛，烦闷自汗出，或彻引背膂”与《金匮要略》中所描述的短气、咳嗽、汗出、胸痛彻背相似。胸前剧烈疼痛的症状描述为“心中坚痞忽痛，肌中苦痹。绞急如刺，不得俯仰，其胸前皮皆痛，不得手犯”。并认识到本病的预后为“不即治之，数日害人”，此为以胸痹病名描述本病预后不良最早的文献。《肘后备急方》治疗本病的处方也继承了《金匮要略》，如主要使用瓜蒌、半夏、枳实、薤白等药物，处方组成同瓜蒌薤白白酒汤、橘枳姜汤。还提示可以运用清热化痰、辛温活血的药物治疗本病，包括吴茱萸、细辛、贝母、韭根汁等温里类药物。

2.《诸病源候论》

隋代巢元方《诸病源候论》对胸痹心痛的症状描述见于“心痛候”。其提及脾心痛、胃心痛、肾心痛，其中肾心痛的描述与《黄帝内经》不同，以泄泻为主要表现。并补充了胸中愊愊如满，噎塞不利，习习如痒，喉里涩，唾燥等症状，对咽喉症状的描述更为详细，对于脉象补充了“其脉浮而微者是也”。对于本病的病机，认为是“寒气客于五脏六腑，因虚而发，上冲胸间，则胸痹”，强调虚、寒、气逆，较《金匮要略》更为具体。《诸病源候论》认为，“心痛者，风冷邪气乘于心也”；对于预后，认为“其痛发，有死者，有不死者，有久成疹者”；其机制为“真心痛，朝发夕死，夕发朝死”者，伤于“正经”，“不死者，久成疹者”，伤于“支别之络脉”。此外，《诸病源候论》认为本病的发病与肾不能运化水液，“停饮乘心之络”；“积冷在内，客于脾而乘心络”；“支别络脉为风邪所乘，郁而化热”有关。

3.《备急千金要方》

唐代孙思邈《备急千金要方》对胸痹的认识既有继承，又有发展。首先，其症状描述多心腹合论，并说明九种心痛的具体内容。论取自《黄帝内经》五脏心痛的内容，并补充了蛔心痛。其病因可归为五点：寒、气、痰、瘀、热。对于寒的认识其继承了《黄帝内经》的观点，“寒气卒客于五脏六腑，则发卒心痛”，重视寒凝心脉。其次，挖掘《金匮要略》诸方的含义，提出气滞、痰浊，并补充了症状，如“心痛坚烦气结”等。最后，提出本病与瘀血、劳热相关的观点。其在《备急千金要方·卷十三·心脏脉论门》认为心病可见“舌下血”，指舌下脉络肿胀青紫，为望诊的进一步发展。“劳热实”为实热证，其临床表现为“大便苦难，闭塞不通，心满痛”，为腑气不通，积滞生热所致。现代医学也认为冠心病患者努力排便有导致猝死的风险。

（三）宋金元时期

宋代学术交流活跃，正如《四库全书总目提要·医家类》中说“儒之门户分于宋，医之门户分于金元”,这正是“百家争鸣”局面的写照,为医学理论的提高和研究新问题奠定了良好的思想基础。

1.《圣济总录》

北宋时期,在《千金方》的基础上完善起来的《太平圣惠方》《圣济总录》,其理论治法均在遵循经典的基础上发展起来的。在症状病机方面,《圣济总录》以继承《黄帝内经》的思想为主。其所论述的症状也是以五脏心痛为基础,并进一步发展。其所论“心背相引”为肾心痛,“腹胀归于心而痛甚者”为胃心痛,“有急痛如针锥所刺者”为脾心痛,肝心痛症状与《黄帝内经》描述一致,“有卧则以心间痛,动作愈甚者”为肺心痛。并补充了“痛引喉者”,即冠心病不稳定性心绞痛发作时以咽痛为主要表现的特殊类型,与“发作肿聚”以水肿为主要表现的心力衰竭等。其所论述的病机以寒邪为主。在治法上,《圣济总录》在前代的基础上,或治法相同但用药不同,或发展新的治法。该书新制定的治法包括芳香温通法,代表方为麝香散方,其组成为麝香、牛黄、犀角。以麝香芳香开窍,活血通脉为主,兼以牛黄开窍清热解毒,犀角凉血,主要以温通为主。又如十注丸,治疗心痛表现为刺痛者,其组成包括麝香、犀角、丹砂、雄黄等与安宫牛黄丸接近。在温里散寒止痛方面,《圣济总录》多配伍活血之品,为温经止痛法。代表方为芎劳汤,组成为川芎、桂枝、当归、高良姜、厚朴。其中桂枝、厚朴为《金匮要略》旧法。其以川芎、当归活血养血,配合温通经脉的桂枝为温经活血法。且方中高良姜与仲景常用的干姜相比,温里之力较逊,而兼有行气止痛的作用,提示了由温通理气向温经行气的转变。其他还有沉麝丸、五灵脂散。五灵脂散主要由五灵脂组成,活血止血止痛,为后世失笑散的组成成分之一,其用热酒送服有助活血之功。此外,化痰法既有继承《金匮要略》瓜蒌薤白半夏汤类方的一面,也应用了新的药物。如昆布汤,其组成为昆布、桔梗、半夏、枇杷叶、枳壳、茯苓。桔梗、昆布等清热化痰之品与瓜蒌有较大区别;方中配合枇杷叶、枳壳以降气止痛,与性温之薤白相比,虽同为降气,但有寒热之别;方中茯苓利水渗湿有助痰浊消散的作用。此外,对于温里散寒止痛法,除应用附子、干姜、蜀椒、乌头等药外,《圣济总录》还应用细辛,如细辛散。

2.《扁鹊心书》

《扁鹊心书》谓:“皆由郁火停痰而作,饮食生冷填于阳明、太阴分野,亦能作病,宜全真丹。若胃口寒甚,全真丹或姜附汤不愈,灸中脘七十壮。若脾心痛发而欲死,六脉尚有者,急灸左命关五十壮而苏,内服来复丹,荜澄茄散。若时痛时止,吐清水者,乃蛔攻心包络也,服安虫散。若卒心痛,六脉沉微,汗出不止,爪甲青,足冷过膝,乃真心痛也,不治。(心为一身之主宰,一毫不可犯,处正无偏,岂宜受病。凡痛非心痛,乃心之包络痛与脾痛、胃痛、膈痛耳。审其所因、所客,或气、或痰,虽有九种之分,虚实之异,大概虚者为多,属实者间亦有之,审察而治,庶无差错。)”

3. 易水学派对胸痹的认识

金元时期张元素、李杲诸家,师承授受,形成了易水学派。易水学派从饮食劳倦、脾胃内伤、火热、阴火之角度论述胸痹(冠心病)之病因,对于冠心病发病的病机,遥承《黄帝内经》心法而卓有见地。其理念在中医心病辨证论治方面独具特色,为中国医学史的发展添上了浓重的一笔,具有极为重要的学术地位。张元素宗脏腑元气论,有感于"运气不齐,古今异轨,古方今病不相能也",独树一帜,成为易水学派的开山,在制方遣药、脏腑辨证等方面自成一家之言。东垣承元素之学,为补土派之先导,辨内伤外感,倡"内伤脾胃,百病由生"之说,对中医学的发展有很大影响。东垣提出"痛随利减"为冠心病治疗大法,利者,通利也。因此,冠心病的治疗主要在于一个"通"字,寒凝心脉者,以宣阳散寒为通。心血瘀阻者,以活血化瘀为通;痰浊闭阻者,以通阳泄浊豁痰宣痹为通;气滞心胸者,以理气通络为通;至于胸痹心痛之虚证,强调"寓通于补",通补结合。心肾阳虚者,温补阳气,振奋心阳即为通;心肾阴虚者,滋阴清火,养心和络即为通;气阴两虚者,益气养阴、活血通脉即为通。总之,诸般通法,不离东垣之行气调血,通利经络。东垣所言,无愧为冠心病之治疗大法也,对冠心病的治疗有着重要的指导意义。

(四)明清时期

明清时期医家的主要贡献在于病因认识的深入,病症鉴别的细化与辨证体系的完善上,代表医家为王肯堂、张景岳、王清任、唐容川等。在病因病机方面,王肯堂认为本病痰、火痹阻心包络,牵引心,如其认为盖心包络护捧其心,脉络相系,位居心之四旁。火载痰而上升,碍其所居,包络为痰相轧,故脂膜紧急而作痛,遂误认为心痛也。在诊断方面,王肯堂将胸痹心痛与胃脘痛、膈痛进行鉴别。他将胸痹心痛称为真心痛,胃脘痛称为心痛,而其膈痛,根据描述当为目前的嘈杂。根据预后鉴别胸痹心痛(真心痛)、胃脘痛(心痛),真心痛预后不良。根据疼痛部位与性质区分心痛、膈痛,认为心痛"在歧骨陷处",膈痛"痛横满胸间,比之心痛为轻"。治疗时重视理气、活血。心痛里寒证应用乌头赤石脂丸、瓜蒌薤白半夏汤、桂枝生姜枳实汤等温散方剂。表寒兼有里寒者,表现为左脉浮弦或紧,兼恶风寒,应用藿香正气散、五积散解表温里。心痛血瘀证应用大剂红花、桃仁、失笑散等治疗,取其活血止痛之功,失笑散活血止血,更为稳妥。对于卒心痛寒证用荔枝核温里行气止痛,热证用黄连清热止痛。辨证思路清晰,用药规范。张景岳对于胸痹心痛的贡献有三:一是在辨证方法上,应用二纲(阴阳)六变(虚实寒热表里)分析胸痹心痛的病机,使胸痹心痛辨证体系更为完整。二是对于本病的病因重视情志因素。一方面可导致实证,情志不畅,导致气郁乃至血瘀;另一方面可导致虚证,思虑过度耗伤心血,导致心痛、心悸或厥脱。三是在治疗上重视胸痹心痛虚证的治疗。首先,张氏批驳了丹溪"诸痛不可补气"的认识,认为还有因虚致痛的情况。在治疗上应用大补元煎、左归饮等治疗。用药以人参、熟地为主,张氏将此命名为两仪膏,气血双补。其次,配伍安神定志之品,如远志、石菖蒲。在治疗虚证心痛方面,提供了补气、养血、补肾、安神的治法。其后医家对于本病的认识主要继承上述认识,并重视对经典的注释与挖掘,主要围绕《金匮要略》与《伤寒论》,治疗方法以温通为主。如喻昌《医门法律》、叶天士《临证指南医案》,用方也以乌头赤石脂丸、瓜蒌薤白半夏汤为主要用方。而张璐的《张氏医通》《千金方衍义》分析整理了隋唐时期的治疗方法,为进一步运用相关文献奠定了基础。

现代研究概要

西医治疗真心痛(急性心肌梗死)的方法主要有传统药物治疗、溶栓治疗、经皮冠状动脉介入治疗(PCI)以及冠状动脉搭桥术等。

(一) 临床研究

1. 药物治疗

根据心肌梗死发生的机制以及所产生的不同并发症,临床所采用的治疗药物种类也各不相同。如最常见的通过使用阿司匹林肠溶片,对心梗患者进行抗血小板治疗。研究表明,同时使用其他抗血小板药物和阿司匹林药物进行联合治疗,其治疗疗效明显优于单独使用阿司匹林。在抗血小板治疗的基础上进行抗凝治疗也是临床较为常见的方法之一,较为常用的抗凝剂主要有肝素,因其能够通过加快抗凝血酶激活速度的同时,抑制凝血酶活性,而被广泛应用于,但研究发现使用肝素易增加心梗患者出血的风险。有学者将肝素与另一种新型的抗凝剂进行对比研究得出结论,相较于肝素,另一种新型的抗凝剂比伐卢定则要更加稳定安全,且疗效也更加理想。还有一种常见的药物疗法是调脂疗法。此类疗法中应用最为广泛、研究最多的药物是他汀类药,该类药物不仅能够增加低密度脂蛋白受体的数量及活性,还可以降低血清胆固醇水平,同时能够提高清洁率,从而起到降低血脂,预防动脉粥样硬化发生。与此同时,他汀类药物还具有改善血管内皮功能、抗氧化、抑制炎症反应等多种有利于改善心肌梗死症状的作用。目前较为多用的辛伐他汀、洛伐他汀、阿托伐他汀等均属于此类药物。

2. 溶栓治疗

根据不同的给药方式,溶栓治疗主要分为动脉内给药和外周静脉给药两种,且长期效果相近,又因静脉给药方式操作的要求更易实现而被广泛应用于临床心肌梗死的治疗。现阶段的溶栓药物主要可划分为三代:第一代主要为尿激酶和连接酶溶栓药物。葡激酶、尿激酶原和阿替普酶均为第二代溶栓治疗药物,与一代相比整体具有疗效更好、不良反应低等优势。第三代溶栓药物是以瑞替普酶和替奈普酶为主,更加显著的溶栓效果使其在临床得到广泛应用。静脉溶栓治疗多在心梗发病的早期使用,可以有效溶解冠状动脉内的血栓,减少心脏梗死面积,改善心肌功能,降低急性病死率。但此疗法对发病时间窗要求较高,发病时间在6小时以内疗效最佳。作为首选治疗方法,溶栓治疗虽疗效稳定,但临床不良反应明显,可导致出血,以颅内出血最为常见,且其风险随年龄增长而增加。李小林等在STEMI患者中应用瑞替普酶与阿替普酶进行溶栓治疗,发现对患者血管疏通的效果较好,心肌损伤标志物BNP、Hcy、cTnT等改善明显,且并发症较少,但瑞替普酶比阿替普酶更具有优越性。该研究证明静脉溶栓治疗在STEMI治疗中的重要意义。

3. 经皮冠状动脉介入治疗(PCI)

PCI术是目前临床最为常见的急性心肌梗死治疗手段,通过经皮穿刺后,送入球囊导管或支架器械,使狭窄的血管得到扩张后,植入支架,缓解患者冠状动脉狭窄或闭塞的问题,以保证心肌供血,从而达到治疗目的。其以创伤小,疗效好,且能够作为溶栓治疗失败后的补救措施等优势,在临床的使用十分广泛。但近年研究发现,PCI 术后常伴有许多严重并发症,如支架脱落、桡动脉术后闭塞或形成支架血栓等。同时随着造影剂的使用增多,造影剂肾病(CIN)的发生也随之增加。有数据显示,CIN 已是急性肾衰竭疾病的第三大诱因,这使得患者术后的生活受到了严重的影响。还有研究发现,心梗患者因在实行 PCI 术后的生活质量受到影响,导致长期伴有焦虑、抑郁等情绪,不仅增加患者心理负担,同时还会提高再次堵塞的风险。因此 PCI 术后对患者心理有效干预治疗和术后护理成为临床研究的主要内容之一。白瑾等在 STEMI 患者中采用 PCI 进行治疗,结果所有患者均顺利完成治疗,术后 30 日可进行运动耐量恢复训练,且远期预后较好,证明了 PCI 在 STEMI 治疗中的有效性。

4. 冠状动脉搭桥术

冠状动脉搭桥术也是临床治疗真心痛(急性心肌梗死)的常用方法之一,亦称为冠状动脉旁路移植术(CABG)。这种方法主要分为非体外循环和体外循环冠状动脉搭桥术两种。有研究通过观察采用此两种方法治疗的患者发现,采用传统疗法的体外循环冠状动脉搭桥术的患者术后虽然有一定的疗效,但却伴随着高危的并发症,如因手术而引起的全身炎症反应,对体内的器官和组织造成损害,甚至造成严重的心肌细胞坏死、心律失常等。而相较于传统的体外循环方法,非体外循环冠状动脉搭桥术则在保障了治疗效果的前提下大大减少了术后并发症的出现,不仅如此,此方法还能促进术后的恢复,具有更高的临床使用价值。任冠桦等在急性心肌梗死患者中应用 CABG 术治疗,发现尽早进行 CABG 手术可降低患者死亡率,改善预后。

目前临床最为普遍的改善方法就是将手术治疗与传统药物治疗进行联合,在术后根据患者的具体情况,选择搭配相应的抗血小板或抗凝治疗,对并发症进行预防。这样的治疗方法明显地降低了心肌梗死患者并发症的发生率,改善了其术后的生活质量。然而这种方法需要患者每日坚持服药才能使其发挥良好的作用,不仅如此,对于大多数的心肌梗死患者来说,手术治疗的费用远超出患者所能承受的范围。因此,寻求一种疗效明显、价格实惠易普及的治疗方法成为广大医疗工作者不断追求的目标。

现代研究表明传统中医疗法针对心肌梗死的治疗有着良好的效果,并且大大地提高了患者的生活质量。总结发现,较为常用的中医方法主要有使用单味中药提取物治疗、中成药治疗、中医传统辨证论治治疗以及中医针灸治疗等。

5. 单味中药及其提取物

于永慧等通过数据挖掘的方法,检索了中药干预治疗心肌梗死的相关研究发现,丹参、川芎等药物是在研究所纳入的中药中出现频率最高的药物。甘雅婷等观察分析 50 例使用川芎嗪注射液治疗 ST 段抬高型急性心肌梗死患者的临床情况,发现川芎嗪注射液能够有效降低心肌细胞损伤,从而使 ST 段抬高型心肌梗死患者的病证得到显著缓解,同时还具有较好的安全性。袁百祥等研究说明,丹参注射液能够对心肌起到保护作用主要是通过提高心肌细胞的抗氧化能力,稳定细胞膜结构等机制实现。但单味中药提取物的作用相对较为单一,故临床中为了达到更好的疗效,常常将其联合使用。高阳等研究表明,临床中常常使用丹参的提取液以及盐酸川芎嗪单体组成的复方注射液丹参川芎嗪注射液治疗冠心病以及急性心肌梗死等疾病。

6. 中成药

目前研究较多、临床中较为常见的用于治疗心肌梗死的中成药主要有复方丹参滴丸、蛭龙活血通瘀胶囊、麝香保心丸、通心络胶囊等药物。符文辉对120例心肌梗死患者进行分组对比实验,分阶段地对实验相关指标进行检测观察,发现使用复方丹参滴丸的观察组各项指标变化相对于对照组,呈现更加明显的趋势,说明复方丹参滴丸能够更有效改善心功能,缓解心肌梗死后的心室重塑。李小林等选取90例急性心肌梗死患者进行对照实验观察发现,使用了蛭龙活血通瘀胶囊治疗的观察组患者,治疗后TNF-α等炎症因子水平低于对照组,有效抑制了炎症反应,心肌细胞损伤的数量明显降低,心肌功能得到改善。胡珊珊等将82例心肌梗死后心衰患者分为对照组和观察组,两组均采用常规治疗手段,观察组则使用蛭龙活血通胶囊联合常规治疗用药,对比两组左心收射血分数、左室内径等指标得出结果:两组均有改善,但观察组改善效果更为明显,说明此药不仅对急性心肌梗死患者有着较为长远疗效,从经济上考量也更加容易被患者接受。另外,临床较为常见的麝香保心丸同样也是通过降低炎症程度来改善心脏功能功能。吴钢等的研究表明麝香保心丸对于具有心绞痛、胸闷等症状的患者疗效较为明显,可有效提高患者生活质量。同时有研究发现,通心络胶囊能够提高患者内皮细胞活力以及抗血栓能力,从而改善内皮细胞功能,还能通过降低血清中胆固醇等指标水平,提高SOD以及NO水平,从而起到保护血管内皮的治疗效果。使用中成药治疗的最大优势就在于获取方便、价格经济且使用方法简单,因而被广大患者选择。然因急性心肌梗死发病时情况多较为紧急,中成药的作用疗效有限,故临床中此方法常用于与西医疗法联合使用,最常用在心肌梗死患者术后生活中,以提高生活质量,达到预防复发的目的。

(二)实验研究

近年来,运用中医疗法治疗真心痛的各项体外研究取得了较好的研究成果,主要的研究热点集中于针灸、中药方剂及中药提取物三个方面。

1. 针灸

针灸在传统中医疗法中占据着重要的位置,因其创伤性低、操作简单、可控性高等优点而被广泛运用在各种疾病的临床治疗中,不仅治疗效果显著且不良反应极小。近年来,许多实验研究也为针灸有效治疗心肌梗死提供了大量的数据结果,使此种疗法得到认可提供了有力的支撑。陈娟所作的“针刺内关穴减轻大鼠心肌无复流的初步研究”发现,针刺内关穴不仅可以有效地减轻大鼠缺血再灌注后的心肌无复流,针刺的频率、时间、手法亦对其疗效产生一定影响。陈松研究则表明,针刺内关穴对大鼠进行预处理后,大鼠心肌梗死面积和梗死的程度明显降低,线粒体肿胀坏死程度等病理损害亦有明显减轻。不仅如此,经过针刺预处理后的大鼠其血清学检测、蛋白相关检测均受到影响,其实验数据结果显示电针内关穴预处理对心肌梗死所产生的心肌缺血再灌注损伤有着良好效果。针灸治疗同样也有一定的配伍原则，针对心肌梗死的治疗，临床和实验研究中使用较多的配伍原则是“标本配穴”。望庐山等研究发现，针刺内关、足三里、关元的标本配穴组对比其他 IGF-1 组和单刺内关组的实验结果显示，标本配穴组不仅能有效激活 PI3K/Akt 通路起到保护心肌的功效，并且对大鼠心肌梗死面积和心肌细胞凋亡的指数改善效果明显优于其他治疗组。付伊萌等的研究结果不仅说明标本配穴法针刺心肌梗死大鼠，能够有效改善大鼠心功能，还提出了此方法针对血管重构方面的影响，通过针刺能够有效刺激 VEGF 和 HIF-α 分泌，使其表达上调从而产生促进血管再生，有效建立侧支循环，缓解心肌梗死症状。许多研究都证明针刺或电针对于心肌缺血有一定治疗作用，有诸多对于调控炎性因子、离子通道蛋白等以预防或治疗心肌缺血的探讨。电针可能通过降低心肌缺血小鼠心肌组织肿瘤坏死因子、NF-κBp65、IL-1β、IL-8 蛋白表达水平，实现心肌保护效应，也可能通过调控低氧诱导因子-1α 蛋白以促进机体血管新生、维持细胞能量代谢。电针对于急性心肌梗死后的缺血再灌注损伤也有着改善作用。心肌缺血再灌注损伤(MIRI)指心肌缺血恢复血流供应后造成代谢功能障碍及结构损伤加重的现象，是临床上常见的疾病，其病理过程与冠状动脉血管成形术、冠状动脉重建术、心脏移植等术后并发症密切相关。已有的研究发现，电针夹脊穴对缺血再灌注损伤心肌有明显的保护作用。电针内关穴预处理可明显降低急性心肌缺血再灌注损伤大鼠心肌组织水通道蛋白 1(AQP1)蛋白表达和蛋白激酶 C(PKC)活性，其作用机制可能是通过抑制 PKC 活化进而抑制 AQP1 蛋白表达，从而发挥其心肌保护效应。针刺内关穴可以降低损伤大鼠血清 IL-1β 含量及心肌组织 NF-κBp65 蛋白表达水平，升高 IL-10 含量，从而发挥对缺血再灌注心肌的保护作用。电针预处理能改善大鼠心肌缺血再灌注后的心功能，缩小梗死面积，降低炎性因子水平，并下调法尼酯衍生物 X 受体(FXR)/小异二聚体配体(SHP)的基因表达。研究发现，电针预处理可以通过促进自噬来减轻心肌缺血再灌注损伤程度。研究表明，控制血压有助于改善急性心肌梗死，且患者心肌梗死时会出现血压昼夜节律减弱或消失，且其减弱或消失的变化与心肌梗死程度有一定的相关性。也有研究表明，电针内关穴对心肌梗死大鼠血压变化有所影响。调节血压可以缓解急性心肌梗死，而电针针灸内关穴具有调节血压的作用，所以电针内关穴对于治疗急性心肌梗死具有良好的作用。此外，针刺内关穴所形成的交感神经作用可以引起血管舒张并且改善外周血流量，这种效应通过经皮神经电刺激(TENS)实现，是通过一氧化氮介导的。再加上交感神经对血管平滑肌紧张的直接作用，这些都有助于改善血压控制能力。有研究表明，在动物和人体研究中针灸的交感神经作用可降低血压，针灸也可以在低血压状态下升高血压，这些都表现出针灸对体内血压的平衡作用。

2. 中药方剂

加味丹参饮由丹参、檀香、川芎、红花、赤芍、黄芪、当归、生地组成。彭霞等通过动物实验研究发现加味丹参饮可调节缺血再灌注损伤大鼠心肌细胞相关基因 *Beclin-1*、*Atg5* 的表达，进而调控心肌细胞，从而发挥心肌细胞的保护作用。血府逐瘀汤主要由当归、生地、桃仁、红花、赤芍、川芎、牛膝等组成。SHI 等使用不同浓度的血府逐瘀汤对缺氧/复氧 H9C2 心肌细胞进行12小时的培养，通过检测细胞活力、细胞外液中的LDH、H9C2细胞的自噬水平及相关通路蛋白，证实血府逐瘀汤对H/R细胞模型具有保护作用，同时能够抑制AMPK活化，降低LC3－Ⅱ/LC3－Ⅰ比值、Beclin－1表达，上调mTOR磷酸化水平。这表明血府逐瘀汤可能通过AMPK－mTOR信号通路抑制H/R期间过度地自噬来保护心脏。

3. 中药提取物

黄芪甲苷是存在于黄芪中的一种皂苷类化合物。屈玉春等采用黄芪甲苷干预心肌缺血细胞模型，结果显示黄芪甲苷可恢复缺血心肌细胞活性、降低心肌细胞凋亡、促进自噬相关蛋白LC3的表达水平，并呈剂量依赖性，其机制可能与激活缺血诱导的心肌细胞自噬相关。丹参酮ⅡA是我国传统中药丹参的提取物之一。王佳南等通过结扎大鼠左冠状动脉前降支复制急性心肌梗死模型，连续腹腔注射丹参酮ⅡA干预3周，结果显示丹参酮ⅡA组大鼠LC3Ⅱ/LC3Ⅰ的比值、Beclin－1的蛋白表达水平均下调，P62表达水平上调，表明丹参酮ⅡA增强心肌梗死大鼠心脏功能、减轻心肌细胞损伤和抑制心肌组织氧化应激的作用可能与抑制自噬有关。三七皂苷是我国治疗心肌缺血的常用中药三七经加工制成的提取物。周伟等采用左冠状动脉前降支结扎法建立大鼠心肌缺血/再灌注（I/R）模型，运用三七皂苷R1（20 $mg \cdot kg^{-1}$、40 $mg \cdot kg^{-1}$）于造模前灌胃5日，免疫印迹实验结果显示，三七皂苷R1预处理能降低I/R大鼠心肌组织中Caspase－3和Bax蛋白的表达，升高Bcl－2、PI3K、p－Akt蛋白的表达，说明三七皂苷R1对I/R大鼠具有的保护作用可能与激活PI3K/Akt信号通路有关。PI3K/Akt是细胞内经典且作用广泛的一条自噬调控信号通路。

（唐昱天）

参考文献

[1] 任继学. 中医急诊学[M]. 上海：上海科学技术出版社，2010：20.

[2] 陆再英. 内科学[M]. 北京：人民卫生出版社，2008：229.

[3] 郑洪新. 张元素医学全书[M]. 北京：中国中医药出版社，2006：18，15，17，84.

[4] 张平顺. 李东垣医学全书[M]. 北京：中国中医药出版社，2006.

[5] 胡盛寿，高润霖，刘力生，等.《中国心血管病报告2018》概要[J]. 中国循环杂志，2019，34(3)：209－220.

[6] 吴小琳. 急性心肌梗死再灌注治疗研究进展[J]. 现代诊断与治疗，2019，30(12)：2007－2010.

[7] 宋晓玥，程灏，陈璐，等. 间充质干细胞治疗心肌梗死的研究进展[J]. 中国医学工程，2019，27(6)：34－39.

[8] 王帅. 氯吡格雷联合阿斯匹林肠溶片治疗急性心肌梗塞患者的治疗效果分析[J]. 首都食品与医药，2019，26(21)：67.

[9] 宁小康，武向阳，杨志偲. 益气滋阴活血方治疗急性心肌梗死PCI术后患者的疗效观察[J]. 中国中医急症，2019，28(11)：2014－2017.

[10] 李平，万娅. 论益气通痹汤治疗心肌梗死的效果及作用机制[J]. 中外医学研究，2019，17(19)：139－141.

[11] 李鑫辉，黄淼鑫，杜建芳，等. 丹参通络解毒汤联合骨髓干细胞移植对急性心肌梗死大鼠心肌纤维化的影响及其机制[J]. 北京中医药大学学报，2019，42(8)：655－661.

[12] 王华. 针灸学[M]. 北京：中国中医药出版社，2012：152.

[13] 付伊萌. 标本配穴电针对慢性心肌缺血模型大鼠心室重构的影响研究[D]. 武汉：湖北中医药大学学报，2017.

[14] 吴子建，蔡荣林，何璐，等. 针刺“内关”“神门”穴对高脂血症大鼠心肌梗死后室旁核区和血清5－羟色胺含量的影响[J]. 针刺研究，2013，38(6)：482－487.

[15] 李小林,杨思进,白雪. 瑞替普酶与阿替普酶治疗对 STEMI 患者血浆 Hcy、BNP 及 cTnT 水平的影响[J]. 西部医学,2018,30(8):1174-1177.

[16] 白瑾,赵威,刘燕娥,等. 急性 ST 段抬高型心肌梗死患者直接经皮冠状动脉介入治疗运动后心率恢复与运动耐量及远期预后相关[J]. 中国介入心脏病学杂志,2018,26(2):74-79.

[17] 任冠桦,池一凡,侯文明,等. 冠状动脉旁路移植术治疗肌钙蛋白 I 恢复正常的急性心肌梗死的效果[J]. 中国心血管病研究,2017,15(10):923-927.

[18] 于永慧,郑毅,刘剑刚,等. 中药干预梗死后缺血心肌 ECM 进展防治心肌纤维化的处方规律研究[J]. 时珍国医国药,2019,30(10):2524-2527.

[19] 甘雅婷,梅喜平. 川芎嗪注射液治疗 ST 段抬高型急性心肌梗死 50 例临床观察[J]. 血栓与止血学,2018,24(1):34-36.

[20] 袁百祥,李绍彩,王志军. 丹参注射液联合冠状动脉内应用注射用盐酸替罗非班对急性心肌梗死患者急诊经皮冠状动脉介入术后心功能、无复流及预后的影响[J]. 中国医院用药评价与分析,2019,19(11):1328-1331.

[21] 高阳,王桂倩,王健,等. 丹参川芎嗪注射液临床应用专家共识[J]. 中国中药杂志,2019,44(14):2937-2942.

[22] 李小林,杨思进,白雪,等. 蛭龙活血通瘀胶囊对急性心肌梗死 PCI 术后患者炎症因子的影响[J]. 世界最新医学信息文摘,2019,19(82):199-200.

[23] 胡珊珊,董丽,白雪,等. 蛭龙活血通瘀胶囊对心梗后心衰临床疗效的观察[J]. 世界最新医学信息文摘,2019,19(24):118-119.

[24] 吴钢. 探讨麝香保心丸对急性心肌梗死患者 PCI 术后短期心功能及生活质量的影响[J]. 名医,2019,(9):248.

[25] 陈娟. 针刺内关穴减轻大鼠心肌无复流的初步研究[D]. 南华大学,2019.

[26] 望庐山,梁凤霞,李佳,等. 标本配穴电针治疗对慢性心肌缺血模型大鼠心肌梗死面积与细胞凋亡指数的影响[J]. 时珍国医国药,2018,29(2):461-464.

[27] 彭霞,黄政德,成细华,等. 加味丹参饮预处理调控自噬相关基因 Beclin-1 和 Atg5 表达抗大鼠心肌缺血再灌注损伤[J]. 湖南中医药大学学报,2016,36(7):20-24.

[28] SHI XW, ZHU HY, YUAN Y, et al. XuefuZhuyu decoction protect-edcardiomyocytes against hypoxia/reoxygenation injury by inhibiting autophagy[J]. BMC Complementary and Alternative Medicine, 2017,(17):1-10.

[29] 屈玉春,王大伟,严夏,等. 黄芪甲苷促进乳鼠心肌细胞自噬及抑制缺血诱导的心肌细胞凋亡作用研究[J]. 中药新药与临床药理,2014,25(2):169-172.

[30] 王佳南,林建安,杜苗苗. 丹参酮ⅡA 对急性心肌梗死大鼠心脏功能和心肌线粒体自噬的影响[J]. 中医中药与免疫,2019,35(4):418-425.

[31] 周伟,刘志刚. 三七皂苷 R1 预处理对心肌缺血再灌注损伤大鼠的保护作用及相关机制研究[J]. 中国临床药理学杂志,2019,35(20):2589-2592.

心 衰

中医诊疗基础

（一）基本概念

心衰是由不同病因引起心脉“气力衰竭”，心体受损，心动无力，血流不畅，逐渐引起诸脏腑功能失调，进而出现心悸、喘促、尿少、浮肿等为主要临床表现的一种危重症。本病首见于宋代《圣济总录·心脏门》。

本病与西医学心功能不全、心力衰竭类似。心功能不全是指在有适量静脉血回流的情况下，由于心脏收缩和（或）舒张功能障碍，心排血量减少，不足以维持组织代谢需要的一种临床综合征。以肺循环和（或）体循环瘀血及组织血液灌注不足为主要特征。伴有临床症状的心功能不全称之为心力衰竭，心力衰竭是大多数心血管疾病的最终归宿，也是最主要的死亡原因。

（二）病因病机

1. 病因

外邪内设于心，损伤心气；饮食不节、思虑过度，劳伤心脾；情志失调，肝火灼津生痰，脉络不通，气滞血瘀，致心脉不通，心失所养；年老或禀赋不足者肾阴阳俱虚，肾阴虚不能滋补心阴，心失所养，而肾阳虚不能温补心阳，阳虚水泛，上凌心肺，导致心衰病发生。

（1）外邪侵袭：久居潮湿之地，风寒湿邪内侵，损伤经脉而为痹证，复迁延，内舍于心，则血瘀内阻，阻遏心阳，心气鼓动乏力，心脉痹阻而发病。或外感风湿热、疫毒之邪，内陷心包，损及于心，以致心之阴血耗伤，阳气衰竭。

（2）饮食不节：饮食肥甘厚味，饮食过量，或饥饱无常，日久损伤脾胃，运化失司，聚湿生痰，痰浊上犯于心，心脉痹阻，遏阻心阳而发心衰。吸烟、酗酒，损伤肺胃，痰热内蕴，痹阻心脉，也可导致心衰。

(3) 情志失调：忧思恼怒，情志过极，心肝之气郁滞，血脉运行不畅，心之营运失常，发为心衰。

(4) 劳逸失度：体劳过度，劳则气耗，损伤心气，推动无力；过逸少动，心之气内虚，血运瘀滞，心阳受遏，发为心衰。心脏病患者在妊娠期间或分娩努力时易诱发本病。

(5) 年老久病：年老体虚，或久患心悸、心痹、胸痹、真心痛、肺胀、眩晕、消渴等病，使肾之元阴元阳亏耗，阳虚则不能鼓舞心阳，阴虚则不能上济心火，心血失运，发为心衰。

(6) 禀赋异常：母体在妊娠早期感染邪毒，胎儿心脏受损，易致先天性心脏病，血不循常道，日久可发心衰。先天禀赋不足，精血虚于里，卫气弱于外，腠理失固，风寒湿热乘虚而入，反复感邪，诱发心衰。

2. 病机

基本病机为心之气血阴阳虚衰，脏腑功能失调，心失所养，心血不运，血脉瘀阻。病位在心，与肺、脾、肾、肝密切相关。肺为气之主，肾为气之根，心气虚可累及肺肾，肺失肃降；肾不纳气，又加重心气虚衰。脾阳不振，脾失健运，水饮内停，既可凌心犯肺，又能耗伤心气，使悸喘加重。心行血，肝藏血，心阳亏虚则心血瘀阻，肝失疏泄则藏血异常，瘀结胁下，形成瘕积。病理性质总属本虚标实，本虚为气血阴阳亏虚，标实指瘀血、痰浊、水饮、气滞。初期以气虚为主，逐步发展成气阴两虚，进而导致阴阳两虚，最终出现亡阴亡阳，阴阳离决。瘀血、痰浊、水饮和气滞可以出现在心衰的各个时期，与气血阴阳虚损互为因果，直接影响心衰的形成、演变与预后。总之，心之阳气虚衰是其病理基础，血脉瘀滞为其中心环节。

在心衰的早期，主要以咳喘、憋闷为临床表现，因此病位主要在心肺；在心衰的晚期，主要以气喘、下肢水肿为临床表现，因此病位主要在脾肾。心衰的病位在心，但是又不仅仅局限于心，其余诸脏均会对心产生影响，从而出现心衰。并且心衰还可导致多脏器功能衰竭，心气虚为心衰病机之本，瘀血水停为心衰病机之标。心主血脉，心气虚，则血行缓慢，甚至闭塞不通，从而发生心衰。尽管瘀血水饮是继发于心气虚，但一旦有瘀血水饮形成，则会进一步对阳气造成损伤，因虚致实，由实致虚，形成恶性循环。

（三）诊断与鉴别诊断

1. 临床表现

(1) 心悸、气喘、水肿为本病的主要特征。

(2) 早期表现气短心悸，或夜间突发惊悸喘咳，端坐后缓解。随着病情的发展，心悸频发，动则喘甚，或持续端坐呼吸，不能平卧，咳嗽咯痰，或泡沫状血痰；水肿呈下垂性，以下肢为甚，甚则全身水肿。终末期出现胁痛，或胁下积块，面色苍白或青灰，肢冷，唇舌紫黯，脉虚数或微弱。常伴乏力、神疲、腹胀、纳呆、便溏。

(3) 多有心悸、胸痹、真心痛、心痹、心瘅、肺胀、眩晕、消渴等病史，或继发于伤寒、温病，也可见于一些危重疾病的终末期。以中老年人为多。感受外邪、饮食不节、劳倦过度、五志过极等可能导致心衰发作或加重。

此外，BNP（脑钠肽）或NT－ProBNP（*N*－末端原脑钠利肽）、心电图、动态心电图、超声心动图、X线胸片、冠状动脉造影、心脏ECT（核素心肌灌注显像）等有助于本病的诊断。

2. 鉴别诊断

本病可与哮证、真心痛、怔忡、臌胀相鉴别。

喘证（心衰）与哮证鉴别　喘证是指气息而言，以张口抬肩，呼吸困难，甚则喘息不能平卧为主要表现。哮证是指声响而言，以喉中哮鸣音为主要表现。哮必兼喘，但喘未必兼哮。

胸痹（心衰）与真心痛鉴别　二者均有"胸痛"的症状，但胸痹疼痛不如真心痛剧烈，为心痛轻症，多为心脉挛急所致。真心痛为心痛重症，多为心脉闭塞所致，尚伴大汗出、肢冷、面白、唇紫、手足青至节、脉结代等危重症，可资鉴别。

心悸（心衰）与怔忡鉴别　二者病因不同，病情程度也有轻重之别。怔忡由内因引起，并无外惊，自觉心中惕惕，稍扰即发；心悸以心慌为主，病情轻浅，可资鉴别。应辨虚实，可有心虚胆怯、心血不足、阴虚火旺、心阳不振、水饮凌心、痰阻心脉、痰火扰心等证。

水肿（心衰）与臌胀鉴别　二者皆可见水肿。水肿以颜面及双下肢水肿为主，臌胀以腹部膨隆为主，甚可见青筋暴露，可资鉴别。

（四）中医证治

1. 基础证型（慢性期）

■ **气虚血瘀**

·病机·心失所养，血脉瘀阻。

·证候·气短/喘息，乏力，心悸，倦怠懒言，活动易劳累，自汗，语声低微，面色/口唇紫暗。舌质紫暗（或有瘀斑、瘀点，或舌下脉络迂曲青紫），舌体不胖不瘦，苔白，脉沉、细或虚无力。

·治法·补益心肺、活血化瘀。

·方药·保元汤（《博爱心鉴》）合血府逐瘀汤（《医林改错》）。前者为治疗虚损劳怯、元气不足的常用方，后者为活血化瘀代表方。保元汤以人参、黄芪、炙甘草补气为主，配伍少量肉桂以助阳，全方培补元气。血府逐瘀汤中桃仁破血行滞而润燥，红花活血祛瘀以止痛，共为君药。赤芍、川芎助君药活血祛瘀；牛膝活血通经，祛瘀止痛，引血下行，共为臣药。生地、当归养血益阴，清热活血；桔梗、枳壳，一升一降，宽胸行气；柴胡疏肝解郁，升达清阳，与桔梗、枳壳同用，尤善理气行滞，使气行则血行，以上均为佐药。桔梗并能载药上行，兼有使药之用；甘草调和诸药，亦为使药，合而用之，使血活瘀化气行，则诸症可愈，为治胸中血瘀证之良方。两方合用，可补益心肺、活血化瘀。

■ **气阴两虚血瘀**

·病机·由气虚发展为气阴两虚，兼有血脉瘀阻所致。

·证候·气短/喘息，乏力，心悸，口渴/咽干，自汗/盗汗，手足心热，面色/口唇紫暗。舌质暗红或紫暗(或有瘀斑、瘀点或舌下脉络迂曲青紫),舌体瘦,少苔,或无苔,或剥苔,或有裂纹,脉细数无力或结代。

·治法·益气养阴,活血化瘀。

·方药·生脉散(《医学启源》)合血府逐瘀汤(《医林改错》)。生脉散中人参、麦冬、五味子益气养阴,血府逐瘀汤活血化瘀。

■ **阳气亏虚血瘀**

·病机·心阳亏虚,心血瘀阻。

·证候·气短/喘息,乏力,心悸,怕冷和(或)喜温,胃脘/腹/腰/肢体冷感,冷汗,面色/口唇紫暗。临床症见咳嗽/咯痰,胸满/腹胀,面浮/肢肿,小便不利。舌苔润滑,或腻,或有滑脉,为兼有痰饮证。

·治法·温阳益气、活血化瘀。

·方药·真武汤(《伤寒论》)合血府逐瘀汤(《医林改错》)。真武汤以附子为君药,本品辛甘性热,用之温肾助阳,以化气行水,兼暖脾土,以温运水湿。臣以茯苓利水渗湿,使水邪从小便去;白术健脾燥湿。佐以生姜之温散,既助附子温阳散寒,又合苓、术宣散水湿。白芍亦为佐药,其义有四:一者利小便以行水气,《本经》言其能"利小便",《名医别录》亦谓之"去水气,利膀胱";二者柔肝缓急以止腹痛;三者敛阴舒筋以解筋肉瞤动;四者可防止附子燥热伤阴,以利于久服缓治。血府逐瘀汤活血化瘀。

上证如兼痰浊者,加瓜蒌、薤白、半夏、陈皮、杏仁等;兼水饮者,加葶苈子(包煎)、茯苓皮、泽泻、车前子(草)、大腹皮、五加皮等以化痰利水。

2. 急性加重期

急性加重期患者多在上述基本证型基础上出现阳虚水泛、水饮凌心,甚至喘脱或痰浊壅肺。

■ **阳虚水泛**

·病机·阳气虚衰,瘀血水停。

·证候·喘促,心悸,痰涎上涌,或咯吐粉红色泡沫样痰,口唇青紫,汗出肢冷,烦躁不安,肢肿。舌质淡暗,苔白水滑,脉细促。

·治法·温阳利水,泻肺平喘。

·方药·真武汤(《伤寒论》)合葶苈大枣泻肺汤(《金匮要略》)。真武汤温阳利水代表方。葶苈大枣泻肺汤独用葶苈之苦,先泻肺中之水气,佐大枣恐苦甚伤胃。

■ **阳虚喘脱**

·病机·心阳虚累及肺肾,肺失肃降,肾不纳气。

·证候·喘息不得卧,烦躁,汗出如油,四肢厥冷,尿少,肢肿。舌淡暗,苔白,脉微细欲绝或疾数无力。

·治法·回阳固脱。

·方药·参附龙牡汤(《医世得效方》)。方中人参益五脏之气以固脱;熟附片、干姜温中祛寒，回阳救逆；龙骨、牡蛎滋阴潜阳，固护肾元。

■ **痰浊壅肺**

· 病机 · 凌心犯肺，痰壅气滞。

· 证候 · 咳喘痰多，心悸，动则尤甚，或发热、恶寒，尿少肢肿，或颈脉怒张。舌暗或暗红，苔白腻或黄腻，脉细数或细滑。

· 治法 · 宣肺化痰，蠲饮平喘。

· 方药 · 三子养亲汤（《皆效方》）合真武汤（《伤寒论》）。三子养亲汤选用白芥子温肺利气，快膈消痰；紫苏子降气行痰，使气降而痰不逆；莱菔子消食导滞，使气行则痰行。"三子"系均行气消痰之品，根据"以消为补"的原则，合而为用，各逞其长，可使痰消气顺，喘嗽自平。本方用三种果实组方，以治喘嗽老疾，并寓"子以养亲"之意。合用真武汤温阳利水。

3. 转归预后

心衰各证候间可相互转化，气虚可发展为阳虚或兼阴虚，气阴两虚可加重而转化为阴阳俱损或阳衰气脱证，本虚兼标实而见气虚血瘀或阳虚水泛。心衰若治养不当，可转为心源性脱证，甚至导致死亡，预后不良。

（五）中医辨析思路与方法

1. 辨急性与慢性

分急性慢性急性心衰常有胸痹、心痹、心痺等病史，多由静脉输液过快过量、劳累、七情过极、气候骤变、感冒、妊娠分娩等诱发。常见突发严重呼吸困难，喘促不能平卧，或咳出大量白色或粉红色泡沫样痰，面色苍白或青灰，汗出肢冷，躁扰不宁，或神昏，唇舌紫黯，脉虚数或微弱。如能正确、及时地进行救治，可以有效缓解症状；若处理不及时，可危及生命。慢性心衰由各种心脏病发展而来，起病缓慢，常见心悸、喘促，劳则加重，乏力、头晕、腹胀、尿少肢肿等症状及瘀血舌象，多呈反复发作且进行性加重，终末期心衰预后不良。

2. 辨诱因

如患者为外感诱因导致，可有发热、咳嗽、咯黄痰等症状；通过询问病史可知有感染、劳累、情绪激动、输液过多过快等诱因。

3. 辨原发病证

（1）心痹：常先有肢体痹证之病史，两颧潮红，心脏听诊可闻及典型杂音，心脏彩超示心脏瓣膜狭窄或（兼）关闭不全等。

（2）胸痹心痛：多发于中老年人，以心痛为主症，多呈闷痛，心电图示心肌缺血。

（3）心动悸（心肌炎）：青少年多发，发病前多有急性喉痹或泄泻史，化验心肌酶增高，病毒抗体阳性。

（4）高血压性心脏病：常伴头晕，头痛，血压升高。

4. 辨脏腑病位

心衰以心为本，五脏相关。病在心则心悸怔忡，失眠多汗，气短乏力；累及肺则咳嗽咯痰，气逆喘促；累及脾则脘腹痞满，纳呆，大便异常；累及肝则胁痛黄疸；累及肾则尿少肢肿。

5. 辨标本虚实

本虚：有气虚、阳损、阴伤或气阴两虚，或阴阳俱损之分。气虚者，多为心衰之初期，症见气短，乏力，活动后心悸加重。阳损者，在气虚证的基础上见畏寒，肢冷，面色青灰，下肢浮肿，多为心衰之中期表现。阴伤者，可见形体消瘦，两颧暗红，口干，手足心热，心烦等。气阴两虚者为气虚证与阴伤证并见，多见于心肌炎之心衰。阴阳俱损为阴伤与阳损并见者，为心衰之重证。

标实：为气滞、血瘀、水结。气滞者，证见胸闷，胁腹胀满，脘胀纳呆；血瘀者，证见面色晦暗，口唇、爪甲及舌质青紫，脉促、结、代，或涩；水结者，证见面浮肢肿，呕恶脘痞，喘悸难卧，舌体胖大，边有齿痕。

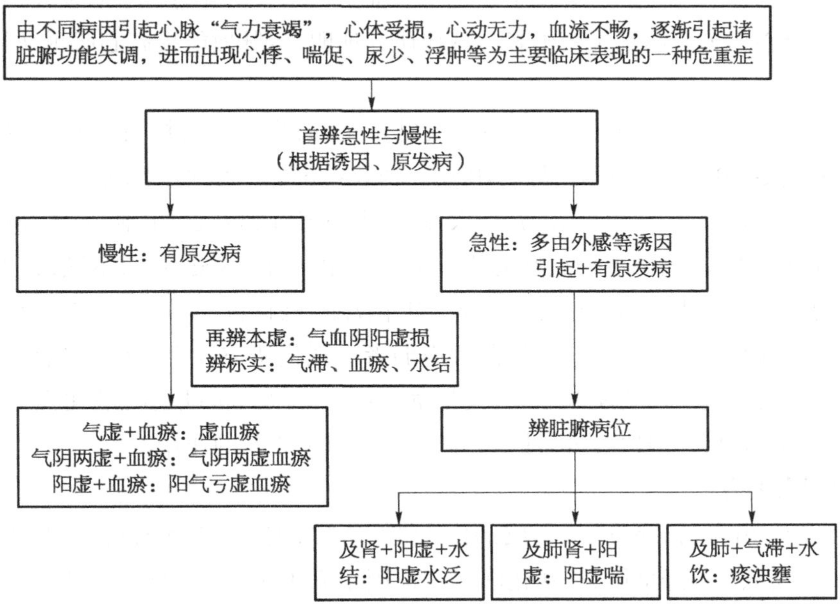

图7 心衰辨证思路要点

特色方药浅析

心衰病其基本病机为本虚标实证，本虚包括气虚、阴虚、阳虚，而痰浊、瘀血、水湿为兼证。心衰病的中医辨证论治，依据证型不同可分为不同的治疗方法，但归纳起来大致如下：从活血化瘀治疗心衰，从益气养阴治疗心衰，从温阳利水治疗心衰，故使用的方药多出于此。

（一）经典方剂

1. 活血化瘀类

（1）血府逐瘀汤：参见"脏竭证"篇。

（2）补阳还五汤：出自《医林改错》。组成：生黄芪 125 g，当归尾 6 g，赤芍 5 g，地龙 3 g，川芎 3 g，红花 3 g，桃仁 3 g。功效：补气活血通络。气虚属脾，故方中重用黄芪补中益气为主；血瘀属肝，除风先活血，故配伍当归尾、川芎、桃仁、赤芍、红花入肝，行瘀活血，疏肝祛风；加入地龙活血而通经络，共成补气活血通络之剂。临床应用方面，最早被用于中风之气虚血瘀证，后应用于心衰气虚血瘀证。研究发现，补阳还五汤能使免疫功能低下小鼠的免疫器官重量增加，提高单核巨噬细胞吞噬功能。

2. 益气养阴类

（1）生脉散：出自《医学启源》。组成：人参 9 g，麦冬 9 g，五味子 6 g。功效：益气生津，敛阴止汗。方中人参补肺气，生津液，为君；麦冬养阴清肺而生津，为臣；五味子敛肺止渴、止汗，为佐。三药合用，共成补肺益气、养阴生津之功。临床常用于治疗急性心肌梗死、心源性休克、失血性休克及冠心病等病属气阴两虚者。现代研究证明，生脉散能提高心肌耐缺氧的能力，改善微循环。

（2）炙甘草汤：出自《伤寒论》。组成：炙甘草 12 g，生姜 9 g，桂枝 9 g，人参 6 g，干地黄 30 g，阿胶 6 g，麦冬 10 g，麻仁 10 g，大枣 10 枚。功效：益气滋阴，通阳复脉。方中重用炙甘草甘温益气，通经脉，利血气，缓急养心为君；人参、大枣益气补脾养心，生地、麦冬、麻仁、阿胶，滋阴养血为臣；桂枝、生姜、清酒温阳通脉为佐。诸药合用，温而不燥，滋而不腻，共奏益气养血、滋阴复脉之功。临床常用于功能性心律不齐、期外收缩、冠心病、风湿性心脏病、病毒性心肌炎等而有心悸气短、脉结代等属阴血不足，阳气虚弱者。现代研究发现，该方在治疗老年患者心衰方面取得较好的疗效。动物实验表明，炙甘草汤可以提高大鼠缺血再灌注损伤后的左心功能，以及提高血中超氧化物歧化酶活性，具有抗氧化，保护心肌的作用。

3. 温阳利水类方

（1）真武汤：出自《伤寒论》。组成：附子（炮，去皮，破八片）15 g，茯苓、芍药各 9 g，人参 6 g，白术 12 g。功效：温经助阳，祛寒化湿。其证因于阳虚水泛，故治疗当以温阳利水为基本治法。本方以附子为君药，本品辛甘性热，用之温肾助阳，以化气行水，兼暖脾土，以温运水湿。臣以茯苓利水渗湿，使水邪从小便去；白术健脾燥湿。佐以生姜之温散，既助附子温阳散寒，又合苓、术宣散水湿。白芍亦为佐药，其义有四：一者利小便以行水气。《本经》言其能“利小便”，《名医别录》亦谓之“去水气，利膀胱”。二者柔肝缓急以止腹痛。三者敛阴舒筋以解筋肉瞤动。四者可防止附子燥热伤阴，以利于久服缓治。心阳虚衰是胸痹主要病机，心衰病重症患者多见阳虚水泛证，真武汤在心衰的治疗中应用广泛。现代研究发现，真武汤可能通过激活转化生长因子-β（TGF-β）/JNK 信号通路改善心室重塑，从而抑制心衰的发生。

（2）苓桂术甘汤：出自《金匮要略》。组成：茯苓 12 g，桂枝 9 g，白术 9 g，炙甘草 6 g。功效：温阳化饮，健脾利湿。本方所治之痰饮病，乃中阳不足，脾运失职，气不化水，聚湿而成，故治宜温化利水。方中茯苓健脾淡渗利湿；桂枝温阳降逆，并助茯苓气化以行水；白术健脾燥湿，使中焦健运，则水湿自除；炙甘草，健脾补中，调和诸药。临床适用于心源性水肿、慢性肾小球肾炎水肿等属水饮停于中焦者。现代研究发现，苓桂术甘汤可降低慢性心衰模型大鼠心肌组织肿瘤坏死因子-α(TNF-α)蛋白及血清核转录因子-κB(NF-κB)和白细胞介-1β(IL-1β)水平。

(二) 中成药

芪苈强心胶囊：含黄芪、人参、附子、丹参、葶苈子、泽泻、玉竹、桂枝、红花、香加皮、陈皮。功效主治：益气温阳，活血通络，利水消肿。用于冠心病、高血压病所致轻、中度充血性心力衰竭证属阳气虚乏，络瘀水停者，症见心慌气短，动则加剧，夜间不能平卧，下肢浮肿等。用法用量：每次4粒，每日3次。

(三) 常用中药注射剂

1. 活血化瘀类

(1) 丹红注射液：含丹参、红花。功效主治：活血化瘀，通脉舒络。用于瘀血闭阻所致的胸痹及中风，症见胸痛，胸闷，心悸等，以及冠心病、心绞痛、心肌梗死、缺血性脑病、脑血栓、肺心病出现瘀滞诸症。常用方法：肌内注射，每次2~4 mL，每日1~2次；静脉注射，每次4 mL，加入50%葡萄糖注射液20 mL稀释后缓慢注射，每日1~2次；静脉滴注，每次10~60 mL，加入5%葡萄糖注射液100~500 mL稀释后缓慢滴注，每日1~2次。或遵医嘱。

(2) 丹参注射液：主要含丹参。功效主治：活血化瘀，通脉养心。用于冠心病胸闷，心绞痛。常用方法：肌内注射，每次2~4 mL，每日1~2次；静脉注射，每次4 mL，用50%葡萄糖注射液20 mL稀释后使用，每日1~2次；静脉滴注，每次10~20 mL，用5%葡萄糖注射液100~500 mL稀释后使用，每日1次。或遵医嘱。

2. 扶正养心类

(1) 黄芪注射液：主要含黄芪。功效主治：益气养元，扶正祛邪，养心通脉，健脾利湿。用于心气虚损、血脉瘀阻之病毒性心肌炎、心功能不全。常用方法：肌内注射，每次2~4 mL，每日1~2次；静脉滴注，每次10~20 mL，每日1次，或遵医嘱。

(2) 生脉注射液：含麦冬、北五味子以及红参。功效主治：益气养阴，复脉固脱。用于心肌梗死、心源性休克、感染性休克等气阴两亏者。常用方法：肌内注射，每次2~4 mL，每日1~2次；静脉滴注，每次20~60 mL，用5%葡萄糖注射液250~500 mL稀释后使用。或遵医嘱。

(3) 参麦注射液：主要含红参、麦冬。功效主治：益气固脱，养阴生津，生脉。用于治疗气阴两虚型之休克、冠心病、病毒性心肌炎、慢性肺心病。常用方法：肌内注射，每次2~4 mL，每日1次；静脉滴注，每次20~100 mL，用5%葡萄糖注射液250~500 mL稀释后应用。或遵医嘱。

(4) 参附注射液：含红参、黑附片。功效主治：益气温阳。临床可用于充血性心力衰竭、心源性休克。常用方法：肌内注射，每次2~4 mL，每日1~2次；静脉滴注，每次20~100 mL，用5%~10%葡萄糖注射液250~500 mL稀释后使用；静脉推注，每次5~20 mL，用5%~10%葡萄糖注射液20 mL稀释后使用。或遵医嘱。

中医适宜技术

（一）耳针疗法（耳穴压豆）

取穴：心、皮质下、神门、内分泌、交感。水肿重，加肾、脾；胸闷，加肺、胸。

操作：每次取3~5穴，中等刺激，每日1次，两耳交替，10日为1个疗程。

（二）拔罐法

取穴：背部足太阳膀胱经，辨证取穴，具有调和阴阳、宣肺化痰、调和气血之功效，对合并痰浊较甚者效果更好。

（三）穴位贴敷法

操作：以黄芪、苏合香、冰片、丹参等制成贴膏，贴敷于心俞、膻中、气海、足三里等穴位。

（四）推拿按摩法

取穴：肺俞、心俞、肾俞、膻中、气海、足三里。

手法：有按、摩、推、拿、揉、捏、颤、打等法，根据医嘱选择适宜手法和刺激强度，需要较强刺激时，可用按摩棒进行按摩。要求：手法运用正确，操作时压力频率、摆动幅度均匀，动作灵活，操作时间符合要求。

（五）中药熏洗法

操作：可用足浴理疗盆，加入足疗药，洗按足部，足反射区电动按摩。每日1次，每次30分钟。

药物组成：制附子、桂枝、红花、鸡血藤、芒硝。

足浴疗法是药物与物理相结合的治疗方法，足部的经穴对调节人体阴阳平衡、气血的运行有很好的作用，可减少末梢血管阻力，增加心排血量，从而改善血运状态。

应用指导：初始水温宜在40~50℃；浸泡几分钟后，再逐渐加水至踝关节以上，水温保持在50~60℃。水温不宜过高，以免烫伤皮肤。渗出性皮肤病应禁用浸浴疗法。

经典医案赏析

（一）古代验案

1. 喘病（阳虚水汽）案

吴。气不归元，喘急跗肿冷汗，足寒面赤。中焦痞结，先议通阳。

熟附子，茯苓，生姜汁，生白芍。

按语：本案出自清代叶桂的《临证指南医案》。本案表现为喘促、汗出、下肢冷而浮肿，与现代急性左心衰表现较为类似。叶桂以中焦痞结，中阳不运，水饮内停，脘痞纳呆，故当救急，以通阳为先。合仲景真武汤之意，温阳利水。以附子为君药，辛甘性热，用之温肾助阳，以化气行水，兼暖脾土，以温运水湿。臣以茯苓利水渗湿，使水邪从小便去。佐以生姜之温散，既助附子温阳散寒，又合苓宣散水湿。白芍利小便以行水气，《本经》言其能“利小便”，《名医别录》亦谓之“去水气，利膀胱”；且白芍兼可防止附子燥热伤阴。总以温脾肾以助阳气，利小便以祛水邪。

2. 心衰（痰浊壅肺）案

孙东宿治少司空凌绎泉，年已古稀，原有痰火之疾。正月初，因劳感冒，内热咳嗽，痰中大半是血，鼻流清水，舌苔焦黄芒刺，语言强硬不清，大小便不利，喘急不能睡，亦不能仰，以高桌安枕，日惟额伏枕上而已。医治半月不瘳。孙诊之，两手脉浮而洪，两关滑大有力，知其内有积热痰火，为风邪所闭，复为怒气所加，故血上逆。议者以高年见红，脉大发热为惧。孙曰：此有余证，诸公认为阴虚而用滋阴降火，故不瘳。法当先驱中焦痰火积热，后以地黄补血等剂收功，可也。乃以瓜蒌、石膏各三钱，半夏曲、橘红、桑皮、前胡、杏仁、酒芩、苏子水煎。冲莱菔汁一小盏，一剂而血止。次日诊之，脉仍浮而洪大，尚恶寒，此因先时不解表，竟用滋阴，又加童便降下太速，以致风寒郁而不散，故热愈甚也。改以定喘汤，一剂而喘减，二剂而热退不恶寒。再诊之，两手浮象已无，惟两关脉鼓指，此中焦痰积胶固，不可不因其时而疏导之。以清中丸同当归龙荟丸共二钱进之，其夜下稠粘秽积甚多，予忆丹溪有云：凡哮喘火盛者，白虎汤加黄连、枳实有功。正此证对腔法也，与十剂，外以清中丸同双玉丸夜服，调理而安。

按语：本案出自清代俞震《古今医案按》中明代孙一奎医案。本案为心衰类案，素体亏虚，内有积热痰火，复为怒气所加，血气上逆，可见咳嗽咯痰痰中带血，夜间不能平卧，需高桌安枕。先解其急症，止血定喘，而复予以定喘汤宣降肺气、清肺化痰，后以白虎汤加黄连枳实清热平喘而愈。如原书俞震按，此人以富贵之体，古稀之年，不能卧又半月之久，亦殊危矣，乃竟用消痰发表，清火行滞，重剂收功，可见病无一定之局。只恐弃活着而走死着，又防活着认得不清，必以半攻半补，不攻不补，为持重之法，仍是死着也。

（二）现代经验

1. 心衰（风湿性心脏病）案

患者牛某，男，65 岁，退休职工。

初诊（2012 年 11 月 16 日）：患者间断性胸闷、气短、心悸 20 余年，双下肢浮肿伴尿量减少 3 年，近 1 周出现干咳、夜间阵发性呼吸困难症状。门诊诊断为：风湿性心脏病，心衰（心功能Ⅳ级）。给予氢氯噻嗪 25 mg（口服，每日 2 次）、螺内酯 20 mg（口服，每日 3 次）、地高辛 0.125 mg（口服，每日 1 次）、华法林 2.5 mg（口服，每日 1 次）及中药汤剂口服治疗，效果欠佳。

诊见：胸闷气短，下肢浮肿，干咳，夜间阵发性呼吸困难，腹胀纳差，疲乏无力，小便量少，舌紫黯，苔薄白而润，脉促。病为“胸痹”，证属“心阳亏虚、水饮凌犯”，以破格救心汤加减治之。红参 15 g（另炖），黑顺片 15 g（先煎），干姜 15 g，山茱萸 30 g，生龙骨 30 g，生牡蛎 30 g，灵磁石 30 g，葶苈子 15 g，炙甘草 30 g。2 剂，水煎分服，每日 1 剂。

二诊（2012 年 11 月 19 日）：服药后小便量多，下肢浮肿明显减轻，胸闷、气短、心悸好转，干咳、夜间阵发性呼吸困难、腹胀纳差、舌脉同前。药已中的，前方加强温阳化饮之力继进。红参 30 g（另炖），黑顺片 30 g（先煎），干姜 18 g，山茱萸 30 g，生龙骨 30 g，生牡蛎 30 g，灵磁石 30 g，葶苈子 15 g，炒白术 50 g，法半夏 15 g，厚朴 10 g，炙甘草 30 g。5 剂，水煎分服，1 日 1 剂。

三诊（2015 年 11 月 25 日）：双下肢浮肿、干咳、夜间阵发性呼吸困难症状消失，腹胀纳差减轻，胸闷，气短，舌黯淡，苔薄白而少，脉结代。阳气始复，饮邪渐化，温中健脾，以消微饮，方用人参汤合苓桂术甘汤加减。红参 10 g（另炖），黑顺片 10 g（先煎），干姜 6 g，炒白术 30 g，法半夏 15 g，茯苓 12 g，桂枝 10 g，木香 6 g，砂仁 6 g（后下），炙甘草 6 g。5 剂，水煎分服，每日 1 剂。服药后胸闷、气短、心悸症状明显减轻，腹胀消失，纳食增多。此后，以上方加减治疗月余，诸证皆平。

按语：本案出自《李可老中医急危重症疑难病经验专辑》。《金匮要略》云“胸痹之病，喘息咳唾，胸背痛，短气”，“阳微阴弦，即胸痹而痛，所以然者，责其极虚也”，案中患者久病胸痹，心阳不振，阳衰饮停，凌心犯肺，胸闷气短，咳嗽喘息，治当温阳化饮、引水归壑。破格救心汤为已故名医李可救治心衰重症之经验方。李老谓：“凡亡阳竭阴之端倪初露，隐性心衰的典型症状出现（如动则喘急、胸闷，常于睡中憋醒，畏寒肢冷，时时思睡……），急投本方平剂。”此案患者胸痹日久，饮停心肺，心阳式微，心衰之症已现，故以破格救心汤加减温阳化饮。药后肢肿大减，胸闷亦轻，因釜底乏火，中土不运，腹胀纳差，合用夏朴参草汤，倍参附温阳，加夏朴运中。三诊阳气始复，饮邪渐散，当培土制水，以绝痰饮之源。《金匮要略》云“胸痹心中痞气，气结在胸，胸满……人参汤亦主之”，“夫短气有微饮，当从小便去，苓桂术甘汤主之”，故以人参汤合苓桂术甘汤加减崇土筑堤、引水归壑而愈。案中附子、半夏相反，医家多畏而不用，两药同用，古已有之（仲景治寒疝腹痛之赤丸），笔者长期运用，已逾万人，尚未发现不良反应。“国医大师”朱良春曾撰文为“十八反”平反，指出“‘十八反’之说不成立”。笔者认为，有是证用是药，当用则用，不该拘于陈说。

2. 心衰（胸阳不振）案

案一 胸闷

某某，女，46 岁。因患心肌炎而住院治疗，每当入夜则胸中憋闷难忍，气短不足以息，必须靠吸氧气才能得以缓解。舌质淡苔白，脉弦而缓。辨为胸阳不振，阴气阻证。药用：桂枝 10 g，生 10 g，大枣 12 枚，炙甘草 6 g。服药 2 剂后症状减轻，原方加附子 6 g，再服 3 剂后除。

按语：本案出自刘渡舟《经方临证指南》。胸闷或胸痛，是胸痹之主症，其病机主要是上焦心胸阳气虚弱而阴寒之气盛，《金匮要略》云：“阳微阴弦，即胸痹而痛。”因为胸为阳位似天空，心肺二脏居其，营卫二气由此而得以宣发。如果胸阳不振，阴寒凝，阳气不能布达而痹阻，心肺之气血不畅。所以胸痹的临床表现，轻者胸中满闷，重者则见疼痛，用桂枝去芍药汤治疗有较好疗效。

案二　胸满痛

某某，男，36岁。自诉胸中发满，有时憋闷难忍，甚或疼痛。每逢冬季则发作更甚，兼见咳嗽，气短，四肢不温，畏恶风寒等症。脉来弦缓，舌苔色白。参台上述脉证，辨为胸阳不振，阴寒上踞，心肺气血不利之证，治当通阳消阴。药用：桂枝9 g，生9 g，炙甘草6 g，大枣7枚，附于9 g。服5剂，胸满、气短诸症皆愈。

按语：本案出自《刘渡舟临证验案精选》。本案胸满伴有四肢不温，时恶风寒，显为胸阳不振之象。治当振奋胸阳，蠲除浊阴，用桂枝去芍药加附子汤。附子辛热气厚，力雄气猛，“益火之源，以消阴翳”。本方用于阳虚阴盛之胸痹证，有较好的疗效。

各家论述辑要

（一）秦汉时期

1.《黄帝内经》

《黄帝内经》无心衰之名，但有关于心衰临床表现及病机的论述，并名之曰“水”。如《素问·平人气象论》曰：“颈脉动，喘疾咳，曰水……足胫肿曰水。”又如《素问·逆调论》说：“夫不得卧，卧则喘者，是水气之客也。”《素问·水热穴论》又说：“水病，下为胕肿大腹，上为喘呼，不得卧者，标本俱病也。”《素问·评热病论》还说：“诸水病者，不得卧，卧则惊，惊则咳甚也。”《黄帝内经》所论“水”之惊悸，呼吸困难，咳喘不得平卧，卧则喘甚，足胫肿，甚则腹大颈脉张而动等证候，极符合现代所论之心衰。

《黄帝内经》对心力衰竭的症状表现的主要记载有喘咳、短气、心下鼓、虚里其动应衣、身重、腹大胫肿、咳血、面黑如漆柴等，散见于以下几篇。

《素问·平人气象论》：“胃之大络，名曰虚里，贯膈络肺，出于左乳下，脉宗气也……其动应衣，宗气泄也。”

《素问·逆调论》：“夫不得卧，卧则喘者，是水气客也。”“水在心，心下坚筑、短气，是以身重少气也。夫水者，循津液而流也。肾者水脏，主津液，主卧而喘也。”记载了水在心的心力衰竭，可见短气，咳喘，“卧则喘”则与左心功能不全所致的肺淤血，水肿而产生呼吸困难仰卧位时加重，坐位时减轻相似。又云“人有逆气不得卧而喘，有不得卧而息无音者，有起居如故而息有音者，有得卧而息有音者，有不得卧能行而喘者，有不得卧卧而喘者”，十分形象地描述了不同程度的呼吸困难，与现代心力衰竭的分级有相似之妙。

《素问·痹论》：“心痹者，脉不通，烦则心下鼓，暴上气而喘，嗌干善噫，厥气上则恐。”

《素问·咳论》：“心咳者，其状引心痛，喉中介介如梗，甚者喉痹咽肿。心咳经久不已，传入小肠,其状咳则矢气……久咳不已,三焦受之,三焦咳状,咳而腹满,不欲食饮。此皆聚于胃,关于肺,使人多涕,而面浮肿气逆也。"

《素问·生气通天论》:"味过于咸……心气抑。味过于甘,心气喘满。"

《素问·五脏生成》:"赤。脉之至也,喘而坚……名曰心痹,得之外疾,思虑而心虚,故邪从之。"

《素问·气交变大论》:"岁水太过,寒气流行,邪害心头……甚则腹大胫肿。"

《素问·水热穴论》:"水病下为跗肿大腹,上为喘呼不得卧者,标本俱病。"

《灵枢·胀论》:"心胀者,烦心,短气,卧不安。"此处讲心胀病位在心,主症有烦躁,心下凸起,突然气短,气喘,不能平卧,恐惧不安,与心衰的表现极为相似。

《灵枢·水胀》曰:"水始起也,目窠上微肿,如新卧起之状,其颈脉动,咳,阴股间寒,足胫肿,腹乃大,其水以成矣。"

《灵枢·天年》:"心气始衰,苦忧悲,血气懈惰,故好卧。"

《灵枢·经脉》:"肾,足少阴之脉……是动则病饥不欲食,咳唾则有血,喝喝而喘。手少阴气绝则脉不通,脉不通则血不流……故其面黑如漆柴。"这可视为对端坐呼吸的描述。

《黄帝内经》除了以上对心力衰竭常见症状喘咳、短气、心下鼓、身重、腹大胫肿等的描述外,对右心衰竭所致的肝脏瘀血诱发黄疸亦有论述。见如下几篇。

《素问·至真要大论》:"……运火炎烈,雨暴乃雹,胸腹满,肘挛掖肿,心儋儋大动,胸胁胃脘不安,面目赤黄,善噫嗌干,甚则色炲,渴而欲饮,病本于心。"

《灵枢·经脉》:"心主手厥阴心包络之脉……是动则病手心热,臂肘挛急,腋肿,甚则胸胁支满,心中憺憺大动,面赤目黄,喜笑不休。"

治则治法方面,《黄帝内经》亦有论述。

辛温散寒法:《素问·生天通气论》曰:"阳气者,若天与日,失其所则折寿而不彰,故天运当以日光明。"《素问·调经论》曰:"血气者,喜温而恶寒……温则消而去之。"《灵枢·五味》曰:"心病宜食薤。"这是文献中最早用薤白治疗心病的记载,薤白为辛温之品,为后世创立有关方药奠定了基础。

活血化瘀:《素问·阴阳应象大论》曰"血实宜决之",《素问·至真要大论》曰"疏其血气,令其调达,而致和平",用行气活血之法疏导气血的运行。由此可见,《黄帝内经》中已有了心力衰竭从瘀治疗的思想雏形。

"开鬼门""洁净府""去菀陈莝"见于《素问·汤液醪醴论》。姚止庵《素问经注节解》注云:"本篇虽以汤液醪醴名篇,而其要义在后半截。盖胀证一项,最为吃紧。去宛陈垄者,除实积也。开鬼门者,表外邪也。洁净府者,利便而水下泄也。"张志聪注曰:"鬼门,毛孔也。开鬼门,发表汗也。洁净府,泻膀胱也。开鬼门,则肺窍通而水津布,所谓外窍开则里窍通,上窍通则下窍泄也。"《黄帝内经素问校注》云:"去宛陈堇,沈祖绵:'此句当作去菀茎陈。《说文》:茎,斩努也。去,堇相对为文,宛陈亦相对为文。'沈说是,本书《针解篇》云'菀陈则出之者,出恶血也',是其证。'菀''宛'古相通。'去宛'谓去血之瘀积,'堇陈'谓消水之蓄积。"虽本是用来治"津液充郭"(即肢体浮肿、胸水、腹水以及喘咳等),然其大法用于治疗心力衰竭未尝不可。

2.《伤寒杂病论》

张仲景对心力衰竭中医病名认识的突破性进展是提出了"心水"的定义。《金匮要略·水气病脉证并治》曰:"心水者,其身重而少气,不得卧,烦而燥,其人阴肿。"水从心生,必然有心病的常见症状,如心悸、胸闷等。"不得卧"当同于《素问·逆调论》"夫不得卧,卧则喘者,是水气客也"。所以此定义包括了现代医学的充血性心力衰竭常见症状心悸、咳喘、水肿等。且张仲景以后的中医典籍中尚未发现与心力衰竭相关性较强的病名。至于"喘证""水肿""心悸"等中医病证只是从症状而言与心力衰竭的临床表现相关,总体上相关性较差。因此,现代许多医家赞成将"心水"作为中医心力衰竭的病名。心水病名的提出是中医疾病认识史上的一大进步,是对《黄帝内经》的继承和发展。《黄帝内经》中的部分水病与心力衰竭有相似之处,但其命名却归于水病或肾病,与心力衰竭相差甚远。如《素问·水热穴论》"帝曰:肾何以能聚水而生病?曰:肾者胃之关也,关门不利,故聚水而从其类也……故水病下为胕肿大腹,上为喘呼不得卧者,标本俱病"。《素问·藏气法时论》"病者,腹大胫肿,喘咳身重"。然而仲景对五脏水肿却有清晰的认识,《金匮要略·水气病脉证并治》中有"心水者,其身重而少气,不得卧,烦而躁,其人阴肿";"肝水者,其腹大不能自转侧,胁下腹痛,时时津液微生,小便续通";"肺水者,其身肿,小便难,时时鸭溏";"脾水者,其腹大四肢苦重,津液不生,但苦少气,小便难";"肾水者,其腹大,脐肿,腰痛,不得溺,阴下湿如牛鼻上汗,其足逆冷,面反瘦"。从中可以看出,仲景在前人的基础上,对水病的因机认识有了进一步的提高,方便治疗,而另一方面看来,却是将心力衰竭,即"心水"之水肿与其余四脏之水肿区别开来。

《伤寒杂病论》对心力衰竭的症状描述较《黄帝内经》更加全面、系统。《金匮要略·痰饮咳嗽病脉证并治》曰:"夫病人饮水多,必暴喘满,凡食少饮多,水停心下,甚者则悸,微者短气。""先渴后呕,为水停心下。""喘逆倚息,短气,不得卧,其形如肿,谓之支饮。"《金匮要略·水气病脉证并治》曰:"心水者,其身重而少气,不得卧,烦而燥,其人阴肿。"《伤寒论·辨太阳病脉证并治上》曰:"太阳病,下之后,脉促胸满者,桂枝去芍药汤主之。""若微恶寒者,桂枝去芍药加附子汤主之。"《伤寒论·辨太阳病脉证并治中》曰:"发汗过多,其人叉手自冒心,心下悸,欲得按者。发汗后,其人脐下悸者,欲作奔豚。""发汗后,腹胀满者。""伤寒若吐,若下后,心下逆满,气上冲胸,起则头眩,脉沉紧,发汗则动经,身为振振摇者。""伤寒脉浮,医以火迫劫之,亡阳,必惊狂,卧起不安者。""烧针令其汗,针处被寒,核起而赤者,必发奔豚。气从少腹上冲心者……火逆下之,因烧针烦躁者。"《伤寒论·辨少阴病脉证并治》曰:"少阴病,二三日不已,至四五日,腹痛,小便不利,四肢沉重疼痛,自下利者,此为有水气。其人或咳,或小便不利,或下利,或呕者,真武汤主之。""伤寒,厥而心下悸,宜先治水……不尔,水渍入胃,必作利也。"以上记载的主要为心悸、气短、喘咳、水肿、身重、脉促、脉结代等症状。关于心力衰竭后期所形成的癥瘕和腹胀、腹水可参见以下条文。《金匮要略·痰饮咳嗽病脉证并治》曰:"水在心,心下坚筑,短气,恶水,不欲饮。""膈间支饮,其人喘满,心下痞坚,面色黧黑。"《金匮要略·水气病脉证并治》曰:“心下坚,大如盘,边如旋杯,水饮所作。”“心下坚筑”与“心下痞坚”即可能是心力衰竭肝脾肿大所形成的瘤瘕,也可能是腹胀、腹水。心力衰竭可见结代脉,《伤寒论》第178条曰:“脉按之来缓,时一止复来者,名曰结。又脉来动而中止,更来小数,中有还者反动,名曰结,阴也;脉来动而中止,不能自还,因而复动者,名曰代,阴也,得此脉者必难治。”

(二)隋唐宋元时期

《诸病源候论》是我国第一部论述各种疾病病因、病机和证候之专著,隋代巢元方于病因方面多有创见,使中医病因学说趋于系统、全面。其后,唐代《千金要方》《外台秘要》、宋代《太平圣惠方》多承其说。

《诸病源候论》对心力衰竭的论述多承前说,如《诸病源候论·咳嗽病诸侯》云“五日必咳,咳而唾血,引手少阴是也”,为心力衰竭咳血的论述。

《诸病源候论·水肿病诸候》曰:“脾病则不能制水,故水气独归于肾,三焦不写,经脉闭塞,故水汽溢于皮肤,而令肿也,其状目案上微肿,如新卧起之状,颈脉动时咳,股间冷,以手按肿处,随手而起,如物裹水之状,口苦口干,不得正偃,偃则咳清水,不得卧,卧则惊,惊则咳甚,小便黄涩是也。”“颈脉动”当为心脏方面的疾病所引起,所以此处水肿当为心力衰竭的水肿。

《诸病源候论·水肿病诸候》曰:“肺感于寒,微者则成咳嗽。久咳嗽者是肺极虚故也,肺即极虚,气还乘之,故连年积月久不瘥,夫气久进不下,则变身面皆肿满,表里虚,气往来乘之故也。”此当为肺心病心力衰竭的症状。

《诸病源候论》对于心力衰竭水肿病机,已明确提到关乎肺、脾、肾,这是对《黄帝内经》的继承与发展,为后世医家对心衰水肿病机的认识、治疗提供了新的思路。

(三)明清时期

《景岳全书·论怔忡》论述了心衰怔忡的机制及调治。“怔忡之病,心胸筑筑振动,惶惶惕惕,无时得宁者是也。然古无是名,其在《内经》则曰‘胃之大络,名曰虚里,出于左乳下,其动应衣,宗气泄也’。在越人、仲景,则有动气在上下左右之辨,云‘诸动气皆不可汗下也’。凡此者,即皆怔忡之类。此证唯阴虚劳损之人乃有之,盖阴虚于下,则宗气无根,而气不归源,所以在上则浮撼于胸臆,在下则振动于脐旁,虚微者动亦微,虚甚者动亦甚。凡患此者,速宣节欲节劳,切戒淫色;凡治此者,速宜养气养精,滋培根本。若或误认为痰火而妄施清利,则速其危矣”。由上可知,张介宾看来,心力衰竭怔忡之病机为阴虚劳损之人宗气无根,气不归元而至外泄,治此之法为速养气精,滋培根本,且节欲节劳,切戒酒色。

对于虚喘的认识,张介宾较朱丹溪更为全面。丹溪仅曰“虚喘由肾虚”,亦有肺虚者,由此可知心力衰竭虚喘亦关乎心肺肾,而其治疗则需心肺肾同治。张介宾认识到虚喘乃“气虚耳”,不光与元气虚相关(即肾气虚),且有“脾肺气虚”“肝肾气虚”。《景岳全书·喘促》载:“虚喘者无邪,元气虚也。虚喘者,气短而不续。虚喘者,慌张气怯,声低息短,惶惶然若气欲断,提之若不能升,吞之若不相及,劳动则甚而惟急促似喘,但得引长一息为快也。(此)为似喘，似喘者其责在肾。何也？盖肺为气之主，肾为气之根。肺主皮毛而居上焦，故邪气犯之，则上焦气壅而为喘，气之壅滞者，宜清宜破也。肾主精髓而在下焦，若真阴亏损，精不化气，则下不上交而为促。促者断之基也，气既短促而再加消散，如压卵矣。凡虚喘之证，无非由气虚耳。气虚之喘，十居七八，但察其外无风邪、内无实热而喘者，即皆虚喘之证。若脾肺气虚者，不过在中上二焦，化源未亏，其病犹浅。若肝肾气虚，则病出下焦，而本末俱病，其病则深，此当速救其根以接助真气，庶可回生也。其有病久而加以喘者，或久服消痰散气等剂而反加喘者，或上为喘咳。"这与今天的心力衰竭出现劳力性呼吸困难十分相似。对其治法亦有论述："凡病喘促，但察其脉，微弱细清者，必阴中之阳虚也。大凡喘急不得卧，而脉见如此者，皆元气大虚，去死不远之候。若妄加消伐，必增剧而危，若用苦寒或攻下之，无不即死。"指出本病系本虚标实之证，虽有"急则治其标"之说，但仍不可拘泥，而应谨慎辨证，宜救逆回阳，大补元气为妥。"脉息微弱无力，而诸病若此，悉宜以贞元饮主之，加减如本方，其效如神。此外如小营煎、大营煎、大补元煎之类，俱可择用。《经》曰'肝苦急，急食甘以缓之'，即此之类。若大便溏泄兼下寒者，宜右归饮、右归丸、圣术煎之类主之。"

（四）近现代

近现代医学张锡纯对心的认识是"衷中参西"的，《医学衷中参西录·论心病治法》云："心之本体，原长发动以运行血脉，盖人心中之神明原以心中之气血为凭依。"这既包括了西医的心脏泵血功能，又包括了中医的心主血脉、心主神明功能。其根据中医脉象并结合西医术语，将心病分为心肌亢进与心脏麻痹两大类。《医学衷中参西录·论心病治法》云："心者，血脉循环之枢也。心房一动则周身之血脉一动，是以心肌亢进，脉象即大而有力，或脉搏更甚数；心脏麻痹，脉象即细而无力，或脉搏更甚迟。是脉不得其平，大抵心肌亢进与心脏麻痹而来也。余以知心之病虽多端，实可分为心肌亢进、心脏麻痹为二大纲。"心脏麻痹当与今天所说的心肌收缩力下降即心肌衰竭相近。可见，随着历史的推移，两种医学体系对"心力衰竭"的命名，渐趋一致。虽然此种认识已触及了心力衰竭的实质，但遗憾的是张氏仅对心脏麻痹引起的怔忡症状进行了论述，而对于心脏麻痹可引起咳喘、水肿等心力衰竭的一系列症状则未做深入讨论，仅提及"心有病可以累肺作喘，此说诚信而有征"，认为心病累肺作喘与肾虚不纳气之证一致。

张氏认为，大气下陷之因有用力过度，如力小任重，或饥而作劳，或努力搬运重物，或病后未复，勤于出力；有服破气药及温热药太过，破气药最易耗气，温热药不仅可以劫津，且易伤气。大气虚陷则肺司呼吸动力不足，故短气不足以息，语颤声低，或努力呼吸有乎喘；心脏跳动原动力不足，气血运行失调，故见脉沉迟微细，关前尤甚，或六脉不全，或参伍不调；呼吸不利则胸满憋闷，心肺气血不能上荣则面白或暗滞，或头晕目眩，心肺气虚则血行不畅，而见面唇青紫，四肢厥冷，大气陷于中焦则脾胃升降失职，清阳不升，浊阴不降，而致脘腹胀满，大便不通或失禁。限于下焦则小腹坠痛，小便疲闭或失控；大气下陷，心无所附丽则怔忡。大气下陷宜升、宜补，升补兼施，张氏多用升陷汤及升陷汤化裁。

升陷汤：生黄芪六钱，桔梗五钱，知母三钱，升麻一钱，柴胡五钱。气分虚极下陷，酌加人参数钱，或再加山萸肉（去净核）数钱，以收敛气分之耗散，使升者不至复陷。若大气下陷过甚，至少腹下坠，或更作疼，宜将升麻用一钱半或二钱，加强升提之力。本方以黄芪为主药，即补气有升气，升补兼施，以知母凉润制黄芪之热。柴胡为少阳之药，引大气之陷者自左上升；升麻为阳明之药，引大气之陷者自右上升；桔梗为药中之舟楫，载诸药之力上达胸中，故用之为向导。至其气分虚极，酌加人参，所以培气之本；加萸肉防气机涣散。大气直陷九渊，少腹下坠疼痛，倍升麻加大升提之力。张锡纯所谓"胸中大气"即《黄帝内经》所言之宗气。《素问·平人气象论》云："胃之大络名曰虚里，贯隔，络脉，出于左乳下，其动应衣，脉宗气也。盛喘数绝者，其病在中……绝不至日死；乳之下其动应衣，宗气泄也。"说明宗气具有鼓动心脏搏动，调节心律和心率的功能。胸中大气下陷，便可累及心脏功能和气血运行，心律和心率也会出现异常。其"常觉上气与下气不相接续"，"气短不足以息"，"其脉象沉迟微弱，或六脉不全，或参伍不调"，为临床上常见的心力衰竭的症状。因此，升陷汤可以治疗上述病症。升陷汤的化裁方有回阳升陷汤、理郁升陷汤、醒脾升陷汤，均按升陷汤之意的加减而成，临床可据实际情况选择应用。

现代研究概要

（一）临床研究

1. 益气活血、温阳利水法治疗心衰病的临床观察

根据心衰病以气虚、阳虚为本，以血瘀、痰浊、水饮为标的本虚标实的病因病机，为其益气活血、温阳利水的治法奠定了坚实的理论基石。近年来，不少医家以益气活血、温阳利水法治之，或以经方化裁，或以自拟方加减，均取得满意疗效。如金政等学者应用"中医传承辅助平台（V2.5）"软件对纳入统计分析的黄衍寿辨治心衰病的170个处方进行数据挖掘，结果发现其辨治心衰病的学术思想为"益气温阳、活血利水"；又如双晓萍等对王治强治疗心衰病的316个处方进行统计学分析，发现使用频数最高的前四类中药依次是补气药、温阳药、利水药、活血药；姜丹在真武汤基础上佐以治水三法以奏"益气温阳、活血利水"之功，治疗心衰病之阳气虚衰型，结果获得良效。再如姜月蓬等把加味参芪益心方用于治疗组，现代医学常规治疗作为对照组，发现治疗组具有更大的优势。类似的临床观察还有很多，当代不少医者还在益气活血、温阳利水法的指导下，采用自拟方治疗心衰病，亦取得满意疗效。如李晓丽等自拟益气活血温阳利水方辅助治疗心衰病，能明显改善临床症状及心功能；又如曾垂旭等采用温阳化饮方联合常规药物治疗应用于阳虚水泛型慢性心衰，单纯常规药物治疗为对照组，结果中医证候积分及CysC水平下降、BNP水平及6 MWT改善、总有效率均为治疗组优于对照组；再如何志良等研究表明，在西医常规治疗基础上，应用自拟心衰方联合参芪扶正注射液治疗心衰病，结果具有较好的临床疗效。

2. 常用法治指导下的经典方剂和中成药治疗心衰病的临床观察

相关实验研究结果显示,心衰患者的病机以气虚血瘀证为主,治疗时应当采用益气活血方药进行治疗,可以使左心室射血能力增强,神经内分泌激素水平改善,血清炎症因子水平释放被抑制,并且可以有效提高患者的生存质量。芪苈强心胶囊为临床上常用的心衰治疗中成药,能够改善患者的心功能,提高射血分数,减轻临床症状。相关临床试验研究中,采用芪苈强心胶囊治疗心衰,结果患者的心脏彩超结果及神经内分泌激素水平均得到了明显改善。岳珍珍等对气虚血瘀证慢性心衰采用振源胶囊治疗,发现其可以有效减轻患者的临床症状。有研究对阳虚水泛证心衰患者采用真武汤治疗,发现其对心肌组织重塑具有抑制作用,且可使神经内分泌激素水平明显下降。

（二）实验研究

1. 益气活血、温阳利水法治疗心衰病的实验研究

随着实验研究的不断深入,益气活血、温阳利水法治疗心衰病的更多作用机制被发现、证实。① 抑制心室重构。目前学者们已公认心室重构是心衰病发生发展的重要病机。史菲等研究表明,联合应用温阳活血利水方治疗阳虚型心衰病,结果降低了 NT－proBNP 水平,进一步抑制了体内炎性反应,延缓心肌重构的进程,降低患者再住院率,对患者的近期及远期预后均有改善。② 促进尿液排泄,减少心脏负荷。乔松彦等的研究证实,益气温阳、活血利水方药有助于降低 TGF－β1、CTGF、IL－1β 及 TNF－α 水平,对于心肌纤维化指标和炎症相关因子调节作用可能是其作用机制所在。③ 抗利尿剂抵抗作用。在长期西医维持治疗过程中,少数患者会出现利尿剂抵抗现象,直接影响其预后。因此心衰病的治疗,对利尿剂抵抗的干预不能忽视。周淑平等应用益气活血利水配方颗粒治疗存在利尿剂抵抗现象的气虚血瘀水结型慢性心衰患者,结果发现疗效显著且安全性好。④ 抗胰岛素抵抗作用。研究表明,胰岛素抵抗与心功能不全关系密切。近年来,研究显示益气温阳活血利水法可改善胰岛素抵抗,提高胰岛素敏感性,从而改善心功能。⑤ 改善心肌代谢。心衰发生时心肌细胞中 ATP 会随之大量减少,因此改善心肌能量代谢是治疗心衰病的新途径。张秋梅研究表明,益气温阳、活血利水法治疗心衰病能调节受损心肌细胞能量代谢,从而有效保护心肌细胞。

2. 常用法治指导下的经典方剂和中成药治疗心衰病的实验观察

有学者在研究大鼠心肌舒张功能发现,抗心力衰竭Ⅱ号方对 RAAS 系统激活可以起到抑制作用,从而心肌细胞代谢得以改善,心肌纤维化被抑制,从而使心功能得到有效改善。谭劭杰等通过相关研究发现,参附强心合剂对于大鼠的症状以及相关实验室指标均有明显的改善作用。张杰等的研究结果显示,芪参益气滴丸可以抑制肾素及血管紧张素Ⅱ的表达,同时促进血管紧张素Ⅱ受体的表达,使得肾素-血管紧张素-醛固酮系统激活被抑制,从而增强大鼠的心脏血流动力。相关实验研究发现对大鼠慢性心衰模型采用苓桂术甘汤治疗,可使血清 IL－1β、NF－κB 水平及心肌组织的 TNF－α 水平明显降低。有实验研究结果表明,炙甘草汤能够使大鼠缺血再灌注损伤后的左心功能明显增强,并且可使超氧化物歧化酶活性增强,对心肌组织起到保护作用。

（石怡）

参考文献

[1] 张伯礼. 中医内科学[M]. 北京：人民卫生出版社，2012.

[2] 陈可冀，吴宗贵，朱明军，等. 慢性心力衰竭中西医结合诊疗专家共识[J]. 心脑血管病防治，2016，(5)：340－346.

[3] 滕国华，程君. 心衰的病因病机及其辨证论治[J]. 中医药学刊，2004，22(7)：1331－1331.

[4] 沈会. 心力衰竭古今中医文献的整理与研究[D]. 北京：北京中医药大学，2006.

[5] 李可. 李可老中医急危重症疑难病经验专辑[M]. 太原：山西科学技术出版社，2006.

[6] 刘渡舟. 经方临证指南[M]. 天津：天津科学技术出版社，1993.

[7] 陈明，刘燕华，李芳. 刘渡舟临证验案精选[M]. 北京：学苑出版社，1996.

[8] 王名才，李博文，李双庆，等. 充血性心力衰竭中医辨证论治研究进展[J]. 中国中医急症，2021，30(1)：182－184.

[9] 汪承芳，王宇宁，王景峰. 益气活血、温阳利水法治疗心衰病研究进展[J]. 中医药临床杂志，2020，32(10)：1979－1982.

暴喘

中医诊疗基础

（一）基本概念

暴喘是急诊及重症医学科常见的急危重症之一。多由于自身正气亏虚、感受外邪或由于他脏传变，最终邪盛正绝而导致突然发作的呼吸困难和窘迫症，表现为呼吸困难，呼吸频率、深度、节律的改变，呼吸急促深快或变慢变浅，胸闷发绀，不能平卧等临床表现的危重证候。《灵枢·天年》中首次记载了“喘息暴疾”。《医宗金鉴》将暴喘的症状描述为“喘汗润发为肺绝，脉涩肢寒命不昌，喘咳吐血不得卧，形衰脉大气多亡”。《仁斋直指方》中描述了暴喘的发病情况，“诸有笃病，正气欲绝之时，邪气盛行，多壅逆而为喘”。

西医学的急性呼吸窘迫综合征（ARDS）是因严重感染、休克、创伤或烧伤等因素导致的以进行性呼吸困难和顽固性低氧血症为特征的急性呼吸衰竭。其病理表现主要为肺上皮细胞及肺毛细血管上皮细胞炎性损伤，广泛性肺泡损伤，肺容积减小，通气血流比例失衡，肺顺应性下降以及肺泡塌陷。可参考本病进行辨证论治。

（二）病因病机

暴喘是由多种内、外因素影响下导致“邪盛正绝”，肺失宣降，使其产生“痰饮”的同时，导致肺气运行不畅，气机逆乱，致使诸邪聚生，又反作用于肺，诸邪交织，相互影响，发为此病。暴喘病位在肺，与心、肾、大肠密切相关，涉及肝脾。

《灵枢·九针论》提出“肺者，五脏六腑之盖也”。肺脏位于上焦，在人体的高处，上通鼻窍，外合皮毛，故易受外邪侵袭，易感邪毒。邪毒首当袭肺，肺脏的损伤是暴喘形成的基础。《素问·五脏生成》说“诸气者，皆属于肺”，指明肺的宣发与肃降是肺主气的主要表现。邪毒袭肺，致使肺气宣降失司，从而出现呼吸功能的异常，临床可见胸闷、憋喘等症状。

肺主宣发肃降、主行水及通调水道。肺主水,肺气的宣发肃降可推动和调节全身水液的输布和排泄。肺失宣降,肺行水功能失常,使得全身水液输布异常,水饮聚集于肺中,发为痰饮水湿。明代李中梓提出"肺为贮痰之器",痰易贮存于肺,使得气道阻塞,气体无法进行交换,导致"湿肺",出现咳喘咯痰等临床症状。故"痰饮"是影响暴喘病机的关键产物。而肺失宣降,气机逆乱,又可使气机不畅,难以行水,水积肺中,加剧"痰饮"。外邪侵袭后,正邪剧争,气血运行壅盛化热,热毒蕴结于肺,肺气闭郁,治节失司,痰、饮、瘀等病理产物与肺中邪热相互搏结,可进一步加重、促成肺的功能失调及实质损害,各种病理因素相互影响、互为因果,共同参与暴喘的发生、发展及转归。在这个过程中,外邪为主要致病因素,肺气失于宣降是该病的病机基础,热毒、气闭、痰热、瘀血、水饮等为重要病理因素。

"气非血不和,血非气不运",气作为构成人体和维持生命活动的重要物质,气机逆乱,可聚生诸邪。气滞则血运不行,肺运化功能失常,气滞血瘀,瘀而化热,瘀热互结,导致气机逆乱;而患者机体正不胜邪,卫气为邪所束,不能御邪于外,邪毒与气血搏结于内,也可出现全身气机逆乱;又可因肺失宣降,水液输布异常而痰饮内生,留滞于肺,而痰亦生热,瘀热搏结,阻塞肺络,浊血伤津使得全身气机走行不畅,气机逆乱。"痰、热、瘀"作为 ARDS 发病过程中的 3 种关键病机,相互搏结,互相交织,又可加剧气机逆乱,从而使肺气渐虚,肺无法司呼吸、无以朝百脉,从而出现喘促气急、顽固性发绀等 ARDS 典型临床症状。

随着病程的进展,肺的气阴耗伤逐渐加重。此外,由于使用大量对中医来说属性阴寒的抗生素及液体的输注,将加重耗伤阳气,严重者致肺不主气,全身气机失调,脏腑功能衰败,阴阳失衡,出现阴阳两虚或致内闭外脱,最终可发展为暴喘危症。因此,本病的病机是邪毒袭肺,肺失宣降,气机逆乱。

暴喘发病初期以痰、热、瘀、毒为主,后期痰、热、毒之邪渐祛,气、阴耗伤,正虚更甚,逐渐转为"虚喘"之证。

(1) *感受外邪*:肺主气、司呼吸,开窍于鼻,外合皮毛,外邪由口鼻而入,首先犯于肺经。暴喘的发病原因,首先与肺感受外邪有关。《温热论》说,"温邪上受,首先犯肺""大凡吸入之邪,首先犯肺,发热咳喘""肺位最高,邪必先伤",《温病条辨》也提出"凡病温者,始于上焦,在手太阴"。

本病具有起病急、变化快、病情重的特点,因此,所感之外邪多致病性极强。如温邪中炎热性质较盛者如暑热病邪、伏寒化温之温热病邪等;时行之邪如风热时邪、燥热时邪等;疫毒病邪如风热疫、暑热疫、燥热疫、暑湿疫、湿热疫等;或四时温邪侵袭后蕴郁成毒者。这些病邪侵袭人体,在肺内邪正剧争,造成肺主气、司呼吸及宣降功能的失常,肺气郁闭,气机不畅,逆乱在内,发为本病。

(2) *他脏传变*:《素问·咳论》"五脏六腑皆令人咳,非独肺也",指出他脏病变可传于肺而致病。由于肺朝百脉,主一身之气,并主通调水道,故他脏之邪可通过脉道传之于肺,使肺受到他脏病邪及病理因素之影响而引发疾病。犹如现代医学中的血源性感染播散和胃肠道细菌移位所致,各种感染如静脉导管感染、肠道感染等造成脓毒血症可形成继发性肺部感染合并 ARDS 的发生。

（3）正气亏虚：中医学认为，疾病的发生原因有两个方面：一方面是由于邪气，即外因；另一方面则是正虚，即内因。邪气之所以能够侵犯人体，除了邪气极其强盛之外，正气不足以御邪也是发病原因之一，正所谓“邪之所凑，其气必虚”。外邪侵袭机体后是否发病以及发病的形式，取决于机体正气与所感邪气的力量对比。暴喘因感受的病邪多毒力强盛，如正气不足或者正气尚可，但邪气太过强盛时都有可能导致疾病发生。

（三）诊断与鉴别诊断

1. 临床表现

暴喘虽发病急骤，但往往有诱发因素存在，如肺脏本身病变加重，或其他脏腑疾病传变而致，如外伤、产后失血等。表现为突然呼吸频数、咳逆喘促、呼吸困难、张口抬肩、胸闷发绀、不能平卧等危重证候。病情严重者出现极度呼吸困难和严重发绀，甚至出现神昏等症状。

2. 鉴别诊断

哮病　支气管哮喘属于中医学“哮病”范畴，哮指声响言，为喉中有哮鸣音，是一种反复发作的疾病。哮病的病理因素主要为痰，脏腑阴阳失调，再加外感、饮食、久病等因素作用，津液运行输布失常，停聚而为痰。哮病常因气候、饮食、劳倦等诱发。疾病过程分为缓解期与发作期，气机不畅、气滞血瘀均可诱发哮病发作。一般说来，哮必兼喘，喘未必兼哮。暴喘以呼吸频数、咳逆喘促、呼吸困难、张口抬肩、胸闷发绀、不能平卧等临床表现的危重证候，与哮病的发病特点不同。

（四）中医证治

暴喘在呼吸微弱的紧急情况下，可采用简易人工呼吸器做手捏辅助呼吸。必要时，可做气管插管或气管切开，生命体征相对稳定时，再予以中药汤剂服用，并强调祛痰、救脱、针灸、辨证施治相结合的方法挽救生命。

▪ 气阴耗伤

·病机·热邪耗气伤津，肺气亏虚。

·证候·气息短促，面色皖白，四肢欠温，口渴汗出。舌淡红，苔薄白，脉细数。

·治法·益气养阴。

·方药·生脉散(《医学启源》)。方中人参甘温，补肺生津，为君药；麦冬甘寒养阴清热，润肺生津，为臣药；五味子酸温，敛肺止汗，生津止渴，为佐药；三药合用，一补一润一敛，益气养阴，生津止渴，敛阴止汗，使气复津生，汗止阴存，气充脉复，故名“生脉”。若肺脾同病，兼有食少便溏，食后腹胀，痰多，可合用六君子汤；若中气下陷，可益气升陷，用补中益气汤；若合并肾气亏虚，可加用沉香、紫石英、磁石、胡桃肉等补肾纳气。

▪ 阳气暴脱

·病机·气失所主，气不归根。

·证候·呼吸浅促，神志淡漠，面色苍白，四肢厥冷，出冷汗。舌质淡，脉微弱欲绝或不能触及。

·治法·回阳固逆。

·方药·参附汤(《妇人大全良方》)。方中人参甘温大补元气,可补后天之气;附子大辛大热,温壮元阳,所谓补先天之气;二药相配,共奏回阳固脱之功。可加紫石英、磁石、沉香,镇摄肾气,纳气定喘;或配伍蛤蚧,温肾阳,散阴寒,降逆气。如呼吸微弱,或叹气样呼吸,烦躁内热,口干颧红,舌光红无苔,可加生地、山茱萸滋阴防脱。

■ **真阴衰竭**

·病机·阴虚内热,气随津脱。

·证候·呼吸深快,精神恍惚,面色潮红,汗出如油,口渴欲饮,饮不解渴,身热心烦,四肢温暖。舌干枯无苔,脉虚数结代。

·治法·育阴潜阳,滋阴复脉。

·方药·三甲复脉汤(《温病条辨》)。方中阿胶滋阴养血,为主药;生地、麦冬、麻子仁、鳖甲、龟板、牡蛎滋补真阴,后三者又兼顾潜阳为臣药;白芍、炙甘草柔肝、缓心脉之急,酸甘化阴,可增强滋阴息风之力;麻仁养阴润燥,共为使药。如兼见喘咳不止,口干咽燥,颧红唇赤,可用七味都气丸合生脉散滋阴纳气。

■ **邪毒炽盛**

·病机·热毒闭肺,肺失宣降。

·证候·气粗息涌,胸高气急,壮热口渴,面红烦躁,大便干结。舌红,苔黄燥,脉沉细而数。

·治法·清热解毒,凉血泻火。

·方药·清瘟败毒饮(《疫疹一得》)。方中重用生石膏直清胃热。石膏配知母、甘草,有清热保津之功,加以连翘、竹叶,轻清宣透,清透气分表里之热毒;再加黄芩、黄连、栀子(即黄连解毒汤法)通泄三焦,可清泄气分上下之火邪。诸药合用,目的是清气分之热。痰多黏稠,可加用海蛤粉、瓜蒌、枇杷叶,清化痰热;口渴咽干,可加天花粉、麦冬、玄参、芦根养阴生津。

■ **气滞血瘀**

·病机·瘀血阻碍肺气,气机瘀滞。

·证候·呼吸急促,胸闷如塞,口唇青紫,皮肤瘀斑,腹胀。舌紫黯,脉沉细而涩。

·治法·活血祛瘀,行气止痛。

·方药·血府逐瘀汤(《医林改错》)。方中桃仁破血行滞而润燥,红花活血祛瘀以止痛,共为君药。赤芍、川芎助君药活血祛瘀;牛膝活血通经,祛瘀止痛,引血下行,共为臣药。生地、当归养血益阴,清热活血;桔梗、枳壳,一升一降,宽胸行气;柴胡疏肝解郁,升达清阳,与桔梗、枳壳同用,尤善理气行滞,使气行则血行,以上均为佐药。桔梗并能载药上行,兼有使药之用;甘草调和诸药,亦为使药。合而用之,使血活瘀化气行,则诸症可愈,为治胸中血瘀证之良方。如胸闷胸痛明显,气机郁滞较重,加川楝子、香附、青皮等以疏肝理气止痛;如痰浊挟瘀,见喘促气逆,喉间痰鸣,面唇紫黯,苔浊腻,可用涤痰汤加桃仁、红花、赤芍、水蛭涤痰祛瘀。

（五）中医辨析思路与方法

暴喘的辨证应分清虚实因果主次，治疗当应针对标本缓急。结合暴喘具体表现特点，在临床辨证论治中应重视以下情况。

1. 虚者辨阴阳

虚喘多由久病迁延不愈，或长期劳损所致，病程较长，突然加重，气阴耗伤者症见气息短促，面色㿠白，四肢欠温，口渴汗出；阳气暴脱者呼吸浅促，神志淡漠，面色苍白，四肢厥冷，出冷汗，舌质淡，脉微弱欲绝或不能触及；真阴衰竭者症见呼吸深快，精神恍惚，面色潮红，汗出如油，口渴欲饮，饮不解渴，身热心烦，四肢温暖，舌干枯无苔，脉虚数结代。

2. 实者辨病因

邪毒炽盛者为感受寒湿燥火等外邪，由表及里，里热已成，症见气粗息涌，胸高气急，壮热口渴，面红烦躁，大便干结，舌红，苔黄燥，脉沉细而数；临证尤要注意有汗无汗，热闭汗少者，配合辛散透表之品，透邪外出，汗出则喘平，切忌过用苦寒。气滞血瘀者症见呼吸急促，胸闷如塞，口唇青紫，皮肤瘀斑，腹胀，舌紫黯，脉沉细而涩。此类患者多为久病，水饮潴留，肺失治节，血运不畅，肺病及心，心肺同病，每多见暴喘重症。故应肺心同治，治以化瘀涤痰，温阳平喘。此外，气滞血瘀者也可由胸部遭受重击、挤压伤或者严重的非胸部创伤等致血脉瘀阻，损及肺络而形成，治以和血祛瘀、通络平喘。

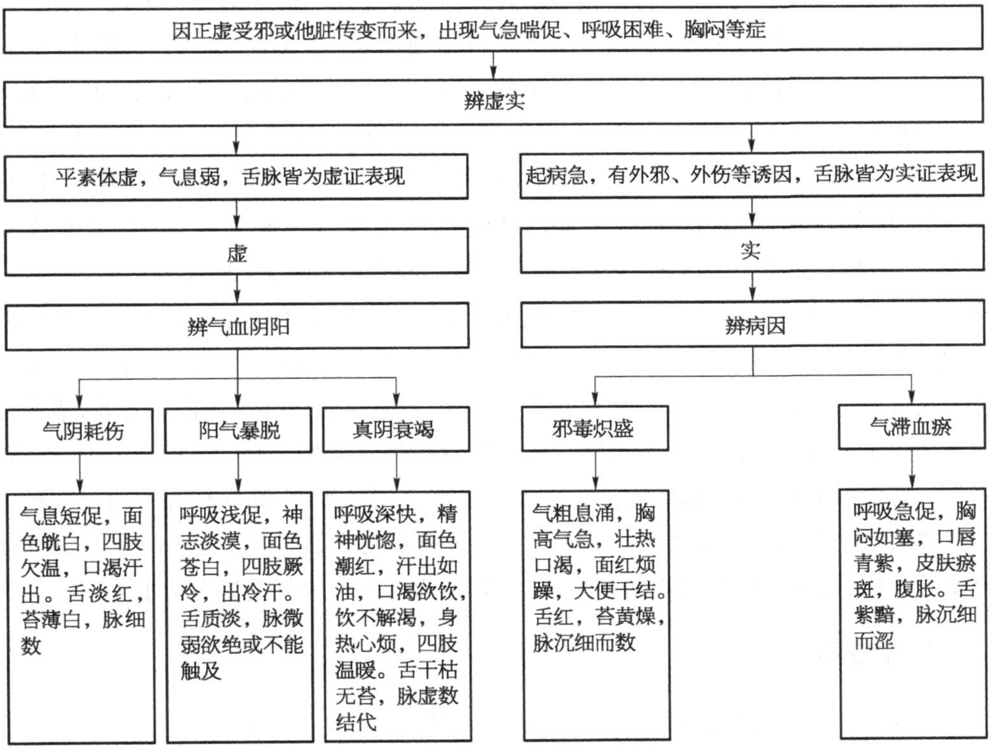

图 8　暴喘辨证思路要点

特色方药浅析

暴喘治疗可分虚实二端，虚则补之，气阴耗伤者益气养阴；阳气暴脱者回阳固逆；真阴衰竭者育阴潜阳，滋阴复脉。实者泻之，邪毒炽盛者，清热解毒，凉血泻火；气滞血瘀者，活血祛瘀，行气止痛。总体来说，暴喘的治疗以益气养阴、清热化痰、活血化瘀的方药应用最多。

（一）经典方剂

（1）生脉散：参见“脱证”篇。

（2）参附汤：参见“脱证”篇。

（3）清瘟败毒饮：出自《疫疹一得》。方中重用生石膏直清胃热。胃是水谷之海，十二经的气血皆禀于胃，所以胃热清则十二经之火自消。石膏配知母、甘草，有清热保津之功，加以连翘、竹叶，轻清宣透，清透气分表里之热毒；再加黄芩、黄连、栀子（即黄连解毒汤法）通泄三焦，可清泄气分上下之火邪。诸药合用，目的为清气分之热。水牛角、生地、赤芍、牡丹皮共用，为犀角地黄汤法，专于凉血解毒，养阴化瘀，以清血分之热。

（4）大承气汤：出自《伤寒论》。如热毒炽盛，伴有大便干结者可加用大承气汤。组成：大黄 12 g，厚朴 24 g，枳实 12 g，芒硝 9 g。该汤剂的中药成分主要有枳实、厚朴、芒硝以及大黄。其中枳实具有破气消积、化痰散痞的功效，厚朴燥湿、行气、平喘，芒硝可泻下通便、清火消肿，大黄具有利湿退黄、泻热通便的效果，诸药合用可增强药效，达到消痞除满、泻热推荡的效果，同时还具有较好的抗氧化以及调节炎性介质的效果。大承气汤对局部炎症反应以及全身炎症反应的调节机制大不相同，不但可下调全身炎症，还可实现局部抗炎以及促炎的平衡，进而有效保护患者的肺功能，并且治疗后患者内源性抗氧化物第一型血基质氢化酶（HO－1）水平明显上升，可加快氧自由基清除，使得患者机体的抗氧化能力不断增强，并对多形核白细胞（PMN）的聚集进行抑制，使得肺损伤程度不断减轻，具有较好的肺保护效果。

（5）宣白承气汤：出自《温病条辨》。组成：生石膏 15 g，生大黄 9 g，杏仁粉 6 g，瓜蒌皮 4.5 g。其中瓜蒌皮具有清肺化痰、利气宽胸散结的效果，杏仁具有止咳润肺的功效，生大黄具有清热泻火、凉血解毒的效果，生石膏具有清热泻火、敛疮生肌、收湿、止血之功效，诸药合用可使得咳喘得止、痰热得清，同时还具有腑气通畅以及肺气宣降的功效，对炎性介质以及天然免疫受体均具有较好的调节效果，治疗后患者的呼吸功能明显改善，肺损伤程度明显减轻。潘芝仪等在常规治疗的基础上给予患者宣白承气汤后，患者的高迁移率族蛋白 B_1（HMGB1）水平下降速度明显加快，并且氧合指数明显升高，可见该药有助于调节炎症因子水平。

（二）中成药

（1）橘红丸：含化橘红、陈皮、半夏（制）、茯苓、甘草、桔梗、苦杏仁、紫苏子（炒）、紫菀、款冬花、瓜蒌皮、浙贝母、地黄、麦冬、石膏。功效：清肺化痰止咳。用法用量：每日 2 次，每次 2 丸。

(2) 利肺片：含百部、百合、五味子、枇杷叶、白及、牡蛎、甘草、冬虫夏草、蛤蚧。功效主治：驱痨补肺，镇咳化痰。用于肺痨咳嗽，咯痰，咯血，气虚哮喘，慢性气管炎等。用法用量：每次5片，每日3次。

(3) 人参保肺丸：含人参、罂粟壳、五味子(醋炙)、川贝母、陈皮、砂仁、枳实、麻黄、苦杏仁(去皮炒)、石膏、甘草、玄参。功效主治：益气补肺，止嗽定喘。用于肺气虚弱，津液亏损引起的虚劳久嗽，气短喘促等症。用法用量：每次2丸，每日2~3次。

(三) 常用中药注射剂

(1) 痰热清注射液：含连翘、金银花、山羊角、熊胆粉以及黄芩。其中连翘与金银花具有疏风散热以及清热解毒的功效，山羊角以及熊胆粉具有平肝息风的效果，黄芩可泻火解毒、清热燥湿，诸药合用具有宣肺化痰以及清热解毒的效果。另外，痰热清注射液还具有调节炎性介质、调节基质金属蛋白酶、抗氧化以及保护内皮功能的作用。在常规治疗的基础上给予患者痰热清注射液治疗后，患者的IL-6、IL-8以及TNF-α水平明显下降，且患者的病死率明显较低，表明采用该种注射液治疗可使得促炎因子表达降低，且炎症对其机体的损伤会降低，可保证疗效，改善患者预后。常用方法：每次20~40 mL，加入5%葡萄糖注射液或0.9%氯化钠注射液250~500 mL，静脉滴注，每日1次。

(2) 参附注射液：含附子、人参。其中附子补火助阳、逐风寒湿邪，人参可大补元气，两药相配可达到回阳固脱的功效，对热休克蛋白以及炎性介质均具有较好的调节作用。采用该药治疗之后患者体内促炎因子的释放不断减轻，对器官具有较好的保护功能，还可有效改善其肺组织的超微结构。另外，参附注射液还可保护内皮功能，治疗后动脉血氧分压升高，血浆中人内皮素-1(ET-1)水平降低，该因子收缩血管的作用较为强烈，可反映出急性呼吸窘迫综合征的严重程度，采用参附注射液治疗之后，肺血管阻力不断降低，ET-1水平的分泌不断减少，肺泡上皮细胞的损伤程度、血管内皮细胞的损伤程度、肺泡水肿程度以及肺间质明显减轻，血流以及通气的比例也得以改善。并且治疗后患者细胞的应激能力不断提高，细胞修复功能得以加强，肺组织的损伤程度不断减轻，表明参附注射液对热休克蛋白具有较好的调节作用。研究表明，参附注射液可使ARDS患者动脉血氧分压明显升高，且肺泡上皮细胞以及血管内皮细胞损伤情况明显改善，在调节细胞因子网络的同时还具有较好的抗氧化效果，表明该药具有较好的治疗效果。常用方法：每次20~100 mL，加入5%~10%葡萄糖注射液250~500 mL，静脉滴注，每日1次。

中医适宜技术

(一) 耳针疗法

取穴：平喘、下屏尖、肺、神门、皮质下、下脚端。

操作：每次取2~3个穴，毫针刺，用中、强度刺激。

（二）毫针刺法

方案1

暴喘实证：治疗当祛邪肃肺，化痰平喘。以手太阴经穴及背俞穴为主。

取穴：主穴选取列缺、尺泽、膻中、肺俞、定喘、丰隆。风寒者，配风门、合谷；痰热者，配大椎、曲池；喘甚者，配天突。采用泻法。

暴喘虚证：治疗当补益肺肾，止咳平喘。以相应背俞穴及手太阴、足少阴经穴为主。

取穴：主穴选取肺俞、膏俞、肾俞、太渊、太溪、足三里、定喘。肺气不足者配气海、脾俞；肺肾两虚者，配关元；喘甚者，配天突。采用补法。

方案2

取穴：肺俞、列缺、定喘、丰隆。

操作：每次选2~3对，用疏密波，通电30分钟。

（三）穴位贴敷法

取穴：肺俞、膏肓、膻中、定喘。

操作：白芥子30 g，甘遂15 g，细辛15 g，共为细末，用生姜汁调药粉成糊状，制成药饼如蚕豆大，敷于穴位上，用胶带固定。贴30~60分钟，局部有红晕微痛为度。

经典医案赏析

（一）古代验案

1. 肾虚痰喘案

肾气不克收藏，每至冬藏之令，辄发痰喘。去冬暖之急，收藏不固，再以春令地气发泄，根气失于摄纳，喘呼不能坐卧，黑锡丹招纳肾阳，虽属中病，而肾阴久亏不能胜任温纳，致虚阳上浮，脱帽露顶，唇焦额红，六脉细涩，苔淡黄，心毛而糙，气不摄纳，有汗脱之虞，拟补肾阴以摄肾气，能否应手，恐难必也。生熟地炭，牛膝，云茯苓，丹皮，煅磁石，紫口蛤壳，大麦冬，淮山药，秋石，五味子。

按语：本案出自《清代名医医案精华·张聿青医案》。患者素体亏虚，至冬则引发咳喘，肾不纳气，见喘促不能坐卧，以补肾纳气之品，纳气平喘固脱。

2. 肺肾两虚暴喘案

翁，脉细尺垂，形瘦食少，身动即气促喘急。大凡出气气不爽而喘为肺病，客感居多。今动则阳化，由乎阴弱失纳，乃气入而气喘，肾病何辞。治法唯以收摄固真。上病当实下焦，宗肾气方法意。熟地，黄肉，五味，补骨脂，胡桃肉，牛膝，茯苓，山药，车前子，蜜丸。

按语：本案出自清代叶桂的《临证指南医案》。患者年老形瘦，肺气亏虚，感邪引动，加之肾本亏虚，收摄失司，宗肾气方之意，补肾，纳气平喘。

3. 阴虚喘嗽案

初冬，邵可亭，患痰嗽，面浮微喘。医谓年逾花甲，总属下部虚寒，进温补纳气之药，喘嗽日甚，口涎自流，茎囊渐肿，两腿肿硬至踵，头仰则咳呛咽疼，不能略卧，痰色黄浓带血，小溲微黄而长。许芷卿荐孟英视之，脉形弦滑有力。曰：此高年孤阳炽于内，时令燥火搏其外，外病或可图治，真阴未必能复，且平昔便如羊矢，津液素干，再投温补，如火益热矣。乃以白虎汤合泻白散加花粉、西洋参、贝母、黄芩，大剂投之。并用北梨抖汁，频饮润喉。以缓其上僭之火。数帖后，势渐减，改投苇茎汤合清燥救肺汤加海蜇、蛤壳、青黛、荸荠、竹沥，旬日外，梨已用及百斤（1 斤 = 500 g），而喘始息。继加龟板、鳖甲、犀角，以猪肉煮汤代水煎药，大滋其阴而潜其阳，火始下行，小溲赤如苏木汁，而诸证悉平。下部之肿，随病降序。一月以来，共享梨二百余斤。适大雪祁寒，更衣时略感冷风，腹中微痛。自啜姜糖汤两碗，而喘嗽复作。口干咽痛，大渴舌破，仍不能眠。复用前方，以绿豆煎清汤代水煮药，始渐向安。

孟英谓其郎步梅曰：《内经》云“阴津所奉其人寿”。今尊翁阴液久亏，阳气独治，病虽去矣，阴津非药石所能继续。况年逾六秩，长不胜消，治病已竭人谋，引年且希天眷。予以脉察之，终属可虞，毋谓治法不周，赠言不早，致有他日之疑，成败之论也。

按语：本案出自清代王士雄的《回春录》。此患者年高阴气将竭，阳火素盛，感受燥邪，肺胃为燥热所焚，热气郁滞，肺不能行其治节，热滞之处出现肿胀，痰色黄绿为肺热之参，故可见面浮微喘，口涎自流，开口则喘逆不敢言语，吐黄痰，再投以温补，其热益炽，津液已干，大便如羊矢状，其脉弦滑有力，右寸脉明显，用白虎汤合泻白散加西洋参、川贝母、花粉、黄芩清热平喘、止咳生津，用北梨泻火清热、润肺消痰以缓其热。其病势已减，改用《千金》苇茎汤肃肺，以清肺化痰、逐瘀排脓，清燥救肺汤清燥润肺，配以止嗽消痰之品，以龟板、鳖甲、犀角以清热潜阳，用猪肉煮汤代水煎，以滋补其阴，使火降肿消。

（二）现代经验

1. 外感痰喘案

堂姊丈褚某某，体丰气虚，素多痰饮，薄受外感，即大喘不止，医治无效，旬日喘始愈，偶与愚言及，若甚恐惧。愚曰：此甚易治，故用药何如耳。《金匮》小青龙加石膏汤，为治外感痰喘之神方，辅以拙拟从龙汤，则其功愈显，若后再喘时，先服小青龙汤加石膏，若一剂喘定，继服从龙汤一两剂，其喘必不反复。若一剂喘未定，小青龙加石膏汤可服至两三剂，若犹未痊愈，继服从龙汤一两剂必能痊愈。若服小青龙加石膏汤，喘止旋又反复，再服不效者，继服从龙汤一两剂必效。遂录两方赠之，褚某某甚欣喜，如获异珍。后用小青龙汤时，畏石膏不敢多加，虽效实无捷效，偶因外感较重喘剧，连服小青龙两剂，每剂加生石膏三钱，喘不止而转增烦躁。急迎为诊视，其脉浮沉皆有力，遂即原方加生石膏一两，煎汤服后其喘立止，烦躁亦愈，继又服从龙汤两剂以善其后。

按语：本案出自张锡纯的《医学衷中参西录》。小青龙汤以驱邪为主，从龙汤以敛正为主。至敛正之药，惟重用龙骨、牡蛎，以其但敛正气而不敛邪气也（观《伤寒论》中仲景用龙骨牡蛎之方可知）。又加半夏、牛蒡以利痰，苏子以降气，芍药清热兼利小便，以为余邪之出路，故先服小青龙汤病减去十之八九，即可急服从龙汤以收十全之功也。

2. 肝胃冲气上越之暴喘案

患者，男，81岁，2019年12月14日入院。既往慢性阻塞性肺疾病病史6年，平素性情急躁。1周前着凉后出现咳痰加重。入院后因肺性脑病行气管插管呼吸机辅助通气治疗，症状稳定后拔管脱机，予抗感染、解痉平喘等对症治疗。2020年1月1日患者吸痰后出现呕吐，随即出现喘促明显，张口抬肩，烦躁汗出，心率增快，舌红少苔，双脉上越，左关脉郁滑，双尺脉弱。西医诊断：慢性阻塞性肺病急性加重，呼吸衰竭，胃肠功能紊乱。治以平冲降逆、调理气机，予以参赭镇气汤加减。药物组成：人参30 g，代赭石60 g，生龙骨30 g，生牡蛎30 g，山茱萸45 g，白芍15 g，薄荷20 g，连翘30 g，僵蚕12 g，蝉蜕15 g，片姜黄15 g，熟大黄15 g。2剂，水煎，每2小时胃管注入100 mL，共注入400 mL。服药当日患者呼吸频率降至20次/分，心率降至100次/分，病情逐渐平稳。原方加茯苓20 g，炒白术20 g，善后。

按语：本案出自《王家骥从肾、肺、肝及痰论治暴喘临证经验》。本案所用参赭镇气汤为张锡纯《医学衷中参西录》中治阴阳两虚，喘逆迫促，有将脱之势的方剂。其中生代赭石降逆最胜，能镇胃气、冲气上逆，开胸膈，坠痰涎，止呕吐，通燥结，其药虽系石质，实与其他石质不同，即未经火煅，为末服之，亦与胃肠无伤。重用人参30 g，借代赭石下行之力，挽回将脱之元气，以镇安奠定之，正合仲景的旋覆代赭汤之义。用代赭石镇之，山茱萸、白芍药、芡实、龙骨、牡蛎滋阴并敛之，苏子降之使喘逆之气自安其宅。

3. 肺肾阴虚，痰热郁肺之暴喘案

患某，女性，71岁。既往高血压病、糖尿病病史，于2009年10月29日因“反复咳喘30余年，加重伴发热5日”由急诊入院。该患者30余年来反复发作咳嗽、喘促，每于冬春季加重，5日前受凉后咳喘加重伴发热，于外院应用抗生素氨曲南5日，无好转而来我院寻求中西医结合治疗。时症见喘促气短，动则尤甚，咳黄痰，质黏量少，口干，身热、乏力，纳呆，夜眠欠佳，二便正常，舌红，苔黄，脉细数。无关节疼痛，无胸闷，无腹痛腹泻，无尿频尿急，无皮疹，无潮热盗汗。查体：体温38.4℃，心率101次/分，呼吸21次/分，血压130/60 mmHg，双肺呼吸音粗，可闻及干湿啰音，肺CT示双肺散在多发片状密度增高影，血常规示白细胞 8.57×10^9/L，中性粒细胞百分比69.1%，淋巴细胞百分比22.7%，CRP 91 mg/L，BNP 328 pg/mL，尿蛋白（++）；血气分析示pH 7.41，PO_2 32 mmHg（$FiO_2=45\%$），PCO_2 39.5 mmHg，SO_2 62%，以中医喘证、西医慢性支气管炎急性发作之初步诊断收入院。入院后中医辨以肺肾阴虚、痰热郁肺之证，治以补肺纳肾、清热化痰。药用：党参15 g，黄芪20 g，石膏20 g，知母10 g，黄芩10 g，栀子10 g，生地10 g，沙参10 g，桑白皮10 g，麦冬10 g，五味子10 g，炙甘草6 g。水煎服，每日1剂。西医予氧疗、化痰、解痉及哌拉西林钠/他唑巴坦钠、莫西沙星等抗生素抗感染治疗。入院后，患者体温呈上升趋势，最高达39.5℃，呼吸困难未缓解。11月1日，患者喘促加重，嗜睡，血气分析示pH 7.40，PO_2 42 mmHg（储氧面罩8 L/min），PCO_2 39.7 mmHg，SO_2 78%。予转入ICU，建立人工气道，呼吸机辅助呼吸治疗，压力控制，吸入压力20 cmH_2O，吸氧浓度80%，呼吸末正压8 cmH_2O。时症见嗜睡，发热，喘促气短，不能平卧，汗出，咯黄痰，舌红（苔因插管不可见），脉浮细数，纳呆，小便少，入院3日未便。查体：体温38.7℃，心率124次/分，呼吸33次/分，血压160/80 mmHg，双肺满布干湿啰音，辅助检查示血常规白细胞13.65×10^9/L，中性粒细胞89.8%，淋巴细胞3.6%，CRP 148.4 mg/L。肺CT示：右肺上叶尖段、后段，中叶内、外侧段，下叶内、外侧后背基底段，左肺上叶尖后段，下叶弥漫性片状密度增高影，双侧胸腔积液。西医诊断为ARDS，慢性支气管炎急性发作，高血压病2级（极高危），2型糖尿病；中医诊断为喘脱。西医予对症支持治疗，气管插管接呼吸机辅助呼吸并实施肺保护策略及肺复张，先后予利奈唑胺、头孢哌酮钠舒巴坦钠、莫西沙星、氟康唑抗感染，奥司他韦抗病毒，胸腺肽及丙种球蛋白提高免疫，激素抗炎治疗，抑酸剂保护胃黏膜，以及解痉化痰，营养心肌，保护肝脏，加强营养，控制血压及血糖，纠正电解质紊乱，稳定内环境等药物治疗，联合血必净注射液化瘀解毒祛热，参麦注射液益气养阴固脱，醒脑静开窍醒神并配合中药汤剂口服。中医辨以肺实肾虚、痰热闭肺之证，治以扶正固脱、清热涤痰。药用：人参20 g，黄芪20 g，山茱萸30 g，石膏30 g，知母10 g，黄芩10 g，栀子10 g，牡丹皮10 g，沙参10 g，瓜蒌15 g，制半夏10 g，生甘草10 g。水煎服，每日1剂。经上述综合治疗后，患者病情渐趋稳定好转，神清，体温下降，痰量减少，双肺啰音明显减少。11月8日复检CT示双肺小片状密度增高影，较11月1日肺CT相比，片影范围明显缩小，密度明显减低。11月9日再诊，患者气管切开接呼吸机辅助呼吸，压力支持，吸入压力15 cmH_2O，吸氧浓度40%，呼吸末正压5 cmH_2O，体温37.5℃，面色㿠白，痰淡黄，质稀，咳嗽无力，舌红，苔黄腻，脉细数，小便量正常，大便5日一解。患者久病体虚，又逢骤疾，必伤中土，予调理脾胃，兼清余热，原方减石膏、知母，加白术10 g，茯苓10 g，继续巩固疗效。后患者呼吸功能平稳，逐步撤除呼吸机，11月14日拔除气切套管，11月18日出ICU。

按语：本案出自张东伟《暴喘临证辨治探析》。本病例为老年女性患者，既往高血压病、糖尿病病史，每逢冬季出现咯痰、喘症状。其素体肝肾亏虚、正气不足，身体极易受邪，引起喘证急性发作或加重。本例从感邪到发病到出现暴喘仅1周时间，痰热壅肺，以致盛者愈盛，虚者愈虚，肺气欲绝，在应用机械通气维持氧合的同时，扶正固脱，补肾纳气，清热涤痰是为治疗的重点。以人参、黄芪、沙参扶正固脱、益气养阴；山茱萸补肾纳气，石膏、知母、黄芩、栀子清热解毒；牡丹皮、瓜蒌、半夏、甘草养阴清热涤痰。治疗前期以祛邪为重，病情稳定后尤要注意固护中土、调畅脾胃。

各家论述辑要

（一）秦汉时期

1.《黄帝内经》

喘证的记载最早见于《黄帝内经》。《灵枢·五阅五使》说“肺病者，喘息鼻张”；《灵枢·本脏》曰“肺高则上气肩息”；《灵枢·经脉》言“肾足少阴之脉，其支者，从肺出络心，注胸中，是动则喝喝而喘，坐而欲起，目𥆨𥆨无所见”；《灵枢·五邪》曰“邪在肺，则病皮肤痛，寒热上气喘”；《素问·调经论》曰“气有余则喘咳上气，不足则息利少气”；《素问·阴阳应象大论》曰“阳热则身热……喘粗为之俯仰”；《灵枢·经脉》曰“肺手太阴之脉……是动则病肺胀满，膨膨而喘咳”；《素问·痹论》曰“心痹者，脉不通，烦则心下鼓，暴上气而喘”；《素问·通评虚实论》曰“喘鸣肩息者，脉实大也，缓则生，急则死”；《素问·阴阳应象大论》云“阳胜则身热，腠理闭，喘粗为之仰，汗不出而热，齿干以烦冤，腹满，死”；等等。

2.《中藏经》

暴喘之名最早见于华佗《中藏经·疗诸病药方六十道》，“不病而暴喘促者死”，体现暴喘之凶险。《中藏经》还论述了喘病的十大死候：如“病腹痛而喘，其脉滑而利、数而紧者死”；“病诸嗽喘，脉沉而伏者死”；“病上气，脉数者死”；“病上喘气急，四匝，脉涩者死”；“肩息一日者死”；“心绝于肾，肩息回眄，目直者，一日死”；“肺绝则气出不反，口如鱼口者，三日死”；“病气人一身悉肿，四肢不收，喘无时，厥逆不温，脉候沉小者死，浮大者生”；“病寒人狂言不寐，身冷脉数，喘息目直者死，脉有力而不喘者生”。

此外，还有汉代张仲景《金匮要略》中所言“上气”，即是指气喘、肩息、不能平卧的证候，辨证已分虚实，并列方治疗。

（二）隋唐宋元时期

历代医家对暴喘的病因、症状也有较多的认识。唐代王焘《外台秘要》记载“广济疗患肺胀，气急，咳嗽喘粗，眠卧不得，极重，恐气欲绝，紫菀汤方”；《经效产宝·绪编》云“喉中气急喘者如何？……因产后下血过多，荣卫暴竭，气无所主，独聚于肺中，故令喘也”，指出产后失血过多，气无所主，也可导致暴喘发生。《圣济总录·肺气喘急门》云“肺气喘急者，肺肾气虚，因中寒湿，至阴之气所为也。盖肺为五脏之华盖，肾之脉入肺中，故上虚下实，则气道奔迫，肺叶高举，上焦不通，故而喘急不能安卧”，认为暴喘的病因在于肺肾气虚寒湿。严用和《济生方·喘》曰“将息失宣，六淫所伤……久病气阴不足也”，指出喘病的病因在于外感六淫之邪气，日久病情难愈，导致肺气阴不足。《太平圣惠方》中述“夫肺者，通行脏腑之气，以荣华于经络也若肺虚不足为邪所乘，则气道不通。诸脏之气上冲胸中，壅滞不通，故令上气喘急也”，指出本病多因肺脏受损，肺气亏虚，气机逆乱，损伤心肾，致胸中大气下陷，而出现气短不足以息，或努力呼吸等症状。

有关暴喘发病机制的记载,如杨仁斋在《直指方》中云,“惟夫邪气伏藏,痰涎浮涌,呼不得呼,吸不得吸,于是上气促急,填塞肺脘,激动争鸣,如鼎之沸,而喘之形状具矣”。暴喘的症状在《丹溪手镜·喘》描述为,“喘,肺主也,谓气逆而上行,息数、气急、张口、抬肩、摇身、滚肚”。

(三) 明清时期

明代王肯堂的《证治准绳》记载,“古人云诸喘为恶故非轻也,华佗曰盛则为喘,盖非肺气盛也,乃肺中之邪火盛也”。明代张景岳把喘证归纳成虚实两大证。《景岳全书》云,“肺主皮毛而居上焦,故邪气犯之,则上焦气壅而为喘,气之壅滞者,宜清宜破也……治风寒之实喘,宜以温散,治火热之实喘,宜以寒凉”,提出暴喘乃为火邪所致,所以治法宜清宜破,治以寒凉为主。明代赵献可《医贯》述“真元耗损,喘出于肾气之上奔”,指出暴喘的原因之一是元气耗伤,肾不纳气。

清代林佩琴《类证治裁》曰,“喘由外感者治肺,由内伤者治肾”,认为喘证与肺肾二脏密切相关。清代吴谦等编著的《医宗金鉴》云,“今曰面色薄……气虚卒喘,血虚卒悸”,认为气虚是导致暴喘的原因。清代吴谦等编《医宗金鉴》云,“喘,肺病也……喘之实者,谓邪气盛则实也,中实,则必腹满便偆,当下之,可治也。喘之虚者,谓正气夺则虚也,中虚,则必腹软便滋,不堪下,难治也。若喘而呼吸动摇,振振不能擎身者,则为形气不相保,勿论虚实,不治也”,提出喘证的三焦辨证及治法。清代《重楼玉钥续编》云,“口渴气喘,痰如桃胶,一颈皆肿,面带红紫,或青,或纯白,无神,皆不治……喘急额汗者,不治”,阐述了喘病重症者的症状。

现代研究概要

(一) 临床研究

暴喘虽由多种病因引起,但归纳起来为外感与内伤两种:外感为六淫侵袭,内伤由情志、饮食、久病或劳欲所致,核心为本虚标实。本虚,多因素体肺气虚弱,或因医治失当引起,或因邪盛以致正气渐损者,多为急性伤损(如感受温疫疠气等)所致。《医精经义》云:“肺合大肠,大肠者,传导之腑……谓传导肺气,使不逆也。”一方面,标实,为邪毒犯肺,肺气宣降失调,肺与大肠相表里,肺失宣肃,则大肠传导无力,以致肠中燥结内阻,腑气不通,进一步影响肺气宣降功能,使得喘更甚;另一方面,肠中热滞,灼伤血脉,血溢脉外,加之热毒煎熬,形成热毒血瘀之势。肺失宣肃,水液代谢失常,痰湿内生,与瘀互结,亦可发生暴喘。

全身性感染、休克、重症肺部感染、急性胰腺炎等疾病是引起暴喘的原发病,且疾病表现为呼吸窘迫、缺氧和发绀等,常规氧疗难以纠正缺氧;血气分析提示肺换气功能进行性下降。以ARDS柏林定义为依据,符合下列4项标准可诊断为ARDS:① 疾病发生有明确的诱因,在1周内出现的急性或急进性加重的呼吸困难;② 胸部影像学检查,提示有明确的肺部浸润影,排除胸腔积液、原发性肺结节等原因所导致;③ 并非心源性呼吸衰竭,非心力衰竭和心脏前负荷过重所导致的呼吸衰竭,若临床找不到明确危险因素或病因,需要完善相关检查,例如超声心动图,则临床有客观指标可以对心源性肺水肿进行评价;④ 低氧血症,PaO_2/FiO_2(氧合指数)的监测前提是机械通气参数 PEEP(呼吸末正气压)/CPAP(持续气道内正压)大于等于 5 cmH_2O。PaO_2/FiO_2(氧合指数)正常值为 400~500 mmHg,氧合指数小于 300 mmHg 是 ARDS 诊断的必要条件。病情程度分级如下:轻度氧合指数介于 200~300 mmHg 之间,中度氧合指数介于 100~200 mmHg 之间,重度则氧合指数小于 100 mmHg。根据 ARDS 的疾病发展及病理变化分为三个阶段:第一阶段是疾病发生的 1~6 日内,急性期,病理机制为巨噬细胞、单核细胞及红细胞的肺泡内大量聚集,使得肺内皮和上皮细胞受损,导致肺间质和肺泡水肿;第二阶段是疾病亚急性期,即发病 7~14 日,水肿被吸收,Ⅱ型肺泡上皮细胞开始修复和增殖,成纤维细胞聚集,大量胶原沉积;第三期为慢性期,亦称为纤维化期,在发病 14 日后,肺泡间隔内纤维组织增生,肺泡隔增厚,Ⅰ型僵硬的胶原纤维代替Ⅲ型弹性纤维,并且透明膜被成纤维细胞浸润,转化成纤维组织,进一步导致肺组织弥漫性不规则性纤维化。电镜下肺组织纤维化的程度与患者的病死率呈正相关。

暴喘的西医基础治疗措施包括积极治疗原发病、吸氧、机械通气、维持液体平衡、平衡电解质、能量支持等。氧气是细胞新陈代谢所必需的,充足的氧气对维持器官功能至关重要。因此,组织缺氧的早期纠正是患者管理的重要任务,其中使用机械通气可改善组织缺氧状况,是该病治疗最重要、效果最明显的必不可少的治疗手段;但部分患者治疗后期难以恢复正常调节呼吸的功能,因患者原发感染未得到良好的控制或导致感染的原因持续未解除,患者呼吸衰竭难以自行纠正,呼吸功能减退,不能恢复自主呼吸,无法脱离呼吸机;并且呼吸肌受累、疲劳,习惯于呼吸机的被动辅助呼吸,呼吸肌“泵”衰竭,使得患者难以脱离呼吸机。ARDS 后期肺纤维化增生,肺顺应性减低,塌陷肺泡未完全恢复,气道受损,能量损耗较多,营养缺乏,脏器功能低下,更容易出现呼吸机依赖。暴喘后期,患者肺出现纤维化,肺血管床出现广泛管壁增厚的变化,动脉扭曲变形,肺脏毛细血管扩张,使得肺容积明显减少;同时在严重感染的情况下,肺内中性粒细胞浸润明显,血管内纤维蛋白和血小板微血栓形成,形成肺小血管炎症,肺容积减少难以恢复,患者难以恢复自主调节呼吸的功能,造成呼吸机依赖,随之出现呼吸机相关性并发症的概率更大,进一步延长了患者住院时间,增加了物资消耗。此外,研究发现,运用中药汤药、针灸疗法、中成药制剂等对暴喘患者进行中西医结合治疗,较西医常规治疗能明显下调 IL-6、IL-8、TNF-α 等炎症介质,控制体内炎症反应,减轻肺组织损伤,加快疾病恢复。因此,在西医常规治疗的基础上,合理运用中医药救治可能取得良好的疗效,还能够降低住院天数,改善患者症状,减轻社会经济负担。

在一项纳入 148 篇文献的研究中发现,该病的发病原因中频数最多的 5 种病因分别是创伤、严重肺部感染、脓毒症、急性重症胰腺炎、腹腔感染。证型以肠热腑、实证、痰热壅肺证、热毒壅滞证、血瘀证、阳明腑实证占比最多。治疗上以宣白承气汤、大承气汤、凉膈散等清热解毒方药为主,高频中药分别有大黄、厚朴、枳实、栀子、芒硝、甘草、黄芩、杏仁等,且不同证型用药规律不同。大黄其味苦、性寒,归脾、胃、大肠、肝、心包经,主泻下攻积、清热泻火、凉血解毒、逐瘀通经、利湿退黄。中药大黄主要有效成分为大黄素,有研究表明大黄素对ALI保护作用主要与抑制炎症反应、调节肺水代谢、抗氧化作用、调节肺表面物质相关蛋白等相关。现代药理研究表明大黄素可下调VEGF和NF-κB表达,降低血清中的炎性介质IL-6、IL-17水平从而缓解肺水肿和肺损伤程度。甘草性甘平,药性和缓,与寒热各类药物同用,能缓和烈性或减轻不良反应,有调和诸药之功,故在中药频次统计中,甘草的使用频率较高。葶苈子其味辛、苦、性大寒,归肺、膀胱经,主泻肺平喘、行水消肿。现代药理研究显示葶苈子水提液可能通过上调APQ5蛋白表达来改善急性肺损伤。史佩玉等通过网络药理学方法分析葶苈子中的有效化合物可能通PI3K/Akt信号通路、TNF-α信号通路等作用于PTGS2、JUN、MAPK1等靶标蛋白,进而发挥泻肺平喘、利水消肿的功效。苦杏仁其味苦、性微温,有小毒,归肺、大肠经,主降气止咳平喘,润肠通便。现代药理研究显示,苦杏仁的有效成分苦杏仁苷对哮喘小鼠气道炎症产生明显的抑制作用。苦杏仁苷能产生微量的氢氰酸对呼吸中枢产生抑制作用,使呼吸运动趋于平缓,从而起到镇咳平喘的作用。

药物四气五味分析结果显示,药物四气以温、寒、平为主,药物五味以苦、辛、甘为主。暴喘发病是由外感病邪,肺失宣降、肺气上逆或肾不纳气所致。病机关键在于痰、热、毒、瘀、水(湿)、虚几个方面,中医治疗暴喘主要从清热解毒、泻肺通腑、化瘀利水、益气补虚等方面施治。寒性药物大多数为性寒而非大寒之品,取其苦寒泻下、清热解毒之功,温性药物具有温通、温阳等方面,在疾病后期脏腑虚损,用温性药物以温里、回阳救逆,平性药物多能利水,现代药理研究发现平性药物具有抗菌、消炎作用。苦味能泄、能燥、能坚,以降气平喘,泻下以攻逐水饮;辛味能散、能行,以宣肺散邪,助其他药物直达病所;甘味能补、能和、能调和药性。治疗ARDS的中药主入肺、胃、脾经,ALI/ARDS病位在肺,久病可累及脾胃,常用药物归经与其病位相符合。

在药对分析中,同现频次≥10的药对有8组,使用频次最高的为苦杏仁与大黄,其次是葶苈子与大黄。中医学认为肺与大肠相表里,肺失宣降则大肠传导失常,ARDS患者临床上表现喘憋、呼吸困难等症状外,常伴有肠鸣音减弱、腹胀等腑气不通症状,故常肺与大肠同治。苦杏仁能降泄上逆之肺气,又兼宣发壅闭之肺气,大黄气味重浊,直降下行,走而不守,二者配伍,达到泻肺平喘、通腑泻热之效。二者为宣白承气汤基本药物组成,临床研究表明,在西医常规治疗基础上加用宣白承气汤可使ARDS患者的IL-1β、IL-6、IL-10、TNF-α等炎性因子指标改善明显。

通过复杂网络分析发现,中西医结合治疗ARDS核心处方为大承气汤和宣白承气汤加减而成,主要功效是峻下热结、清肺定喘、泻热通腑。大承气汤源于《伤寒论》,用于治疗阳明腑实证,现代医家用其治疗脓毒症、急性胰腺炎、肠梗阻等疾病取得了较好的疗效。宣白承气汤源于《温病条辨》,能清肺定喘、泻热通便,用于治疗阳明温病,下之不通,喘促不宁,痰涎壅滞者。现代医家用其治疗重症肺炎、ARDS取得了较好的临床疗效。

一项临床观察研究发现,ARDS高危患者证候分型方面,以气虚占比(73.9%)、痰邪(77.8%)、血瘀(44.4%)、火(热)邪(36.6%)为主,辨证仍以气虚痰热瘀阻最为多见。阳虚证患者存在更高的死亡率。因此，对于 ARDS 高危患者，虚证患者尤其是阳虚证患者，“未病先防，既病防变”的中医思想，或许是中西医结合防治 ARDS 的新思路。

肺与大肠相表里理论来自《黄帝内经》。《灵枢 · 本输》曰“肺合大肠，大肠者，传导之腑”，提出了肺与大肠具有相关性。肺为清虚之脏，大肠为通降之腑，肺与大肠在生理功能上相互联系，肺气肃降，大肠得以正常传导糟粕；腑气通畅，肺才能更好地调节呼吸和全身气机。因此，《中西汇通医经精义》云“大肠所以能传导者，以其为肺之腑。肺气下达，故能传导”，肺与大肠共同参与水液代谢，肺气肃降，向下输布水液，使大肠水分适中，燥化正常，大肠吸收食物残渣中多余的水液使其形成粪便，参与体内水液代谢，而大肠吸收水液的功能又有赖于肺脏津液的输布。另外，两者在病理上也相互影响，主要表现在气机失调和水液代谢失常两个方面。肺气的宣降功能失调，气机郁滞，可使大肠通降失常，腑气不通，浊气不降，致大便不畅；肺气亏虚，推动无力，则肺气肃降不能，可致大肠传导缓慢，排便困难。在调节水液方面，因肺主行水，若肺失布津，可致大肠失于濡润，燥化失常，可至大便干结。同样，若大肠腑气不降，传导功能失常，上壅至肺，也会影响肺气肃降，使肺气上逆而致咳嗽、气喘等。如此二者互为因果，恶性循环。在“肺与大肠相表里”理论的指导下，借助肺与大肠之间特殊联系，中医药采取“肺病治肠法”在肺炎、呼吸衰竭、ARDS 等肺系急重症的防治中常取得出人意料的临床疗效。有学者通过收集 204 例暴喘患者的四诊信息，来分析暴喘证候分布及肺与大肠证候关联特征的情况，结果发现暴喘发病后的临床症状表现以肺系为主，有多脏腑累及的特征，其中以肺与大肠相关性最强。暴喘临床上以进行性呼吸困难、口唇发绀、气促喘憋等肺气壅滞的症状为表现，同时可累及其他脏腑，其中以腹胀、便秘等腑气不通，大肠传导失职的病理变化较为明显，且腹胀、便秘多与暴喘患者呼吸困难等症状相关。而基于“肺与大肠相表里”理论指导下给予治疗，暴喘患者大便难改善的同时，呼吸困难亦随之改善，大便难改善与呼吸困难改善存在正相关。从病理学角度来说肺部感染所致暴喘患者邪热壅肺，肺失宣降，脏不容邪则还之于腑，影响大肠传导，致使腑实热结，浊气填塞；反之，燥热内结大肠，浊气上逆于肺则肺气壅滞，表现出呼吸困难、气促喘憋等症状加剧。基于以上认识，结合肺部感染所致暴喘早期“邪热壅肺，肺失宣降，热毒、气闭、痰热、瘀血、水饮相互搏结”的中医病机特点，以“实则泻之”为治疗原则，配合通利大肠之法从肠论治暴喘，使腑气通利，肺热随之下泄，而喘满自除，从而减轻暴喘患者呼吸困难等症状。当然，通利大肠并不等同于泻下通腑，其主要强调以保持大便通畅为治疗目的，所以用药上不局限于用大黄、芒硝等攻泻之品。随着病程的进展，暴喘患者肺气阴耗伤逐渐加重，肠道津亏便结，强攻则更伤津耗液，治疗上可合润肠通便之品，如郁李仁、麻子仁、火麻仁等，此时通腑以“润”为主。同时如果因肺气虚无力推动肠道，而使糟粕集聚肠腑者，则需用益气通腑之法，如加用党参、白术、茯苓等，既可补充肺气，又能益气通便，使邪有出路。并且，在治疗 ARDS 的过程中，如宣肺、泻肺、清热、化痰、行气、活血等治法都可随证加减。

（二）实验研究

导致 ARDS 的病因众多，但据目前研究，提示感染、创伤等导致机体炎症反应失衡，外源性直接损伤及内源性毒素黏附于炎症细胞表面,使得内皮细胞受损,导致患者急性肺组织受损,肺功能异常,是其根本原因,其发病机制是一致的。发病过程主要可概括为炎性细胞的合成释放、聚集活化。机体发生感染后,肺内多形核细胞(PMN)经过机体免疫屏障作用,产生大量白介素(ILs)、肿瘤坏死因子-α(TNF-α)及黏附分子,在肺组织内大量聚集和活化,经代谢产生蛋白酶、花生四烯酸代谢产物导致肺泡毛细血管膜受损,进而影响肺脏正常功能。由单核巨噬细胞形成的TNF-α,刺激激活前凝血质和纤溶酶原抑制物的合成,激活多形核细胞的聚集、黏附、损伤肺内皮细胞,刺激血小板产生活化因子,使得凝血-纤溶系统稳态失常,则微血栓更可能形成,因此是ARDS的启动因子之一。由PMN产生的白介素是调节急性相反应的物质,能增加促炎因子的激活,持续在病灶内蓄积,炎症反应持续;血小板在血液循环中持续受到炎症刺激,释放花生四烯酸、组蛋白等,在肺组织血管及表皮血管细胞内停滞聚集,导致支气管痉挛,毛细血管收缩,导致呼吸功能异常,产生呼吸暴发,释放大量氧自由基,对机体产生广泛损伤;另外凝血因子被细胞受损所激活,凝血系统被内源性地激活,形成高凝状态和易栓状态,导致血流异常,进一步加重呼吸及循环系统障碍。因此,炎症反应失控是启动ARDS的主要因素,占据主导地位。

动物实验表明宣白承气汤能减轻内毒素致ALI大鼠肺组织损伤,对肺损伤有保护作用,其机制可能与其能降低内毒素致大鼠MD-2mRNA、MyD88蛋白及其mRNA的表达有关。葶苈子专泻肺之实而下气定喘,与大黄配伍亦可达泻肺平喘、通腑泻热之效。在关联分析中,大黄、石膏→苦杏仁,瓜蒌皮→大黄,干姜→大黄这几个药对置信度为1,关联度最强,表示在ARDS组方中,前药和后药必会同时使用。干姜与大黄同用是基于数据挖掘得出的强关联性药物,对于今后中医药治疗ARDS临床用药有一定的参考作用。关联性较强的药物属于泻下药、止咳平喘药、清热药、理气药或化湿药,与常用高频药物的功效分类基本一致。

(木其尔)

参考文献

[1] 陆再英. 内科学[M]. 北京：人民卫生出版社,2008：229.

[2] 张永涛. 中西医结合内科学[M]. 北京：学苑出版社,2005：89.

[3] 吴鞠通. 温病条辨[M]. 北京：人民卫生出版社,1972：137.

[4] 刘大为,邱海波,许媛等. 实用重症医学[M]. 第2版. 北京：人民卫生出版社,2018：558-561.

[5] 张东伟,陈岩. 暴喘临证辨治探析[J]. 中国中医急症,2015,(02)：369-370.

[6] 刘源,张晓琪,董妍,等. 急性呼吸窘迫综合征中医药治疗研究进展[J]. 河北医药,2020,(02)：298-302.

[7] 王云凤,吴素平,田葛兰,等. 加味大承气汤灌肠辅助治疗急性呼吸窘迫综合征临床研究[J]. 新中医,2020,(22)：156-159.

[8] 戴林峰,陈明祺,庄燕,等. 血必净注射液治疗急性呼吸窘迫综合征临床疗效的Meta分析[J]. 世界最新医学信息文摘,2019,(92)：32-34.

[9] 陈秀华. 大承气汤治疗急性呼吸窘迫综合征疗效及对血清白细胞介素表达的影响[J]. 中华中医药学刊,2018,(02)：456-459.

[10] 谷鑫. 中医药治疗急性呼吸窘迫综合征的研究进展[J]. 中医临床研究,2019,(35)：132-135.

[11] 梁立新,王晓鹏,郭玉红,等. 宣白承气汤治疗成人急性呼吸窘迫综合征的Meta分析[J]. 中国中医急症,2021,(02)：213-217.

[12] 李玉娟,贾元萍,张誉腾,等. 基于文献的中医药治疗急性肺损伤、急性呼吸窘迫综合征用药规律研究[J]. 世界中医药,2020,(12):1756-1761.
[13] 史佩玉,林樫,陈国铭,等. 基于网络药理学的葶苈子潜在作用机制研究[J]. 中国药房,2019,(20):2823-2828.
[14] 赖芳,曾瑞峰,任阳,等. 急性呼吸窘迫综合征高危患者中医辨证要素与预后的相关性研究[J]. 世界科学技术——中医药现代化,2020,(07):2436-2446.

哮病

中医诊疗基础

（一）基本概念

哮病，又名哮证，因“哮必兼喘”，故又称哮喘，是一种发作性的痰鸣气喘疾患。发时喉中哮鸣有声，呼吸气促困难，甚至喘息不能平卧。依据本病的症状特点，中医典籍中又称呷嗽、哮吼等；依据本病的诱发因素，尚有食哮、鱼腥哮、卤哮、糖哮、醋哮等称呼；依据本病的病理属性，还有寒哮、热哮、虚哮等不同称谓。

哮病相当于西医的哮喘。本章主要介绍重症哮喘的中医诊疗。重症哮喘（severe asthma），是指在过去的一年中，需要使用全球哮喘防治倡议（GINA）建议的第4级或第5级哮喘药物治疗，才能够维持控制或即使在上述治疗下仍表现为“未控制”的哮喘。分为2种情况：一种为第4级治疗能够维持控制，但降级治疗会失去控制；另一种为第4级治疗不能维持控制，而需要采用第5级治疗。前一种情况称为单纯重症哮喘，后一种情况称为重症难治性哮喘。重症哮喘控制水平差，严重影响患者生活质量，占用巨额医疗资料，加重社会经济负担，是哮喘致残、致死的主要原因。

（二）病因病机

哮病的发生，为宿痰内伏于肺，每因外感、饮食、情志、劳倦等诱因而引触，以致痰阻气道，肺失肃降，肺气上逆，痰气搏击而发出痰鸣气喘声。

（1）外邪侵袭，壅阻肺气：外感风寒或风热之邪，失于表散，邪蕴于肺，壅阻肺气，气不布津，聚液生痰。《临证指南医案·哮》说：“宿哮……沉痼之病……寒人背腧，内合肺系，宿邪阻气阻痰。”吸入风媒花粉、烟尘、异味气体等，致肺气宣发失常，津液凝痰，发为哮病。

（2）饮食不当，聚湿生痰：具有特异体质的人，常因饮食不当，误食自己不能食的食物，如海膻鱼蟹虾等发物，而致脾失健运，饮食不归正化，痰浊内生而病哮，故古有“食哮”“鱼腥哮”“卤哮”“糖哮”“醋哮”等名。

（3）*体虚病后，遇感而发*：体虚及病后体质不强，有因家族禀赋而病哮者，如《临证指南医案 · 哮》指出有“幼稚天哮”。部分哮病患者因幼年患麻疹、顿咳，或反复感冒，咳嗽日久等病，以致肺气亏虚，气不化津，痰饮内生；或病后阴虚火旺，热蒸液聚，痰热胶固而病哮。体质不强多以肾虚为主，而病后所致者多以肺脾虚为主。

上述各种病因，既是引起本病的重要原因，亦为每次发作的诱因，如气候变化、饮食不当、情志失调、劳累过度等俱可诱发，其中尤以气候因素为主。诚如《症因脉治 · 哮病》所说：“哮病之因，痰饮留伏，结成窠臼，潜伏于内，偶有七情之犯，饮食之伤，或外有时令之风寒束其肌表，则哮喘之症作矣。”哮病的病理因素以痰为主，丹溪云：“哮病专主于痰。”

痰的产生，由于上述病因影响及肺、脾、肾，肺不能布散津液，脾不能运化精微，肾不能蒸化水液，以致津液凝聚成痰，伏藏于肺，成为发病的潜在“夙根”，因各种诱因而引发。

哮病发作的基本病理变化为“伏痰”遇感引触，邪气触动停积之痰，痰随气升，气因痰阻，痰气壅塞于气道，气道狭窄挛急，通畅不利，肺气宣降失常而喘促，痰气相互搏击而致痰鸣有声。正如《证治汇补 · 哮病》说：“因内有壅塞之气，外有非时之感，膈有胶固之痰，三者相合，闭拒气道，搏击有声，发为哮病。”《医学实在易 · 哮证》也认为哮病为邪气与伏痰“狼狈相因，窒塞关隘，不容呼吸，而呼吸正气，转触其痰，鼾驹有声”。由此可知，哮病发作时的病理环节为痰阻气闭，以邪实为主。由于病因不同，体质差异，又有寒哮、热哮之分。哮因寒诱发，素体阳虚，痰从寒化，属寒痰为患则发为寒哮；若因热邪诱发，素体阳盛，痰从热化，属痰热为患则发为热哮。或由痰热内郁，风寒外束，则为寒包火证。寒痰内郁化热，寒哮亦可转化为热哮。

若哮病反复发作，寒痰伤及脾肾之阳，痰热伤及肺肾之阴，则可从实转虚。本虚标实，标实为痰浊，本虚为肺脾肾虚。因痰浊而导致肺、脾、肾虚衰；肺、脾、肾虚衰又促使痰浊生成，使伏痰益固，且正虚降低了机体抗御诱因的能力。本虚与标实互为因果，相互影响，故本病难以速愈和根治。若哮病大发作，或发作呈持续状态，邪实与正虚错综并见，肺肾两虚而痰浊又复壅盛，严重者因不能治理调节心血的运行，命门之火不能上济于心，则心阳亦同时受累，甚至发生“喘脱”危候。

（三）诊断与鉴别诊断

1. 临床表现

痰阻气道，肺失肃降，痰气搏击引起的喉中哮鸣有声，呼吸急促困难，甚则喘息不能平卧，是哮病的基本证候特征。或见喉中哮鸣如水鸡声，呼吸急促，喘憋气逆，痰多、色白多泡沫，易咯，口不渴或渴喜热饮，恶寒，天冷或受寒易发，肢冷，面色青晦，舌苔白滑，脉弦紧或浮紧；或见喉中痰鸣如吼，咯痰黄稠，胸闷，气喘息粗，甚则鼻翼煽动，烦躁不安，发热口渴，或咳吐脓血腥臭痰，胸痛，大便秘结，小便短赤，舌红苔黄腻，脉滑数；或见时发时止，发时喉中痰涎壅盛，声如拽锯，反复发作，止时又如常人，发病前多有鼻痒、咽痒、喷嚏、咳嗽等症，舌苔厚浊，脉滑实；或见大发作持续不已，喘促鼻煽，胸高气促，张口抬肩，并出现汗出肢冷、面色青紫、肢体浮肿、烦躁昏昧等症状。

此外，中医诊断可参照中华中医药学会发布《中医内科常见病诊疗指南》(ZYYXH/T5－2008)。① 发作时喉中哮鸣有声，呼吸困难，甚则张口抬肩，不能平卧，或口唇、指甲发绀。② 呈反复发作性，常因气候突变、饮食不当、情志失调、劳累等因素而诱发。发作前多有鼻痒、喷嚏、咳嗽、胸闷等症状。③ 有过敏史或家族史。④ 两肺可闻及哮鸣音或伴有湿啰音。⑤ 血嗜酸性粒细胞可增高。⑥ 痰液涂片可见嗜酸细胞。⑦ 胸部 X 线检查一般无特殊改变，久病可见肺气肿征。

2. 鉴别诊断

喘病　哮病与喘病都有呼吸急促的表现，哮必兼喘，而喘未必兼哮。喘以气息言，以呼吸急促困难为主要特征；哮以声响言，以发作时喉中哮鸣有声为主要临床特征。哮为一种反复发作的独立性疾病，喘证并发于急慢性疾病过程中。

支饮　支饮虽然也有痰鸣气喘的症状，但多系部分慢性咳嗽经久不愈，逐渐加重而成，病势时轻时重，发作与间歇界限不清，咳和喘重于哮鸣，与哮病间歇发作，突然发病，迅速缓解，哮吼声重而咳轻，或不咳，两者有显著的不同。

（四）中医证治

寒哮

·病机· 寒痰伏肺，遇感触发，痰升气阻，肺失宣降。

·证候· 呼吸急促，喉中哮鸣有声，胸膈满闷如窒，咳不甚，痰少咳吐不爽，白色黏痰，口不渴，或渴喜热饮，天冷或遇寒而发，形寒怕冷，或有恶寒，喷嚏，流涕等表寒证。舌苔白滑，脉弦紧或浮紧。

·治法· 温肺散寒，化痰平喘。

·方药· 射干麻黄汤(《金匮要略》)合小青龙汤(《伤寒论》)加减。两方皆能温肺化饮、止哮平喘。而前者长于降逆平喘，用于哮鸣喘咳，表证不著者；后方解表散寒力强，用于表寒里饮，寒象较重者。若痰稠胶固难出，哮喘持续难平者，加猪牙皂、白芥子豁痰利窍以平喘。若哮喘甚剧，恶寒背冷，痰白呈小泡沫，舌苔白而水滑，脉弦紧有力，体无虚象，属典型寒实证者，可服紫金丹。

热哮

·病机· 痰热蕴肺，壅阻气道，肺失清肃。

·证候· 气粗息涌，喉中痰鸣如吼，胸高胁胀，张口抬肩，咳呛阵作，咯痰色黄或白，黏浊稠厚，排吐不利，烦闷不安，汗出，面赤，口苦，口渴喜饮。舌质红，苔黄腻，脉弦数或滑数。

·治法· 清热宣肺，化痰定喘。

·方药· 定喘汤(《摄生众妙方》)加减。方用麻黄、杏仁宣降肺气以平喘；黄芩、桑白皮清肺热而止咳平喘；半夏、款冬花、苏子化痰止咳，降逆平喘；白果敛肺气以定喘，且可防麻黄过于耗散之弊；甘草和中，调和诸药。全方合用，宣、清、降俱备，共奏清热化痰、宣降肺气、平喘定哮之功。若痰稠胶黏，酌加知母、浙贝母、海蛤粉、瓜蒌、胆南星之类以清化热痰；气息喘促，加葶苈子、地龙泻肺清热平喘；内热壅盛，加石膏、金银花、鱼腥草以清热；大便秘结，加大黄、芒硝通腑利肺；表寒里热，加桂枝、生姜兼治表寒。

■ **风痰哮**

·病机·痰浊伏肺，风邪引触，肺气郁闭，升降失司。

·证候·时发时止，发时喉中痰涎壅盛，声如拽锯，反复发作，止时又如常人，或鸣声如吹哨笛，喘急胸满，但坐不得卧，咯痰黏腻难出。舌苔厚浊，脉滑实。

·治法·涤痰利窍，降气平喘。

·方药·三子养亲汤(《韩氏医通》)加减。本方用白芥子温肺利气涤痰，苏子降气化痰、止咳平喘，莱菔子行气祛痰。临证常配合麻黄、杏仁宣肺平喘，厚朴、半夏、陈皮降气化痰，茯苓健脾化痰。如痰壅喘急、不能平卧，加用葶苈子、猪牙皂泻肺涤痰，另吞皂荚丸以利气涤痰，必要时可加大黄、芒硝以通腑泻实；若感受风邪而发作者，加苏叶、防风、苍耳草、蝉蜕、地龙等祛风化痰。

■ **喘脱**

·病机·由喘致脱。

·证候·大发作持续不已，喘促鼻煽，胸高气促，张口抬肩，并出现汗出肢冷，面色青紫，肢体浮肿，烦躁昏昧，脉数散乱。

·治法·扶正固脱。

·方药·参附汤(《妇人大全良方》)送服黑锡丹、蛤蚧粉。人参、附子扶阳固脱，黑锡丹镇摄肾气，蛤蚧补肺益肾、纳气定喘。若阳虚甚，气息微弱，汗出肢冷，加肉桂、干姜、龙骨等；若阴虚甚，气息喘促，心烦内热，加麦冬、天冬等；神昧不清，加远志、石菖蒲安神祛痰开窍。

(五) 中医辨析思路与方法

1. 辨证要点

(1) 辨虚实：本病属邪实正虚，发作时以邪实为主，未发时以正虚为主，但久病正虚者，发时每多虚实错杂，故当按病程新久及全身症状以辨明虚实主次。虚证当进一步明确虚之阴阳属性和虚之脏腑所在。

(2) 分寒热：实证需分清痰之寒热以及是否兼有表证的不同。

2. 治则治法

《丹溪治法心要·喘》："未发以扶正气为要，已发以攻邪为主。"故发作时治标，平时治本是本病的治疗原则。发作时痰阻气道为主，故治以祛邪治标，豁痰利气，但应分清痰之寒热，寒痰则温化宣肺，热痰则清化肃肺，表证明显者兼以解表。平时正虚为主，故治以扶正固本，但应分清脏腑阴阳，阳气虚者予以温补，阴虚者予以滋养，肺虚者补肺，脾虚者健脾，肾虚者益肾，以冀减轻、减少或控制其发作。至于病深日久，发时虚实兼见者，不可拘泥于祛邪治标，当标本兼顾，攻补兼施，寒热错杂者，当温清并用。《景岳全书·喘促》说："扶正气者，须辨阴阳，阴虚者补其阴，阳虚者补其阳。攻邪气者，须分甚，或散其风，或温其寒，或清其火。然发久者，气无不虚……若攻之太过，未有不致日甚而危者。"堪为哮病辨治的要领、临证应用的准则。

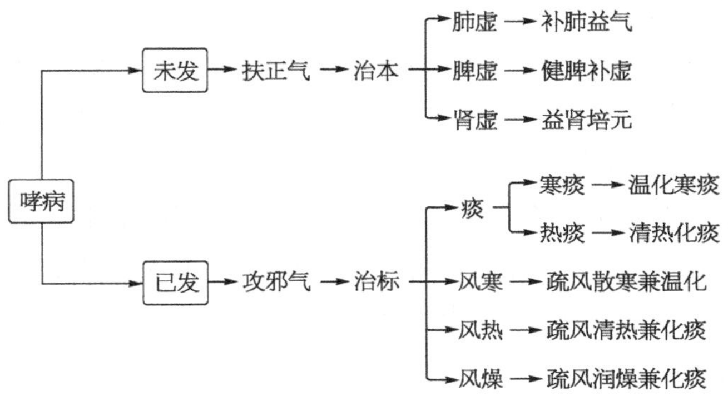

图9　哮病辨证思路要点

特色方药浅析

哮病的病因主要为"宿痰"伏肺，遇感引触伏痰袭肺，而成发作性的痰鸣气喘疾病，因此该病的治疗用药多以化痰平喘药物为主；哮病日久可转为喘证，且可耗伤正气，导致肺脾气虚、肺肾两虚等证候发生，因此在哮病治疗药物中也可见到补脾益气、补肺温阳等药物。

（一）经典方剂

（1）小青龙汤：出自《伤寒论》："伤寒表不解，心下有水气，干呕，发热而咳，或渴，或利，或噎，或小便不利，少腹满，或喘者，小青龙汤主之。"组方：麻黄（去节）9 g，芍药 9 g，细辛 3 g，干姜 3 g，甘草（炙）6 g，桂枝 6 g（去皮），五味子 3 g，半夏 9 g（洗）。功效主治：解表蠲饮，止咳平喘。主治外感风寒，内有停饮而见肺功能不全者。方中麻黄、桂枝解表发汗，宣肺平喘；干姜、细辛温肺化饮，半夏燥湿化痰；芍药配桂枝调和营卫；五味子敛肺止咳，并防诸药温散太过而耗散肺气；炙甘草缓和药性，益气和中。合用而成解表化饮、止咳平喘之剂。现代研究证明，小青龙汤可增强祛痰的功效，治疗肺胀效果确切，可促进肺功能明显改善，同时该方剂还可改善哮喘、慢性心功能不全、肺间质纤维化等疾病临床过程。

（2）射干麻黄汤：出自《金匮要略》："咳而上气，喉中水鸡声，射干麻黄汤主之。"组方：射干 9 g，麻黄 12 g，生姜 12 g，细辛 9 g，紫菀 9 g，款冬花 9 g，五味子 12 g，大枣 7 枚，半夏 12 g。功效主治：温肺化饮，下气祛痰。主治寒痰郁肺结喉证。方中麻黄宣肺温肺，化饮散寒，止咳平喘，开达气机；寒饮结喉，以射干泻肺降逆，利咽散结，祛痰化饮，其为君药。寒饮内盛，以细辛温肺化饮，温宣肺气；肺主宣降，以款冬花宣肺化饮止咳；紫菀泻肺止咳，降逆祛痰，温化寒饮，调畅气机，与款冬花相配，一宣一降，调理肺气；痰饮蕴结，以半夏醒脾燥湿化痰，温肺化饮，利喉涤痰；生姜降逆化饮，畅利胸膈，助半夏降逆化痰，共为臣药。肺气上逆，以五味子收敛肺气，使肺气宣降有序，兼防宣发降泄药伤肺气，为佐药。大枣补益中气，生化气血，滋荣肺气，为佐使药。诸药配伍，以奏温肺化饮，下气祛痰之效。临床常用于支气管哮喘、急慢性支气管炎、慢性阻塞性肺病、肺源性心脏病等。

（3）定喘汤：出自《摄生众妙方》。组方：白果21枚，麻黄9 g，款冬花9 g，桑皮（蜜炙）9 g，苏子6 g，法制半夏9 g，杏仁（去皮、尖）4.5 g，黄芩（微炒）4.5 g，甘草3 g。功效主治：宣肺平喘，清热化痰。主治风寒外束，痰热壅肺，哮喘咳嗽，痰稠色黄，胸闷气喘，喉中有哮鸣声，或有恶寒发热，舌苔薄黄，脉滑数。方中麻黄宣肺平喘，白果敛肺定喘，一开一收为君；杏仁、苏子、半夏、款冬花降气化痰为臣；桑白皮、黄芩清泄肺热为佐；甘草调和诸药，兼以润肺为使。合而用之，共成宣肺平喘，化痰泄热之功。用于支气管哮喘、哮喘性支气管炎、急性支气管炎、慢性支气管炎急性发作者。

（4）三子养亲汤：出自《韩氏医通》。组方：苏子9 g，白芥子9 g，莱菔子9 g。功效主治：降气快膈，化痰消食。主治痰壅气滞证，症见咳嗽喘逆，痰多胸痞，食少难消，舌苔白腻，脉滑。方中选用白芥子温肺利气，快膈消痰；苏子降气行痰，使气降而痰不逆；莱菔子消食导滞，使气行则痰行。"三子"均系行气消痰之品，根据"以消为补"的原则，合而为用，各逞其长，可使痰消气顺，喘嗽自平。本方用三种果实组方，以治老人喘嗽之疾，并寓"子以养亲"之意，原书云："三士人求治其亲，高年咳嗽，气逆痰痞，甚切。予不欲以病例，精思一汤，以为甘旨，名三子养亲汤，传梓四方。"正如吴鹤皋云："奚痰之有飞霞子此方，为人事亲者设也。"（《医方考》）故以"三子养亲汤"为名矣。

（5）参附汤：参见"脱证"篇。

（二）中成药

（1）安宫牛黄丸：参见"猝死"篇。

（2）至宝丹：含生乌犀（水牛角代）、生玳瑁、琥珀、朱砂、雄黄、牛黄、龙脑、麝香、安息香、金箔、银箔。功效主治：化浊开窍，清热解毒。用于痰热内闭心包证，神昏谵语，身热烦躁，痰盛气粗，舌绛苔黄垢腻，脉滑数。用法用量：每日1丸，每日1次。

（三）常用中药注射剂

（1）喘可治注射液：含淫羊藿、巴戟天。功效主治：温阳补肾，平喘止咳，有抗过敏、增强体液免疫与细胞免疫的功能。主治哮证属肾虚挟痰证。常用方法：肌内注射。成人：每次4 mL，每日2次。儿童：7岁以上，每次2 mL，每日2次；7岁以下，每次1 mL，每日2次。

（2）参附注射液：含人参皂苷、乌头碱。功效：回阳救逆。常用方法：每次5～20 mL，用5%～10%葡萄糖注射液20 mL稀释，静脉注射，每日1～2次；或每次20～100 mL，用5%～10%葡萄糖注射液250～500 mL稀释，静脉滴注，每日1次。

中医适宜技术

（一）穴位贴敷法

取穴：① 肺俞、胃俞、志室、膻中；② 脾俞、风门、膏肓、天突；③ 肾俞、定喘、心俞、中脘。背部穴位均取双侧。每次取穴 1 组，3 组交替使用。

操作：以清代《张氏医通》治哮喘方为基础，将白芥子、细辛、甘遂、延胡索按 4∶4∶1∶1 比例共研细末（80 目），新鲜老生姜去皮后，石磨磨碎，再用纱布包裹过滤绞汁，用密闭容器保存在 4~8℃低温下，用时倒出（姜汁低温保存下不超过 48 小时，常温中暴露在空气中姜汁有效使用时间不超过 2 小时），把药末、姜汁按照一定比例（每 8 g 药末加入 9 mL 姜汁）调和，并制成 1 cm×1 cm×1 cm 大小的药饼，药饼质地干湿适中，用 5 cm^2 胶布贴于穴位上。每次贴药 1 小时，隔 10 日贴 1 次，治疗 3 个月，共 9 次。

（二）毫针刺法

可配合穴位注射、拔火罐等方法。

取穴：定喘、天突、内关。咳嗽痰多加孔最、丰隆。

操作：每次选用 1~2 个腧穴，用重刺激，留针 30 分钟，每隔 5~10 分钟捻针 1 次，每日或隔日 1 次，背部加拔火罐。

（三）三棱针刺配合火罐

操作：患者取俯伏坐位，常规消毒后，胸至胸施华佗夹脊刺。然后在膈俞、肺俞、心俞（三穴交替使用），部位用三棱针点刺次 5~7 刺，1~2 cm 深，并拔以火罐，10 分钟后出血 2~3 mL，将罐取下，拭去血迹，再 10 分钟后，将针取下，6 次为 1 个疗程。

注意事项：① 拔罐时避免烫伤。② 治疗期间禁吃辛辣食物，忌烟酒，慎避风寒或过度操劳。

（四）刮痧法

操作：选取水牛角制作的刮痧板一块，适量刮痧活血。① 刮背腰部：从颈椎刮起，沿督脉由上而下从大椎刮到腰骶部，然后再同方向刮督脉旁侧的膀胱经，刮痧板经过肺俞、治喘、气喘及志室穴时应当加重力度，刮至整个背部出痧为止。② 刮前胸：先刮前胸正中线上的天突穴，以刮痧板角点刮 30 次，然后由上而下刮拭任脉，经膻中穴位时加重，其后采用由内而外的横式刮法，沿每道肋间隙刮拭 30 次，在俞府、中府穴位上适度加重。③ 刮上肢阴侧：选双上肢阴侧的肺经、心经、心包经，采用由上而下的方式刮拭 30 次，穴位处加重，但不一定出痧。④ 刮上肢阳侧：选双上肢阳侧的大肠经、三焦经以及小肠经，采用由上而下的方式刮拭 30

次，穴位处适量加重，但不一定出痧。⑤ 刮下肢：选双下肢的足三里至丰隆穴，采用由上而下的方式刮拭 30 次，同时加重力道按压丰隆穴，直到出痧为止。

（五）推拿法

采用此法治疗本病多用于儿童。

操作：补脾经、肾经、肺经各 300 次，顺时针运内八卦 100 次，分推膻中 100 次，按涌泉 100 次，揉肺俞、脾俞、肾俞各 150 次，捏脊 10 遍。每日 1 次，连续治疗 3 周后，隔 1 周再继续推拿，其间随症加减穴位和按揉次数，疗程 3 个月。

经典医案赏析

（一）古代验案

1. 儿童哮病案

邹（七岁）。宿哮肺病，久则气泄汗出。脾胃阳微，痰饮留着，有食入泛呕之状。夏三月，热伤正气。宜常进四君子汤以益气，不必攻逐痰饮。（气虚）

人参，茯苓，白术，炙草。

按语：本案出自清代叶桂的《临证指南医案》。哮与喘，微有不同。其症之轻重缓急，亦微各有异。盖哮症多有兼喘，而喘有不兼哮者。要知喘症之因，若由外邪壅遏而致者，邪散则喘亦止，后不复发，此喘症之实者也。若因根本有亏，肾虚气逆，浊阴上冲而喘者，此不过一二日之间，势必危笃，用药亦难奏功，此喘症之属虚者也。若夫哮症，亦由初感外邪，失于表散，邪伏于里，留于肺俞，故频发频止。淹缠岁月，更有痰哮咸哮醋哮，过食生冷，及幼稚天哮诸症，案虽未备，阅先生之治法，大概以温通肺脏，下摄肾真为主。久发中虚，又必补益中气，其辛散苦寒豁痰破气之剂，在所不用。此可谓治病必求其本者矣。此症若得明理针灸之医，按穴灸治，尤易除根。噫！然则难遇其人耳。

2. 热哮案

鲍继仲，患哮，每发于冬，医作虚寒治，更剧。孟英诊之，脉滑，苔厚，溺赤，痰浓。予：知母、花粉、冬瓜子、杏、贝、茯苓、滑石、栀子、石斛，服之而安。

按语：本案出自清代王士雄的《回春录》。此案乃因痰热蕴肺，肺失宣肃所致。故用栀子、石斛清热，知母、天花粉护阴，冬瓜子、杏仁、贝母化痰，茯苓、滑石渗湿，并导热下行。

3. 哮病（阳衰）案

凌（六一）。阳衰痰哮，气喘背寒，拟温通法。

粗桂枝（一钱），制麻黄（五分），炙草（五分），杏仁（三钱），橘红（一钱），茯苓（三钱），淡干姜(一钱),五味子(一钱五分)。

按语：本案出自清代《也是山人医案》。此案乃因素体阳虚，不能化气，痰饮内生，加之外寒引动而发病。气喘而外寒，为发病之标，阳衰为患病之本，治拟解表化饮散寒。

(二) 现代经验

1. 咳喘病案

朱左咳喘十余年，遇感则剧，胸闷纳谷减少，舌苔灰黄，脉象寸浮关弦，素性嗜酒，酒湿生痰聚饮，渍之于肺则咳，肺病及肾，肾少摄纳则喘，上实下虚，显然可见。酒性本热，温药难投。姑宜开其上焦，以肃肺气，斡旋中枢，而纳肾元。是否有当，尚希明正。

蜜炙麻黄(三分),光杏仁(三钱),仙半夏(二钱),薄橘红(八分),炙白苏子(五钱),象贝(三钱),炙桑皮(五钱),海浮石(三钱),甘杞子(三钱),浓杜仲(三钱),炒补骨脂(五钱),核桃肉(拌炒,二枚)。

二诊：咳喘均减，肺金之风邪已去，而多年之痰饮根深蒂固，脾肾之亏虚，由渐而致。脾为生痰之源，肺为贮痰之器，今拟扶土化痰，顺气纳肾，更宜薄滋味，节饮食，以助药力之不逮。

炙白苏子(二钱),光杏仁(三钱),仙半夏(三钱),薄橘红(八分),云苓(三钱),炙远志(一钱),象贝母(三钱),水炙桑皮(二钱),海浮石(三钱),旋覆花(包,五钱),甘杞子(三钱),浓杜仲(三钱),补骨脂(五钱),核桃肉(二钱)。

三诊：咳嗽已减，纳谷渐香，肺得下降之令，胃有醒豁之机，然嗜酒之体，酒性本热，易于生湿生痰。痰积于内，饮附于外，新饮虽去，宿饮难杜，况年逾花甲，肾少摄纳，故气易升。再拟崇土化痰，肃肺纳肾，亦只能带病延年耳。

南沙参(三钱),云苓(三钱),淮山药(三钱),炙远志(一钱),炙白苏子(二钱),甜光杏(三钱),仙半夏(二钱),薄橘红(八分),海浮石(三钱),旋覆花(包,五钱),甘杞子(三钱),浓杜仲(三钱),补骨脂(五钱),核桃肉(二枚,拌炒)。

按语：本案出自《丁甘仁医案》。患者素患咳喘之痰，伏痰于内，加之肺病及肾，上实下虚，治以肺肾同治，肃肺气，纳肾气。二诊咳喘已减，风邪已去，当化痰为主，合顺气纳肾。三诊调肺肾之气，善后带病延年。

2. 寒哮案

祁某，男，47 岁。

初诊：喘咳 10 余年，遇寒即发，痰多清稀，甚则喘急不能平卧。近因感寒，喘咳又作，入夜尤甚。舌白苔腻水滑，脉象沉弦，按之紧数。寒饮相搏，气逆上冲，喘咳由是而作。温化寒饮，以定其喘。小青龙汤法。麻黄 6 g，桂枝 6 g，半夏 10 g，细辛 3 g，白芍 10 g，干姜 6 g，炙甘草 6 g。7 剂。

二诊：药后喘咳渐减，痰量亦少。脉仍沉弦，舌白且润。仍以前法进退。麻黄 3 g，桂枝 6 g，半夏 10 g，细辛 3 g，干姜 6 g，白芍 10 g，炙草 6 g，杏仁 10 g，旋覆花 10 g。7 剂。

三诊：两进小青龙汤，咳喘渐平，食少痰多，脉沉已起，舌白苔润。仍以宣肺化痰方法。苏叶子各 10 g，杏仁 10 g，浙贝母 10 g，莱菔子 10 g，白芥子 6 g，炒枳壳 6 g，桔梗 10 g，焦三仙各 10 g，半夏 10 g，陈皮 10 g。7 剂。药后咳喘皆止，纳食增加，嘱其忌食寒凉饮食，运动锻炼以增强体质，预防感冒以防其复发。

按语：本案出自《赵绍琴临证验案精选》。慢性喘息性支气管炎以反复发作的喘咳多痰为主要表现。常因感冒风冷而复发或加重。其病机为内饮外寒，即《黄帝内经》所说"形寒饮冷则伤肺，以其两寒相感，中外皆伤，故气逆而上行"。既为外寒内饮，当用仲景小青龙汤，外散表寒，内化寒饮。凡属此型者服之即效。切不可惑于炎症之名而用凉药。又须忌食寒凉饮食，如冷饮及生冷瓜果。病愈之后，须防复发。预防之法以防止感冒和忌食寒凉最为重要。患者本身应加强锻炼，增强体质，提高抗病能力。用药则以健脾胃助消化为主。脾胃健则痰湿不生，元气固则外邪难侵。故为根本之法。

3. 哮病(阳虚痰阻)案

于某，女，34 岁。

初诊：咳嗽气促 5 年，加重 1 个月。患者 5 年前出现咳喘，并伴鼻塞、喷嚏、流涕，在外院诊断为支气管哮喘、变应性鼻炎，间断服用西药孟鲁司特钠、复方甲氧那明胶囊等效果不显，1 个月前出现咳喘加重。刻诊：患者自觉咳嗽较剧，黄白痰相兼，时有胸闷、气促，咽痒、喷嚏时作，畏寒肢冷，舌质淡，苔薄，脉细滑。西医诊断：支气管哮喘。中医诊断：哮病。辨证：痰浊内蕴，阳虚寒凝。治宜清肺化痰，温阳散寒。处方：蒲公英 30 g，紫花地丁 30 g，桑白皮 30 g，白果 30 g，法半夏 15 g，麻黄 9 g，细辛 6 g，制附子 15 g，黄芩 15 g，桃仁 9 g，苍耳子 9 g，茜草 15 g，辛夷 15 g，白芷 15 g，党参 15 g，黄芪 24 g，甘草 9 g。日 1 剂，水煎 2 次取汁 400 mL，分早、晚 2 次口服。共服 14 剂。

二诊：上方有效，现偶咳，胸闷，痰少，喷嚏未已，有涕色白黏，气喘已平，咽部不适，舌质淡，苔薄，脉细弦滑。处方：蒲公英 30 g，紫花地丁 30 g，胡颓子叶 15 g，野荞麦根 30 g，黄荆子 30 g，紫菀 15 g，桑白皮 30 g，白果仁 30 g，法半夏 15 g，柴胡 12 g，黄芩 15 g，陈皮 9 g，麻黄 9 g，细辛 6 g，甘草 9 g。日 1 剂，共服 14 剂。

三诊：病情好转，无胸闷气促，咯痰少，鼻有分泌物，舌质淡，苔薄，脉细滑。处方：二诊方去紫菀、柴胡、黄芩，加苍耳子 9 g，茜草 15 g，白芷 15 g，茯苓 30 g。日 1 剂，共服 14 剂。6 个月后随访，患者病情稳定，咳喘未发。

按语：本案出自吴银根治疗哮病经验。患者畏寒肢冷，胸闷气短，喷嚏流涕，舌质淡，苔薄，脉细滑，即存在吴教授所说的"隐形肾虚"的情况，治当温阳散寒。同时患者咽痒咳嗽，痰多，黄白相间，虽然属虚寒之体，亦当投寒凉以治标。本例患者辨证为阳虚寒凝、痰浊阻肺，故以吴教授经验方温阳抗寒汤温阳散寒，化痰祛瘀，宣肺平喘，以定喘汤之桑白皮、白果、半夏肃肺化痰平喘，以蒲公英、紫花地丁、野荞麦根、黄荆子清化痰热以治标，并辅以吴教授经验用药辛夷、苍耳子、茜草、白芷宣通鼻窍，药证相应，多年宿疾得以缓解。

各家论述辑要

（一）秦汉时期

秦汉时期，哮病尚未被认为是独立的疾病，有关哮病的论述散见于喘病、上气病、咳嗽病的论述中。有关哮病的明确记载最早见于《黄帝内经》。《素问·阴阳别论》中记载："阴争于内，阳扰于外，魄汗未藏，四逆而起，起则熏肺，使人喘鸣。"汉代《金匮要略》将本病称为"上气"，不仅具体描述了本病发作时的典型症状，提出了"病痰饮者当以温药和之"的治疗原则及方药，而且从病理上将其归属于痰饮病中的"伏饮"，堪称后世顽痰伏肺为哮病夙根的渊源。同时《金匮要略》还从上气、痰饮、咳嗽等病症出发，对不同病因导致的哮病提出了辨证论治的方案。如"咳而上气，喉中水鸡声，射干麻黄汤主之""上气，喘而躁者，属肺胀，欲作风水，发汗则愈"。《金匮要略·痰饮咳嗽病脉证并治》则曰："膈上有痰，满喘咳吐，发则寒热，背痛腰疼，目泣自出，其人振振身瞤剧，必有伏饮。"

（二）隋唐宋元时期

隋唐时期，巢元方在《诸病源候论》中首称哮病为呷嗽："呷嗽者，犹是咳嗽也。其胸膈痰饮多者，嗽则气动于痰，上搏咽喉之间，痰气相击，随嗽动息，呼呷有声，谓之呷嗽。"孙思邈在《备急千金要方》有"上气"且兼有"水鸡声""吹管声""喉咽鸣"等描述，与哮病的发病表现相符，如"水咳逆上气，身体肿，短气胀满，昼夜倚壁不得卧，咽中作水鸡鸣"，"胸中满，上气，喉中如吹管声，吸气上欲咳"，"上气喉咽鸣，气逆"。

宋金元时期出现了哮喘和哮病病名，并且有医家将哮和喘分列专篇，使哮病从其他疾病中分离出来。宋代王执中的《针灸资生经》中首次出现"哮喘"病名，在病案中道："……舍弟登山，为雨所搏，一夕气闷几不救，见昆季必泣，有欲别之意。予疑其心悲，为刺百会不效，按其肺俞，云其疼如锥刺，以火针微刺之即愈。因此与人治哮喘，只谬肺俞，不谬他穴。"《丹溪心法》中设立了哮喘专篇，因喘病另外单独成篇，故《丹溪心法》中所指的"哮喘"即为"哮病"，书中多处提及哮喘病名："哮喘必用薄滋味，专主于痰，宜大吐。""又方，治心痛，亦治哮喘。"

（三）明清时期

明代的一些医家对哮病与其他疾病进行鉴别，使哮病的概念更加清晰。虞抟在《医学正传·卷之二·哮喘》中根据哮病与喘病发作时的特征性表现对哮病与喘证进行了鉴别，云："大抵哮以声响名，喘以气息言。夫喘促喉中如水鸡声者，谓之哮；气促而连续不能以息者，谓之喘。"明确了哮病与喘证的区别，促使后世医家将哮病与喘证的证治分开论述。王肯堂在《杂病证治准绳》中说"哮与喘相类，但不似喘开口出气多"，比较了哮病与喘病的不同。《景岳全书》从病因病机、治疗原则等多方面进行了阐释，认为："喘有夙根，遇寒即发，或遇劳即发者，亦名哮喘。未发时以扶正气为主，既发时以攻邪气为主，扶正气须辨阴阳，阴虚者补其阴，阳虚者补其阳。攻邪气者，或于温补中宜量加消散。此等证候，当眷眷以元气为念，必使元气渐充，庶可望其渐愈，若攻之太过，未有不致日甚而危者。”“扶正气者，须辨阴阳，阴虚者补其阴，阳虚者补其阳；攻邪气者，须分微甚，或散其风，或温其寒，或清其火，然发久者，气无不虚……攻之太过，未有不致日甚危者。”同时，《景岳全书》还总结出了灸法、外治法和喘促病症的用方。

清代有关哮病的概念已十分明确，为便于区分不同病因所致哮病，有医家以“病因”加“哮”字的形式来命名哮病，“冷哮”“热哮”“盐哮”“酒哮”“糖哮”等，有利于不同哮病证治的区分。在病因病机方面提出了脾中湿热、胃积寒痰、邪留肺俞、饮食失调可致哮的理论，另外在明代医家的基础上加强哮病病因病机的总结，将哮病的内因、外因、宿根论相结合，使哮病的病因病机理论更为系统。《证治汇补 · 卷之五 · 胸膈门 · 哮病》中将哮病的病机总结为：“哮即痰喘之久而常发者，因内有壅塞之气，外有非时之感，膈有胶固之痰，三者相合，闭拒气道，搏击有声，发为哮病。”认为哮病是患者体内壅塞之气、外感邪气、膈上胶固之痰，闭阻于气道中，相互作用的结果。《类症治裁》则对前人哮病病因病机的论述进行了总结归纳：“哮者，……症由痰热内郁，风寒外束，初失表散，邪留肺络。宿根积久，随感辄发，或贪凉露卧，专嗜甜咸，胶痰与阳气并于膈中，不得泄越，热壅气逆，故声粗为哮。”

现代研究概要

（一）临床研究

在病因病机方面，田梅等提出肺血虚亦可致哮，在临床治疗哮喘时也应该重视血虚的因素。血能载气，肺血虚可导致肺气宣发肃降功能失常，从而肺气不降；肺血不足，卫外不固，则易受外邪侵袭；血虚生风，肺血不足则易受外邪引动而发病，同时血虚血流不畅易形成血瘀，痰瘀互结，壅塞气道也是哮病重要的发病因素。姜春燕等基于典籍理论阐述了哮喘与玄府的相关性，分别从玄府亏虚、玄府血瘀、玄府血瘀、玄府气郁方面进行阐述，并相应地提出了通玄补虚、通玄祛瘀、通玄祛痰、通玄祛风的治法。侯钰丛等则发现肝郁气滞是胸闷变异性哮喘的重要病机并对其进行探讨，在临床治疗上以疏肝理气作为治疗原则贯穿疾病的始终，方药以柴胡疏肝散为基础并灵活加减。而杨帆等在朱丹溪提出“气常有余，血常不足”理论的基础上探讨了咳嗽变异性哮喘的病机与证治，其中提出气常有余主要是在肝气有余方面，同时还有肝肺气机郁滞；在血常不足方面提出肺血虚的病机，同时也重视肝血虚生风。

在治则治法方面，张清安等认为，哮病多因外感六淫、饮食不当、七情所伤，或体虚病后、禀赋不足，脏腑气机失调，功能障碍，宿痰内伏所致。痰是机体水液代谢障碍形成的病理产物，由于肺、脾、肾、肝对水液代谢起着重要作用，故哮病的产生与上述脏腑功能失常密切相关。风为百病之长，常兼寒、湿之邪，寒性收引凝滞，湿性黏腻、阻遏气机，风、寒、湿痹阻肺脉气血，气损及阳,卫阳郁闭,邪壅于肺,肺气失宣,气不能布津于肌表,津壅于肺,肺通调水道失司,聚湿成痰,故肺气失宣可致哮;脾居中焦,脾气虚弱,气损及阳,中阳虚衰,无力温煦推动中焦的水液,则湿阻中焦,聚湿成痰,痰上浮于肺,故脾气不运致哮;肺为气之主,肾为气之根,肺主出气,肾主纳气,若肾气亏虚,不能摄纳由肺吸入的清气,气浮于上,亦可发为哮病;而肝郁致哮的病机则可概括为:气郁而湿滞,湿滞而成痰,痰聚而血不行。治疗当调理气机,祛痰治哮,调肺气以驱邪外出,调脾气以助后天,调肾气以固先天,调肾气以固先天。

"国医大师"洪广祥指出,"气阳虚弱是慢性肺系病症的主要内因""痰瘀伏肺是慢性肺系病症最主要的病理产物"。基于慢性肺系病症气阳虚弱、痰瘀伏肺的病理特性,洪氏提出了"治肺不远温"重要学术思想,并基于此提出"全程温法治疗哮病"。"冬夏并治"穴位贴敷是"治肺不远温"于外治法的具体呈现。临证时在施以温热剂的同时,配合"冬夏并治"穴位贴敷。刘良徛等在2004年对"冬夏并治"穴位贴敷预防支气管哮喘进行了临床观察,结果表明"冬夏并治"穴位贴敷能显著减少患者感冒次数,从而降低发病率和急性发作的频率,且疗效优于单纯的"冬病夏治"。

周炜等认为哮喘病多与"风咳"相关。哮喘病以长期反复发作的慢性干咳为主,气道敏感性反应增加,咳嗽特点为易突发突止,咽喉、气道一旦有痒感,即出现剧烈咳嗽,气道痉挛,难以克制,符合中医风邪"善行而数变""风胜则挛急"的致病特点。人体对冷空气、刺激气味及多种外源性物质相对敏感,气道的慢性炎症、高反应性与"气道壅塞"具有很大的相关性,可归为"外风","伏痰"是哮喘病的夙根为"内风",外风引动内风,致气道痉挛狭窄,肺气升降受阻,痰鸣如吼,气息喘促,是哮喘病的病理机制。治疗以疏风宣肺、宣壅通塞为总原则,配以散寒、清热、化痰、利咽等治法。

在临证经验方面,有学者将80例重症哮喘患者随机分为2组,每组各40例。对照组采用西医常规治疗。治疗组在对照组治疗基础上加中医辨证治疗:① 寒哮用小青龙汤加减治疗。处方:麻黄12 g,白芍10 g,桂枝6 g,干姜3 g,细辛3 g,半夏10 g,五味子9 g,射干12 g,甘草5 g,椒目9 g。阳虚者加熟附子6 g;尿少者加白术12 g,茯苓25 g。② 热哮用定喘汤加减治疗。处方:制半夏10 g,苏子12 g,制天南星10 g,黄芩12 g,地龙12 g,杏仁12 g,鱼腥草20 g,炙桑白皮12 g,炙款冬花10 g,蝉蜕12 g,防风6 g。大小便不畅者加大黄10 g。③ 风哮治以祛风化痰平喘。处方:炙麻黄10 g,射干12 g,僵蚕12 g,蝉蜕15 g,防风12 g,紫苏子12 g,露蜂房9 g,莱菔子12 g,海蛤壳35 g,鹅管石25 g,桃仁12 g。每日1剂,水煎,分3次口服。2组均连续治疗7日。结果发现:总有效率治疗组为95.0%,对照组为80.0%,组间比较,差异有统计学意义($P<0.05$)。2组FEV1、FVC、PEF治疗前后组内比较及治疗后组间比较,差异均有统计学意义($P<0.05$)。结论:中医辨证治疗重症哮喘有较好的临床疗效,能明显改善肺功能。

(二) 实验研究

古代医家很早就对哮病的病因病机进行了探索研究,除了"宿痰伏肺"理论外,瘀血在哮病中的作用也被众多医家重视，现代研究中，也对活血化瘀药物在哮病治疗中的作用进行了机制研究。李丹等用丹参注射液、地塞米松注射液对 40 只大鼠哮喘模型进行干预，发现丹参组白细胞（WBC）、嗜酸性粒细胞（EOS）计数较模型组显著降低，中西结合组肺泡灌洗液（BALF）中 WBC、EOS 较地塞米松组或丹参组明显减低。王成国等应用丹参注射液干预哮喘大鼠，同样发现丹参组中性粒细胞数、EOS 百分率明显低于哮喘组，肺组织中 IL－13 和 Eotaxin 表达较哮喘组明显减少，且 IL－13 与 Eotaxin 表达呈正相关；病理结果显示，与哮喘组比较，丹参组大鼠支气管壁损伤明显减轻，管壁周围炎性细胞浸润明显减少。上述研究表明，丹参注射液可抑制哮喘大鼠的气道炎症反应，并协同增强地塞米松的抗炎效果，该作用可能通过下调哮喘大鼠肺组织 IL－13 和 Eotaxin 表达而实现。

除了活血化瘀治法，大肠与肺的表里关系也被广泛进行干预哮病的研究。蔡某等为探讨大黄素对哮喘小鼠炎症反应及对肺组织中 NOD 样受体蛋白结构域相关蛋白 3（NOD-like receptor pyrin domain containing 3，NLRP3）、凋亡相关微粒蛋白（apoptosis-associated speck-like protein containing CARD，ASC）和胱冬肽－1（caspase－1）表达的影响。将 36 只 BALB/c 雌性小鼠随机分为对照组、哮喘组和大黄素组。以卵蛋白为致敏原制备哮喘小鼠模型。收集肺泡灌洗液（BALF）进行细胞计数和分类计数，以 ELISA 方法检测 BALF 中肿瘤坏死因子－α（TNF－α）、白介素－1β（IL－1β）与白介素－4（IL－4）水平。HE 染色观察小鼠肺组织病理学改变。Western-blot 检测各组小鼠肺组织中 NLRP3、ASC 和 caspase－1 的表达。结果发现：大黄素能减少 BALF 中炎性细胞总数和嗜酸性粒细胞，降低 BALF 中 TNF－α、IL－1β 与 IL－4 含量，减轻肺组织炎性反应。同时发现哮喘组小鼠肺组织 NLRP3、ASC 和 caspase－1 的蛋白表达显著高于对照组（$P<0.01$）；大黄素组小鼠肺组织 NLRP3、ASC 和 caspase－1 的蛋白表达显著降低（$P<0.01$）。从而证明，大黄素可通过抑制 NLRP3 炎性小体活化，减轻哮喘小鼠的炎症反应。

除了药物研究外，对中医经典方药的研究也开展颇丰。如李小雅等为探讨加味苏子降气汤对哮喘气道重塑大鼠 TGF－β1/Smads 信号通路的调控作用，采用 OVA－氢氧化铝混悬液致敏并雾化吸入法诱发大鼠支气管哮喘模型。通过 HE 染色法观察大鼠肺组织病理变化，免疫组化法测定肺组织中 TGF－β1、Smad 2、MMP－9 表达，Western Blot 检测肺组织 TGF－β1、IL－4 蛋白表达。结果发现，加味苏子降气汤干预后 TGF－β1、Smad 2 及 MMP－9 的平均光密度值（MOD）较同期模型组均有下降趋势；TGF－β1、IL－4 蛋白表达与模型组相比有下调趋势。从而证明加味苏子降气汤可通过调节 TGF－β1/Smads 通路，下调 MMP－9 及部分炎症因子表达，从而减轻哮喘气道炎性反应，阻断或减缓气道重塑发展进程，起到防治哮喘的作用。

王珏等观察平喘颗粒通过抑制 miR－21 的表达对气道炎症及 Eotaxin mRNA 的影响。将 120 只大鼠随机分为正常组、模型组、miR－21 抑制表达组、miR－21 抑制表达载体对照组、miR－21 抑制表达+中药组、中药组。正常组给予生理盐水雾化，模型组、miR－21 抑制表达组、miR－21 抑制表达载体对照组、miR－21 抑制表达+中药组、中药组应用卵蛋白吸入法制成慢性哮喘动物模型。miR－21 抑制表达组、miR－21 抑制表达载体对照组、miR－21 抑制表达+中药组、中药组在造模前给予 miR－21 慢病毒溶液滴鼻造模。在末次激发 24 小时后观察大鼠的一般状态、BALF 及外周血中 EOS 计数、用图像分析方法测定支气管基底膜厚度（WAi/Pi）和平滑肌层厚度（WAm/Pi）、Real-time PCR 法检测 miR－21、Eotaxin mRNA 的表达。结果发现：与空白组比较，模型组的 BALF 及外周血中 EOS 计数、WAi/Pi、WAm/Pi、miR－21、Eotaxin mRNA 表达量显著升高（$P<0.01$）；与模型组比较，miR－21 抑制表达+中药组、中药组均可明显降低上述指标（$P<0.05$ 或 $P<0.01$）。表明平喘颗粒能够通过抑制 miR－21 的表达，降低 Eotaxin mRNA 表达，从而影响 EOS 水平，减轻气道炎症，起到治疗作用。

李博之探讨益肾喘宁汤联合普米克令舒调节 T 细胞抗原受体（TCR）信号通路蛋白淋巴细胞特异性蛋白酪氨酸激酶（Lck）、表面抗原分化簇 4 受体（CD4）对肾气虚型支气管哮喘的作用及机制。将 40 只大鼠随机分为正常组、哮喘组、肾气虚哮喘组、中药组、中西药组。使用 ELISA 检测大鼠血清睾酮（T）、皮质醇（COR）、甲状腺素（T4）水平；采用 PEX100 磷酸化抗体芯片检测 TCR 信号通路蛋白 Lck 和 CD4，分析其与哮喘气道炎症的相关性；Western Blot 法检测小鼠肺组织 Lck、CD4 蛋白表达。结果发现与正常组比较，哮喘组和肾气虚哮喘组大鼠肺组织中 Lck 蛋白表达水平显著上升，CD4 蛋白表达水平显著降低（$P<0.05$）。治疗后，中药组和中西药组中 Lck 蛋白表达水平降低，CD4 蛋白表达水平升高（$P<0.05$）。其中，中西药组变化最明显。表明益肾喘宁汤联合普米克令舒治疗肾气虚型支气管哮喘大鼠有明显疗效，其机制可能与 TCR 信号通路蛋白 Lck、CD4 的调节相关。

（胡丹丹）

参考文献

[1] 周锴．吴银根教授治疗支气管哮喘经验拾粹[J]．河北中医，2020，42(8)：1138－1141.

[2] 田梅，张伟，王业震．浅析血虚致哮[J]．中华中医药杂志，2019，34(10)：4595－4596.

[3] 姜春燕，郑小伟．基于玄府理论辨治哮喘体悟[J]．中华中医药杂志，2019，(10)：4665－4667.

[4] 侯钰丛，金朝晖，王超群．从疏肝理气法探讨胸闷变异性哮喘[J]．中医药临床杂志，2019，(8)：1431－1434.

[5] 杨帆，蒋於琨，景传庆，等．基于"气常有余，血常不足"理论的咳嗽变异性哮喘病机与证治探讨[J]．时珍国医国药，2019，(8)：1942－1944.

[6] 张安清，李小娟，马佐英，等．从"治痰先治气"论调气法在哮病治疗中作用[J]．辽宁中医药大学学报，2018，20(12)：173－176.

[7] 刘良徛，万丽玲，吴铭娟，等．哮喘外敷散"冬夏并治"预防支气管哮喘临床观察及机理探讨[J]．中华中医药杂志，2004，19(12)：56－77.

[8] 李灿，石焕玉，周炜，等．周炜从"风"论治支气管哮喘经验[J]．中国民间疗法，2020，28(24)：27－28.

[9] 李丹，熊盛道，杜德兵，等．丹参注射液协同地塞米松抑制支气管哮喘大鼠肺内 IL－13 和嗜酸性粒细胞趋化因子的表达[J]．中国中西医结合杂志，2006，26(11)：1007－1010.

[10] 王成国，薛克营，程立，等．丹参注射液对哮喘大鼠肺 IL－13 和嗜酸性粒细胞趋化因子表达的影响[J]．郧阳医学院学报，2008，27(3)：205－207.

[11] 蔡为为，于昌平，赵睿瑄，等．大黄素可通过抑制 NLRP3 炎性小体活化减轻哮喘小鼠的炎症反应[J]．解剖学进展，2020，26(2)：174－176.

[12] 李小雅，陈静．加味苏子降气汤调节 TGF－β1/Smads 通路干预大鼠哮喘气道重塑的机制研究[J]．现代中药研究与实践，2020，34(5)：18－22.

[13] 张艳丽. 辨证治疗重症哮喘 40 例总结[J]. 湖南中医杂志,2019,35(2):42－43.
[14] 王珏,孙丽丽,陈璐,等. 平喘颗粒通过抑制 miR－21 的表达对气道炎症及 Eotaxin mRNA 的影响[J]. 中国中医急症,2021,30(3):423－426.
[15] 李博之,余王琴,孔丽娅,等. 益肾喘宁汤调节 TCR 信号通路蛋白 Lck、CD4 对肾气虚型支气管哮喘的作用机制[J]. 中华中医药杂志,2021,36(3):1402－1405.

肺 胀

中医诊疗基础

（一）基本概念

肺胀病名首见于《黄帝内经》。《灵枢·经脉》谓："肺手太阴之脉……是动则病肺胀满，膨膨而喘咳。"《灵枢·胀论》说："肺胀者，虚满而喘咳。"本篇说的肺胀，是由多种急、慢性疾病、外伤等病因导致肺的宣发、肃降、通调水道等功能受到影响，严重者由肺涉及其他脏器功能，而表现为咳、喘、满、肿胀，甚至见喘息不得平卧，动则加重，张口抬肩、鼻翼煽动、汗出如油、口唇爪甲青紫等为主要临床表现的一类重症病证。

西医学肺功能不全可参照本篇诊治。

（二）病因病机

肺胀的病因可由邪毒侵袭，虫毒侵犯，情志失常，外伤等导致肺之宣发肃降、通调水道等功能受损，进而由肺及脾、及肾，痰浊水饮内生，进一步导致五脏受损，而以咳、痰、喘、水肿为主要表现，甚而可致痰蒙神窍、阳虚水泛，而见神昏、水肿等表现，以邪气内犯、正不胜邪，或金创、虫毒伤肺，导致肺脾肾功能失调，痰湿内生，肺脾气虚、肺肾两虚、脾肾阳衰等为发病机制。主要病机如下：① 外邪侵袭，肺气不得宣畅，肺气壅闭，肺气上逆；② 饮食、情志等导致痰湿内生、肺失通调，或忧思气结伤脾、肺气痹阻；③ 劳欲、虫毒、久病，导致肺之气阴耗伤，久病迁延，由肺及肾，或子病及母，脾气耗伤，或久病伤肾，精气内夺，肾不纳气，上出于肺，同时真阴亏于下，肺之气阴耗伤，肺气上奔；久病肾阳不足，水无所主，水饮凌心摄肺，心阳不振；久病肺脾肾功能失调，水饮内生，气机不畅，瘀血内停。

（三）诊断与鉴别诊断

1. 临床表现

病史可长可短，起病可急可缓，起病急者，多有外邪侵袭症候，起病缓者，多病史长，有慢性疾病病史。

症状见咳喘胸闷，动则呼吸困难，食欲不佳，甚者可见静息下同样喘息气促，烦躁不安，全身水肿，喘息不能平卧，部分病例见神志昏蒙，不能辨识时间、地点、人物，日睡夜醒，昼夜颠倒，口唇爪甲青紫，胸廓变形，小便不利，大便不通，进食减少，恶心呕吐。

2. 鉴别诊断

胸痹　胸痹以胸部闷痛，甚则胸痛彻背，短气、喘息不能平卧为主症的一种疾病，轻症者可见喘促不是，重症者可见胸痛彻背，背痛彻心，为痰浊寒瘀痹阻心脉，导致心血痹阻、心失所养导致。

哮病　哮病为一种发作性的痰鸣气喘疾患，发作时喉中哮鸣有声，呼吸急促困难，甚则喘息不能平卧，病机为宿痰伏肺，遇外感等因素引触而至肺气不畅导致。哮病日久可发展为肺功能不全。

（四）中医证治

■ 痰热郁肺

·病机·痰热郁肺，肺气不利。

·证候·喘咳，胸部胀满疼痛，痰多黏稠，或间夹血色，伴胸中烦闷，汗出，面红咽干，尿色黄，大便秘结。苔黄或黄腻，脉滑数。

·治法·清泄肺热。

·方药·桑白皮汤（《景岳全书》）加减。本方中桑白皮宣肺化痰，利气平端，为君药；辅以黄芩、黄连、栀子清肺泻热；贝母、苏子、杏仁、半夏降气消痰，止咳平喘。诸药配伍，共奏降气化痰、清泻肺热之功效。痰多稠者，可加海蛤粉；喘不能平卧者，加葶苈子、生大黄；痰腥臭者，加冬瓜子、鱼腥草。

■ 痰浊阻肺

·病机·痰浊壅肺，肺气不利。

·证候·喘而胸满，甚则见不能平卧，咳嗽痰多黏腻色白，咳吐不利，兼见纳呆，口黏不渴。苔厚腻，脉滑。

·治法·化痰降逆。

·方药·二陈汤（《太平惠民和剂局方》）合三子养亲汤（《韩氏医通》）加减。

二陈汤为制半夏、赤苓、陈皮、甘草组成，能理气化痰；三子养亲汤所治主证为老人中虚，痰壅气滞。脾胃属中土，为后天之本，气血生化之源，五脏皆禀气于脾胃。若脾胃虚弱，运化无力，则水谷不得运化，不能化生精微而生痰。若食不消化，又可壅塞脾胃，则致食积挟痰。痰壅则气滞，胸痞痰多，痰多色白；痰随气逆，肺气壅塞，失其肃降之职，而见咳嗽喘逆，胸膈痞满；胃主纳谷，脾主运化，脾胃虚弱，运化失职，则食少难消。两方配合，共同发挥健脾化痰降腻之效。

肺气郁痹

·病机·肺气郁痹，气机不利。

·证候·喘咳胸闷，遇情绪激动加重，呼吸短促，喉中痰黏，气憋，咽中如窒，失眠多梦，心悸。苔薄，脉弦。

·治法·开郁降气。

·方药·五磨饮子（《医方集解》）加减。《医方考》曰："怒则气上，气上则上焦气实而不行，下焦气逆而不吸，故令暴死。气上宜降之，故用沉香、槟榔；气逆宜顺之，故用木香、乌药；佐以枳实，破其滞也；磨以白酒，和其阴也。"心悸失眠者，可加百合、合欢花、酸枣仁、远志等宁心安神。

痰蒙神窍

·病机·痰浊壅塞，清窍不利。

·证候·喘促，进而神志恍惚，谵妄，烦躁不安，或表情淡漠，嗜睡，昏迷，抽搐，咳痰不畅。苔白腻或淡黄腻，舌质暗红或淡紫，脉细滑数。

·治法·涤痰、开窍、醒神。

·方药·涤痰汤（《济生方》）加减，另服安宫牛黄丸或至宝丹。涤痰汤以橘红、半夏理气燥湿化痰为君，石菖蒲化湿开窍，竹茹、胆南星清热化痰为臣，佐以人参、茯苓补益心脾，枳实破气除痞，使以甘草甘温，调和诸药。各药合用，痰消火降，经络通利，则痰迷可解，语言恢复。另可辨证加服安宫牛黄丸或至宝丹醒神开窍。

肺脾气虚

·病机·肺脾气虚，运化失常。

·证候·喘促短气，气怯声低，咳声低弱，痰多清稀，自汗畏风或咳呛痰少，食少便溏，腹中坠胀。舌质淡红，苔薄白，脉软而无力。

·治法·补肺健脾，益气养阴。

·方药·生脉散（《医学启源》）合补肺汤（《永类钤方》）、补中益气汤（《脾胃论》）加减。前方重在补肺益气养阴，方中人参、黄芪补肺益气，麦冬、生地养阴，五味子收敛肺气，紫菀、桑白皮化痰清利肺气；阴虚甚者可加沙参、百合；后方重在健脾补肺，方中重用黄芪，甘微温，入脾肺经，益肺气固表，益气升阳，故为君药；辅以人参、炙甘草甘温，补脾益气，助黄芪益气和中，东垣说"参、芪、甘草，泻火之圣药"，盖烦劳则虚而生热，得甘温以补元气，虚热消退；佐以白术补脾，当归养血，陈皮理气；使以柴胡、升麻，升举清阳，配合主药提升下陷之阳气，正如《本草纲目》所说："升麻引阳明清气上行，柴胡引少阳清气上行，此乃禀赋素弱，元气虚馁，及劳役饥饱，生冷内伤，脾胃引经最要药也。"诸药配伍，有补中益气，升阳举陷之功。

肺肾两虚

·病机·肺肾不足，失于摄纳。

·证候·喘促日久，动则喘满不适，呼多吸少，气不得续，形瘦神惫，脚肿，汗出肢冷，面青唇紫，舌苔淡白或黑润，脉微细或沉弱。或喘咳，面红烦躁，口咽干燥，足冷，汗出如油，舌红少津，脉细数。

·治法·益气补肾纳气。

·方药·《金匮》肾气丸（《金匮要略》）合参蛤散（《普济方》）加减。前方温补肾阳，后方纳气归肾。《金匮》肾气丸方中干地黄滋补背阴，山药、山茱萸滋补肝脾，辅助滋补肾中之阴；并以少量桂枝、附子温补肾中之阳，意在微微生长少火以生肾气。方中牡丹皮清泻肝火、茯苓、泽泻、利水渗湿，与温补肾阳药相合，补中寓泻，使补而不腻。参蛤散方中蛤蚧咸平，归肺肾二经，功能补肺益肾，定喘止嗽；人参大补元气，而益脾肺，共为君药。茯苓渗湿健脾，以杜绝生痰之源，为臣药。佐以杏仁、桑白皮肃降肺气，以定喘咳；知母、贝母清热润肺，化痰止咳。甘草调和诸药，为使。诸药合用，补益肺肾，清热化痰，止咳定喘，标本兼顾。

阳虚水泛

·病机·肾阳不足，水饮不化。

·证候·面浮，下肢水肿，甚则一身悉肿，腹部胀满有水，心悸、喘咳、咳痰清稀，胃脘胀闷，纳差，尿少，面唇青紫。苔白滑，舌胖质暗，脉沉细。

·治法·温肾健脾，化饮利水。

·方药·真武汤（《伤寒论》）合五苓散（《伤寒论》）加减。真武汤方中大辛大热之附子为主药，温肾补阳，以化气利水；兼暖脾土，以温运水湿。辅以茯苓、白术健脾助湿，淡渗利水，使水气从小便而去。佐以生姜之温散，可助附子温阳散寒，又伍白术、茯苓散水湿；其用白芍者，乃一药三用，一者利小便以行水气，二者柔肝以去腹痛，三者敛阴舒筋以止筋惕肉瞤。诸药合用，温脾肾，利水湿，有温阳利水之效。五苓散为治疗小便不利，水饮内停之常用方剂。方中重用泽泻甘淡而寒，直达膀胱，淡渗水湿，为君药；臣以茯苓、猪苓增强淡渗利水之功；佐以白术燥湿健脾；又使茯苓以实脾利水，桂枝外解太阳之表，内动膀胱气化，助茯苓化气利水。

正虚喘脱

·病机·五脏虚弱，阳气浮越，阴阳俱脱。

·证候·喘逆剧甚，张口抬肩，鼻煽气促，端坐不能平卧，稍动则咳喘欲绝，或有痰鸣，心慌动悸，烦躁不安，面青唇紫，汗出如珠，肢冷，脉浮大无根，或见歇止，或模糊不清。

·治法·扶阳固脱，镇摄肾气。

·方药·四逆加人参汤（《伤寒论》）或参附汤（《妇人大全良方》）合生脉散（《医学启源》），送服黑锡丹。选用四逆加人参汤，旨在回阳救逆，加肉桂以加强温阳功效，这是针对阳脱的治法；若阳损及阴，阴阳俱脱，选用参附汤合生脉散，以益气养阴、护阳固脱，可配合山茱萸、煅牡蛎等加大固脱之力度；黑锡丹为温降镇摄救急之品，具有补虚泻实、降逆定喘的双重功效，既温补元阳以治下虚之本，又降逆除痰以治上实之标，为“中医救急”要药。

（五）中医辨析思路与方法

肺胀的辨证首先需辨别疾病虚实。实者表现为呼吸深长，气粗声高，伴有痰鸣咳嗽，脉象弦大有力，或见滑数。因外感者，起病急骤，病程短，多有表证；因于内伤者，病程多久，反复发作，外无表证。虚者，表现为呼吸短促难续，深吸为快，气怯声低，少有痰鸣咳嗽，脉象微弱或见浮大中空，病势徐缓，时轻时重，遇劳加重。肺虚者操劳后则喘，肾虚者静息时亦见气息喘促，动则更甚，心气虚衰，可见喘息持续不已。根据上述虚实辨证，实证者当在去邪利肺，区别寒热表里痰瘀不同而治之；虚者重在培补摄纳，针对脏腑不同，分别予以补肺、温肾、益气、养阴之法治之；虚实夹杂者，当辨主次，权衡标本治之。

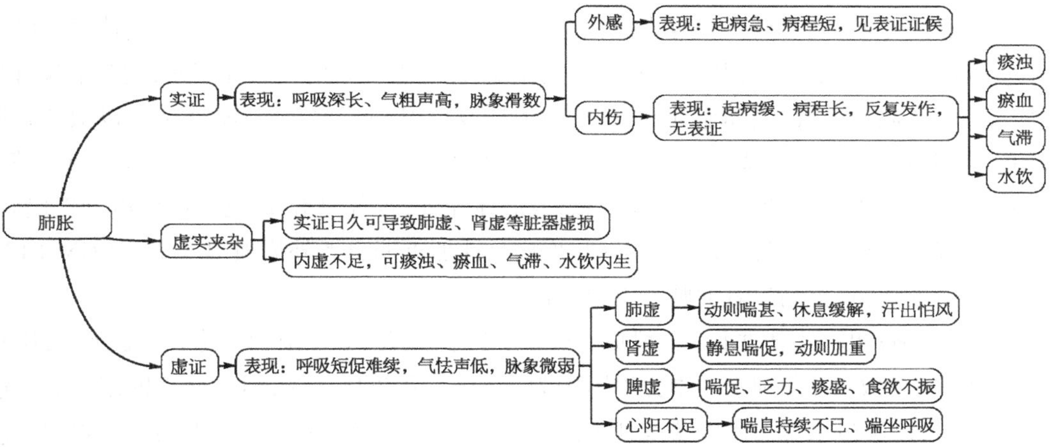

图 10　肺胀证候简图

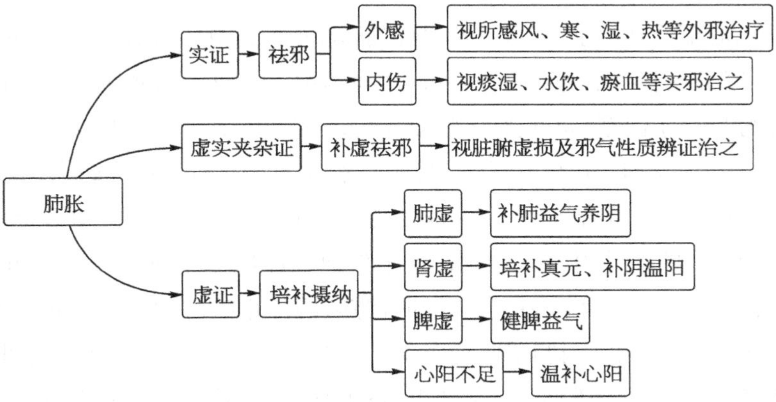

图 11　肺胀辨证思路要点

特色方药浅析

肺胀疾病涉及标本虚实，较常涉及的药物多为化痰平喘、补肺、温肾、摄纳类中药。治疗肺胀的用药当遵循“治上焦如羽，非轻不举；治中焦如衡，非平不安；治下焦如权，非重不沉”的基本原则，根据标本虚实、脏腑不同分而治之，避免使用过于苦寒攻伐药物，耗伤肺阴、损伤肺脾。

（一）经典方剂

（1）小青龙汤：参见“哮病”篇。

（2）参附汤：参见“脱证”篇。

（3）苏子降气汤：出自《太平惠民和剂局方》。组成：苏子10 g，半夏10 g，前胡6 g，陈皮5 g，厚朴6 g，当归6 g，肉桂3 g，炙甘草5 g，生姜3片。功效：降气平喘，祛痰止咳。方中苏子降气平喘，祛痰止咳，为君药。半夏燥湿化痰降逆，厚朴下气宽胸除满，前胡下气祛痰止咳，三药助苏子降气祛痰平喘之功，共为臣药。君臣相配，以治上实。肉桂温补下元，纳气平喘，以治下虚；当归既治咳逆上气，又养血补肝润燥，同肉桂以增温补下虚之效；略加生姜以散寒宣肺，共为佐药。甘草、大枣和中调药，是为使药。主治上实下虚喘咳证。症见痰涎壅盛，胸膈满闷，喘咳短气，呼多吸少，或腰疼脚弱，肢体倦怠，或肢体浮肿，舌苔白滑或白腻，脉弦滑。现代研究表明，苏子降气汤可通过降低慢性阻塞性肺疾病急性加重期患者外周血IL－21及CXCL13水平，改善患者的病情，提高患者的肺功能及生命质量。

（4）真武汤：出自《伤寒论》。组成：茯苓、芍药、生姜（切）、附子（炮，去皮，破八片）各9 g，白术6 g。功效：温阳利水。本方以附子为君药，本品辛甘性热，用之温肾助阳，以化气行水，兼暖脾土，以温运水湿。臣以茯苓利水渗湿，使水邪从小便去；白术健脾燥湿。佐以生姜之温散，既助附子温阳散寒，又合苓、术宣散水湿。白芍亦为佐药，其义有四：一者利小便以行水气，《本经》言其能“利小便”，《名医别录》亦谓之“去水气，利膀胱”；二者柔肝缓急以止腹痛；三者敛阴舒筋以解筋肉瞤动；四者可防止附子燥热伤阴，以利于久服缓治。主治阳虚水泛证，症见畏寒肢厥，小便不利，心下悸动不宁，头目眩晕，身体筋肉瞤动，站立不稳，四肢沉重疼痛，浮肿，腰以下为甚；或腹痛，泄泻；或咳喘呕逆。舌质淡胖，边有齿痕，舌苔白滑，脉沉细。现代研究表明，真武汤合五苓散治疗阳虚水泛型肺心病临床疗效肯定，能够明显改善患者症状，提高肺功能。

（5）百合固金汤：出自《医方集解》。组成：熟地、生地、归身各9 g，白芍、甘草各3 g，桔梗、玄参各3 g，贝母、麦冬、百合各12 g。功效：滋养肺肾，止咳化痰。方中百合甘苦微寒，滋阴清热，润肺止咳；生地、熟地并用，滋肾壮水，其中生地兼能凉血止血。三药相伍，以润肺滋肾，金水并补，共为君药。麦冬甘寒，协百合以滋阴清热，润肺止咳；玄参咸寒，助二地滋阴壮水，以清虚火，兼利咽喉，共为臣药。当归治咳逆上气，伍白芍以养血和血；贝母清热润肺，化痰止咳，俱为佐药；桔梗宣肺利咽，化痰散结，并载药上行；生甘草清热泻火，调和诸药，共为佐使药。主治肺肾阴亏，虚火上炎证，症见咳嗽气喘，痰中带血，咽喉燥痛，头晕目眩，午后潮热，舌红少苔，脉细数。现代研究证明,百合固金汤可降低血管通透性,降低肺血管压力。

(6) 清金化痰汤：出自《医学统旨》。组成：黄芩、栀子各 12 g,知母、桑白皮、瓜蒌仁各 15 g,贝母、麦冬、橘红、茯苓、桔梗各 9 g,甘草 3 g。功效：清肺化痰。方中橘红理气化痰,使气顺则痰降;茯苓健脾利湿,湿去则痰自消;更以瓜蒌仁、贝母、桔梗清热涤痰,宽胸开结;麦冬、知母养阴清热,润肺止咳;黄芩、栀子、桑白皮清泻肺火,甘草补土而和中。故全方有化痰止咳、清热润肺之功。适用于痰浊不化,蕴而化热之证,症见热痰壅肺,咳嗽,咯痰黄稠,舌质红,苔黄腻,脉濡数。现代研究表明,清金化痰汤可降低肺部感染发生率,并对部分常见社区获得性肺炎病原体有明确抑制作用。

（二） 中成药

(1) 安宫牛黄丸：参见“猝死”篇。

(2) 至宝丹：含生乌犀(水牛角代)、生玳瑁、琥珀、朱砂、雄黄、牛黄、龙脑、麝香、安息香、金箔、银箔。功效主治：化浊开窍,清热解毒。用于痰热内闭心包证,症见神昏谵语,身热烦躁,痰盛气粗,舌绛苔黄垢腻,脉滑数。用法用量：每日 1 丸,每日 1 次。

（三） 常用中药注射剂

(1) 喘可治注射液：含淫羊藿、巴戟天。功效：温阳补肾,平喘止咳,有抗过敏、增强体液免疫与细胞免疫的功能。主治哮证属肾虚挟痰证。常用方法：肌内注射。成人：每次 4 mL,每日 2 次。儿童：7 岁以上,每次 2 mL,每日 2 次;7 岁以下,每次 1 mL,每日 2 次。

(2) 参附注射液：含人参皂苷、乌头碱。功效：回阳救逆。常用方法：每次 5~20 mL,用 5%~10%葡萄糖注射液 20 mL 稀释,静脉注射,每日 1~2 次;或每次 20~100 mL,用 5%~10%葡萄糖注射液 250~500 mL 稀释,静脉滴注,每日 1 次。

(3) 清开灵注射溶液：含猪牛羊胆酸、水牛角、黄芩苷、珍珠母、金银花、栀子、板蓝根等。功效：醒脑开窍。常用方法：每次 10 mL,加 25%葡萄糖溶液 20 mL,静脉注射,每隔 1~2 小时可重复一次,连续 3~5 次;或本品 20~40 mL,加入 200 mL 葡萄糖或氯化钠溶液中,静脉滴注,每日 2 次。

(4) 醒脑静注射液：含栀子、郁金、麝香、冰片,每升含生药 1 g。功效：开窍醒神。常用方法：每次 2~4 mL,肌内注射,每日 1~2 次;或每次 10~20 mL,加入 5%葡萄糖溶液 250~500 mL 中,静脉滴注。

中医适宜技术

（一） 穴位贴敷法

取穴：肺俞、大椎、定喘、天突、膻中、脾俞、膈俞、肾俞、丰隆、足三里。功效：平喘、止咳、化痰。

操作：取白芥子、甘遂、细辛、延胡索各等份，打成粉末，生姜用榨汁机取汁，取姜汁和药粉混合调成药膏，取少量压成约 2 cm×2 cm 饼状，分别敷贴于上述穴位，再用伤湿止痛贴贴紧。

治疗时间：定于每年盛夏“三伏天”，即在初伏、中伏和末伏这 3 日贴敷，每次贴 4~6 小时后取下药膏。隔 10 日贴敷 1 次，贴敷 3 次为 1 个疗程，连敷 3 年。

（二）艾灸法

可辅助针刺治疗，也可单独使用。

操作：取两侧肺俞穴用生姜片反复搓擦数次，直至皮肤潮红，然后在肺俞穴上施艾灸。每日 1 次，10 日为 1 个疗程。

生姜用量宜多，持续时间宜长；取穴尚可选取肾俞、脾俞。功效：化痰、平喘、抗炎。

（三）穴位按摩法

取穴及手法：① 列缺：两虎口自然垂直交叉，一手示指按压另一手桡骨茎突上，指尖所按凹陷处。取穴后，用拇指指腹顺时针揉 50 次，再用拇指指腹按压 20 次，有酸胀感为宜。② 内关：腕横纹上 2 寸，约腕上三横指，两筋间的位置。取穴后，用拇指指腹顺时针揉 50 次，再用拇指指腹按压 20 次，有酸胀感为宜。③ 尺泽：曲肘，当肘横纹中，肱二头肌肌腱桡侧凹陷处。取穴后，用拇指指腹顺时针揉 50 次，再用拇指指腹按压 20 次，有酸胀感为宜。④ 定喘：位于后正中线上，第 7 颈椎棘突下定大椎穴，旁开 0.5 寸。再用拇指指腹按压 20 次，有酸胀感为宜。⑤ 足三里：外膝眼下 3 寸，约外膝眼下四横指，胫骨外侧一横指处。取穴后，用拇指指腹顺时针揉 50 次，再握拳用小鱼际捶打 20 次，有酸胀感为宜。

穴位按摩每日 1 次，7 日为 1 个疗程。

（四）耳针疗法

取穴：双耳肺区、气管区、对屏尖区。

操作：先取棉棒在所取穴位区轻轻按压，寻找到压痛敏感点后，消毒，毫针刺，深度约为 0.3 cm，中等强度捻转至患者双耳有灼热感，留针半小时，其间行针一次。

（五）刮痧联合三伏贴法

1. 刮痧方法

部位：选取足太阳膀胱经大杼穴至脾俞穴循行部位。

工具及材料：刮痧板、75%乙醇棉球、刮痧油。

操作：患者取前屈坐位，用 75%酒精棉球对刮痧部位皮肤进行常规消毒，治疗者手持刮痧板与体表呈 45°角，刮板前端约 1/3 与皮肤贴合。利用腕力下压，采用平补平泻法，使力量柔和、适中、深透。循足太阳膀胱经沿直线刮拭，从大杼穴至脾俞穴，刮拭 20~30 次，不强求出痧。

刮痧疗程：刮痧时间为每年盛夏“三伏天”。三伏天分为初伏（10日）、中伏1（10日）、中伏2（10日）、末伏（10日）。选取初伏、中伏1、中伏2、末伏，每期的第1日行刮痧治疗1次，共刮痧4次。

2. 三伏贴方法

取穴：主穴①：选取大椎、定喘（双侧）、肺俞（双侧）。主穴②：膻中、天突。两组穴位交替贴敷。配穴：兼肺脾气虚者，加贴脾俞穴（双侧）、足三里；兼肺肾气虚者，加贴膏肓、命门、涌泉；兼肺肾气阴两虚者，加贴肾俞、关元；痰湿者，加贴中脘、丰隆；血瘀者，加贴膈俞、血海。

药物及配制方法：包括炒白芥子、炙甘遂、细辛、延胡索、肉桂、干姜、生麻黄、沉香、冰片、麝香，按4：4：2：2：2：2：2：2：1：1配成。上述药物研末并筛出细粉后用新鲜生姜汁、蜂蜜等溶剂调成膏状，制成1 cm×1 cm×1 cm大小药球，置于5 cm×5 cm的防过敏贴中央待用。

经典医案赏析

（一）古代验案

1. 咳喘案

徐。色痿腠疏，阳虚体质，平昔喜进膏粱，上焦易壅，中宫少运，浓味凝聚蒸痰，频年咳嗽。但内伤失和，薄味自可清肃。医用皂荚搜攒，肺伤气泄，喷嚏不已，而沉痼胶浊，仍处胸背募俞之间。玉屏风散之固卫，六君子汤之健脾理痰，多是守剂，不令宣通。独小青龙汤，彻饮以就太阳，初服喘缓，得宜通之意。

按语：本案出自清代叶桂的《临证指南医案》。夫太阳但开，所欠通补阳明一段工夫，不得其阖，暂开复痹矣。且喘病之因，在肺为实，在肾为虚。此病细诊色脉，是上实下虚，以致耳聋鸣响治下之法，壮水源以息内风为主。而胸次清阳少旋，浊痰阻气妨食，于卧时继以清肃上中二焦，小剂守常，调理百日图功。至于接应世务，自宜节省，勿在药理中也。

2. 喘胀案

富翁素强健，忽病喘满，不咳不吐痰，日久腿脚阴囊尽水肿，倚卧肩息，困极。王中阳曰：非水证也，但胸膈有败痰，宜服滚痰丸。彼不信，针刺放水，备尝诸苦，年余，忽吐臭痰，复诣王。王与龙脑膏一料，服未尽而愈。

按语：本案出自清代俞震《古今医案按》中元代王珪医案。本案患者临床表现类似肺功能不全，如俞震按，胀而兼喘，病热急矣，必非轻剂所能治，此三条是实证治法。若虚寒证，当重用桂附，如天真丸、黑锡丹、金液丹之类，皆可类推，不得以五子、五皮、沉香、椒目等，为稳当法也。

（二）现代经验

1. 痰饮咳喘病案

屈左痰饮咳嗽已有多年，加之遍体浮肿，大腹胀满，气喘不能平卧，腑行溏薄，谷食衰少，舌苔淡白，脉象沉细。此脾肾之阳式微，水饮泛滥横溢，上激于肺则喘，灌溉肌腠则肿，凝聚膜原则胀，阳气不到之处，即是水湿盘踞之所，阴霾弥漫，真阳埋没，恙势至此地步，已入危险一途。勉拟振动肾阳，以驱水湿，健运太阴，而化浊气，真武、肾气、五苓、五皮合黑锡丹，复方图治，冀望离照当空，浊阴消散，始有转机之幸。

熟附子块（二钱），生于术（三钱），连皮苓（四钱），川桂枝（八分），猪苓（二钱），泽泻（二钱），陈皮（一钱），大腹皮（二钱），水炙桑皮（二钱），淡姜皮（五分），炒补骨脂（五钱），陈葫芦瓢（四钱），黑锡丹（吞服，一钱），《济生》肾气丸（清晨另吞，三钱）。

二诊：前方已服五剂，气喘较平，小溲渐多，肿亦见消，而大腹胀满，纳谷不香，咳嗽夜盛，脉象沉弦，阳气有来复之渐，水湿有下行之势，既见效机，率由旧章。

原方去黑锡丹，加冬瓜皮（二两），煎汤代水。

三诊：又服五剂，喘已平，遍体浮肿减其大半，腹胀满亦松，已有转机。唯纳谷不香，神疲肢倦，脉左弦右濡，舌虽干，不欲饮，肾少生生之气，脾胃运输无权，津液不能上潮，犹釜底无薪，锅盖无汽水也，勿可因舌干而改弦易辙，致反弃前功。仍守温肾阳以驱水湿，暖脾土而化浊阴。

熟附块（五钱），连皮苓（四钱），生于术（三钱），川桂枝（六分），猪苓（二钱），福泽泻（五钱），陈皮（一钱），大腹皮（二钱），水炙桑皮（五钱），淡姜皮（五分），炒补骨脂（五钱），冬瓜子皮（各三钱），陈葫芦瓢（四钱），《济生》肾气丸（清晨吞服，三钱）。

四诊：喘平肿消，腹胀满亦去六七，而咳嗽时轻时剧，纳少形瘦，神疲倦怠，口干欲饮，舌转淡红，脉象左虚弦，右濡滑。脾肾亏而难复，水湿化而未尽也。今拟平补脾肾，顺气化痰。

炒潞党参（五钱），连皮苓（四钱），生于术（三钱），陈广皮（一钱），仙半夏（二钱），炙远志（一钱），炙白苏子（五钱），旋覆花（包，五钱），水炙桑皮（五钱），大腹皮（二钱），炒补骨脂（五钱），冬瓜子皮（各三钱），陈葫芦瓢（四钱），《济生》肾气丸（清晨吞服，三钱）。

五诊：喘平肿退，腹满亦消，唯咳嗽清晨较甚，形瘦神疲，纳谷不香，脉濡滑无力，脾肾亏虚，难以骤复，痰饮根株，亦不易除也。今以丸药缓图，而善其后。

六君子丸每早服三钱，《济生》肾气丸午后服三钱。

按语：本案出自《丁甘仁医案》。患者素体患病，肢体肿胀，脾肾阳虚，水饮泛滥，可见痰饮咳喘，故温补脾肾阳虚，驱水逐饮。二诊阳气来复，水泛下行，后以健脾补肾善后。

2. 肺胀（痰浊阻肺，肾不纳气）案

秦某，男，55岁。咳喘5年，冬夏易发。此次于2004年10月复发，迁延2个月，经用西药抗生素、平喘止咳等药治疗，病减不足言，上月因外感而加重，乃予入院。症见气急咳喘，不能平卧，胸膈满闷，喉有水鸣声，痰多色黄，咯吐不易，汗多怕冷，大便溏薄，舌苔薄黄，脉细滑数。

诊断：西医诊为慢性喘息性支气管炎急性发作，肺气肿；中医诊为肺胀。辨证论治：先从痰浊阻肺、肾不纳气论治，予三拗汤、三子养亲汤、二陈汤，加南沙参、熟地、沉香、坎脐，同服黑锡丹，并予吸氧，配用氨茶碱等治疗。经 9 日，病情迄无好转，喘甚时头汗多，痰黄稠如脓，舌质红，舌苔黄，中后光脱，脉细数（110 次/分）。此属痰热伤阴，拟麻杏石甘汤加味。处方：麻黄 3 g，杏仁 6 g，石膏 30 g，甘草 3 g，黄芩 10 g，桑白皮 10 g，川贝母 10 g，苏子 10 g，蛤粉 12 g，射干 3 g，竹茹 5 g。

药后喘急缓而头汗少，越日能停止输氧。上方加鱼腥草、芦根，又经 4 日，脉静（90 次/分），喘递减，仍服上方，1 周后喘平。但咳痰稠黄难咯，口咽干，舌红少津，脉细滑。阴虚之象已露，转予养阴清化痰热。药用南沙参、北沙参、天冬、五味子、白芍、蛤粉、知母、贝母、白前、杏仁、苏子、生甘草、瓜蒌皮。经治半月，症情得解，继予六味地黄汤加味，巩固后出院。

按语：本案出自《周仲英教授治疗慢性阻塞性肺病的经验》。本案始起虽因感寒而作，并见汗多怕冷、便溏、动则喘甚等肾不纳气之症，但痰多色黄、舌苔薄黄、脉数等症，提示病有化热趋势。先投以温化寒痰、补肾纳气等药，效均不显，后改予清化痰热治之，方合效机，终投滋养肾阴而使病情稳定。

3. 肺胀（痰饮伏肺）案

沈某，女，55 岁。因咳、痰、喘 20 余年，加重 1 周于 2005 年 7 月 31 日初诊。患慢性咳嗽 20 多年，每遇背部着凉后引发咳嗽、喷嚏，冬季加重，活动后气急，咯痰色白、质黏稠、无血丝、咯吐不畅，无咽痛，遇异味引咳，舌质淡红，苔薄白腻，脉小弦。否认吸烟史。查体：咽峡部充血（+），心率 84 次/分，律齐，无杂音。两肺呼吸音低，两肺底可闻及密集细湿啰音，全胸片示呈肺气肿改变。证系肺寒痰饮内踞，肺失清肃，肺气上逆，予寒温同用，肃肺化痰，拟加味定喘汤加减。方药：炙麻黄 5 g，桑白皮 10 g，杏仁 10 g，炙紫菀 10 g，淡芩 10 g，制半夏 10 g，化橘红 10 g，枳壳 10 g，炙款冬花 10 g，炙地龙 10 g，苏子 10 g，象贝 10 g，炙百部 10 g。

患者服 7 剂后，复诊诉咳嗽减轻，咯痰较爽，量减少，苔薄白微腻，脉小弦，查体两肺底湿啰音明显减少，守原方加减继用 21 剂后诸症平稳。

按语：本案出自《何焕荣主任医师治疗慢性阻塞肺病经验》。患咳、痰、喘 20 余年，自觉背部寒冷，咳吐白痰，舌苔薄白腻，宿有痰饮，喘因痰作。为遇感触发所致，投自拟加味定喘汤，寒温同用，宣降并进获验。何焕荣临诊详辨望、闻、问、切，又十分重视体检，仔细听诊，复诊时诸症好转，肺部啰音明显减少，病涉坦途。

各家论述辑要

本篇所述肺胀，类同于西医学“肺功能不全”疾病。古代并无“肺功能不全”病名，但其论治可见于中医学喘证、肺胀、痰饮等病证的记载。

（一）秦汉时期

此时期，通过临床实践，医家认识到肺功能不全的病因主要为外邪侵袭，并将不同的外邪从性质上进行了分类，提出了风寒外束、外感风热等病因，并从外邪侵犯导致肺功能不全的病机进行了阐述。

1.《黄帝内经》

《黄帝内经》记载肺功能不全主要为六淫外邪侵袭、七情内伤、饮食劳倦所致。六淫外邪侵袭者，如《素问·气交变大论》曰“岁水太过，寒气流行……甚则腹大胫肿，喘咳”，《素问·生气通天论》曰“因于暑，汗，烦则喘喝”，分别论述了为寒暑之邪侵袭，导致肺功能不全，而见喘促的发生。《素问·经脉别论》曰“有所惊恐，喘出于肺”，《素问·经脉别论》曰“有所堕恐，喘出于肝”，论述了惊恐导致肺功能损伤而见喘。喘之由于外伤劳倦者，《素问·举痛论》则提出“劳则气耗”，肺气耗伤，则失于摄纳而见喘促症状。《黄帝内经》认为肺功能不全涉及脏腑为肺、脾胃、肾。肺主气，司呼吸，诸多病因导致肺气上逆则为喘咳，如《素问·痹论》所言“肺痹者，烦满喘而呕”。脾胃为后天水谷生化之源，脾病及胃，导致胃不能行其津液，水湿留滞，气机不利而为喘，如《素问·示从容论》曰“喘咳者，水气并于阳明也”。肾为气之根，可摄纳肺之清气，肾不纳气可以致喘，肾虚水泛亦可成喘，如《素问·逆调论》所言“夫不得卧，卧则喘”。《黄帝内经》从上述病因病机认识出发，提出了肺功能不全的相关治疗原则，如“寒者热之”“热者寒之”“虚则补之”“实则泻之”，但并未提出具体方药。

2.《伤寒论》

《伤寒论》关于肺功能不全的论述主要集中于“上气”“咳喘”等病症，以六经辨证为纲，进行肺功能不全辨证，并从表邪侵袭、水饮内生、热邪、痰邪上逆、肾阳衰败5个方面对肺功能不全进行辨证论治。

在表邪侵袭方面，《伤寒论》提出：“太阳病，头痛发热，身疼腰痛，骨节疼痛，恶风无汗而喘者，麻黄汤主之。”“太阳与阳明合病，喘而胸满者，不可下，宜麻黄汤。”“阳明病，脉浮，无汗而喘者，发汗则愈，宜麻黄汤。”论述了风寒之邪侵袭，邪犯太阳和太阳阳明合病导致肺功能不全而致喘。《伤寒论》“喘家作，桂枝汤加厚朴、杏子佳。”“太阳病，下之微喘者，表未解故也，桂枝加厚朴杏子汤主之”，为风寒束表，肺气不利，宣降失司而致肺功能损伤见喘满。在治疗上使用了发汗祛邪平喘的治疗方案，并设立专门药物。

《伤寒论》谓：“伤寒表不解，心下有水气，干呕，发热而咳，或渴，或利，或噎，或小便不利、少腹满，或喘者，小青龙汤主之。”“伤寒，心下有水气，咳而微喘，发热不渴，服汤已，渴者，此寒去欲解也，小青龙汤主之。”论述了外寒引动内饮，相互搏结，壅塞于肺，肺宣降失司而致喘。

《伤寒论》谓：“太阳病。桂枝证，医反下之，利遂不止。脉促者，表未解也，喘而汗出者，葛根黄芩黄连汤主之。”“发汗后，不可更行桂枝汤，汗出而喘，无大热者，可与麻黄杏甘草石膏汤。”“下后，不可更行桂枝汤；若汗出而喘，无大热者，可与麻黄杏子甘草石膏汤。”太阳病误用汗法、下法，邪热反入里，致肺热壅盛，蒸腾津液，肺失肃降而致喘。“阳明病，脉浮紧，咽燥口苦腹满而喘,发热汗出,不恶寒,反恶热,身重”,是由阳明邪热,气机壅滞,使肺气肃降失常而见喘。治疗上使用了表里双解、清解里热、宣肺定喘的治疗方案,并设立了专门药物。

(二) 隋唐宋元时期

1.《诸病源候论》

隋代《诸病源候论》记述肺功能不全的病因是肺虚感寒,或感受风冷之邪致病,有实证与虚证的不同。虚证的发病机制是“肺虚为微寒所伤,则咳嗽。嗽则气还于肺间,则肺胀。肺胀则气逆,而肺本虚,气为不足,复为邪所乘,壅痞不能宣畅,故咳逆短气也”。实证的发病机制是“肺主气,肺气有余,即喘咳上气。若又为风冷所加,即气聚于肺,令肺胀,即胸满气急也”;“肺主于气,邪乘于肺则肺胀,胀则肺管不利,不利则气道涩,故气上喘逆,鸣息不通”。从上述条文也可以看出肺功能不全的病机是气道不利,气还肺间,气聚于肺上逆。《诸病源候论》提出的肺虚感寒及肺气有余复感外邪的理论,反映出肺功能不全的发生发展有虚、实两个方面。同时,《诸病源候论》提出肺气有余宜泻之、肺气不足宜补之的治疗方法。

2.《外台秘要》

唐代《外台秘要》在《诸病源候论》对肺胀病因病机阐发的基础上,进一步明确提出肺功能不全的发病原因是肺虚感受寒邪,发病机制为肺虚感邪,正邪相搏,气逆上壅,聚于肺中。《外台秘要·咳逆上气方五首》:“《病源》肺虚感微寒而成咳,咳而气还聚于肺,肺则胀,是为咳逆也。邪气与正气相搏,正气不得宣通,但逆上喉咽之间,邪伏则气静,邪动则气奔上,烦闷欲绝,故谓之咳逆上气。”肺气有余,外感寒邪,肺失宣肃,气滞不通,也会产生肺功能不全的病证,出现咳嗽、喘、多涕唾,甚至面目浮肿的重症。如其言:“《病源》咳嗽上气者,肺气有余也,肺感于寒,微则成咳嗽。肺主气,气有余则喘咳上气,此为邪搏于气,气壅滞不得宣发,是为有余,故咳嗽而上气也,其状喘咳上气,多涕唾,面目浮肿,则气逆也。”

3.《太平圣惠方》

宋代《太平圣惠方》中论述了肺功能不全总的病因病机为肺气不足,为风冷所伤,气壅气逆,气还聚于肺而致肺功能不全。其中特别提出了“痰饮留滞”是肺功能不全中的一个主要致病因素。如《太平圣惠方·治咳嗽不得睡卧诸方》:“夫肺气不足,为风冷所伤,则咳嗽。而气还聚于肺,则肺胀。邪气与正气相搏,不得宣通,胸中痞塞,痰饮留滞,喘息短气,昼夜常嗽,不得睡卧也。”另外,该书还详细论述了肺功能不全不同主症的病因病机特点,如提到久咳可以导致上气喘急等肺功能不全的症状,“治久肺气咳嗽,涕唾稠粘,上气喘急。蛤蚧丸方”(《太平圣惠方·治久咳嗽诸方》)。提到气逆是导致肺功能不全不得睡卧的主要机制,“夫脏腑之气,皆上注于肺,肺主于气也,若阴阳不调,肺气虚弱,邪之所攻,则肺胀气逆,胸中痞塞,呼吸不利,气奔喘急,不得暂息,故令不得睡卧也”(《太平圣惠方·治上气不得睡卧诸方》)。认为肺管不利,气道壅涩是喉中作水鸡声的主要发病机制,“夫肺主于气,若脏腑不和,肺气虚弱,风冷之气所乘,则胸满肺胀,胀则肺管不利,不利则气道壅涩,则喘息不调,故令喉中作水鸡声也”(《太平圣惠方·治上气喉中作水鸡声诸方》)。认为邪气与正气相搏,正气不得宣通是导致上气咳逆的主要病机,"夫上气咳逆者,由肺脏虚弱,感于风寒,而成咳逆也,咳则气聚于肺,则令肺胀,心胸烦闷,是为咳逆也,此皆邪气与正气相搏,正气不得宣通,但逆行于咽喉之间,邪气动作,则气逆不顺,奔上胸膈,故谓之上气咳逆也"(《太平圣惠方·治上气咳逆诸方》)。认为寒邪搏于气,气壅滞不通,肺气有余而发肺胀,"夫咳嗽上气者,为肺气有余也,肺感于寒,甚者则成咳嗽,肺主气,气有余,则喘咳上气,此为邪搏于气,气壅滞不得宣发,是为有余,故咳嗽而上气也,其状,喘嗽上气,多涕唾,面目浮肿,而气逆也"(《太平圣惠方·治咳嗽上气诸方》)。

4.《圣济总录》

宋代《圣济总录》认为肺功能不全为邪气客于肺经脉络而致,"肺胀者手太阴经是动病也,邪客于肺,脉气先受之,其证气胀满,膨膨而喘咳"(《圣济总录·肺胀》)。该书还认为肺实热可导致肺功能不全胸满仰息、汗出气喘逆,咽中塞如欲呕等症状出现,"肺实也,苦上气胸中满膨膨,与肩相引","肺实热则喘逆胸凭仰息,手太阴经为热气所加","治肺热实,凡右手寸口气口以前,脉阴实者,苦肺胀汗出气喘逆,咽中塞如欲呕状"(《圣济总录·肺实》),且采用枸杞方施治,以石膏为君而邪气除热。并认为将养过温、饮食多辛是导致肺气壅热的外在因素,"论曰肺居膈上,为四脏之盖,若将养过温,或多嗜五辛,热气内搏,肺经壅热,则令人咽干舌燥,胸膈烦热,咳嗽壅闷,鼻内生疮,是为肺壅热之候"(《圣济总录·肺脏壅热》)。

此外,金代医家刘完素,提倡"火热论",善用寒凉药物,其论著《素问病机气宜保命集·病机论》中在释"诸胀腹大,皆属于热"时,认为郁热是肺功能不全的病机之一,"肺主于气,贵乎通畅。若热甚则郁于内,故肺胀而腹大"。同时代医家张从正也在《儒门事亲·病机》中论及此观点,认为"热郁于内,肺胀于上"。

元代医家朱丹溪首次论述了肺功能不全的病机为痰挟瘀血,阻碍气机而致,"肺胀而嗽,或左或右,不得眠,此痰挟瘀血碍气而病"(《丹溪心法·咳嗽十六》),此论述意义重大。并首创活血化瘀法,提出"养血以流动乎气,降火疏肝以清痰"治疗痰挟瘀血碍气而病的法则。

(三)明清时期

明清时期诸家著作对肺功能不全的病因病机的认识有了更进一步的提高,认识到肺胀的病因病机是因人违逆秋收的养生规律,从而肺气被秋燥所伤而致;太阳阳明合病致喘,喘甚可致肺胀;肺胀的发生由宿饮为时令触动而致等,并提出了相应的治法方药。

明代医家李时珍在《本草纲目》中阐明相关药物的主治功效时,提出肺功能不全与咳嗽日久,气散不收有关。其言:"咳嗽诸痛既久,则气散不收,而肺胀痛剧。"明代医家方有执认为太阳阳明合病致喘,喘甚可致肺胀。如其著作《伤寒论条辨·辨太阳病脉证并治第二》曰:"肺主气,气逆则喘,喘甚则肺胀。胸满者,肺胀也,胸乃阳明之部分,喘乃太阳伤寒之本病,以喘不除,甚而至于胸满,故曰合病。"明代医家秦景明认为肺功能不全是由肺内郁结、复感外邪所致,且外邪又有热邪与寒邪之分。如《症因脉治·喘证论·附肺胀》曰:"(肺胀之因)内有郁结,先伤肺气,外复感邪,肺气不得发泄,则肺胀作矣。"又言:"肺受热邪,加味泻白散;肺受寒邪,小青龙汤加石膏。"明代医家吴正伦认为导致肺功能不全的原因是肺气因火伤极,遂成郁遏胀满。如《脉症治方·湿门·喘嗽》曰:“肺胀者,肺气因火伤极,遂成郁遏胀满,或左右不得眠者。”明代同时期的日本医家丹波元坚认为肺胀病因病机为宿饮为时令触动,如《金匮玉函要略述义·肺痿肺痈咳嗽上气病脉证治第七》中说:“今验肺胀证,多是宿饮为时令触动者。”

清代医家吴谦认为肺胀由外感风寒,内停水饮,风水相搏,肺气壅逆所致。其曰:“风寒之邪,入于营卫,挟饮上逆,则咳而上气也。烦躁而喘,肺气壅逆,谓之肺胀。”清代陈念祖认为风水相搏,化热上蒸可导致肺功能不全的发生。如《金匮方歌括·肺痿肺痈咳嗽上气方·越婢加半夏汤》曰:“治咳而上气,此为肺胀。其人喘,目如脱状,脉浮大者,此汤主之……元犀按:此肺胀,原风水相搏。”

不同时代医家对于肺功能不全的病因、病机及治法有所认识,但无论如何,总不离虚实两个方面,治法也从虚实两个方面阐发。

现代研究概要

(一) 临床研究

为了观察补肺固肾汤治疗慢性阻塞性肺疾病的临床疗效,有研究者观察了 90 例慢性阻塞性肺疾病患者,将患者随机分为治疗组和对照组。对照组给予抗感染、祛痰、平喘等西医常规治疗;治疗组在对照组的基础上服用中药补肺固肾汤治疗,治疗总有效率 91.11%,明显高于常规治疗组的 77.8%;治疗组肺功能用力肺活量(FVC)、1 秒用力呼气容积(FEV1)、FEV1/FVC%均较治疗前明显升高($P<0.05$),且较常规治疗组改善明显。治疗组 T 淋巴细胞亚群 CD3+、CD4+、CD4+/CD8+均较治疗前有明显升高($P<0.01$)。临床症状及生理情况、心理情况、独立活动情况、社会关系评分均较治疗前有明显改善($P<0.05$)。治疗后治疗组比对照组升高明显($P<0.05$),治疗后 2 组抑郁自评量表(SDS)和焦虑自评量表(SAS)评分均较治疗前有明显降低($P<0.05$),治疗后治疗组 SDS 和 SAS 评分比对照组降低明显($P<0.05$)。研究结论证明,补肺固肾汤能改善肺功能、提高肌体免疫力、生活质量,并能改善患者心理状态,治疗慢性阻塞性肺疾病临床疗效显著。

有学者观察了清肺降逆汤联合西药治疗慢性阻塞性肺疾病(痰热壅肺)急性发作的临床疗效。对照组 47 例给予控制性吸氧,氧流量 2 L/min,12 小时/日。异丙托溴铵每次 500 μg,3 次/日,雾化吸入;多索茶碱 100 mL+氨溴索 30 mg,静滴;甲泼尼龙每次 40 mg,1 次/日,连续 7 日,静滴;莫西沙星每次 400 mg,1 次/日,静滴。治疗组 48 例给予清肺降逆汤(桑白皮、半夏、紫苏子、杏仁、贝母、栀子、黄芩各 15 g,黄连、姜土各 6 g),水煎 400 mL,每日 1 剂,早晚温服。热甚加知母、石膏;痰多黏稠加蛤蚧粉;口渴咽干加天花粉、玄参、芦根、麦冬等;西药治疗同对照组。连续治疗 14 日为 1 个疗程。观测临床表现、第 1 秒用力呼气容积占用力肺活量百分比[(FEV1/FVC)、FEV]、中医证候积分、不良反应,治疗 1 个疗程(14 日)后判定疗效。结果发现,治疗组临床控制显效 31 例,有效 37 例,无效 7 例,总有效率 90.67%;对照组显效 20 例,有效 36 例,无效 19 例,总有效率 74.67%;治疗组疗效优于对照组($P<0.05$)。FEV、FEV1/FVC、FEV1、中医证候积分两组均有改善($P<0.01$),治疗组改善优于对照组($P<0.01$)。证明清肺降逆汤联合西药治疗慢性阻塞性肺疾病(痰热壅肺)急性发作,疗效优于单纯西药治疗,无严重不良反应。

在探究活血化瘀治疗方药治疗慢性阻塞性肺疾病方面,有学者观察了桃红四物汤加减联合西药治疗慢性阻塞性肺疾病急性发作期(瘀血阻肺)疗效。对照组 48 例沙丁胺醇每次 0.2~0.4 mg,4 次/日,喷入口腔深部;阿莫西林克拉维酸钾每次 0.25 g,3 次/日;泼尼松龙每日 30~40 mg,连续使用 7 日;氨溴索每次 30 mg,3 次/日。治疗组 48 例桃红四物汤加减(桃仁 20 g,红花 16 g,当归、熟地黄、丹参各 18 g,川芎、赤芍各 10 g,桔梗、陈皮、半夏、葶苈子各 12 g,炙甘草 10 g),水煎 400 mL,每日 1 剂,早晚温服;西药治疗同对照组。连续治疗 7 日为 1 个疗程。观测临床表现、肺功能(FEV1、FEV1%)、圣乔治呼吸问卷(SGRQ)、中医证候积分、不良反应。连续治疗 2 个疗程(14 日)后判定疗效。结果发现,治疗组临床痊愈 28 例,显效 11 例,有效 7 例,无效 2 例,总有效率 95.83%;对照组临床痊愈 22 例,显效 14 例,有效 4 例,无效 8 例,总有效率 83.33%;治疗组疗效优于对照组($P<0.05$)。FEV1、FEV1%、SGRQ、中医证候积分两组均有改善($P<0.01$),治疗组改善优于对照组($P<0.01$)。证明桃红四物汤加减联合西药治疗慢性阻塞性肺疾病急性发作期(瘀血阻肺),疗效满意,无严重不良反应。

对中医外治法的研究中,有学者观察了体质辨识穴位贴敷联合西药治疗支气管哮喘疗效。对照组 45 例布地奈德 2 mg+4 mL 生理盐水雾化吸入,8 小时 1 次;美沙特罗替卡松每次 100~200 pig,2 次/日。治疗组 45 例体质辨识贴敷。取穴:天突、大椎、膻中、中府、膏肓、肺俞、脾俞、肾俞。阳虚质-扶阳定喘膏,附子、巴戟天、补骨脂、麻黄、肉桂、白芥子、百部各 5 g;气虚质-玉屏风膏,黄芪、白术、防风、山茱萸、地黄、山药、杏仁、茯苓、甘草各 5 g,研成细末,生姜汁调和成药丸,取一次性医用贴敷贴固定于穴位处,每次 4~6 穴,2 次/周;西药治疗同对照组。连续治疗 4 周为 1 个疗程。观测临床表现、FEV1、FEV1/FVC、PEF、不良反应。治疗 1 个疗程(4 周)后判定疗效。结果表明,体质辨识穴位贴敷联合西药治疗支气管哮喘,疗效满意,无严重不良反应。

有学者对《伤寒论》中涉及肺功能不全的方剂进行了量效关系研究,分析了《伤寒论》其治疗喘证的思路。研究者收集了《伤寒论》条文明确涉及"喘证"的方剂,同种药物不同剂量、炮制方法不同为不同的对象处理。运用属性偏序原理将方剂划分为不同的簇集,应用双层频权剪叉算法,计算每个药物的功效权值,进而计算每个簇集的功效权值以及判定强度级别,最后归纳病机的特点。结论说明《伤寒论》喘证辨治重视扶正祛邪,且与五脏相关。

(二)实验研究

内皮素-1(ET-1)是一种强烈的支气管收缩剂,可诱导白介素的合成,加重哮喘发作。NO 可以拮抗 ET-1 的活性,扩张血管,过量则会加重哮喘,而在哮喘患者中,ET-1、NO 往往处于高水平状态。研究发现益气补肾止喘汤(黄芪、女贞子、枸杞子等)可下调小儿哮喘血清中 ET－1、NO 的表达，对气道起保护作用，减轻哮喘的发作。

气道炎症是肺功能受损类疾病的主要病理表现之一。有研究发现阳和平喘颗粒（熟地、巴戟天、五味子等）可通过阻断 AP－1 蛋白的合成以下调 IL－4 和 IgE 的水平，减轻哮喘的发作。还有研究发现，温阳平喘颗粒（熟地、巴戟天、五味子等）可以下调支气管哮喘患者的 EOS 水平，控制哮喘的症状（EOS 是哮喘气道炎症主要效应细胞）。哮喘气道炎症的发生和发展是比较复杂的过程，涉及多种信号转导机制。研究发现淫羊藿与女贞子相伍可以下调 JAK/STAT 通路上 pJAK3、pTYK2、pSTAT3、pSTAT5、pSTAT6 蛋白的表达，从而调节炎症细胞因子的水平，改善气道炎症的病理。同时淫羊藿与女贞子相伍可以下调淋巴细胞凋亡的水平，减缓激素诱导高淋巴凋亡的现象，从而缓解激素造成的免疫功能抑制的不良反应。对淫羊藿、巴戟天、补骨脂等补肾药物进行的研究发现，此三种温阳补肾中药合用可下调血清 IgE 的水平，增加 $CD4^+CD25^+$Treg 细胞数量，提高 Foxp3 mRNA 的表达，以及上调 IL－10、IFN－γ、TGF－β1 的表达，从而减轻哮喘炎症反应。蛤蚧是一种虫类药，具有温补肾阳、纳气平喘的功效，临床上用于治疗虚喘气促、劳嗽咳血、阳痿遗精，对哮喘的炎症细胞和相关炎症细胞因子均有作用。对蛤蚧的研究发现，蛤蚧可以下调血清中 IgE 水平和肺泡灌洗液中嗜酸性粒细胞/白细胞的比例，还可通过上调 IFN－γ 水平和下调 IL－4、IL－5 的水平，对 Th1/Th2 免疫平衡起双向调节作用，从而控制哮喘的炎症反应。

此外，研究发现温阳化饮方（小青龙汤+人参、黄芪）可以明显下调 MMP－9 的表达，减轻支气管哮喘的气道重塑。

（胡丹丹）

参考文献

[1] 王志英，金路．周仲英教授治疗慢性阻塞性肺病的经验[J]．南京中医药大学学报，2013，29(6)：585－587．

[2] 吕萍．何焕荣主任医师治疗慢性阻塞性肺病经验[J]．河南中医，2008，28(3)：28－29．

[3] 李皎．补肺固肾汤治疗慢性阻塞性肺疾病临床研究[J]．河北中医药学报，2019，34(4)：15－19．

[4] 夏莉．清肺降逆汤联合西药治疗慢性阻塞性肺疾病急性发作（痰热壅肺）随机平行对照研究[J]．实用中医内科杂志，2019，4(4)：36－39．

[5] 高明谦．桃红四物汤加减联合西药治疗慢性阻塞性肺疾病急性发作期（瘀血阻肺）随机平行对照研究[J]．实用中医内科杂志，2019，(8)：18－22．

[6] 丁伟伟，杨程，童佳兵，等．阳和平喘颗粒对哮喘大鼠肺组织 AQP1 和 AQP5 表达的影响[J]．南京中医药大学学报，2016，32(1)：41－44．

[7] 贾铷，张雅琴，祝伟，等．益气补肾止喘汤联合西药对小儿哮喘的疗效观察及对血清 ET－1、NO、CEC 水平的影响[J]．世界中医药，2017，12(8)：1820－1822．

[8] 沈佳，林晓．体质辨识穴位贴敷联合西药治疗支气管哮喘随机平行对照研究[J]．实用中医内科杂志，2019，(4)：39－42．

中风

中医诊疗基础

（一）基本概念

中风，又称卒中，是以半身不遂、肌肤不仁、口舌歪斜、言语不利，甚则突然昏仆、不省人事为主要表现的病证。可由风、火（热）、痰、瘀、虚在一定条件下相互影响，相互转化，引起内风旋动，气血逆乱，横窜经脉，直冲犯脑，导致血瘀脑脉或血溢脉外的危重症候。因其发病骤然，变化迅速，有“风性善行而数变”的特点，故名中风。本病发病率高、病死率高、致残率高，严重危害着中老年人的健康。四季均可发生，但以冬春季为多见。本节主要讨论中风病急性期的诊断及治疗。

西医学的急性脑血管病可参照本节进行救治。

（二）病因病机

中风病之发生虽较突然，但其形成却有一个较长的渐进的过程。中风的发生多由于气血亏虚，脏腑阴阳失调，复因劳逸失度、情志失调、饮食不节，内外合邪，引起虚气留滞，或肝阳暴涨，或痰热内生，或气虚痰湿，引起内风旋动，气血逆乱，横窜经脉，直冲犯脑，导致血瘀脑脉或血溢脉外，发为中风。医家将其病因主要归纳为虚、火、风、痰、气、血六端。

（1）阴精日亏，积损正衰：随年龄增长脏腑功能衰减，肝肾渐虚，肾精日耗，不能制阳，致肝阳偏亢；或长期劳倦过度，气血日亏，元气不足；或房室过度，阴精暗耗，使阴精亏于下，肝阳亢于上，阳亢风动，虚阳上越，气血上逆于脑，脑脉破裂，血液离经，故突然昏仆，中风偏瘫。《景岳全书》明确提出：“年力衰迈，气血将离，则积损为颓，此发病之因也。”此即《景岳全书》所说之“卒倒多由昏愦，本皆内伤积损颓败然”。脑溢血多属此病机。

（2）阳气虚衰，气虚血瘀：由于平素养慎失宜，阳气日衰，无力推动血液运行，血运日渐不利，不能畅达于脑，致使脑脉阻滞，髓海少气缺血，神机失运，四肢百骸失荣，轻则肢麻语謇，重则偏枯失语。此即王清任所说“中风半身不遂，偏身麻木”，属“气虚血瘀”所致。许多脑血栓形成多属此病机。

(3) 饮食不节，痰阻脉络：饮食失节，过食肥甘，恣饮酒浆，损伤脾胃，壅滞气机，聚湿生痰，痰湿困阻，日久损血，痰瘀互阻，积热生风，导致脑脉瘀滞而发中风。如《素问·通评虚实论》所云“仆击、偏枯……膏粱之疾也”。近人张山雷《中风斠诠·论昏瞀猝仆之中风无一非内因之风》所谓“肥甘太过，酿痰蕴湿，积热生风，致为暴仆偏枯，猝然而发，如有物击使之仆者，故仆击而特著其病源，名以膏粱之疾”，此多为中风兼夹证之因素。

(4) 五志过极，心火暴盛：情志所伤，五志过极，或郁怒伤肝，气机失调，郁滞化热化火，火热化风。忧思伤脾，脾伤气结，运化失常，湿滞痰生，痰郁结滞，气机壅结，损伤血脉，引起气血逆乱，上冲犯脑，血溢脉外或血瘀脑脉而发为中风，尤以暴怒引发本病者最为多见，即《素问·生气通天论》所谓“大怒则形气绝，而血菀于上，使人薄厥”。亦即刘完素所说“由乎将息失宜，而心火暴盛，肾水虚衰不能制之……多因喜怒思悲恐有所过极而卒中者，由五志过极皆为热甚故也”。

(5) 诸因成瘀，阻闭脑窍：各种原因形成的瘀血阻闭脑窍，气血不荣，清窍失养。如暴怒血菀于上，或脑脉因脆而破裂，溢血成瘀，阻闭脑窍，神机失运，四肢失主；或气滞而血不畅行；或气虚而血运无力；或寒侵经脉，血运迟滞；或热灼阴伤，阴耗血稠，血运黏滞；或痰水阻滞，血脉壅滞而不利。以上诸多因素，均可形成程度不同的瘀血证，使脑脉不通，脑窍不利，神机失运，肢体失主，从而形成中风。

本病一年四季均可发生，但与季节变化有关。入冬猝然变冷，寒邪入侵，可影响血脉运行。《素问·调经论》谓“寒独留，则血凝泣，凝则脉不通”，是以容易发中风。现代研究发现，寒冷等环境因素也是导致中风高发的诱因，即古人所谓中风之“外因”，但从临床来看，本病以“内因”为主。

中风的主要病机概而论之，有风、火(热)、痰、瘀、虚五端，在一定条件下相互影响，相互转化，引起内风旋动，气血逆乱，横窜经脉，直冲犯脑，导致血瘀脑脉或血溢脉外而发中风。风痰入络，血随气逆，横窜经脉，瘀阻脑脉，则发中风，甚则阳极化风，风火相扇，气血逆乱，直冲犯脑，血溢脉外，神明不清，可致中风神昏。此外，气虚而无力帅血，导致血液留滞不行，血瘀脑脉而发中风，即所谓“虚气留滞”；阴虚则不能制阳，内风动越，上扰清窍，也发本病。临床上，五端之间常互相影响，或兼见或同病，如气虚与血瘀并存，痰浊和瘀血互结等。

本病的病变部位在脑，涉及心、肝、脾、肾等多个脏腑。中风急性期，以半身不遂、口舌歪斜、肌肤不仁为主症而无神昏者，为病在经络，伤及脑脉，病情较轻；初起即见神志昏蒙或谵语者，为病入脏腑，伤及脑髓，病情较重。如果起病时神清，但三五日内病情逐渐加重，出现神志昏蒙或谵语者，则是病从经络深入脏腑，病情由轻转重。反之亦然。诚如《金匮要略·中风历节病脉证并治》云：“夫风之为病，当半身不遂……邪在于络，肌肤不仁；邪在于经，即重不胜；邪入于腑，即不识人；邪入于脏，舌即难言，口吐涎。”然而，若风阳痰火，上冲于脑，导致气血逆乱，蒙蔽清窍，则见猝然昏倒，不省人事，肢体拘急等中脏腑之闭证；若风阳痰火炽盛，耗灼阴精，阴损及阳，阴竭阳亡，阴阳离决，则出现口开目合，手撒肢冷，气息微弱等中脏腑之脱证。这些都是中风的重证，可危及患者生命。

本病的病机演变常见于本虚标实之间。急性期以风、火（热）、痰、瘀为主，常见风痰上扰、风火相扇，痰瘀互阻，气血逆乱等“标”实之象。通常情况下，若病情由实转虚，为病情趋于稳定；若病情由虚转实，常见外感或复中之证，则提示病情波动或加重。

此外，中风后可因气郁痰阻而出现情绪低落、寡言少语等郁证之象，也可因元神受损而并发智能缺损或神呆不慧、言辞颠倒等中风神呆表现，还可因风阳内动而出现发作性抽搐、双目上视等痫证表现。

（三）诊断与鉴别诊断

1. 诊断要点

（1）急性起病，发展迅速，具备“风性善行而数变”的特点。

（2）具备突发半身不遂、肌肤不仁、口舌歪斜、言语謇涩、神志昏蒙主症中 2 项，或主症 1 项加次症 2 项，如头晕、目眩、头痛、行走不稳、呛水呛食、目偏不瞬。

（3）症状和体征持续 24 小时以上。

（4）多发于年龄在 40 岁以上者。

头颅 MRI 或 CT 扫描发现责任病灶，有助于本病的诊断。根据病灶性质可分为缺血性中风和出血性中风；根据病情程度，可分为中经络（符合中风诊断标准但无神志异常）和中脏腑（符合中风诊断标准但有神志异常）；根据病程时间，可分为急性期（发病后 2 周以内，中脏腑可至 1 个月）、恢复期（2 周到 6 个月内）和后遗症期（6 个月以上）。

2. 鉴别诊断

本病可与口僻、厥证、痉证、痿证、痫证相鉴别。

口僻　以口眼歪斜、口角流涎、言语不清为主症，常伴外感表证或耳背疼痛，并无半身不遂、口舌歪斜等症。不同年龄均可罹患。

厥证　昏仆、不省人事时间一般较短，多伴有面色苍白、四肢逆冷，一般移时苏醒，醒后无半身不遂、口舌歪斜、言语不利等症。

痉证　以四肢抽搐、颈项强直、角弓反张为特征，甚至出现昏迷，但无半身不遂、口舌歪斜、言语不利等症状。

痿证　一般起病缓慢，多表现为双下肢痿躄不用，或四肢肌肉萎缩，痿软无力，与中风之半身不遂不同。

痫证　都有突然昏倒的见症。但痫证为发作性疾病，神昏多为时短暂，移时自行苏醒，醒后如常人，伴有四肢抽搐、口吐涎沫、双目上视、小便失禁，且肢体活动多正常，发病以青少年居多。

（四）中医证治

1. 中经络

邪阻经络，神机失用

·病机·风、痰、瘀血闭阻脉络。

·证候·多急性起病，突发半身不遂，偏身麻木，头晕目眩，口舌歪斜，可伴见心烦易怒，口苦咽干，面红目赤，小便黄赤，腹胀便秘等症。舌质淡红或红、紫暗，舌苔薄白腻或薄黄、黄厚腻，或上有瘀斑、瘀点，脉弦滑。

·治法·活血祛瘀，化痰通络。

·方药·化痰通络汤（王永炎自拟方）。药用：法半夏、茯苓、天竺黄、胆南星、天麻、丹参、香附、大黄等。瘀血重，舌质紫暗或有瘀斑，加桃仁、红花、赤芍；舌苔黄腻，烦躁不安者，加黄芩、栀子；头痛，眩晕，加菊花、夏枯草；数日大便不通，腹胀满者，合用星蒌承气汤。

2. 中脏腑

闭证

·病机·邪闭清窍。

·证候·神昏，半身不遂，肢体强痉拘急，项强身热，甚则手足抽搐，四肢厥冷，兼见鼻鼾痰鸣，躁扰不宁，便干便秘等症。舌质红绛或淡胖，舌苔黄腻而干或白腻，脉弦滑数或沉实有力。

·治法·清热化痰，醒神开窍。

·方药·羚羊角汤（《医醇賸义》）加减。药用：羚羊角粉、珍珠母、钩藤、竹茹、石菖蒲、远志、夏枯草、牡丹皮等。阴闭重者合用温胆汤，加服苏合香丸；阳闭重者合用安宫牛黄丸；腑实者合用星蒌承气汤；入营血者合用犀角地黄汤。

脱证

·病机·元气败脱，神明散乱。

·证候·神昏，肢体瘫软，手撒肢冷，汗出，重则周身湿冷，二便自遗，舌痿。舌质紫暗，苔白腻，脉沉缓或沉微。

·治法·益气回阳救逆。

·方药·参附汤（《妇人大全良方》）加减。药用：人参、附子。若汗脱不止，加五味子、煅龙骨、煅牡蛎；四肢逆冷，加桂枝、当归；气促，加五味子、黄芪、山茱萸。

（五）中医辨析思路与方法

中风的基本证候，主要为风、火、痰、瘀、虚、脱六大证。在辨证中以中经络、中脏腑为纲，以六大证候为目，再辨其主次及兼夹，并对主要症状一一辨析，就能纲举目张，抓住要害，分清疑似。

1. 辨别中经络和中脏腑

中风有中经络、中脏腑之分，而神志障碍的有无是其划分的标准，无昏仆而仅见半身不遂，口舌㖞斜，言语不利者为中经络；突然昏仆，不省人事，或神志恍惚，昏蒙而伴见半身不遂，口舌㖞斜者为中脏腑。中经络者病位浅，病情相对较轻，中脏腑者病位深，病情较重。中风的基本病机为阴阳失调，气血逆乱，上犯于脑，轻者中经络，重者入脏腑。因阴虚阳亢，风火痰瘀相互为患，遇诱因激发，阴阳严重失调，气血逆乱，则致卒中。由于病位浅深，病情轻重的不同，又有中经络和中脏腑之别。若肝风夹痰，横窜经络，血脉瘀阻，气血不能濡养机体，则致中经络，见半身不遂，口眼歪斜，语言不利；若风阳痰火蒙蔽神窍，气血逆乱，上冲于脑则致中脏腑重证，络损血溢，瘀阻脑络，而致猝然昏倒，不省人事。

2. 辨闭证与脱证

闭证，因邪气内闭清窍，多为实证，症状以神昏，牙关紧闭，口噤不开，肢体强痉为主要表现，治以祛邪开窍醒神；脱证，因五脏真阳散脱于外，多为虚证，症状以昏聩无知，目合口开，四肢松解瘫痪，手撒肢冷汗多，二便自遗，鼻息低微为主要表现，治以扶正固脱，救阴固阳。

3. 辨风、火、痰、瘀、虚、脱六大证

(1) *辨风*：外风发病多突然，单纯口眼㖞斜，无半身不遂症状，或伴有恶寒、发热、身痛、脉浮等表证，多为风中肌表，或与中风同时存在。若外风发为面瘫，此非中风病，而叫癖、面瘫，俗称“歪嘴风”。内风为急性期多有风阳妄动之象，除半身不遂，口舌㖞斜外，常有眩晕、头胀痛，面红目赤，不省人事，牙关紧闭，口噤不开，肢体强痉，甚则四肢抽搐。如夹痰湿，可见面㿠白或黄，唇黯，四肢不温，静而不烦，舌胖苔腻。中医所称内风，是因肝风内动，病发突然，如风之动摇(眩晕)或数变，具有风邪的特点，与自然界之外风不同，必须明确。

(2) *辨痰*：要分清有形无形。中风患者常有痰证表现，而且表现形式各异，既可阻于气道，表现为痰声漉漉、苔腻、脉滑等有形之痰；也可阻于经络、经隧、清窍等处，成为外无形征可辨的痰浊之气等无形之痰。辨中风痰证主要依据为苔腻、脉滑。若痰火相兼，多见舌质红，苔黄腻，脉弦数或滑数；若属痰湿则多无热象，舌体胖而有齿痕，舌面水滑湿润，脉濡或滑；若外风引动痰浊，则兼见外感症状，同时有苔腻、脉滑等。

(3) *辨火*：宜分肝火心火。火证并非中风之必见症，多与风、痰等兼见。中风火盛常见于腑实便结之证，同时有面红、目赤、喜怒多躁、舌红苔黄、脉数实之症。若心火盛者，常见失眠，口舌生疮，狂躁，心胸烦热，舌尖红绛等；或属肝火盛者，多头晕头胀头痛，口苦易怒，胁肋灼痛，脉弦数等，当仔细分辨。

(4) *辨瘀*：细辨致瘀之因。中风一病，多有不同程度的瘀滞，然其表现形式各异。有气虚致瘀者，有痰湿水饮阻闭而瘀者，也有因血溢、血寒、血热、血稠致瘀者，当以舌象为辨。中风兼瘀或因瘀致中风者，舌质黯红或紫黯，或舌下有瘀点、瘀丝、瘀斑，或舌下络脉曲(粗)张。同时有寒热表现及出血证可资区别。另外也可参考血液流变学、CT及微循环等项检查。

(5) *辨虚*：宜分气虚、阴虚。中风一证，大多虚实夹杂，虚象中以气虚、阴虚最为常见。气虚者舌质淡而胖，或有齿痕，脉沉细无力、缓细或弦细，瘫痪肢体萎软无力、肿胀，并有气短、纳差、乏力、神疲、自汗、便溏等症。阴虚者舌质嫩红或黯红，少苔或无苔，脉弦细或沉细而数，常有腰膝酸软、虚烦失眠、耳鸣头晕、手足心热等症状，也有部分患者兼阳虚者，必有肢冷、尿频、便溏之症。

(6) *辨脱*：首分闭脱，再分阴阳。脱为阴阳离决或阳气暴脱之证，为中风重险之证，多发生于脑溢血患者。其证以突然昏倒，目合口张，鼻鼾息微，手撒肢冷，汗多，二便自遗，舌痿，脉微欲绝为特征。往往阳脱又兼阴脱，并应与闭证区别。闭证常见突然昏倒，不省人事，牙关紧闭，口噤不开，两手握固，大小便闭，肢体强痉，脉多有力等。有时也可见到闭、脱互兼，尤宜慎重。

4. 辨顺势与逆势

中风病起病急骤，病变迅速，变症尤多，且容易出现各种危重之候，所以辨别病势的顺逆，对掌握病情发展、判断疾病预后尤为重要。而神志的变化是辨别病势顺逆的重要标准。中脏腑者，如神志渐渐清醒，半身不遂，口舌㖞斜等症状未再加重或有恢复者，病由中脏腑向中经络转化，病势为顺。若见中经络者逐渐出现神志迷蒙或昏愦不知，为向中脏腑转化，病势为逆。若在中风急性期见神昏偏瘫诸症加重或有波动，其病势发展尚属顺境。若见呃逆频频或突然神昏，四肢抽搐不已，或腹背灼热而四肢逆冷，或呕血便血，均属变症，为正虚而邪气深入，病势为逆。若见呕血证，戴阳证，或见背腹骤热而四肢厥逆，为病向脱证发展，病情凶险，预后极差。

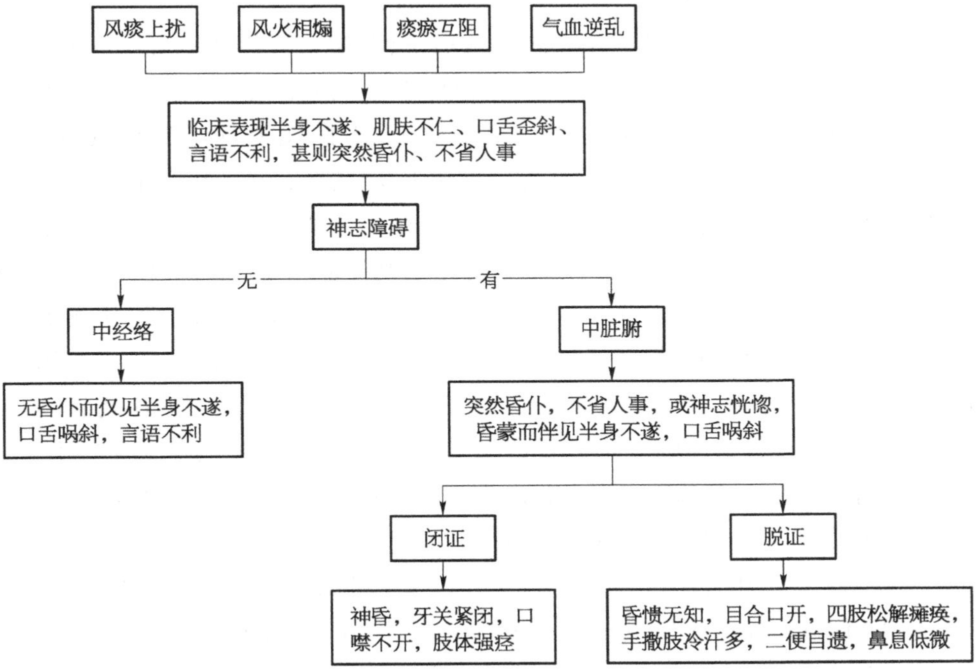

图 12　中风辨证思路要点

特色方药浅析

中风主要病机可由风、火(热)、痰、瘀、虚在一定条件下相互影响，相互转化，引起内风旋动，气血逆乱，横窜经脉，直冲犯脑，导致血瘀脑脉或血溢脉外的危重症候。中风的治疗根据辨证不同而有所差异。中经络以平肝息风，化痰祛瘀通络为主。中脏腑闭证，治当息风清火，豁痰开窍，通腑泄热；脱证急宜救阴回阳固脱；对内闭外脱之证，则需醒神开窍与扶正固脱兼用。临床上缺血性中风急性期可采用活血化瘀法为主治疗，而对于出血性中风急性期则应慎用活血化瘀法。

（一）经典方剂

（1）小续命汤：出自《备急千金要方》。组成：麻黄、防己、人参、黄芩、桂心、甘草、芍药、川芎、杏仁各 9 g，附子 6 g，防风 9 g，生姜 6 g。功效：祛风散寒，益气温阳。汪昂《医方集解 · 祛风之剂》首列此方，称其为“六经中风通剂”。本方以麻黄汤、桂枝汤加防风、防己祛风通络，以驱外来之风邪；附子、人参温阳益气，与祛风散寒药同用，有扶正祛邪之功；川芎上行头目，以祛巅顶之风，且能活血化瘀，取“血行风自灭”之意；黄芩制诸药之温热。诸药合用，共奏辛温祛风、益气扶正之功。临床运用：临床主要用于治疗脑梗死、高血压、面神经麻痹等病症。现代药理研究表明，小续命汤有改善脑部血液供应，降低脂质过氧化的活性，阻止细胞外钙离子内流，以控制、减轻脑水肿，对缺血的脑组织有明显的保护作用。

（2）化痰通络汤：组成：法半夏 10 g，橘红 10 g，枳壳 10 g，川芎 10 g，红花 10 g，远志 10 g，石菖蒲 10 g，茯神 15 g，党参 15 g，丹参 15 g，炙甘草 10 g。功效：化痰祛湿，活血通络。本方症多因嗜食膏粱厚味，损伤脾胃而致水湿失运，蓄化为痰浊脂膜；心脾气化失调，气血运行受阻，痰瘀交结，心脉痹阻所致胸痛、胸闷诸症。方中用法半夏、橘红、茯苓、枳实化痰祛湿，丹参、川芎、红花活血行瘀；石菖蒲、远志交通心肾，党参、甘草补气健脾以增强运化之力，有助于祛除痰湿之邪。诸药合用，标本兼治，痰浊化，瘀血散，脉络通则诸症除。现代药理研究表明，半夏有镇咳、祛痰及镇吐作用。橘红主含挥发油，研究表明其煎剂可使蛙心收缩力增强，输出量增加，扩张冠状动脉，有降血压作用。枳壳可使心肌收缩力增强，心排血量增加，可使动物的血清胆固醇含量降低，有健胃作用。川芎对动物有明显的降血压作用，降低小鼠的耗氧量。红花煎剂可使心脏收缩和扩张增加，可降低血清胆固醇含量。石菖蒲所含挥发油有镇静作用。

（3）羚羊角汤：出自《医醇賸义》。组成：羚羊角 6 g，龟板 24 g，生地 18 g，白芍 3 g，牡丹皮 4.5 g，柴胡 3 g，薄荷 3 g，菊花 6 g，夏枯草 4.5 g，蝉蜕 3 g，大枣 10 枚，生石决明 24 g。功效：清肝息风，育阴潜阳。方中羚羊角清肝息风，为君药；配以菊花、夏枯草、蝉蜕凉肝息风，清肝泻火；薄荷、柴胡疏解肝经郁热；牡丹皮清热凉血，活血散瘀。白芍、龟板、生地、石决明潜阳育阴；诸药配伍，共育阴潜阳、清肝息风之效。现代药理学研究表明，羚羊角具有解热、镇静与抗惊厥作用，并可改善循环。

（4）参附汤：参见“脱证”篇。

（二）中成药

（1）大活络丸：含蕲蛇、乌梢蛇、威灵仙、两头尖、麻黄、贯众、甘草、羌活、肉桂、广藿香、乌药、黄连、熟地、大黄、木香、沉香、细辛、赤芍、没药（制）、丁香、乳香（制）、僵蚕（炒）、天南星（制）、青皮、骨碎补（烫、去毛）、豆蔻、安息香、黄芩、香附（醋制）、玄参、白术（麸炒）、防风、龟板（醋淬）、葛根、当归、血竭、地龙、人工麝香、松香、体外培育牛黄、冰片、红参、制草乌、天麻等。功效：祛风，舒筋，活络，除湿。用法用量：温黄酒或温开水送服，每次 1~2 丸，每日 2 次。

（2）消栓口服液：含黄芪、当归、赤芍、地龙、川芎、桃仁、红花。功效：补气，活血，通络。用法用量：口服。每次 10 mL，每日 3 次。

（3）消栓通络片：含川芎、丹参、黄芪、泽泻、三七、槐花、桂枝、郁金、木香、冰片、山楂。功效：活血化瘀，温经通络。用法用量：每次 6 片，每日 3 次。

（4）通脉颗粒：含丹参、川芎、葛根。功效：活血通脉。用法用量：每次 1 袋，每日 2~3 次。

（5）人参再造丸：含人参、蕲蛇（酒炙）、广藿香、檀香、母丁香、玄参、细辛、香附（醋制）、地龙、熟地、三七、乳香（醋制）、青皮、豆蔻、防风、制何首乌、川芎、片姜黄、黄芪、甘草、黄连、茯苓、赤芍、大黄、桑寄生、葛根、麻黄、骨碎补（炒）、全蝎、僵蚕（炒）、附子（制）、琥珀、龟板（制）、粉萆薢、白术（麸炒）、沉香、天麻、肉桂、白芷、没药（醋制）、当归、草豆蔻、威灵仙等。功效：祛风化痰，活血通络。用法用量：每次 1 丸，每日 2 次。

（6）脑得生片：含三七、川芎、红花、葛根、山楂。功效：活血化瘀，通经活络。用法用量：每次 6 片，每日 3 次。

（7）牛黄清心丸：含人工牛黄、当归、川芎、甘草、山药、黄芩、苦杏仁（炒）、大豆黄卷、大枣（去核）、白术（炒）、茯苓、桔梗、防风、柴胡、阿胶、干姜、白芍、人参、六神曲（炒）、肉桂、麦冬、白蔹、蒲黄（炒）人工麝香、冰片、水牛角浓缩粉、羚羊角、朱砂、雄黄。辅料为蜂蜜。功效：益气养血，镇静安神，化痰息风。用法用量：每次 1~2 丸，每日 2 次，小儿酌减。

（8）脑血栓片：含红花、当归、水蛭、赤芍、桃仁、川芎、丹参、土鳖虫、羚羊角、牛黄。功效：活血化瘀，醒脑通络，潜阳息风。用法用量：每次 6 片，每日 3 次。

（9）再造丸：含蕲蛇肉、全蝎、地龙、僵蚕（炒）、麝香、水牛角浓缩粉、人工牛黄、龟板（制）、朱砂、天麻、防风、羌活、白芷、川芎、葛根、麻黄、肉桂、细辛、附子（制）、油松节、桑寄生、骨碎朴（炒）、威灵仙（酒炒）、粉萆薢、当归、赤芍、片姜黄、血竭、三七、乳香（制）、没药（制）、人参、黄芪、白术（炒）、茯苓、甘草、天竺黄、制首乌、熟地、玄参、黄连、大黄、化橘红、青皮（醋炒）、沉香、檀香、广藿香、母丁香、冰片、乌药、豆蔻、草豆蔻、香附（醋制）、两头尖（醋制）、红曲、建曲等。功效：祛风化痰，活血通络。用于风痰阻络所致中风，症见半身不遂，口眼㖞斜，手足麻木，疼痛拘挛，言语謇涩。用法用量：每次 15 丸，每日 2 次。

（三）常用中药注射剂

（1）清开灵注射液：含胆酸、珍珠母、猪去氧胆酸、栀子、水牛角、板蓝根、黄芩苷、金银花。功效：清热解毒，镇静安神。常用方法：每次用 30~40 mL，加入 5% 葡萄糖注射液 250 mL 中静脉滴注，每日 1~3 次。

（2）灯盏细辛注射液：含灯盏细辛经提取酚类成分制成的灭菌水溶液。功效：活血祛瘀，通络止痛。常用方法：每次用 20~40 mL，加入 5%葡萄糖注射液 250~500 mL 中静脉滴注，每日 1 次。

（3）复方丹参注射液：含丹参、降香。功效：活血化瘀，理气宽胸。每次用 20~40 mL，加入 5%葡萄糖注射液 250~500 mL 中静脉滴注，每日 1 次。

（4）三七皂苷注射液（血塞通）：含三七总皂苷。功效：活血祛瘀，通脉活络。常用方法：每次用 12~16 mL，加入 5%葡萄糖注射液 250 mL 中静脉滴注，每日 1 次。

（5）醒脑静注射液：含麝香、栀子、郁金、冰片。功效：清热泻火，凉血解毒，开窍醒脑。每次用 20~40 mL，加入 5%葡萄糖注射液 250 mL 中静脉滴注，每日 2~3 次。

（6）参附注射液：含红参、附片。功效：回阳救逆，益气固脱。常用方法：每次用 20 mL 静脉注射，继用参附注射液 100 mL 加入 5%葡萄糖注射液 250 mL 中静脉滴注。

（7）黄芪注射液：主要含黄芪。功效：益气养元，扶正祛邪，养心通脉，健脾利湿。常用方法：每次用 50 mL 加入 5%葡萄糖注射液 250 mL 中静脉滴注。

（8）参麦注射液：含红参、麦冬。功效：益气固脱，养阴生津，生脉。常用方法：每次用 100 mL 加入 5%葡萄糖注射液 250 mL 中静脉滴注。

中医适宜技术

中风一病，起病急骤，临床症状错综复杂，变化迅速，必须密切观察病情变化，根据患者的个体情况，及时调整治疗措施，进行综合救治，以挽救病者生命。

（一）艾灸法

适宜于中风各期。

操作：一般用艾炷置于穴位上点燃，或用艾条点燃后熏灸穴位。中风发作期有阳气虚脱者，用艾炷隔姜灸关元、气海；缺血性中风所引起的偏瘫恢复期，用艾条温和灸百会、正营、神庭、曲鬓、承灵，或用艾炷灸关元、风市、肩井、肩髃、曲池、合谷、间使、地机、血海、悬钟、足三里；中风后语言不利者，灸天窗、通里。

（二）耳针疗法

操作：针刺肾上腺、皮质下、心、肝、肾，留针 30 分钟。

（三）毫针刺法

方案 1

中经络

治法：调神导气，疏通经络。以督脉、手厥阴及足太阴经穴为主。

取穴：主穴：水沟、内关、三阴交、极泉、尺泽、委中。配穴：肝阳暴亢配太冲、太溪；风痰阻络配丰隆、风池；痰热腑实配曲池、内庭、丰隆；气虚血瘀配足三里、气海；阴虚风动配太溪、风池。口角歪斜配颊车、地仓；上肢不遂配肩髃、手三里、合谷；下肢不遂配环跳、阳陵泉、阴陵泉、风市、足三里、解溪；头晕配风池、完骨、天柱；足内翻配丘墟透照海；便秘配天枢、丰隆、支沟；复视配风池、天柱、睛明、球后；尿失禁、尿潴留，配中极、曲骨、关元。

操作：水沟用雀啄法，以眼球湿润为佳；刺三阴交时，沿胫骨内侧缘与皮肤成45°角，使针尖刺到三阴交穴，用提插补法；刺极泉时，在该穴位置下2寸心经上取穴，避开腋动脉，直刺进针，用提插泻法，以患者上肢有麻胀和抽动感为度；尺泽、委中直刺，用提插泻法使肢体有抽动感。可在患侧上、下肢各选2个穴位，采用电针治疗。

中脏腑

治法：醒脑开窍，启闭固脱。以督脉穴和手厥阴经穴为主。

取穴：主穴：水沟、百会、内关。配穴：闭证配十二井穴、合谷、太冲；脱证配关元、气海、神阙等。

操作：内关用泻法，水沟用强刺激，以眼球湿润为度。十二井穴用三棱针点刺出血。关元、气海用大艾炷灸，神阙用隔盐灸，不计壮数，以汗止、脉起、肢温为度。

方案2

操作：在患侧上、下肢各选一组穴位，采用断续波或疏密波，以肌肉微颤为度，每次通电20~30分钟。此法适用于半身不遂患者。

经典医案赏析

（一）古代验案

1. 中风（闭证）案

西门外汪姓，新正出门，遇友于途，一揖而仆，口噤目闭，四肢瘫痪，舁归不省人事，医亦用人参、熟地等药。其母前年曾抱危疾，余为之治愈，故信余求救。余曰：此所谓虚邪贼风也，以小续命汤加减。医者骇，谓壮年得此，必大虚之证，岂可用猛剂？其母排众议而服之。隔日再往，手揽余衣，两足踏地，欲作叩头势。余曰：欲谢余乎？亟点首，余止之。复作垂涕感恩状，余慰之，且谓其母曰：风毒深入，舌本坚硬，病虽愈，言语不能骤出，毋惊恐而误投温补也。果月余而后能言，百日乃痊。

按语：本案出自清代徐大椿的《洄溪医案》。患者为中风闭证，营卫郁闭，络虚邪滞，发为中风之中脏腑。当察其病因，先解急症，再“益气充血，盈脉络通利”。小续命汤出自孙思邈的《备急千金要方》，方中麻黄（去根节）一两（气实者全用，气虚者一半，以威灵仙代一半），木香一两（不见火），缩砂仁一两，人参（去芦）一两，川芎、甘草（炙）一两，杏仁（去皮尖，炒）一两，汉防己一两，桂心（去粗皮）一两，北防风一两半，附子（炮裂，去皮脐）半两，川乌（炮）三分，白芍药一两，黄芩七钱，独活一两。全方升阳、温阳、通阳，扶助阳气，通脉救逆。

2. 中风（脱证）案

杨。中后不复，交至节四日。寒战汗泄，遂神昏不醒。是阴阳失于交恋，真气欲绝，有暴脱之虑。拟进回阳摄阴法。（脱）

人参，干姜，淡附子，五味，猪胆汁。

又：人参（三钱），附子（三钱）。

又：人参，附子，五味，龙骨，牡蛎。

按语：本案出自清代叶桂的《临证指南医案》。此案为中风后未复，发为脱证，神昏、寒战、汗出，乃阴阳失和，真气欲脱之证。治以回阳救逆敛阴。叶桂云："中风则有真中、类中，中经络、血脉、脏腑之分。其论治，则有攻风劫痰、养血润燥、补气培元之治。本案阴阳枢纽不交，与暴脱无异，并非外中之风，乃纯虚症也。故先生急用大剂参附以回阳，恐纯刚难受，必佐阴药，以挽回万一。"

3. 中风（阴虚阳暴绝）案

丹溪治浦江郑君，年近六旬，奉养膏粱，仲夏久患滞下，又犯房劳。一夕如厕，忽然昏仆，撒手，遗尿，目上视，汗大出，喉如拽锯，呼吸甚微，其脉大而无伦次部位，可畏之甚此阴虚而阳暴绝也。急令煎人参膏，且与灸气海穴，艾壮如小指，至十八壮，右手能动，又三壮，唇微动。参膏成，与一盏，至半夜后，尽三盏，眼能动。尽二斤，方能言而索粥。尽五斤而利止，十数斤全安。

按语：本案出自清代俞震《古今医案按》中元代朱震亨医案。本案为中风之中脏腑，患者年高，素体亏虚，阳气暴脱，汗大出，呼吸甚微。用大剂量人参加灸法，补益阳气，回阳救脱。如医家俞震按曰："此种病，今常有之。医所用参不过一二钱，至一二两而止，亦并不知有灸法，无效则诿之天命。岂能于数日间用参膏至十余斤者乎？然参膏至十余斤，办之亦难矣，惟能办者不可不知有此法。"

（二）现代经验

1. 中风（风痰阻络）案

陈某，男，62岁，2005年2月23日初诊。家属代诉：既往有房颤、早搏病史，2004年2月第1次脑梗死，经救治无后遗症。2004年3月第2次复发，病灶在右侧脑部。2005年1月第3次脑梗死。诊见：吞咽不能，构音障碍，舌僵语謇，左侧半身不遂，下肢稍能活动，呛咳，有痰不能咯吐，口角歪斜不显，血压正常，烦躁，舌暗、苔薄，脉弦滑。辨证属风痰瘀阻络。治以祛风涤痰，化瘀通络。处方：制白附子、炙僵蚕、桃仁、地龙、法半夏、石斛各10 g，制南星12 g，炙全蝎、炮穿山甲各6 g，钩藤、白薇、豨莶草各15 g，制大黄5 g，炙水蛭3 g。7剂，每日1剂，水煎服。3月1日复诊：家属代诉，药后诸症尚平，日来汗多，咳嗽转显，餐后尤剧，烦躁易怒，流涎较前减轻，吞咽尚顺利。效不更方，加知母10 g，浮小麦30 g，鲜竹沥水（兑入药汁）1支。7剂，如法煎服。3月8日三诊：家属代诉，诸症明显好转，未诉明显不适。再守方续服14剂以巩固疗效。

按语：本案出自《周仲瑛教授辨证治疗缺血性中风验案3则》。周仲英认为，缺血性中风风痰瘀阻证乃因平素肝肾阴亏于下，阳亢于上，引动肝风，痰随风动，痰浊阻碍经脉，气血运行不畅，气血瘀滞，脉络痹阻，而致肢体痿废不用，故见半身不遂；痰浊阻于面络，可见口角歪斜；痰浊阻于舌络，可见舌强语謇，吞咽不能，饮水呛咳，咯痰不出。痰瘀闭阻脑络为主要病机，且贯穿于本病始终。正如《丹溪治法心要》曰："半身不遂，大率多痰，痰壅盛者，口眼歪斜也，不能言也。"本例患者平素肝肾阴亏，虚阳偏亢，发病以来风痰上扰，致面舌络脉不和。故治以祛风涤痰，化瘀通络。本方以牵正散为主药，重在祛风涤痰通络；配以制南星、法半夏、炮穿山甲、豨莶草加强祛风、涤痰、通络利关节力度；以钩藤平肝息风通络；腑气不通，则痰浊、瘀血之邪无排泄之途，使实邪肆虐更甚；以制大黄通腑泄浊兼能化瘀使邪毒外排；患者病史1年余，久病多瘀，故佐用炙水蛭、桃仁活血化瘀，桃仁兼能通便；配地龙血肉有情之品，清热通络兼能化痰；知母、白薇清虚热；浮小麦、石斛益气养阴，合用获止汗之效。全方协同，共奏祛风涤痰通络，兼以通腑泄浊之效。方证合拍，自能收效快捷。

2. 中风（气虚寒凝）案

鲍某，男，60岁，2011年3月28日初诊。主诉：间断言语不利、舌僵2年，加重半月。伴右手麻木，右下肢轻度活动不利，项皱，吃饭饮水费力，易呛，流涎，多寐，每日睡10小时以上，小便频。舌嫩红润，苔薄，脉沉弦徐紧。既往4年前发现高血压，最高220/90 mmHg，即刻血压180/90 mmHg。曾于2009年、2010年两次发作脑梗死，本次未行头颅CT检查。中医诊断：中风，正气内虚寒痹经脉。治法：扶正散寒，除痹通脉。处方：小续命汤加减。葛根12 g，桂枝10 g，当归12 g，川芎8 g，麻黄7 g，杏仁10 g，石菖蒲6 g，炮附片15 g，细辛6 g，羌独活各9 g，防风10 g，赤白芍各12 g，党参12 g，蜈蚣10条，全蝎10 g，炙甘草8 g。4剂，水煎服。加辅汗三法，即连续服药、啜热粥、温覆。取汗，汗出透后，改1日1剂。

2011年4月4日二诊：第1剂，温覆未啜粥即汗出30分钟，舌僵、易呛及项皱均减，仍多寐，每天多于10小时，眼黏、手麻如前，脉沉弦徐紧减，舌嫩红苔薄。降压药已停1周，即刻血压180/85 mmHg。汗出未彻，寒痹未解，继服上方，再汗，4剂。

2011年4月11日三诊：汗已透，彻夜而出，全身皆见。汗后舌较前软，食水未再呛，项皱除，小便正常。流涎、嗜睡如前。脉沉弦徐，舌嫩红苔白。血压195/110 mmHg（未服降压药），继予温阳解痉，不再用辅汗之法。处方如下：葛根15 g，防风10 g，当归12 g，炮附片12 g，川芎8 g，桃仁各15 g，红花15 g，桂枝10 g，僵蚕15 g，全蝎10 g，赤白芍12 g，羌独活各9 g，麻黄6 g，蜈蚣15条，地龙15 g，蝉蜕12 g。6剂，水煎服，每日三服。

2011年4月18日四诊：嗜睡减，舌僵不著，言语较清，项不皱，流涎减少。血压145/80 mmHg，未服降压药已3周。上方，加生黄芪18 g，7剂。

按语：本案出自《国医大师李士懋教授平脉辨证医案2则》。五版《中医内科学》中论述"中风是以猝然昏仆、不省人事，伴口眼㖞斜，半身不遂，语言不利，或不经昏仆而仅以㖞僻不遂为主症的一种疾病”。李士懋认为，将高血压兼脑中风患者一概应用息风治疗失之偏颇，未能体现辨证论治的精神。对于阴虚阳亢之高血压、脑中风使用镇肝熄风汤是对症的，但必须符合阴虚阳亢的中医指征。尤其是脉诊，患者出现弦劲或弦涌之脉，方可断为阴虚阳亢；若脉诊为痉脉兼无力之象，虽半身不遂、言语不利、高血压等症状相似，亦应断为正虚寒痹经脉。本案患者脉象即为沉弦徐而紧，沉主里，徐为正虚，弦紧为痉脉，主寒邪闭郁经脉，故断为正气内虚，寒痹经脉。治以扶正散寒，除痹通脉，方宗小续命汤。小续命汤乃治六经中风之通剂，出自《备急千金要方》卷八，由麻黄、防己、人参、黄芩、桂心、甘草、芍药、杏仁、防风、生姜组成，主治中风猝起，筋脉拘急，半身不遂，口目不正，舌强不能语，或神志闷乱等。是真中风之方剂，兼治风寒湿痹疼痛者。李士懋甚为推崇此方，临床用作正虚寒痹经脉之要方，兼以“痉脉”作为应用此方的主要指征。如前述，痉脉的特征就是沉弦拘紧，摸之似呈痉挛状态，见此脉即提示有寒邪凝痹之证，即可散寒通痹。本案亦为李士懋应用汗法的经典病例，其将原方合虫类药蜈蚣、全蝎，以加强搜风止痉之功，加细辛以启肾阳，葛根以生津止痉解项皱，石菖蒲通舌窍，当归养血。同时，因脉无热象，故去原方中的杏仁、黄芩，以免在驱邪中掣肘。加减化裁后大大加强了原方之功效，切合病机，故奏速效。

各家论述辑要

（一）秦汉时期

1.《黄帝内经》

《黄帝内经》无“中风”之名，但对《黄帝内经》所载与中风临床表现相似病证及其病机的分析与阐发，是构建中风病机制论较早的临床依据与立论根基。《素问·大奇论》曰：“脉至如喘，名曰暴厥。暴厥者，不知与人言。脉至如数，使人暴惊，三四日自已。”此条文描述暴厥临床表现，与中风类似。此外，《素问·通评虚实论》曰：“暴厥而聋，偏塞闭不通，内气暴薄也。”此暴厥伴有耳聋，病责体内阳气猝然闭塞，气壅不散，清窍蒙覆，神明失用，对暴厥的病机加以阐释。《素问·生气通天论》曰：“阳气者，烦劳则张，精绝，辟积于夏，使人煎厥。目盲不可以视，耳闭不可以听，溃溃乎若坏都，汩汩乎不可止。”煎厥由大怒以致阳气上冒，清窍被蒙，诸窍失用，神明不彰。《素问·调经论》曰：“血之与气并走于上，则为大厥。”大厥发病责在气血逆乱，清窍壅塞，神机蒙蔽。其发病及预后与气机是否平复相关，故又曰：“厥则暴死，气复返则生，不反则死。”这一论述为当代临床急性卒中之取栓、溶栓等治疗方法与疗效的阐释提供理论支持。《素问·生气通天论》曰：“阳气者，大怒则形气绝，而血菀于上，使人薄厥……汗出偏沮，使人偏枯。”文中提到“薄厥”“偏枯”，阳气因大怒而逆上，血随气逆，壅塞清窍，蒙蔽元神，发为薄厥。《素问·通评虚实论》曰：“凡治消瘅、仆击、偏枯……肥贵人，则高粱之疾也。”膏粱厚味与肥胖、偏枯、仆击发病相关，后世所谓“肥人多中风”，与当代认识近乎一致。《素问·至真要大论》曰：“诸暴强直，皆属于风。”《黄帝内经》言风有天地之风与人体之风，后世分外风、内风。天地间流动之气即外风；病起于内，则为内风，责在阴阳失调，气机逆乱。《素问·阴阳应象大论》曰："阳之气，以天地之疾风名之。暴气象雷，逆气象阳。"无论外风内风，皆取天地间风气流动疾速，致病迅烈之象。故《黄帝内经》用"暴""逆"表述气病化风。动者为气，致病为风。在天动则为疾风，人身之气"暴""逆"则为内风。《灵枢·九宫八风》曰"偏中于风邪，则为击仆、偏枯矣"；《素问·风论》曰"风之伤人也……或为偏枯"；《灵枢·刺节真邪》说"营卫稍衰则真气去，邪气独留，发为偏枯"，阐明营卫虚损招致外邪内侵引发偏枯，确立外风致中病机理论。营卫固护肌表，控制汗液，抵御外邪。《素问·生气通天论》曰"汗出偏沮，使人偏枯"，阴阳失调，营亏卫伐，腠理不固，偏身汗出，风邪入中。"卒中偏痹"首见于《素问·本病论（遗篇）》。经文以讨论运气失常为前提，提出"民病温疫早发，咽嗌乃干，四肢满，肢节皆痛。久而化郁，即大风摧拉，折损鸣乱，民病卒中偏痹，手足不仁"。首次提出"卒中""偏痹""手足不仁"。其意义是"卒中"病名的出现与含义。《黄帝内经》从病因、病机等方面有较全面的认识与记载，奠定了较为全面的中风病生理基础。

2.《金匮要略》

张仲景《金匮要略·中风历节病脉证并治》提出："夫风之为病，当半身不遂……中风使然。"始有"中风"病名及其专篇，对中风的病因病机、临床特征、诊断和治疗有了较为深入的论述。就病因学发展而言，唐宋以前多以"内虚邪中"立论。如《金匮要略·中风历节病脉证并治》认为"夫风之为病，当半身不遂""络脉空虚，贼邪不泻"，并有"邪在于络""邪在于经"和"邪入于腑""邪入于脏"之分类。"寸口脉浮而紧，紧则为寒，浮则为虚，寒虚相搏，邪在皮肤"；"浮者血虚，络脉空虚"，正虚邪袭，络脉受损，突出强调邪气入中，明确正虚邪中发病观。"寸口脉迟而缓，迟则为寒，缓则为虚；荣缓则为亡血，卫缓则为中风"，强调营卫损伤，正虚邪入致病。"浮者血虚，络脉空虚，贼邪不泻，或左或右，邪气反缓，正气即急，正气引邪，㖞僻不遂"，中风临床表现纷繁，病机复杂，上述寥寥数语，便已阐明"㖞僻不遂"的发病机制。风药治中风是《金匮要略》开创之举，所用风药主要有菊花、细辛、防风、桂枝、麻黄等。风药不独散风，又能疏利气机、疏调营卫、疏通血脉、通络宣痹，故亦可用于内风证治。如今风药已经成为中风临证常用药。《金匮要略》在中风病名、特征、发病与病机、证类、组方用药等方面皆有建树。《金匮要略》在《黄帝内经》的基础上首次建立起中风诊疗体系，为后世中风临床研究奠定基础。

（二）隋唐宋元时期

这一时期对风病的记载又趋复杂。隋代巢元方《诸病源候论·风病诸候》云："风痱之状，身体无痛，四肢不收，神志不乱，一臂不随者，风痱也。"《诸病源候论》中"中风"不仅是疾病的名称，也是临床症状，还是疾病分类的类别。书中风病就达59种之多，并对每种风病都从病因、病机、病变等方面做了具体的解释和较详细的记述，理论阐述方面虽然未越出《黄帝内经》基本理论的范畴，但在症状记述方面却较《黄帝内经》时期大为详确。然而该书对各类风病的分类和鉴别方面，似较《伤寒论》《金匮要略》时期反而退步了，特别像鬼魅、恶风等的记述，谈及鬼神迷信就更显得落后了。唐代孙思邈《备急千金要方》记载："中风大法有四：一曰偏枯，二曰风痱，三曰风懿，四曰风痹……偏枯者，半身不遂，肌肉偏不用而痛，言不变，智不乱，病在分腠之间。"以上两书提及的"风口噤""风舌强不得语""风痉""风角弓反张""风四肢拘挛不得屈伸""风身体手足不随"等症状均是中风病的表现。《备急千金要方》和《外台秘要》所记风病，大抵不出《诸病源候论》之范围。这两书的特点主要是搜集了东汉到晋唐间大量治风病的方剂，其中还包括了许多民间流传的偏方和验方，但是这样多的方剂，一病之下罗列十数方，每方既无明确的应用指征和适用范围，又没有针对不同疾病的理论性解释，因此，反而给临床医家增加了难以选择的困难。由此可见，隋唐时期对风病的认识，包括的范围较以前更加广泛了，而在分类和鉴别不同类型上又看不出什么新的进步。在治疗上，虽然积累了大量方剂，但对于这些方剂的运用上，又缺乏任何规律性的规定。这两个方面都给人一种杂乱无章的感觉，这种情况是实践知识增多了，而理论跟不上去的必然结果，它反映了这一时期医学发展的总趋势。值得注意的是，《外台秘要》引许仁则论中风之源中提出"男女""饮食""劳役""思虑"等都是引起中风的根源，这是从内因方面考虑本病发生的开始。

由北宋政府主持编纂的《圣济总录》首次提出"卒中风"为中风之名："卒中风之人，由阴阳不调，腑脏久虚，气血衰弱，荣卫气竭，故风之毒邪，尤易乘间而入。"此处所论"卒中风"与今之中风极似。再如南宋陈无择在《三因极一病证方论》中指出："人或中邪风，鲜有不致毙者……盖风性紧暴，善行数变，其中人也卒，其眩人也晕，激人涎浮，昏人神乱，故推为百病长。圣人先此以示教，太医编集，所以首论中风也。"首次将"中风"作为一个独立的疾病名称讨论。如严用和在其所著的《济生方》中，首先提出了内因之说，所举的证候大抵与后世所谓中风一致。而许叔微在《普济本事方》中，更提出"气中"之说法，强调"中风"与"气中"是两回事。他们的这些说法，都提出了较许仁则更为进步的见解。总之，有宋一代，对中风病的认识，从大体上看，仍未脱出唐以前窠臼，但已出现了一些新见解，开始从内因方面考虑本病。

金元时期关于中风病名的新理论仍然在持续增加，而在新理论中也提出了不同的看法。该时期的医家更突出以"内风"立论，金元四大家提出了火、气、痰、虚的病机，这可谓是中风病因的一个重大转折。刘河间在"诸风掉眩，皆属于肝"的启发下，力主"心火暴甚"；李东垣则认为"本气虚亦中风"；朱丹溪主"湿痰"，认为中风是湿痰化热生风所致。王履则从病因学角度提出了"真中风"和"类中风"的概念。其在《医经溯洄集·中风辨》中言："殊不知因于风者，真中风也。因于火，因于气，因于湿者，类中风，而非中风也。""人有卒暴僵仆，或偏枯，或四肢不举，或不知人，或死，或不死者，世以中风呼之，而方书亦以中风治之。"其中提及的"类中风""真中风"正是当前医学所指的中风这一疾病。说明该时期各医家已接受"中风"作为一个独立的病名存在。此后经王安道的综合，归结出有火者治火、有痰者治痰、有风者治风、因气者治气的原则，就使本病的治疗逐渐走上了辨证论治的道路。

（三）明清时期

明代楼英首次将"中风"称为卒中。《医学纲目·卷十一·中风》载："中风，世俗之称也。

其症卒然仆倒，口眼㖞斜，半身不遂……世又称为卒中。”张景岳在这一时期倡导“内伤积损”的论点，对后世影响极大。他认为：“凡病此者，多以素不能慎，或七情内伤，或酒色过度……以致阴阳相失，精气不交，所以忽尔昏愦，卒然仆倒。”由此可见，张景岳已认识到中风的病因与过食肥甘厚腻、情志内伤、年老体虚等因素相关。他将王履“真中风”和“类中风”的概念延续，但认为这不能与风证完全分开，故将“属风”一词改为“非风”。并在《景岳全书·杂证谟·非风》中言：“非风一证，即时人所谓中风证也。此证多见卒倒，卒倒多由昏愦，本皆内伤积损颓败而然，原非外感风寒所致……而知其本非风证矣。”这一论述将“中风”从“风病”中抽离出来，作为一个病名独立存在。

清代王清任认同张景岳学说，主张“亏损元气是其本源”。此后叶天士进一步阐述“精血衰耗，水不涵木，肝阳偏亢，内风时起”之说，其根本源自张景岳。至此，医家们基本摒弃了《黄帝内经》的外风说，大部分转至内因致病，主要有元气虚损、肝肾阴亏、肝风内动、湿痰阻络等。到清代后期，西医思想开始陆续传入我国，使很多医家的学术思想不再局限于中医，而是将两者结合治疗疾病。其中的代表人物是张锡纯，其在《医学衷中参西录》中云：“《内经》初不名为内中风，亦不名为脑充血，而实名之为煎厥、大厥、薄厥。”首次提出了“脑充血”和“脑贫血”的名称。

现代研究概要

中风是一种严重危害中老年人健康的常见病、多发病。病因以内伤积损、情志过极、饮食不节、体态肥盛等为主，病机多从风、火（热）、痰、瘀、虚立论，病位在脑，与肝、心、脾、肾等脏腑密切相关。中风急性期，病情较轻者，伤及脑脉，病在经络；病情较重者，伤及脑髓，病在脏腑。中风的证候属于本虚标实，急性期常以风火、痰热、血瘀等实证多见，多用平肝潜阳、化痰息风、清热通腑、活血化瘀治法。恢复期或后遗症期则以气虚血瘀、阴虚阳亢等虚证较多，多用滋阴潜阳、益气活血之法。本病常于急性期病情恶化，宜及时采取救治措施，精心护理。同时，在急性期还要积极治疗，以减少复发率，降低病死率和病残率。当代治疗中风急性期的临床经验当以化痰通腑法为最著。

（一）临床研究

20 世纪 70 年代，任继学在金元时期张从正提出的中风中脏腑用三化汤经验基础上，大胆实践，提出在中风发病 72 小时内先投三化汤（大黄、枳实、厚朴、羌活）加生蒲黄、桃仁、煨皂角水煎服之，得利停服，取得了显著疗效。王永炎随后研究发现，急性脑卒中半数以上存在痰热腑实，并创制了星蒌承气汤用于治疗中风急性期痰热腑实证，取得了显著疗效。他总结出化痰通腑法临床应用的三大指征：便干便秘、舌苔黄腻、脉弦滑。同时指出，通下后腑气通畅的指标，一是大便通泻，二是舌苔的变化。舌苔要转为薄白苔，舌质转为淡红，此为顺，可停止通下。若黄苔或黄腻苔持续不退，需继续通腑，此时可改用大柴胡汤通腑泻热。若是黄苔或黄腻苔迅速剥落而舌质转红绛，此为逆，为复中风之危候。他还指出通下不可太过，若通下过程中，患者出现心慌、气短、自汗、口干、舌红少津、脉沉缓等表现，甚或肛门总有少量大便，说明通下太过，或用通下剂过早。这些经验有力推动了中医药治疗中风的临床进展。

黄晓宏按照《中国急性缺血性脑卒中诊治指南2010》选取60例急性缺血性脑卒中患者，随机分成观察组40例和对照组20例。对照组患者给予丹参注射液、阿司匹林、奥扎格雷钠针剂等常规治疗。观察组患者除给予常规治疗外，进行中医辨证分型：对气虚血瘀患者加黄芪注射液进行治疗；对内闭外脱型患者，闭证加醒脑静，脱证加参麦或参附注射液；对痰热风扰型患者加痰热清注射液进行治疗。结果观察组总有效率90%，优于对照组的70%（$P<0.05$）。

周叶等选择符合中西医诊断标准及辨证属风痰瘀阻证的90例急性缺血性中风患者随机分为治疗组和对照组。对照组用常规西医治疗法，治疗组在常规治疗法的基础上加用小续命汤。治疗后小续命汤组NIHSS评分显著低于对照组，小续命汤组的中医证候积分改善上优于对照组（$P<0.01$）。

邢栋将82例急性缺血性中风患者按照用药的不同将这82例患者平均分为西药组和补阳还五汤组。两组患者均使用西药进行常规治疗，补阳还五汤组患者加用补阳还五汤进行治疗。经过14日的治疗后，结果补阳还五汤组患者神经功能缺损的评分明显低于西药组患者，差异具有统计学意义（$P<0.05$）。

刘晓明等在“毒损脑络、损络生毒”理论的指导下，将90例急性缺血性脑卒中患者随机均分为3组（治疗1组、治疗2组、对照组）。各组在常规治疗的基础上，治疗1组给予醒脑静注射液和清开灵颗粒，治疗2组给予醒脑静注射液。治疗2周后，两治疗组与对照组比较均能明显改善急性脑梗死患者的内风、内火、痰湿的证候，ET血清含量以及WBC、N%、CRP、TNF-α、IL-6的数值较治疗前均有明显降低（$P<0.05$）。

（二）实验研究

刘敬霞等从对脑缺血最重要的促凋亡基因之一凋亡相关因子（Fas）及其配体FasL，以及最终引起靶细胞死亡的半胱氨酸蛋白酶（Caspase）-3蛋白的影响进行研究，发现星蒌承气汤可以通过祛邪以下调其表达，从而阻抑神经细胞凋亡，发挥脑保护作用。同时，刘敬霞等还发现星蒌承气汤对脑缺血大鼠的海马神经元也具有保护作用。神经生长因子（NGF）是其中一种可以保护神经元的因子，刘会贤等研究发现星蒌承气汤可以提高受损脑组织中NGF的表达，从而减轻其神经元损伤。上述研究均表明了星蒌承气汤可以通过抑制神经元损伤起到治疗中风痰热腑实证的作用。

黄劲柏等研究以三棱针刺“水沟”和“十二井穴”或“十宣”，每次4~6穴治疗脑梗死急性期研究发现脑缺血后，在大鼠海马区和脑皮层中，c-fos mRNA、HSP70 mRNA在脑缺血30分钟、1小时、2小时呈上升趋势，而刺血组各时间点升高趋势明显优于模型组。

针灸是中医治疗中风病的一大特色，在药物治疗的基础上，结合中医辨证分型，予以针灸治疗，可以扩张局部血管，增加脑组织氧和脑血流量，改善血液流变性、血脂、血流动力学，对抗脑缺血后炎症反应，改善神经功能缺损，提高临床疗效。各大医家对于针刺的选择各有不同。按部位来说，目前对于脑梗死的针刺治疗有头针、体针、眼针、舌针、腹针、腕踝针、穴位注射或是针刺联合中药的综合疗法等，也有醒脑开窍针刺法、左升右降针刺法、通督调神针刺法、平衡针刺法、分期针刺法、透穴针刺法、滞针法等针刺方法的选择。对于脑梗死患者针灸穴位的选择：以阿是穴、百会、四神聪、内关、水沟、三阴交、足三里较为常见；若伴有口舌㖞斜者可加颊车、地仓穴，言语不利者可加哑门、廉泉穴；对于出现偏瘫痉挛的患者，上肢者可加肩髃、臂臑、手三里、外关、合谷等穴位，下肢者则可取髀关、伏兔、梁丘、血海、阳陵泉、足三里、悬钟、三阴交、太冲等穴位；对于并发有肩手综合征的患者则可加肩贞、缺盆、肩井、肩髃、尺泽、合谷等穴位。雷衍东针刺治疗不同证型缺血性中风患者，治疗以醒脑开窍法治疗，选穴为内关、水沟、三阴交、尺泽、极泉、委中，肝阳上亢加太冲、太溪；气虚血瘀加气海、血海；痰热腑实加丰隆、天枢、内庭、曲池，口角歪斜加地仓、颊车；语言不利加廉泉、通里、精津、玉液点刺等。还有研究发现，针灸能有效改善急性脑梗死患者的神经功能，提高脑血流量，改善脑局部微循环，促进神经元再生，可以降低血清 SES、PAC－1 水平，提高患者的生活质量。

（吴倩）

参考文献

[1] 姜良铎. 中医急诊学[M]. 北京：中国中医药出版社，2007：3.

[2] 张伯礼，吴勉华. 中医内科学[M]. 北京：中国中医药出版社，2017：8.

[3] 钟赣生. 中药学[M]. 北京：中国中医药出版社，2016：8.

[4] 于少泓，李万斌，刘昭纯. 基于中风医案的脏腑用药规律研究[J/OL]. 实用中医内科杂志：1－6[2021－06－18]. http：//kns.cnki.net/kcms/detail/21.1187.R.20210511.1417.002.htmL.

[5] 汪琳，丁子惠，李萍. 中医药治疗脑出血研究进展[J]. 长春中医药大学学报，2021，37(01)：221－223.

[6] 肖宵，余瑶，赵明芬. 脑梗塞中医药治疗进展[J]. 新疆中医药，2020，38(06)：94－96.

[7] 刘海亮，朱凯，王中琳. 金元医家对中风病病因病机与证治概述[J]. 中西医结合心脑血管病杂志，2020，18(20)：3370－3373.

[8] 周诗琴，范奇雄，吴飚. 浅谈中风病的溯源[J]. 中国民间疗法，2020，28(18)：14－16.

[9] 丁元庆，陈哲，唐赛雪.《金匮要略》对中风研究的贡献与影响[J]. 山东中医药大学学报，2020，44(05)：468－472.

[10] 李文哲，贺丹，赵光显. 中医汤剂治疗脑卒中的研究进展[J]. 中国疗养医学，2020，29(09)：923－924.

[11] 丁元庆，陈哲，唐赛雪.《内经》对构建中风病机理论的作用与影响[J]. 山东中医药大学学报，2020，44(04)：344－349+343.

[12] 孙忠人，赵晗璐，尹洪娜. 由中风病病机发展史论治中风[J]. 辽宁中医药大学学报，2020，22(09)：1－4.

[13] 于海. 国医大师李士懋教授平脉辨证医案 2 则[J]. 中国中医药现代远程教育，2015，13(19)：142－144.

[14] 张玥. 清代医案研究与应用现状[J]. 辽宁中医药大学学报，2013，15(09)：170－173.

[15] 张兰坤，徐丹，陈俐，等. 周仲瑛教授辨证治疗缺血性中风验案 3 则[J]. 新中医，2011，43(05)：176－177.

[16] 王晓光，刘敬霞，刘超，等. 中医病症结合临床治疗急性缺血性中风的研究进展[J]. 辽宁中医杂志，2019，46(01)：218－220.

[17] 柳皓，胡浩. 中风辨证论治研究文献概述[J]. 新疆中医药，2021，39(01)：85－88.

[18] 陈婷婷. 中风病痰热腑实证判别的影响因素及相关脑肠肽研究[D]. 北京中医药大学，2018.

[19] 黄晓宏. 中西医辨证分型诊治急性缺血性脑卒中的疗效分析[J]. 中国医药指南，2012，10(29)：609－610.

[20] 王晓光，刘敬霞，刘超，等. 中医病症结合临床治疗急性缺血性中风的研究进展[J]. 辽宁中医杂志，2019，46(01)：218－220.

[21] 周叶，陆征宇，赵虹. 小续命汤治疗风痰瘀阻型急性缺血性中风的临床研究[J]. 中西医结合心脑血管病杂志，2015，13(13)：

1483－1486.

[22] 邢栋. 用补阳还五汤治疗急性缺血性中风的效果研究[J]. 当代医药论丛,2016,14(22):123－124.

[23] 刘晓明,高善语. 安宫牛黄制剂治疗老年急性脑梗死的临床观察[J]. 光明中医,2016,31(17):2462－2465.

[24] 刘敬霞,李建生,俞维,等. 星蒌承气汤和补阳还五汤对脑缺血大鼠细胞凋亡 Fas/Fasl 和 Caspase－3 调控的影响[J]. 中国实验方剂学杂志,2012,18(23):187－191.

[25] 王爽,吴丹,张敬博,等. 星蒌承气汤治疗中风痰热腑实证的研究进展[J]. 中国实验方剂学杂志,2021,27(10):213－221.

[26] 刘敬霞,李建生,俞维,等. 星蒌承气汤和补阳还五汤对脑缺血大鼠海马神经元损伤的影响[J]. 中国实验方剂学杂志,2012,18(12):233－237.

[27] 刘会贤,刘敬霞,俞维,等. 补阳还五汤和星蒌承气汤对脑缺血大鼠神经元突触重塑及胶质源性神经营养因子和神经生长因子表达的影响[J]. 中国老年学杂志,2015,35(03):702－705.

[28] 岳颖,徐媛,郭义. 针灸早期介入在急救中的研究进展[J]. 中医药导报,2017,23(21):60－62.

[29] 黄劲柏,卓廉佳,刘龙浩,等. 急救穴刺血对实验性脑缺血大鼠大脑皮层、海马区 c-fos mRNA 表达的影响[J]. 中国中医急症,2012,21(04):582－584.

痉 证

中医诊疗基础

（一）基本概念

痉证是以项背强急，四肢抽搐，甚至角弓反张、口噤为主要临床表现的一种病证。在历代中医文献中又称“瘛疭”等。

西医学中，由各种原因引起的高热惊厥以及某些引起脑膜刺激征的疾病等，如流行性脑脊髓膜炎、流行性乙型脑炎、中毒性脑病、脑脓肿、脑寄生虫病、脑血管疾病等出现痉证表现，符合本病临床特征者，均可参照本篇辨证论治。

（二）病因病机

关于痉证的病因病机在历代文献中多有阐述，《素问·至真要大论》有“诸痉项强，皆属于湿”“诸热瞀瘛，皆属于火”，描述了痉证的典型表现，认为是湿性黏滞，阻碍气机，火热扰心，灼伤阴血，筋脉失养等所致。张仲景在《金匮要略》中将痉证外感表实无汗为刚痉，表虚有汗为柔痉，并提出了误治致痉的理论，其中伤亡津液而致痉的认识对后世医家内伤致痉讨论提供了思路和理论支持。朱丹溪认为痉证也可由于气血亏虚所致，切不可作风治而专用“风药”。《景岳全书》强调阴虚精血亏损致痉。至清代，随着温病学说的发展，对痉证的认识日趋完善。《临证指南医案》首先阐述了痉证和肝脏的关系，认为“肝为风木之脏，因有相火内寄，体阴用阳，其性刚，主动主升……倘精液有亏，肝阴不足，血燥生热，热则风阳上升，窍络阻塞，头目不清，眩晕跌仆，甚则瘛疭厥矣”。吴鞠通则进一步将痉证概括为虚、实、寒、热四大纲领。王清任《医林改错》提出了气虚血瘀可以致痉。

现代对痉证的病因病机主要可以分为外感、内伤、误治失治三个方面。

（1）外感：由于感受风寒湿之邪，壅阻经络，气血不畅，或热盛动风，扰乱神明，或热盛伤津,筋脉失养而致痉。

(2)内伤:由于久病过劳,致使气血亏损,难以濡养筋脉,或脏腑功能失调,痰浊阻滞,或肝肾阴虚,阴不敛阳,肝阳上亢,阳亢化风而致痉。

(3)误治失治:由于不当使用汗吐下法,导致阴精耗伤,或血证、体虚等病证失治,津伤脱液,筋脉失养,均可导致痉病的发生。

总之,痉证为筋脉之病,常以督脉为本,筋脉为标。

(三)诊断与鉴别诊断

1. 临床表现

本病常发病急骤,可见于外感邪气或久病体虚、误治失治,诊断时把握发病时的主要表现,如项背强急、四肢抽搐、角弓反张、口噤等。对于急性外感病重者,常表现为神昏谵语、恶寒发热、呼吸喘促、斑疹隐隐、抽动有力;久病体虚、失治误治者,常表现为神疲气短、面色暗淡无华、形体消瘦等。舌脉表现上,热甚者舌红苔燥,伤津虚损者舌质红少津苔少,瘀血者舌质紫暗,边有瘀斑等;表证脉多浮,实证脉数有力,瘀血脉涩,痰浊脉滑,虚则脉细无力。

此外,在诊断时可以结合现代医学检查如头颅CT、MRI等影像检查,脑脊液、血液培养、二代测序等病原微生物检查等帮助诊断。

2. 鉴别诊断

本病可与痫证、中风、颤证、厥证、破伤风相鉴别。

痫证　痫证是一种发作性的神志异常的疾病,发作前可一如常人,其大发作的特点为突然仆倒,昏不知人,口吐涎沫,两目上视,四肢抽搐,或口中如作猪羊叫。大多发作片刻即可自行缓解,醒后一如常人。鉴别要点是:痫证多为突然发病,其抽搐、痉挛症状发作片刻可自行缓解,既往有类似病史;痉证的抽搐、痉挛发作多呈持续性,不经治疗难以自行恢复,痉证多有发热、头痛等伴发症状。

中风　中风以突然昏仆,不省人事,或不经昏仆,而表现为以半身不遂,口舌歪斜为主要特点。痉证以项背强直,四肢抽搐,无偏瘫症状为临床特点。

颤证　颤证是一种慢性疾病过程,以头颈、手足不自主颤动、振摇为主要症状,手足颤抖动作幅度小,频率较快,多呈持续性,无发热、神昏等症状。

厥证　厥证由于阴阳失调,气机逆乱,以突然昏倒,不省人事,四肢逆冷为主要表现,但无项背强硬,四肢抽搐等表现。

破伤风　破伤风因金创破伤,伤口不洁,感受风毒之邪,临床表现为项背强直,四肢抽搐,角弓反张。发痉多始于头面部,肌肉痉挛,口噤,苦笑面容,逐渐延及四肢或全身。属外科疾病的范畴。

（四）中医证治

■ 邪壅经络

·病机·外感邪气，壅阻经络。

·证候·头痛，项背强直，恶寒发热，无汗或汗出，肢体酸重，甚至口噤不能语，四肢抽搐。舌苔薄白或白腻，脉浮紧。

·治法·祛风散寒，燥湿和营。

·方药·羌活胜湿汤（《证治宝鉴》）加减。药用羌活、独活、防风、藁本、川芎、蔓荆子、甘草等。方中羌活、独活共为君药，二者皆为辛苦温燥之品，其辛散祛风，味苦燥湿，性温散寒，故皆可祛风除湿。其中羌活善祛上部风湿，独活善祛下部风湿，两药相合，能散一身上下之风湿。臣以防风、藁本，入太阳经，祛风胜湿，且善止头痛。佐以川芎活血行气，祛风止痛；蔓荆子祛风止痛。使以甘草调和诸药。全方共奏祛风散寒、燥湿和营之功，使邪去络畅，营和痉解而愈。

若寒邪较甚，项背强急，肢痛拘挛，无汗，病属刚痉，治以解肌发汗。选葛根汤为主方，葛根、麻黄、桂枝、生姜温经散寒，解肌止痉，芍药、甘草、大枣酸甘缓急，调和营卫。若风邪偏盛，项背强急，发热不恶寒，汗出，头痛，病属柔痉，治以和营养津。选瓜蒌桂枝汤为主方，方用桂枝汤调和营卫，解表散邪，瓜蒌根清热生津，和络柔筋。若湿热偏盛，胸脘痞闷，身热，渴不欲饮，溲短赤，苔黄腻，脉滑数，可用三仁汤加地龙、丝瓜络、威灵仙以清热化湿，活络通经。

■ 肝经热盛

·病机·热盛动风，扰乱神明。

·证候·高热头痛，口噤龂齿，手足躁动，甚则项背强急，四肢抽搐，角弓反张。舌质红绛，苔黄燥，脉弦细而数。

·治法·清热凉血，清肝息风。

·方药·羚角钩藤汤（《通俗伤寒论》），加减。药用：羚羊角（水牛角代）、钩藤、桑叶、菊花、川贝母、竹茹、茯神、白芍、生地、甘草等。方中羚羊角（水牛角代），清泄肝热，息风止痉之效颇佳，钩藤清热平肝息风止痉，两药相合，凉肝息风，共为君药。桑叶、菊花辛凉疏泄，清热平肝息风，以加强凉肝息风之效，用为臣药。《本草经疏》说："菊花专制肝木，故为祛风之要药。"热极动风，风火相煽，最易耗阴劫液，故用鲜生地、白芍药、生甘草三味相配，酸甘化阴，滋阴增液，柔肝舒筋。上述药物与羚羊角、钩藤等清热凉肝息风药并用，标本兼顾，可以加强息风解痉之功。邪热亢盛，每易灼津成痰，故用川贝母、鲜竹茹以清热化痰；热扰心神，又以茯神木平肝、宁心安神，以上俱为佐药。生甘草调和诸药，又为使药。全方合用共奏清热凉血、清肝息风之功。

若口苦苔黄，加龙胆草、栀子、黄芩清肝泻火；口渴甚者，加生石膏、花粉、麦冬以清热生津止渴；神昏痉厥者，选用安宫牛黄丸、《局方》至宝丹或紫雪丹，三者安宫牛黄丸偏清热解毒，至宝丹偏开窍醒神，紫雪丹则偏息风止痉。

■ 阳明热盛

·病机·热盛伤津，筋脉失养，腑气不通。

·证候·壮热汗出，口渴喜冷饮，腹满便结，项背强急，手足挛急，甚则角弓反张。舌质红，苔黄燥，脉弦数。

·治法·清泄胃热，增液止痉。

·方药·白虎汤(《伤寒论》)合增液承气汤(《温病条辨》)加减。药用：生石膏、知母、玄参、生地、麦冬、大黄、芒硝、粳米、甘草等。方中石膏辛甘大寒，功善清解，透热出表，为君药；知母苦寒质润，一助石膏清肺胃热，一滋阴润燥。佐以粳米、炙甘草益胃生津。增液承气汤主治热结阴亏，燥屎不行之证。温热之邪，最易伤津耗液，热结胃肠，津液被灼，肠腑失调，传导失常，故燥屎不行。燥屎不行，邪热愈盛，阴津渐竭，故肠中燥屎虽用下法而不通，此即《温病条辨》"津液不足，无水舟停"之证。口干舌燥，舌红苔黄，乃热伤津亏之证。根据以上病机，治当滋阴增液，泄热通便。方中重用玄参为君，滋阴泄热通便，麦冬、生地为臣，滋阴生津，君臣相合，即增液汤，功能滋阴清热，增液通便；大黄、芒硝泄热通便、软坚润燥。两方合用，治阳明热盛，热结阴亏，共奏清泄胃热、增液止痉之功。

若热邪伤津而无腹实证者，可用白虎加人参汤，以清热救津；抽搐较甚者，可加全蝎、地龙、天麻、钩藤等息风止痉之品；热甚烦躁者，可加淡竹叶、栀子清心泻火；热甚动血，斑疹显现，舌质红绛，加水牛角、生地、牡丹皮。

瘀血内阻

·病机·气血不畅，筋脉失养。

·证候·头痛如刺，痛有定处，项背强急，四肢抽搐。舌质紫暗，边有瘀斑。

·治法·活血化瘀，通窍止痉。

·方药·通窍活血汤(《医林改错》)加减。药用：赤芍、川芎、桃仁、红花、麝香、红枣、老葱、鲜生姜等。方中麝香辛香走窜，上行至头巅，活血化瘀，行血中之瘀滞，开经络之壅遏，以通经散结止痛，为君药；桃仁、红花、赤芍、川芎，活血化瘀止痛，作为臣药；老葱、鲜生姜辛温走散而上行，为佐药；红枣益气养血、黄酒活血上行，为使药。共行通窍活血之功。若胸痛满闷明显者，可选用血府逐瘀汤，方用桃仁、红花、当归、生地、牛膝、川芎、桔梗、赤芍、枳壳、甘草、柴胡等。本方主治诸症皆为瘀血内阻胸部，气机郁滞所致。即王清任所称"胸中血府血瘀"之证。胸中为气之所宗，血之所聚，肝经循行之分野。血瘀胸中，气机阻滞，清阳郁遏不升，则胸痛、头痛日久不愈，痛如针刺，且有定处；胸中血瘀，影响及胃，胃气上逆，故呃逆干呕，甚则水入即呛；瘀久化热，则内热瞀闷，入暮潮热；瘀热扰心，则心悸怔忡，失眠多梦；郁滞日久，肝失条达，故急躁易怒；至于唇、目、舌、脉所见，皆为瘀血征象。治宜活血化瘀，兼以行气止痛。方中桃仁破血行滞而润燥，红花活血祛瘀以止痛，共为君药。赤芍、川芎助君药活血祛瘀；牛膝活血通经，祛瘀止痛，引血下行，共为臣药。生地、当归养血益阴，清热活血；桔梗、枳壳，一升一降，宽胸行气；柴胡疏肝解郁，升达清阳，与桔梗、枳壳同用，尤善理气行滞，使气行则血行，以上均为佐药。桔梗并能载药上行，兼有使药之用；甘草调和诸药，亦为使药。合而用之，使血活瘀化气行，则诸症可愈，为治胸中血瘀证之良方。

若头痛甚者，加全蝎、蜈蚣，重用川芎行血通络，项背强急者，加用葛根，如若胸膈瘀血甚者，可选用血府逐瘀汤加减。兼有头晕、乏力、气虚者，加用人参、黄芪、白术等益气健脾，以助活血化瘀之功。

痰浊阻滞

·病机· 痰蒙清窍。

·证候· 头痛昏蒙，胸脘满闷，项背强急，四肢抽搐。舌苔白腻，脉滑或弦滑。

·治法· 豁痰开窍，息风镇痉。

·方药· 祛风导痰汤(《杏苑生春》)加减。药用：羌活、防风、半夏、石菖蒲、陈皮、胆南星、姜汁、竹沥、枳实、茯苓、白术、全蝎、地龙、蜈蚣等。本方使用羌活、防风祛风通络，半夏、石菖蒲、陈皮、胆南星、姜汁、竹沥、茯苓、白术豁痰化浊，枳实下气行痰，再加以全蝎、地龙、蜈蚣息风止痉之品，全方合用，共奏祛风豁痰、开窍通络之功。

若言语不利者，加白芥子、石菖蒲、远志以祛痰开窍醒神；胸闷甚者，加瓜蒌、郁金理气行滞宽胸；痰郁化热者，可用清气化痰丸；痰蒙清窍，突然昏厥抽搐，可急用竹沥加姜汁冲服。

阴血亏虚证

·病机· 久病过劳，气血亏损，筋脉失养，肝肾阴虚，阴不敛阳，肝阳上亢，阳亢化风。

·证候· 项背强急，四肢麻木，抽搦或筋惕肉瞤，直视口噤，头目昏眩，自汗，神疲气短，或低热。舌质淡或舌红无苔，脉细数。

·治法· 滋阴养血，息风止痉。

·方药· 四物汤(《太平惠民和剂局方》)合大定风珠(《温病条辨》)加减。药用：生熟地、白芍、麦冬、阿胶、五味子、当归、川芎、麻子仁、生龟板、生鳖甲、生牡蛎、鸡子黄等。

方用四物补血行血，柔养百脉，又合大定风珠，方用血肉有情之品鸡子黄、阿胶为君，吴鞠通自释鸡子黄“为血肉有情，生生不已，乃奠安中焦之圣品……能上通心气，下达肾气……其气焦臭，故上补心，其味咸寒，故下补肾”，阿胶甘平滋润，入肝补血，入肾滋阴。二药合用，为滋阴息风的主要配伍。臣以麦冬、生地、白芍滋阴增液，养血柔肝；生龟板、生鳖甲、生牡蛎益阴潜阳，平肝息风，六者共助君药滋阴息风之效。佐以麻子仁养阴润燥，五味子酸收，收敛欲脱之阴。甘草调和诸药，与白芍配伍，酸甘化阴。诸药合用，峻补真阴，潜阳息风，使阴液得复，筋脉得养，则虚风自熄，病症可痊。

若阴虚内热，手足心烦者，可加黄连、淡竹叶、白薇、青蒿；抽动不安，心烦失眠者，可加栀子、夜交藤、炒枣仁、生龙牡；阴虚多汗，时时欲脱者，可选生脉饮；久病而阴血不足、气虚血滞，可加黄芪、丹参、川芎、赤芍，亦可用补阳还五汤加减；虚风内动，肢体拘急挛缩，重用养阴润筋之品，加用全蝎、天麻、钩藤。

(五) 中医辨析思路与方法

痉证需要辨外感内伤。外感发痉多有恶寒、发热、脉浮等表证，即令热邪直中，虽无恶寒，但必有发热。内伤发痉则多无恶寒发热，常见于素体亏虚，失血夺汗，误治伤津后，多有相关病史和诱因。

同时还需要辨别虚实。本病实证或者本虚标实较多见，临床常表现为项背强急、抽搐有力，胸脘满闷、大便秘结、脉浮滑数，可见于外感或者瘀血、痰浊所导致的痉证。虚证则多表现为抽搐无力，形体消瘦，脉弱无力等，可见于素体亏虚，久病耗损，失血过汗所致的痉证。

此外我们还需注意，由于痉证多起病急，发展快，因此我们在辨证中要密切关注疾病的发展变化，注意兼证、变证。

随着现代医学的发展，我们在辨析的时候，需要结合现代的检查手段，如影像、病原微生物、生化检验、体格检查等，有助于明确诊断，及时对症治疗。

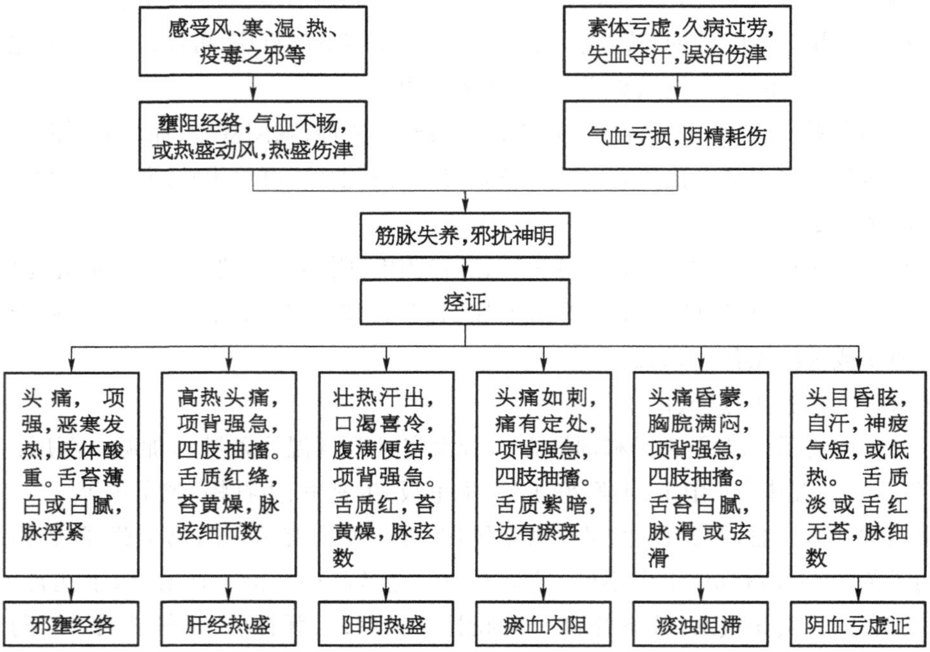

图 13 痉证辨证思路要点

特色方药浅析

痉证的中药治疗原则为急则治其标、缓则治其本。舒筋解痉以治其标，养血滋阴以治其本。对于邪实热盛者，注重祛邪，如祛风、散寒、燥湿、息风、清热、凉血、化瘀、通腑、豁痰之法等；对于内伤耗损者，注重扶正补养，如益气、养血、滋阴、健脾、回阳救逆之法等。下面就一些常用方药作一阐述。

（一）经典方剂

（1）白虎汤：出自《伤寒论》。组成：石膏 50 g，知母 18 g，甘草 6 g，粳米 9 g。方中石膏辛甘大寒，功善清解，透热出表，为君药；知母苦寒质润，一助石膏清肺胃热，一滋阴润燥。佐以粳米、炙甘草益胃生津。全方可清阳明热证和气分热证，主治气分热盛证，壮热面赤，烦渴引饮，汗出恶热，脉洪大有力。若气血两燔，引动肝风，见神昏谵语、抽搐者，加羚羊角、水牛角以凉肝息风；若兼阳明腑实，见谵语、大便秘结、小便短赤者，加大黄、芒硝以泻热攻积；消渴病而见烦渴引饮，加天花粉、芦根、麦冬等以增强清热生津之力。

（2）葛根汤：出自《伤寒论》。组成：葛根 12 g，麻黄（去节）9 g，桂枝（去皮）6 g，生姜（切）9 g，甘草（炙）6 g，芍药 6 g，大枣（擘）12 枚。本方是桂枝汤加葛根、麻黄而成。方中葛根解肌散邪，生津通络；辅以麻黄、桂枝疏散风寒，发汗解表；芍药、甘草生津养液，缓急止痛；生姜、大枣调和脾胃。全方具有发汗解表、生津舒筋。主治外感风寒表实，项背强，无汗恶风，痉病等。如身热烦渴，加石膏；头痛剧者，加蔓荆子、藁本；口眼㖞斜，加地龙、川芎等。

（3）羚角钩藤汤：出自《通俗伤寒论》。组成：羚羊角 4.5 g（先煎），双钩藤 9 g（后入），霜桑叶 6 g，滁菊花 9 g，鲜生地 15 g，生白芍 9 g，川贝母去心 12 g，淡竹茹 15 g（鲜刮，与羚羊角片先煎代水），茯神木 9 g，生甘草 3 g。方中羚羊角、钩藤凉肝息风，共为君药；桑叶、菊花辛凉疏泄，以加强凉肝息风之效，用为臣药；鲜生地、白芍药、生甘草三味相配，酸甘化阴，滋阴增液，柔肝舒筋；川贝母、鲜竹茹以清热化痰；热扰心神，又以茯神木平肝、宁心安神，以上俱为佐药。生甘草调和诸药，又为使药。全方具有凉肝息风、增液舒筋之功。主治高热不退，烦闷躁扰，手足抽搐，发为痉厥，甚则神昏，舌绛而干，或舌焦起刺，脉弦而数。

（4）清瘟败毒饮：出自《疫疹一得》。组成：生石膏（大剂 180～240 g，中剂 60～120 g，小剂 24～36 g），小生地（大剂 18～30 g，中剂 9～15 g，小剂 6～12 g），乌犀角（大剂 180～240 g，中剂 90～150 g，小剂 60～120 g，用水牛角代），真川连（大剂 12～18 g，中剂 6～12 g，小剂 3～4.5 g），生栀子，桔梗，黄芩，知母，赤芍，玄参，连翘，竹叶，甘草，牡丹皮，黄连。本方是由白虎汤、犀角地黄汤、黄连解毒汤三方加减而成，具有气血两清、清热解毒、凉血泻火之功效，主治温疫热毒，气血两燔证，见大热渴饮，头痛如劈，干呕狂躁，谵语神昏，视物错瞀，或发斑疹，或吐血、衄血，四肢或抽搐，舌绛唇焦，脉沉数，可沉细而数，或浮大而数。

（二）中成药

（1）安宫牛黄丸：参见“猝死”篇。

（2）至宝丹：出自《灵苑方》。由生乌犀角（水牛角代）、生玳瑁、琥珀、朱砂、雄黄、牛黄、龙脑、麝香、安息香、金箔、银箔等组成。具有化浊开窍、清热解毒之功效。主治痰热内闭心包证，见神昏谵语，身热烦躁，痰盛气粗，舌绛苔黄垢腻，脉滑数。亦治中风、中暑、小儿惊厥属于痰热内闭者。临床常用于治疗急性脑血管病、脑震荡、流行性乙型脑炎、流行性脑脊髓膜炎、肝昏迷、冠心病心绞痛、尿毒症、中暑、癫痫等证屑痰热内闭者。用法用量：每日 1 丸，每日 1 次。

（3）紫雪丹：出自《太平惠民和剂局方》，又称紫雪、紫雪散，源于《千金翼方》的“紫雪”，为凉开法的常用方之一。以其色和用命名，言此药如法制成之后，其色呈紫，状似霜雪；又言其性大寒，清热解毒之方，犹如霜雪之性，从而称之曰“紫雪丹”。主要由石膏、寒水石、磁石、滑石、羚羊角、木香、沉香、玄参、升麻、甘草、丁香、朴硝、硝石、麝香、朱砂等组成。具有清热解毒、镇痉息风、开窍定惊之功效。常用于温热病、热邪内陷心包，症见高热烦躁，神昏谵语，抽风痉厥，口渴唇焦，尿赤便闭，及小儿热盛惊厥。现代常用于治疗乙型脑炎、流行性脑脊髓膜炎的发病后期，重症肺炎，化脓性感染败血症，小儿麻疹毒陷营血，斑疹伤寒，猩红热等有上述症状者。

本方证为温热病发展过程中，热邪炽盛，内陷心包，伤及津液，引动肝风所致，其中热邪炽盛为首要病因。方中石膏、滑石、寒水石清热泻火；羚羊角凉肝息风；升麻、玄参、炙甘草清热解毒；朴硝、硝石清热散结；麝香开窍醒神；木香、丁香、沉香宣通气机，以助开窍；朱砂、磁石、金箔重镇安神。

（三）常用中药注射剂

（1）*醒脑静注射液*：醒脑静注射液是在安宫牛黄丸的基础上改制而成的中药制剂，主要成分为麝香、冰片、郁金及栀子，具有清热解毒、凉血活血、开窍醒脑功效。用于气血逆乱，脑脉瘀阻所致中风昏迷，偏瘫口㖞；外伤头痛，神志昏迷；酒毒攻心，头痛呕恶，昏迷抽搐；脑栓塞、脑出血急性期、颅脑外伤、急性酒精中毒见上述症候者。本品为无色的澄明液体，常见规格：10 mL/支。用法：肌内注射，每次 2~4 mL，每日 1~2 次；静脉滴注，每次 10~20 mL，用 5%~10%葡萄糖注射液或氯化钠注射液 250~500 mL 稀释后滴注。或遵医嘱。

（2）*热毒宁注射液*：含青蒿、金银花、栀子。具有清热、疏风、解毒功效。用于高热等症。规格：10 mL/支。用法：静脉滴注，每次 20 mL，以 5%葡萄糖注射液或 0.9%生理盐水注射液 250 mL 稀释后静脉滴注，滴速为 30~60 滴/分钟，每日 1 次，疗程 3 日。或遵医嘱。

中医适宜技术

（一）毫针刺法

由于痉证患者时有抽搐，操作时应小心、快速、准确，避免伤及周围组织，及时处置滞针等意外，起针时注意检查针数，避免遗漏，此外还需注意避开皮肤有感染、溃疡、瘢痕或肿瘤的部位。

取穴：水沟、四关、十宣。

水沟：属于督脉腧穴。在面部，当人中沟的上 1/3 与中 1/3 交点处。具有清热开窍、回阳救逆的功效。操作向上斜刺 0.3~0.5 寸。水沟取穴操作简单，适用于急救。若身边无毫针，也可用指甲按掐。

四关：出自《针灸大成》，别名四开，由大肠经合谷穴及肝经太冲穴组成。合谷位于手背，第 1、第 2 掌骨间，第 2 掌骨桡侧的中点处；太冲位于足背，第 1、第 2 跖骨结合部前方凹陷中，左右计 4 穴。具有平肝阳、调气血、通经络的功效。操作时直刺 0.3~0.5 寸。治疗时可配阳陵泉、大椎、水沟加强息风止痉、开窍醒神的功效。发热者可配曲池；痰热者可配内关、丰隆；血虚者可配血海、足三里。

十宣：奇穴。在手十指尖端，距离手指甲与手指肉边缘 0.1 寸，左右手共 10 个穴位。具有清热开窍醒神的功效。操作时直刺 0.1~0.2 寸。

（二）三棱针法

三棱针古称锋针，三棱针刺法具有开窍泄热、活血祛瘀、疏经通络功效，既适用于实证和热证，也可用于寒实证，常用于某些急症和慢性病。

取穴：大椎、十宣。

大椎：属于督脉腧穴，位于第 7 颈椎棘突下凹陷处。主治热病，项强，角弓反张，小儿惊风，癫狂痫证等。

十宣：定位功效同前。

操作：在治疗痉证疾病时，可采用腧穴点刺法，先在腧穴部位上下推按，使血聚集穴部，常规消毒皮肤、针尖后，右手持针对准穴位迅速刺入 0.3 cm，立即出针，轻轻按压针孔周围，使出血数滴，然后用消毒干棉球按压针孔止血。操作时应浅而快，切勿刺伤动脉，出血不宜过多，一般以数滴为宜。由于针孔较大，必须严密消毒，防止感染。严重凝血功能障碍者不宜使用本法。

（三）耳针疗法

操作时一手固定耳郭，另一手进针，其深度以刺入软骨，但不透过对侧皮肤为度。此外，为使局部达到持续刺激，可选用王不留行籽、磁珠等物，附在耳穴部位，以小方块胶布固定留埋，定时按压，进行压迫刺激，加强疗效。穴位可选皮质下、神门、肝、脾、缘中、心。

经典医案赏析

（一）古代验案

1. 刚痉案

宣和戊戌，表兄秦云老病伤寒，身热，足寒，颈项瘛疭。医作中风治，见其口噤故也。予诊其脉实而有力，而又脚挛，啮齿，大便不利，身燥无汗。予曰，此刚也，先以承气汤下之，次以续命汤调之，愈矣。

按语：本案出自《太医名医 300 奇难医案赏析》中宋代许叔微医案。本案病起为伤寒，病见身热，足寒，颈项瘛疭，始医误治。许叔微精通伤寒，分析后考虑刚痉，证属热从燥化、津伤筋急的里实热证，治以大承气汤急下泻热存阴，再用续命汤调理，其病终愈。

2. 吴鞠通痉证医案二则

案一　肝风案

某氏己卯七月其人本有肝风头痛病根，少阳郁勃，真水不能上济可知，又现伏暑内发。

犀角(三钱),牡丹皮(五钱),鲜荷叶(一张,去蒂),羚羊角(三钱),细生地(五钱),钩藤(二钱),茶菊花(三钱),桔梗(二钱),甘草(钱半),桑叶(三钱);间服紫雪丹一二钱。

又此症肝风无疑,昨服柔肝清热之剂而烧退,是外邪已解。现下六脉弦细,手足发凉,似有厥意。治法息风之中,似宜参入开心胞之络为是,倘一二天不醒,便难挽回矣。

牡丹皮(五钱),茶菊花(三钱),细生地(五钱),羚羊角(三钱),嫩桑枝(二十寸),刺蒺藜(二钱),石菖蒲(一钱),生甘草(一钱),生牡蛎(三钱),沙参(二钱),生阿胶(二钱),生鳖甲(二钱);间服紫雪丹及牛黄丸。又用玉女煎加犀角、牡丹皮、连翘、金银花,重用石膏知母。

又少阳头痛甚急,外因亦未尽解。

生石膏(一两),生甘草(二钱),炒知母(二钱),桑叶(三钱),牡丹皮(五钱),天冬(二钱),菊花(三钱),钩藤(二钱),金银花(三钱),羚羊角(三钱),左牡蛎(五钱),连翘(三钱,连心),细生地(五钱),麦冬(五钱,连心);间服紫雪丹三分。

案二

岳八个月六月二十八日未及岁之儿,瘟毒头肿,螈而厥,壮热气促,脉及数大。恐真阴不胜阳邪,先以普济消毒饮宣毒外出,必去升麻、柴胡之直升少阳阳明者,加犀角、羚羊角泻心胆之热。

连翘(六钱),牛蒡子(六钱),薄荷(二钱),人中黄(二钱),苦桔梗(三钱),芥穗(二钱),玄参(五钱),马勃(三钱),天虫(三钱),金银花(六钱),鲜荷叶(一张),鲜芦根(一两,煎汤代水)。共为细末,分八包,一时许服一包。犀角(四钱),羚羊角(四钱,另包不必研),于前药每包加五分同煎。

按语:以上两案出自清代《吴鞠通医案》。吴鞠通认为痉证虽分证繁多,但就其性质而论,总不离寒热虚实四纲。痉病治疗全在临证者随机应变,灵活运用,但治病务须求本。六淫致痉祛邪为先,病案中使用清热、凉血、息风之法,同时注重滋养阴液,以防热盛伤津,则邪去正安,痉可自止。

3. 范文虎刚痉医案

周小孩,脉沉数无伦次,发热,项强,口噤,舌黑而焦,二目天吊,腹满便秘,此刚痉,热甚发痉也,邪热内闷所致。生大黄(三钱),玄明粉(三钱),桂枝(二钱),甘草(一钱),生白芍(三钱),葛根(三钱)。

二诊:昨日泻下数次后,已好不少,再稍稍下之以泻其余热。生大黄(二钱),玄明粉(二钱),生地(四钱),玄参(三钱),麦冬(三钱)。

三诊:将愈矣。玄参(三钱),麦冬(三钱),生地(四钱)。

按语:本案出自《范文虎治痉证医案选》。本案为表证失治,邪气内传,郁于阳明,热盛动风,津伤筋急,变证从生,病势危殆。口噤、腹满、便秘均是阳明燥实之明据。故遵"急下存阴"之旨,用生大黄、玄明粉软坚化燥,邪热从下而泄,桂枝、葛根宣表和营,则使在外之风寒从汗而祛,白芍缓和挛急,甘草调和诸药,组方之妙,独具匠心。

（二）现代经验

1. 产后痉证（营阴亏虚）案

唐某，女，39岁，农民。1988年5月足月顺产一男婴，第2胎。20日后，反复发热，头痛身疼，在当地治疗6日，病势不减日渐加重，转送县医院予解热、抗感染、输液等治疗10多日，高热仍持续不退，大汗淋漓，每日停止输液痉厥即作，告病危，家属丧失治疗信心，自动出院，求治于我院门诊。查体温39℃，心率108次/分，呼吸24次/分。症见闭目倦卧，神昏谵妄，循衣摸床，头身灼热，四肢逆冷，汗水淋漓，时作痉厥，口干肌削，烦渴不止，小便短少而赤，无大便，舌干绛、无苔，脉沉微细数，重按欲无。证属温病深入营血，热盛久羁，灼烁真阴，营阴大亏引动肝风，热深厥深，阴津衰竭，亡阴欲脱之危证。亟宜大剂滋阴息风，镇摄固脱之方，仿大定风珠三甲复脉之法。

处方：生地、麦冬、生鳖甲（先煎）、天冬各20 g，钩藤（后下）、玄参、白芍各30 g，人参10 g（兑服），五味子6 g，阿胶15 g（烊冲），生牡蛎、生石决明各40 g（均先煎）。嘱煎汁不拘时频频分服，并自烧竹沥汁300 mL，渴即给饮，与上药交替分服。

翌晨再诊，神情略清，痉厥烦渴减少，但动则呃逆晕厥，服上药后排出臭秽黏稠水样便2次。有便排则邪从内泄，是病机顺转之候；呃逆晕厥，是邪去正气大虚，药已中綮，效不更法。上方人参量用15 g，加代赭石20 g、滑石30 g，冀扶正降逆，顺导腑泄，续进2剂，如法煎服。

三诊：神清厥止，出汗减少，溏泄增多，日夜10余行。照上方去滋腻滑利之阿胶，生地、玄参、麦冬、天冬减去半量，加黄连6 g，苦甘化燥育阴，与滑石清里泄热以导浊。

四诊：热退神清，便溏亦止，但口舌起疮，牙龈糜损，心烦不寐，舌淡红、无苔，脉沉细略数。改投甘露饮、导赤散加减，处方：天冬、麦冬、生地、竹叶、木通各15 g，石斛20 g（先煎），甘草6 g。连服3剂，诸症皆平，唯余神疲气弱，不思饮食。嘱用莲子煮粥伺服以生胃气，并拟集灵煎加味熬成膏剂调治1月痊愈。

按语：本案出自《新中医》谈宗麟、郑笑山医案。本案患者素体阴亏，病届产后，又在夏月感受温热时邪，亢热持久，阴亏之体更受邪热灼烁，重伤阴液；久羁之热，熏灼心营，扰及神明而神昏谵妄；营阴大亏，引动肝风，水不涵木而致痉厥，汗淋肢冷。此乃热深厥深，阴津衰竭行将阴竭阳脱，阴阳离绝恶险之候，非急投大剂甘润填阴益气固脱，难救竭涸欲脱之源。故重用麦冬、天冬、生地、白芍、玄参等甘润滋液大充其津；伍人参、五味子、甘草酸甘化阴，益气复脉救脱；佐以钩藤、三甲，助其定惊息风潜镇固慑之力，用大量竹沥实有涤痰透热清神之功。因用药严谨，恰中病机，故3剂药后，欣获良效，危候消减。三诊时溏泄大作，乃病因机转，如叶桂说“温病大便溏为邪未尽……”之义。蕴热外泄，正合因势利导，略减滋腻润滑之药，守方加入黄连、滑石苦甘化燥育阴，顺势导其久伏内滞之热从腑而泄，药贵对症，病即霍然。四诊见口糜龈损，心胃余火上炎，改投导赤甘露加味，甘淡育阴，轻清降火而泄余热，各候皆平，后又见胃阳受损，脾运欠旺，用莲子粥渐进以苏胃气。清心醒脾和胃，实具食疗卓效，后以缪仲淳氏加味集灵煎熬成膏剂，寓滋阴充营祛邪于扶正之中，缓服匝月，病瘥而安。

2. 痉证(风痰阻滞)案

程某,女,50岁。一侧足踇趾外伤4周,反复抽搐3周。因患者赤足下水田干活,不慎被锐利瓦片划伤一侧足趾,当时足趾伤口流血,内有淤泥污染。由于当时在农村这种外伤十分常见,并未引起患者注意,从田里起来时随便用清水清洗后继续日常生活和田间劳作。1周后伤口肿胀,发热,流水,并出现张口困难、下肢肌肉发紧、抽搐等症状,在当地一家工厂医院住院,手术清创、抗感染、控制痉挛等治疗。住院期间,时有抽搐,严重时角弓反张,畏声、畏光等症状明显。手术后2周,伤口感染控制,仍有明显的抽搐症状,遇阳光、接触生人、闻鸡鸣或家人稍微大声说话等容易诱发,每日发作次数不等。

当时患者不敢见人,畏光,如有鸡鸣或其他家禽或猫狗叫声即刻发作,卧床,少气乏力,面色萎黄,纳呆,脉弦细,伸舌不能配合。唐有谅医师认真研究患者病情,考虑当时清创等处理后伤口已经愈合,主要应该先解决痉挛抽搐症状,然后再调脾胃、补气血、祛除残余风邪。拟玉真散加减,处方:白附子、天南星、天麻、白芷、全蝎、僵蚕、白芍各10 g,羌活15 g。5剂,每日1剂,水煎服。5剂后症状明显较前减轻,继续用上方5剂,基本可以外出与人交流。考虑患者久病体弱,气血亏虚,又予以归脾汤7剂,益气养血,养心安神。患者康复后,仍然坚持田间劳作近20年,目前虽然已经80余岁,身体仍然健康。

按语:本案出自《新中医》唐有谅医案。破伤风是破伤风杆菌经由皮肤或黏膜伤口侵入人体,在缺氧环境下生长繁殖,产生毒素而引起肌痉挛的一种特异性感染。人群普遍易感,且各种类型和大小的创伤都可能被含有破伤风杆菌的土壤或污泥污染,但只有少数患者会发病。患病后无持久免疫力,故可再次感染。破伤风毒素主要侵袭神经系统中的运动神经元,因此本病以牙关紧闭、阵发性痉挛、强直性痉挛为临床特征,主要波及的肌群包括咬肌、背棘肌、腹肌、四肢肌等。中医学在秦汉以前已经有过类似记载,汉代称为"金创瘛疭",隋代称为"金创痉",北宋至今称为"破伤风"。并认为病因是由创伤以后,疮口未愈合,感受风毒之邪,侵入肌腠筋脉,营卫不宣通,甚至内传脏腑,毒气攻心。玉真散方用白附子祛风定痉;防风和天南星祛风化痰;羌活散太阳之风,白芷散阳明之风,天麻治厥阴之风,三药相辅以增强祛风散邪之力。再加入全蝎、僵蚕增强祛风解痉之力,白芍养血柔肝。症状好转后考虑患者气血亏虚,予以归脾汤,益气养血,养心安神。

3. 痉证(疫毒入营)案

马氏,女,72岁,1977年9月19日初诊。患者于1周前(9月14日)开始高热腹泻,经公社医院用抗生素、激素类药物配合输液等疗法,热势稍降(由原40.5℃降至39.5℃),但泻仍不止,并间杂脓血,口噤不纳,腹胀甚苦。9月17日有一医大言此病无碍,1剂可止其泻,遂投以大剂壅补收涩之品。1剂服后,泻痢果止,但胸闷气促,烦躁尤甚,并呕唦出大量绿色痰涎,继而泻下许多咖啡脓血,频频不止,症势颇剧。9月18日渐至满腹胀痛,小溲癃闭,患者神识亦渐趋昏愦,呼吸浅表不整,脉象结代。病房医护群集抢救,予葡萄糖及强心药,仍无起色。延至9月18日夜,患者已完全陷入昏迷,并四肢抽搐。又予排尿针灸救治,病仍濒危。是时,心音微弱，脉竭欲绝，命若悬丝。院方嘱备后事。家人抱一线希望于9月19日下午求治。但见病妪目闭神昏，舌质紫绛，苔白而燥，扪其身，热可炙手，双脉有散若飞花之象，重取已无根蒂。证属疫毒之邪深入营血，害及神明，复为涩补锢闭，使邪毒愈盛而戕及肝肾，危殆至甚！治当舍脉从证，法用清热解毒，镇痉苏神以救燃眉。方用：葛根9 g，黄芩9 g，川黄连6 g，白头翁30 g，金银花15 g，滑石20 g，蚕沙12 g，白芍30 g，木香9 g，厚朴15 g，地榆15 g，山楂30 g。1剂。另服紫露丹3 g，每日3次。

9月20日二诊：热退神清，抽痉不作，下痢脓血大减，但小便仍未通畅，诊其脉和缓有根，药已应证，须击鼓再进。仍用上方加石斛60 g，天冬15 g，木通9 g，车前子15 g（布包）。2剂。

9月22日三诊：血痢停止，小便亦通，自感胸腹舒畅，饮食渐增，向愈之势已成。唯观其舌，苔虽退而质犹红，当续以养阴之法善后，生地、石斛、梨汁、蔗汁、莱菔汁、苹果汁、葡萄干、柿饼、山楂、莲子、藕汁，煎汤代茶饮。上药共服3日，其子即前来相告病已痊愈。

按语：本案出自《河南中医》张鹤一医案。本例老妪所患乃疫毒痢，类似现代医学中的中毒性菌痢，其病劳急剧，变化多端，治疗稍有疏忽，即有毫厘千里之误。此妪风烛残年，体衰神惫，再经塑涩之误，遂酿燎原之祸！肠中有形浊垢与补塞之药胶锢，气机闭钝，变证蜂起。起病高热腹泻，痢下脓血，乃时邪外侵，湿毒内蕴所致，邪毒肆虐，内外交迫，患及肌腠，营卫不和而为高热；祸至肠腹，气机不畅而为脓血，故治方首选葛根芩连汤以清热解肌，宣利湿邪；白头翁、金银花、地榆凉血解毒；滑石、蚕沙驱风利湿；白芍和营养血；山楂导滞逐秽；厚朴、木香宣通气机、理肠止痛。全方旨在清热解毒，导滞逐秽，此为治本之法。又鉴于患者误服补药，导致邪毒鸱张营血，继而危及肝肾而出现的昏迷、抽搐、尿闭等险象，加服紫雪丹以镇痉开窍、清心凉肝，似为治标之法。赵锡武曾说："治疫痢加服紫雪丹对防治高烧、谵语、抽风有治未病之效，以助热退神清，亦是治疫痢必备之品。"此案高热、抽风，症已酿成，用之更切。至于善后之方，纯为阴亏所设，方内大多甘凉果品，近乎食疗，代茶饮呷，悦脾醒胃，扶正安神。

各家论述辑要

（一）秦汉时期

1.《黄帝内经》

《黄帝内经》中关于痉证多有论述。如《素问·至真要大论》"诸痉项强，皆属于湿""诸热瞀瘛，皆属于火"，《灵枢·经脉》"经脉之病，寒则反折筋急"，《灵枢·热病》"风痉身反折"，《素问·骨空论》"督脉为病，脊强反折"等，描述了痉证的典型表现如项强、反折，论述了痉证的发生与感受风寒湿邪致使邪壅脉络、气血运行不畅、经脉失养有关，在针灸治疗上，要注重督脉的取穴。《黄帝内经》中肝风是指风邪犯肝而引起的病证，强调了肝风善怒特点，同时认为《黄帝内经》中多运用有诸内则形诸外的类比逻辑的方法，"风"不仅仅是病因的概念，也是一类症状的高度概括。如《素问·阴阳应象大论》中"风胜则动"，《素问·六元正纪大论》中"风胜乃摇”，概括了风邪致病出现的症状多以振动、抽搐、摇动为特点。认为脑病急性发作关键病机为肝风内动、风阳上扰，提出抓住平肝息风、缓急止痉为主法治疗痉证。对于“久病入络”的患者，选用全蝎、蜈蚣、地龙、僵蚕、蝉蜕等类药物入络搜风，止瘀化痰；对于“久病多虚”患者，多补益脾肾，疏肝解郁，养血安神。并结合“发作时治标，休止时补虚”，据证标本兼治，攻补兼施，提高疗效。

2.《金匮要略》

《金匮要略·痉湿暍病脉证并治》曰：“太阳病，发热无汗，反恶寒者，名曰刚痉。太阳病，发热汗出，而不恶寒，名曰柔痉。太阳病，发热，脉沉而细者，名曰痉，为难治。太阳病，发汗太多，因致痉。夫风病，下之则痉，复发汗，必拘急。疮家，虽身疼痛，不可发汗，汗出则痉。”张仲景以表实无汗和表虚有汗分为刚痉和柔痉，并提出了过汗、误下、误汗等误治致使津液受损、筋脉失养而致痉。吕小亮等研究张仲景伤寒脑病思想，归纳出“张仲景伤寒脑病41条”，有“形体不仁，乍静乍乱”，“阳反独留，形体如烟熏，直视摇头”，“溲便遗失、狂言、目反直视者”，“若被下者，小便不利，直视，失溲。若被火者，微发黄色，剧则如惊痫”等，伤寒脑病的主要表现有发热、头痛、恶心、呕吐、烦躁等，常见表现还有谵语、狂言、抽搐、直视、颈项强、身体不能转侧等。分析伤寒脑病的产生有三个原因，即直中所致、传变所致、误治所致。在辨证上以六经辨证为主，佐以脏腑辨证。治法主要有三个方面：汗法，用于伤寒于表，尚未传变，以表证为主，其用药特点多以桂枝汤加减治疗；和法，用于伤寒于表，如若不解，更有向内传变成太阳少阳证者，以和解少阳与太阳之法，达到祛邪的目的，用药多以小柴胡汤加减；刺法，用于伤寒之后，病若不解，如有传变，可用刺法，随证补泻。此外还总结治疗伤寒脑病的处方共20条，如桂枝加葛根汤、白虎汤、白虎加人参汤、甘草干姜汤、芍药甘草汤、大承气汤、小承气汤、调胃承气汤、四逆汤、甘草干姜汤、葛根汤、大青龙汤、干姜附子汤、五苓散、栀子豉汤、栀子甘草豉汤、栀子生姜豉汤、桃核承气汤、柴胡加龙骨牡蛎汤、桂枝去芍药加蜀漆牡蛎龙骨救逆汤，认为张仲景用方上，解表药、和解药、调理阳明经腑药及潜阳药为其常用之药，而鲜用当今常用清热解毒、醒神开窍之品，此为其用药一大特点。

（二）魏晋隋唐时期

1.《针灸甲乙经》

《针灸甲乙经》书中关于痉证的认识和治疗多有阐述。宋伯骐等通过研究，认为皇甫谧既沿袭了《黄帝内经》《伤寒杂病论》思想，如痉证的发生既可由外感风、湿之邪，致使邪壅脉络，气血运行不畅，经脉失养发而为痉；同时又提出了内伤为痉、热邪致痉、寒邪致痉等新观念，如原文提到“肺移热于肾，传为柔痓”，“痓，中有寒，取三里”。该书明确了本病的病位在肝。认为痉之为病，不外外感、内伤两端，或因外感风、寒、湿、热之邪，邪气壅盛，阻塞经脉，气血不畅；或因脏腑有热，热盛而风动。因此，其病理性质多为虚实夹杂，如脉络空虚，外邪乘虚而入，致使气血瘀阻，因虚致实；又如邪热炽盛，灼伤阴津，筋脉失养，因实致虚。总之，痉为病，其因虽不同，然津亏血少，无以滋荣经脉则一。在治疗取穴上，主要重视选用头部的腧穴，如囟会、百会、脑户等，原文有“痓取囟会、百会”“痓目不眴，刺脑户”“痓反目憎风，刺丝竹空主之”等。重视膀胱经，如束骨、昆仑、飞扬等穴，原文有“痓惊互引，脚如结，腨如裂，束骨主之”“痓脊强，项眩痛，脚如结，腨如裂，昆仑主之。痓互折，飞扬主之”等。同时也有较多使用背俞穴治疗痉证的条文，如“痓筋痛急互引，肝俞主之”“热痓互引，汗不出反折，尻臂内痛似瘅疟状，膀胱俞主之”等。背俞穴均属于膀胱经，选取膀胱经上的穴位对针灸治疗痉证具有重要的意义。还重视肝胆经，如“痓腹大坚不得息，期门主之”“痓筋痛急互引，肝俞主之”“痓互引善惊，太冲主之”等。重视泄热要穴的使用，根据兼症选穴，如“痓上气，鱼际主之”“又刺阳明，从项而数背椎侠脊膂而痛，按之应手者，刺之尺泽，三痏立已”“项强，寒热，偃仆不能久立，烦满里急，身不安席，大椎主之”。而在兼症选穴上，多注重选取兼症病变部位局部的腧穴，体现了“腧穴所在，主治所在”的腧穴主治规律。

2.《诸病源候论》

《诸病源候论》书中有“产后中风痉者，因产伤动血脉，脏腑虚竭，饮食未复，未满日月，荣卫虚伤，风气得入五脏，伤太阳之经，复感寒湿，寒搏于筋，则其状口急噤，背强直，摇头马鸣腰为反折，须臾十发，气急如绝，汗出如雨，手拭不及者，皆死”。对产后伤动血脉，气血亏虚，复感外邪而发痉进行了分析描述，对痉证的病因病机做出了补充完善。

（三）明清时期

张景岳在《景岳全书·痉证》中曰“痉之为病，强直反张病也。其病在筋脉，筋脉拘急，所以反张。其病在血液，血液枯燥，所以伤筋”，强调了阴虚精血亏损致痉，在治疗上提出“必当先以气血为主”。

吴又可在《温疫论》中有“至论恶证，口噤不能张，昏迷不识人，足屈不能伸，唇口不住牵动，手足不住振战，直视，上视，圆睁，目瞑，口张，声哑，舌强，遗尿，遗粪，项强发痉，手足俱痉，筋惕肉瞤，循衣摸床，撮空理线等证，种种不同，因其气血虚实之不同，脏腑禀赋之有异，更兼感重感轻之别，考其证候，各自不同，至论受邪则一也，及邪尽一任诸症如失”，对染疫而致痉的表现做了详细的描述。

叶天士在《临证指南医案》提出“热盛伤津，肝风内动”“五液劫尽，阳气与内风鸱张，遂变为痉”，认为“津液受劫，肝风内鼓，是发痉之源”。

吴鞠通在《温病条辨》中对痉病的辨治颇具心得，不仅在三焦篇里论述了许多温热病中出现痉病的证治，而且在《温病条辨·解儿难》中还列有论痉六节“痉因质疑”“湿痉或问”“痉有寒热虚实四大纲论”“小儿痉病瘛病九大纲论”“小儿易痉总论”“痉病瘛病总论”，对痉厥的成因、种类、证治要点等都有较全面、系统的论述。《温病条辨·痉病瘛病总论》对痉病的描述：“痉者，强直之谓，后人所谓角弓反张，古人所谓痉也。瘛者，蠕动引缩之谓，后人所谓抽掣、搐搦，古人所谓瘛也。”关于痉病之病因，他在《温病条辨·解儿难》中提出，诸痉项强，应为“皆属于风”。吴氏提出，言诸痉项强，皆属于风者，因其所见之证，“皆风木刚强屈拗之象”，其病因病机，总与“风”字有关。《温病条辨·湿痉或问》曰：“以卒得痉病而论，风为百病之长，六淫之邪，皆因风而入。以久病百病之长，六淫之邪，皆因风而入。以久病致痉而论，其强直背反瘛疭之状，皆肝风内动为之也。似'风'之一字，可以包得诸痉。要知痉者筋病也，知痉之为筋病，思过半也。"吴氏认为风为痉病之病因，但吴氏所谓风可包得诸痉者，是就其总病机而言，若细究致痉之因，则并不限于风邪。他认为凡外感六淫，内伤饮食，病中失治误治，久病气阴耗损，胎前产后失血，小儿跌仆惊吓，过暖汗出伤阴等因素均可致痉。关于痉病的分类，吴氏在《温病条辨·解儿难》中把痉分九种，即寒痉、风温痉、温热痉、暑痉、燥痉、湿痉、内伤饮食痉、客忤痉和本脏自病痉九种。又有"六淫致痉，实证也；产妇亡血，病久致痉，风家误下，温病误汗，疮家发汗者，虚痉也。风寒、风湿致痉者，暴证也；风温、风热、风暑、燥火致痉者，热痉也。俗称慢脾风者，虚寒痉也；本脏自病痉者，虚热痉也"。吴氏认为，痉虽有九种，分证繁多，但就其性质而论，总不离寒热虚实四纲。关于痉病的治则，吴氏认为虚寒之痉，温补为主，虚热之痉，滋阴为要。痉之病因不一，证情复杂多变，故治疗并无固定之法，无固定之方，全在临证者随机应变，灵活运用，但治病务须求本。吴氏指出，凡遇痉病，"只治致痉之因，而痉自止，不必沾沾但于痉中求之。若执痉以求痉，吾不知痉为何物"。故其所列治法方药，虽非专为痉病而设，然诸痉无不在其治中。六淫致痉祛邪为先，邪去正安，则痉可自止。

现代研究概要

（一）临床研究

1. 证候和病因病机研究

涂晋文等研究乙脑的中医证候分布特点及病因病机，收集了武汉、重庆、贵阳、杭州、成都五地六家医疗单位 2012 年 7~9 月收治的 277 例确诊为乙脑的临床资料，其中男性 174 例，女性 103 例，年龄 2 个月至 15 岁，收集病史、体征、舌苔、脉象等临床信息，归纳分类并统计分析。

发现临床病例中发热、嗜睡、抽搐、纳差、精神萎靡出现的频率较大，舌象以绛红或淡红多见，苔多见黄腻或薄黄多见，其次是薄白，脉象以浮细数为主，小儿指纹以浮红多见，其次是浮紫。

在证型上毒蕴肺胃证 61 例，占 22.02%；毒损脑络证 115 例，占 41.52%；毒陷心包证 90 例，占 32.49%；阴阳衰竭证 11 例，占 3.97%。在不同中医证型与病因病机关系上，发现乙脑各证型中主要是以暑、热、毒邪为主，除了有暑热致病的共性（先入阳明气分、易耗津伤气、兼夹湿邪和易窍闭动风外），还具有"毒气"致病的特性即传染性。从毒蕴肺胃、毒损脑络、毒陷心包证型中，暑、热、毒之邪，所占比例分别分 92.42%（256/277）、87.73%（243/277）、99.64%（276/277）。

在病因病机的分析上，认为乙脑的病因为外感时邪疫毒，"毒邪"贯穿乙脑发病的整个过程，毒蕴肺胃，毒损脑络所致，病位主要在肺、脾、心三脏。严重病例会出现毒陷心包，甚至会出现阴阳衰竭。

毒蕴肺胃型主要表现为微恶寒，发热，神志清楚，舌苔薄白或黄或腻，脉象浮数。乙脑病在卫分时，病乃初起，暑为火、热之邪，其致病表现为传变迅速及兼有湿邪两个方面，因此发病后很快由卫分传入气分，卫分之症短暂而不典型。

毒损脑络型主要表现为高热，颈强，嗜睡，偶有抽搐发作，舌质红，苔黄或白腻，脉数，指纹红紫，部分患者小便黄，大便秘结。乙脑病在气分阶段有偏热偏湿的不同表现，偏湿主要表现为湿热中阻，缠绵难解。偏热有化燥伤阴的特点，多数患者表现为热结于肠。

毒陷心包型主要表现为体温大多在40℃以上，颈强明显，昏迷，反复抽搐，舌质红绛，苔黄或燥，或厚腻，脉细数，指纹紫滞，说明心神受损的症状转化快，尤其在营分阶段更易出现内陷心包。多数患者的症状常先于体征的改变。阴阳衰竭型病势险恶，热毒直入营血，亡阴亡阳。高热，体若燔炭，体温急剧上升至41℃以上，迅速陷入深昏迷，顽固、持续抽搐，呼吸气粗或急促无力，呼吸不规则，出现急性亡阴亡阳症状，如颜面苍白晦暗，口唇发绀，汗多如油，手足厥冷，舌质深绛而干，或淡白胖大，脉虚大或细微欲绝、模糊不清，指纹紫暗。

通过临床观察，认为乙脑病因病机基本符合温病传变规律，但不拘泥卫气营血传变规律。本病发病急骤，传变迅速，因卫、气、营、血各阶段之间的界限，常不甚明显。较轻的病例，大多病在卫、气分，可不再里传而痊愈，少数病例甚至仅有卫表之证。传变方向归纳为向表传变（顺，从外解），从里传（逆，向深处发展），表里分传3种情况。温疫的转归也不外外传外解和内传内陷2种。绝大多数病例，起病后即迅速里传，卫、气、营、血各阶段症状交错存在。故有气营两燔或营血同病之脉证。极少数病例卫气分阶段更短暂，很快逆传心包，更有起病即见气营两燔或邪陷营血，呈现危重之状。

2. 疗效观察

赵春华选取2016年3月至2019年5月收治的病毒性脑炎患儿82例，随机分成对照组（41例）和治疗组（41例）。对照组静脉滴注注射用阿昔洛韦，每次10 mg/kg，每8小时1次，每次滴注时间>1小时。治疗组在对照组基础上给予安宫牛黄丸，1～3岁者，每次0.75 g；4～6岁者，每次1.5 g；7～12岁者，每次3 g。每日1次，每次将安宫牛黄丸加入15 mL生理盐水中制成匀浆液，口服或鼻饲。两组患儿均连续治疗14日。观察两组患者临床疗效，同时比较治疗前后两组患者主要症状和体征改善时间，外周血白细胞计数、中性粒细胞百分率及脑脊液白细胞值和脑电图异常率，脑脊液TNF－α、IL－6、MMP－9和神经元特异性烯醇化酶水平。结果治疗后，对照组临床有效率为80.49%，显著低于治疗组的95.12%，两组比较差异具有统计学意义（$P<0.05$）。结论认为安宫牛黄丸联合阿昔洛韦治疗儿童病毒性脑炎的整体疗效显著，能迅速缓解患儿发热、抽搐等症状及体征，减少脑部异常放电，抑制脑组织炎症反应，减轻脑损伤。

缪亚秀等选取2017年12月至2019年10月收治的病毒性脑炎患儿150例，随机分为对照组和观察组各75例。所有患儿在入院后均予常规治疗，包括抗病毒、抗感染、脱水降颅压、缓解抽搐、退热、维持电解质平衡等对症支持治疗。对照组在常规治疗基础上给予丙种球蛋白，每日静脉注射1次，连续使用3日。观察组在对照组治疗基础上连续给予菖蒲郁金汤14

日(石菖蒲20 g,郁金15 g,栀子20 g,连翘15 g,牡丹皮15 g,天竺黄15 g,竹叶30 g,水煎至200 mL,分早晚两次温服)。比较两组患儿临床疗效、中医证候消失时间、神经功能指标(中枢神经特异性蛋白、神经元特异性烯醇化酶、髓磷脂碱性蛋白),观察治疗前后炎性因子水平(TNF-α、IL-6),血浆糖萼损伤标志物水平(多配体蛋白聚糖-1、乙酰肝素酶-1、血管生成素受体2)。结果发现,观察组有效率为94.7%,显著高于对照组的84.0%($P<0.05$);观察组中医证候消失时间均明显低于对照组($P<0.05$)。研究认为,菖蒲郁金汤具有开胃化湿、醒脑开窍的作用,对治疗病毒性脑炎有较好的临床效果。菖蒲郁金汤主要组成为石菖蒲、郁金、栀子、连翘、牡丹皮、天竺黄、竹叶。石菖蒲味辛、苦,性温,归心、胃经,具有化湿开胃、开窍豁痰、醒神益智等功效;郁金味辛、苦,性寒,归肝、心、肺经,可行气化瘀、清心解郁及利胆退黄;栀子味苦,性寒,具有泻火除烦、清热利尿及凉血解毒的作用;连翘味苦,性微寒,具有清热解毒、消肿散结的功效;牡丹皮味苦、辛,归心、肝、肾经,可清热凉血、活血化瘀;天竺黄、竹叶,味甘,性寒,可清热除烦、生津利尿、凉心定惊。研究结论认为菖蒲郁金汤治疗病毒性脑炎临床疗效显著,可有效缓解患儿症状,促进神经功能的恢复;其作用机制可能与保护和修复受损的糖萼层,抑制炎性因子的释放,从而减轻炎症对糖萼的损伤有关。

唐宇红等选择2013年11月至2015年11月收治的病毒性脑炎患者36例,随机分为治疗组和对照组,每组各18例,年龄45~78岁。2组患者均给予常规治疗,阿昔洛韦注射液每日15~30 mg/kg,分3次静脉滴注,连用14~21日,同时给予抗癫痫、降温、保护呼吸道、降低颅内压等对症处理。治疗组在此基础上加用龙胆汤(龙胆草25 g,钩藤25 g,柴胡25 g,黄芩25 g,桔梗25 g,芍药25 g,茯苓25 g,甘草25 g,蜣螂2枚,大黄10 g,以水煎煮,口服或鼻饲每次100 mL,每日4次),疗程为连用14~21日。比较分析2组患者在症状消失时间、住院时间、ICU住院时间、死亡率以及临床疗效上的差异。结果显示,与对照组相比,治疗组患者临床治愈率提高($P<0.05$);治疗组意识恢复天数较对照组明显缩短($P<0.05$),差异均具有统计学意义。表明龙胆汤联合西医治疗病毒性脑炎患者可提高临床疗效,在一定程度上改善预后。

赵婷婷方法选取2018年2月至2019年8月收治的小儿病毒性脑炎患儿136例为研究对象,随机分为观察组($n=68$)和对照组($n=68$)。在对症支持治疗(降温、降低颅内压、维持水电解质平衡、营养支持等对症支持治疗)基础上,对照组给予单唾液酸四己糖神经节苷脂钠注射液40 mg,每日1次,持续治疗14日。观察组在对照组基础上应用中药白虎汤加味[生石膏20 g,板蓝根15 g,粳米、黄芩、郁金、金银花、连翘、知母各9 g,黄连、水牛角、薄荷(后下)各6 g,石菖蒲5 g,甘草3 g。每日1剂,煎汁300 mL分成早晚2次饭后温服]治疗,连续服药14日。比较2组治疗总有效率,临床症状缓解时间,治疗前、治疗14日后实验室指标(包括神经元特异性烯醇化酶水平、白细胞计数、IL-6、IL-1β)水平及不良反应。结果:治疗14日,观察组总有效率为97.06%,高于对照组的86.76%($\chi^2=4.847$,$P=0.028$)。结论认为,白虎汤加味联合神经节苷脂治疗小儿病毒性脑炎的疗效确切,安全性高。分析认为白虎汤加味是在白虎汤的基础上形成的,方中重用生石膏,既可走表又能解肌退热,还能入里清实热,清热而不伤津,但药性不持久;知母有清热滋阴的功效,其可佐生石膏的退热功效,还能防止阳明热耗伤真阴,清热作用又较生石膏慢,但药性持久,二者配伍清热滋阴生津。粳米和甘草固本扶正,益胃生津,防止生石膏寒凉损伤脾胃,且粳米可作为增稠剂,可增加药汁黏度,提高药汁中石膏的有效含量,提高生石膏的清热功效。水牛角、黄连、黄芩清心火,除烦热,使心火得降;金银花、连翘、薄荷透邪出表,清热解毒;板蓝根清热解毒;郁金、石菖蒲化痰开窍,使痰火得消;石菖蒲性辛、苦、温,具有化湿和胃、宁神益志的功效,还具有开窍醒神之效。心脑相通,病毒性脑炎的病位在脑,但与心关系密切,石菖蒲可宁心神、开心窍、化蒙窍之痰,是病毒性脑炎治疗中是不可或缺的一味药。甘草调和诸药药性,诸药合用共奏清热生津、止渴除烦、解毒化瘀、甘寒养阴之效。现代药理学研究指出,白虎汤加味中的知母、甘草、金银花等药材具有抗炎、抗病毒作用;石菖蒲可调节中枢神经系统,促进神经功能修复。

醒脑静注射液是在安宫牛黄丸的基础上改制而成的中药制剂,主要成分为麝香、冰片、郁金以及栀子,能够透过血脑屏障,起到活血化瘀、醒脑开窍以及抗炎解毒之功效。杨丽珍选择2011年1月至2014年2月收治的90例患儿,将其随机分为治疗组和对照组,每组各45例。2组均给予常规综合治疗,主要包括抗感染、降温、降低颅内压、镇静、维持水电解质和酸碱平衡、营养支持治疗等。对照组同时给予更昔洛韦治疗,每次5 mg/kg静脉滴注,每日2次。治疗组在对照组治疗的基础上给予醒脑静注射液治疗,每次0.4~0.6 mL/kg静脉滴注,每日1次,疗程10~14日。结果表明治疗组退热、止吐、意识清醒及锥体束征消失时间均短于对照组,2组比较差异均有统计学意义($P<0.05$)。治疗组总有效率为95.6%,对照组总有效率为82.2%,2组比较差异有显著性($P<0.05$)。结论认为醒脑静联合更昔洛韦治疗小儿病毒性脑炎取得的临床效果比较显著,值得在临床进一步推广应用。

热毒宁注射液由青蒿、金银花、栀子组成。青蒿辛、苦、寒,辛以解表,寒以清热,是解表清热、宣郁散邪之良药;金银花以清毒泻热为主,栀子清利三焦之火、导热毒下行。药理研究显示,青蒿含信半萜内酯、黄酮类、青蒿酮,具有抗菌、抗病毒、解热、抗炎、镇痛及提高机体免疫力作用;金银花含绿原酸、环烯醚萜苷等,具有广谱抗菌和明显的抗病毒作用;栀子含栀子苷、去羟栀子苷等,具有抗菌、抗病毒、清热等作用。药物动力学研究表明,热毒宁注射剂更容易通过血-脑屏障进入患儿体内从而发挥药效。翁蔚琪将收治的65例病毒性脑炎患儿,随机分为观察组(33例)和对照组(32例)。两组均给予抗病毒及退热止惊和维持内环境稳定等常规治疗:利巴韦林注射液(10 mg/kg)每日1次,疗程10~14日;干扰素注射液(10万U/kg)肌内注射,每日1次,疗程3日。观察组在上述治疗基础上加用热毒宁注射液静脉滴注:年龄小于5岁者,用热毒宁注射液(0.6 mL/kg,最大剂量每日不超过10 mL);年龄大于5岁者,用热毒宁注射液(0.6 mL/kg,每日不超过20 mL),疗程10~14日。结果表明观察组总有效率为87.9%,对照组为78.1%;两组总有效率比较,差异有统计学意义($P<0.05$);观察组患儿的发热、抽搐、头痛呕吐、意识障碍等临床症状改善时间短于对照组($P<0.05$)。结论提示热毒宁注射液联合抗病毒治疗小儿病毒性脑炎可提高临床疗效。

（二）实验研究

张友菊等将脑膜炎球菌接种在血清肉汤中，分别观察120种中草药对脑膜炎球菌的体外抑菌实验。实验结果显示，抑菌力强（抑菌圈直径≥27 mm）的药物有黄连、黄柏、乌梅、五倍子、生大蒜、大黄、明矾、硼砂等8种；抑菌力中等（抑菌圈径17～26 mm）的药物有黄芩、胡黄连、艾叶、鱼腥草、白芷、红藤、老鹳草、薄荷、五皮风、余甘子、苦丁茶、白芍等12种；抑菌力弱（抑菌圈直径≤16 mm）的药物有柴胡、板蓝根、白鲜皮、香薷、金银花、紫荆皮、益母草、知母、丁香、野菊花、田基黄、大青叶、石菖蒲、赤芍、天葵、地肤子、麦冬、葛根、白术、仙鹤草、龙胆草、甘参、甘草、诃子、秦皮、海藻、升麻、紫苏、车前草、槟榔、千里光、萹蓄、补骨脂、菊花、桔梗、十大功劳、马齿苋、丹参、连翘、葶苈子、当归、石榴皮、地榆、栀子、青蒿、怀山药等46种；无抑菌力（药孔周围无抑菌圈）的药物有百部、玄参、川芎、木香、拳参、金银花藤、重楼、厚朴、瞿麦、白花蛇舌草、侧柏叶、芦根、天冬、枳实、贯众、麻黄、紫花地丁、牛蒡子、吴茱萸、防风、白茅根、瓜蒌、淡竹叶、生地、白及、螃蜞菊、白头翁、牡丹皮、夏枯草、苦楝皮、地骨皮、蛇床子、夜交藤、蒺藜、辛夷、泽兰、石决明、决明子、郁金、菟丝子、蒲公英、桑叶、蝉衣、川牛膝、半夏、红白茶、苍耳、柚子仁、石膏、罗汉松、雪松、沙参、红花、钩藤等54种。

刘志勇等研究柴石退热颗粒对乙型脑炎病毒（JEV）感染BHK－21细胞的抑制作用。分别采用不同浓度的柴石退热颗粒药液（40 μg/mL、80 μg/mL、160 μg/mL及320 μg/mL）及10 μg/mL利巴韦林处理JEV感染的细胞，24小时后观察各组细胞的形态及蚀斑形成，比较各组的细胞病变效应抑制率（CPE抑制率）及蚀斑抑制率。结果显示，不同浓度的柴石退热颗粒的CPE抑制率及蚀斑抑制率的差异具有统计学意义（$P<0.05$）。320 μg/mL的柴石退热颗粒及利巴韦林的CPE抑制率及蚀斑抑制率的差异无统计学意义（$P>0.05$），40 μg/mL、80 μg/mL、160 μg/mL的药液的CPE抑制率及蚀斑抑制率显著低于利巴韦林（$P<0.05$），表明柴石退热颗粒能抑制乙型脑炎病毒感染对BHK－21细胞造成的损伤。

（黎林）

参考文献

[1] 陈湘君. 中医内科学[M]. 上海：上海科学技术出版社，2008：458－466.
[2] 安红梅，胡兵.《黄帝内经》肝风理论指导中医脑病急性发作的防治[J]. 中国中医急症，2018，27(12)：2230－2232.
[3] 吕小亮，余尚贞，石青论. 张仲景伤寒脑病思想[J]. 中医杂志，2009，50(9)：850－852.
[4] 宋伯骐，贺煜竣，杨凌毓. 浅析《针灸甲乙经》之痉证[J]. 中医药临床杂志，2021，33(2)：227－229.
[5] 刘寨华，杨威，马艳华，等. 吴鞠通治疗内科病学术特点探讨[J]. 河北中医药学报，2014，29(2)：17－19.
[6] 王树芬，吴勇，李琳，等. 太医名医300奇难医案赏析[M]. 北京：中国中医药出版社，2012：118－119.
[7] 贝时英，张子久，张迪蛟. 范文虎治痉证医案选[J]. 黑龙江中医药，1984，(2)：8－9.
[8] 涂晋文，董梦久，刘志勇，等. 流行性乙型脑炎中医证候分布特点及病因病机的研究[J]. 中国中西医结合杂志，2014，34(3)：308－3011.
[9] 赵春华，付迎新，赵淑清. 安宫牛黄丸联合阿昔洛韦治疗儿童病毒性脑炎的临床研究[J]. 现代药物与临床，2020，35(5)：909－913.
[10] 缪亚秀，柯进，戴其军. 菖蒲郁金汤治疗病毒性脑炎[J]. 中医学报，2(36)：414－419.

[11] 唐宇红，刘佳，郭兰，等. 龙胆汤治疗病毒性脑炎临床疗效分析[J]. 中医药临床杂志，2016，28(12)：1729-1731.
[12] 赵婷婷. 白虎汤加味联合神经节苷脂治疗小儿病毒性脑炎的效果[J]. 临床合理用药，2021，14(2)：131-133.
[13] 杨丽珍. 醒脑静联合更昔洛韦治疗小儿病毒性脑炎 45 例[J]. 云南中医中药杂志，2015，36(4)：46-47.
[14] 翁蔚琪. 热毒宁注射液结合西医常规疗法治疗小儿病毒性脑炎临床观察[J]. 上海中医药杂志，2012，46(6)：34-35.
[15] 张友菊，周邦靖，熊素华. 120 种中药对脑膜炎球菌抑菌作用的实验观察[J]. 中医药研究，2001，17(2)：40-41.
[16] 刘志勇，孟毅，常学辉，等. 柴石退热颗粒对乙型脑炎感染 BHK-21 细胞的抑制作用[J]. 辽宁中医杂志，2017，44(7)：1469-1471.

关 格

中医诊疗基础

（一）基本概念

关格之名，始见于《黄帝内经》。关、格二字作为关闭、格拒的含义出现则要更早。关字原义为门闩，后引申为关闭。如《淮南子·览冥》“城郭不关”；格字，《荀子·议兵》中“服者不禽，格者不舍”的“格”即为格拒之义。关格一词，在中医学中具体的含义较广，一是指脉象，一是指病理，均非指病证。直到张仲景在《伤寒论》中正式作为病名提出，《平脉法》篇曰“关则不得小便，格则吐逆”，认为关格是以小便不通和呕吐为主证的疾病，《金匮要略·血痹虚劳病脉证并治》中“小便不利，面色白，时目瞑，兼衄、少腹满，此为劳使然……虚劳、腰痛、小便不利……”，描述了关格病中晚期之尿闭、神昏、衄血、腹满等主要症状，均属于危重证候。此后，巢元方《诸病源候论》以二便不通为关格，其云：大便不通谓之内关，小便不通谓之外格，二便俱不通为关格。《医醇賸义》以呕吐渐见大小便不通者为关格。《寿世保元》则以小便不通，渐致呕吐为关格，“溺溲不通，非细故也，期朝不通，便令人呕，名曰关格”。《医醇賸义》所谓关格，实即噎膈重证。《寿世保元》所谓关格，则系癃闭之重证。总之，各家所说的关格虽含义不同，但均是指病证而言。

近年来，在辨证论治的基础上应用历代治疗关格的通腑降浊法治疗尿毒症，取得了一定的疗效。本节所论关格，主要是指小便不通并见呕吐者，至于大便不通兼有呕吐，古时亦称关格，但不属本节讨论的范围。

现代医学中各种原因引起的急、慢性肾功能不全的患者可参考本篇内容进行辨证论治。急慢性肾功能不全即肾脏功能部分或全部丧失的病理状态，按其发作之急缓分为急性和慢性两种。急性肾功能衰竭系因多种疾病致使两肾在短时间内丧失排泄功能，简称急性肾衰。慢性肾功能衰竭是由各种病因所致的慢性肾病发展至晚期而出现的一组临床症状组成的综合征。根据临床表现，属于中医学“水肿”“癃闭”“淋证”“关格”等范畴。而其中的危重病证，则是关格，可参考本篇论治。

（二）病因病机

水肿、癃闭、淋证等病证，在反复感邪、饮食劳倦等因素作用下，或失治误治，使其反复发作，迁延不愈，以致脾肾阴阳衰惫，气化不行；湿浊毒邪内蕴，气不化水，肾关不开，则小便不通；湿浊毒邪上逆犯胃，则呕吐，遂发为关格。

（1）脾肾阳虚：脾肾阳虚导致关格，中医认识颇早。《金匮要略·气病脉证并治》云“虚劳、腰痛……小便不利，肾气丸主之”，实已指出肾阳亏虚在关格病中的致病作用。《证治准绳·关格》中说“脾者，阴脏也，脾病则阴盛，阴盛为内关”，《景岳全书》中说“今凡病气虚而闭者，必以真阳下竭，元海无根。水火不交、阴阳否隔，所以气自气而气不化水，水自水而水蓄不行”，分别论述了脾肾阳虚及肾阳衰导致关格病的病理机制。《金匮翼》云“有下焦阳虚不化者，夫肾开窍于二阴，肾中阳虚则二窍闭，二窍闭则大小便俱不得出”，强调了肾阳虚在关格发病机制中的重要性。因此，各种原因如外湿侵入，饮食不节，内湿由生，或劳倦房事多，均可导致脾、肾阳虚，二者又可互相影响，则又有脾肾两亏之损，脾肾阳虚，湿浊不能运化和气化，除表现脾肾阳虚之本证外，气不化水，则小便不通，阳不化浊，则浊气上逆，导致尿闭，泛恶而形成关格。

（2）浊邪泛逆：浊邪泛逆导致关格的病机比较复杂，概而论之，一为浊邪热化，一为浊邪寒化。浊邪热化，“攻及中焦则为呕”（《景岳全书》）；浊热郁胃，阳明腑实则大便结；“热闭于下焦”（《兰室秘藏》）则小便闭；浊邪热化，阳损及阴，阴液耗损，则致肝风内动；浊入血分，则迫血妄行，血证频现；浊热之邪泛逆心包，则神昏烦躁之心主受扰之症生。《类证治裁》云“气逆于上，津亏于下”，已概其原由。随浊邪热化、泛逆部位不同而诸变证伴呕、闭之主证同时出现。浊邪寒化，或壅阻脾土，则更损已衰之脾阳，使寒遏更重；或寒浊上逆，蒙心犯肺，阴浊蒙蔽心主则神志模糊，神昏迷蒙，犯肺则肺失宣降，痰喘气促诸症生。《医学入门》中云“浊气上逆，为喘为秽”，《景岳全书》云“水道不通，攻上焦而为喘”，均谓此也。总之，浊邪泛逆，随热化寒化而不同，随逆犯部位而生变，辨之当以三焦为纵，心、肺，脾、胃，肝、肾为横，分清寒化、热化，则病机可条理明晰。李用粹谓“浊邪壅塞三焦，正气不得升降”，则为浊邪泛逆而致关格之中的明论。

（3）气阴两虚：或因素体气、阴虚，或因过服温阳燥热之品，或由湿热内蕴，耗伤气阴，如李梴《医学入门》所云“关格……有膏粱积热，损伤北方真水者”，或因阳损及阴。诸如上述之因均可致气阴耗损。《景岳全书》中云“关格证，所伤根本已废……如精虚者当助其精，气虚者当助其气”，喻嘉言《医门法律》中云“胃气不存，中枢不运，下关上格，岂待言哉”，均述及了阴（精）虚、气虚是关格产生的重要致病因素及其机制。气阴两虚，既使中不健运，浊气上逆而呕恶，又可使湿热之邪停阻于下而小便闭，并导致乏力腰酸、潮热烦热、口干舌红等气阴两虚本证伴随出现，故使关格病证更为复杂，常见于关格病之中晚期。

(4) 阴衰阳竭：关格病之晚期，则多见于阴衰阳竭之证。《素问·阴阳类论》说“二阴一阳，病出于肾，阴气客游心……堤闭塞不通，四支别离”，《景岳全书·关格》说“凡见此者，总由……伤肾……伤精，以致阳不守舍，故脉浮气露、亢极如此，此则真阴败竭、元海无根，是诚亢龙有悔之象，最危之候也”，喻嘉言《医门法律·关格论》中说“况关格之病精气竭绝，形体毁沮……五脏空虚，气血离守，厥阳之火独行，上合心神，同处于方寸之内，存亡之机，间不容发”，均分别详述了关格病到了阴衰阳竭之时，阳损及阴，气阴久耗，阴损及阳，阴阳俱竭，心肾不交，阴衰阳越，危症丛生，已致生死存亡之际的病因病机。阴竭，则虚阳外浮，可见虚火之症；阳衰，浊邪更加不化，有抑火亡火之势，而不行，水道阻而不通，故见尿闭、高度浮肿、四肢厥冷、大汗淋漓、面色㿠白等阳亡之象。

脾肾阴阳衰惫是本，湿浊毒邪内蕴是标，故本病病理表现为本虚标实。在本病病变过程中，湿浊内阻中焦，脾胃升降失司，可致腹泻或便秘；湿浊毒邪外溢肌肤，可致皮肤瘙痒，或有霜样析出；湿浊毒邪上熏，可致口中臭秽，或有尿味，舌苔厚腻；湿浊上蒙清窍，可致昏睡或神识不清。随人体禀赋素质的差异，湿浊毒邪在体内又有寒化和热化的不同，寒化则表现为寒浊上犯的证候，热化则表现为湿热内蕴的证候。随着病情的发展，正虚不复，可由虚致损。由于阴阳互根，阳损可以及阴。又因五脏相关，肾病可以累及他脏。肾病及肝，肝肾阴虚，虚风内动，可致手足搐搦，甚至抽搐；肾病及心，邪陷心包，可致胸闷心悸，或心前区痛，甚则神志昏迷；肾病及肺，可致咳喘，胸闷，气短难续，不能平卧。

综上所述，关格的病机往往表现为本虚标实，寒热错杂，病位以肾为主，肾、脾、胃、心、肝、肺同病，其基本病机为脾肾阴阳衰惫，气化不利，湿浊毒邪上逆犯胃。由于标实与本虚之间可以互相影响，使病情不断恶化，因而最终可因正不胜邪，发生内闭外脱，阴竭阳亡的极危之候。

（三）诊断与鉴别诊断

1. 临床表现

小便不通名曰关，呕吐不止名曰格，关格的临床表现以小便不通与呕吐并见为主症。小便不通发生在前，呕吐出现在后，呕吐出现后则表现为小便不通与呕吐并见的证候。可归纳为两个阶段。

(1) 前期阶段在具有水肿、淋证、癃闭等肾病病史及原有疾病症状；在原发病的基础之上，出现面色苍白或晦滞，倦怠乏力，四肢不温，腰脊酸痛，或伴水肿，尿量明显减少，头痛不寐，食欲不振，晨起恶心，偶有呕吐，舌质淡胖，伴有齿印，苔薄白或薄腻，脉沉细或细弱。本阶段以脾肾阳虚为主，但也有部分患者见有头晕眼花，舌质偏红，脉细数等阴虚征象。

(2) 后期阶段前期阶段症状不断加重，也有一部分关格病前期阶段症状并不明显，在重感外邪、手术等因素作用下，可突然出现关格的后期阶段症状。症见恶心呕吐频作，口中秽臭或有尿味，或腹泻，一日数次至十多次不等，便秘，肌肤干燥，甚则肌肤甲错，瘙痒不堪，或皮肤有霜样析出，呼吸缓慢而深，咳喘气促，胸闷心悸，或心前区疼痛，水肿较甚，尿量进一步减少，甚则不通，牙宣，鼻衄，肌衄，呕血，便血，四肢搐搦，狂躁不安，谵语昏睡，甚则神志昏迷，舌苔厚腻或黄腻而干燥,或花剥,脉沉细、细数或结或代。

2. 鉴别诊断

走哺　走哺主要指呕吐伴有大小便不通利为主症的一类疾病。往往先有大便不通,而后出现呕吐,呕吐物可以是胃内的饮食痰涎,也可带有胆汁和粪便,常伴有腹痛,最后出现小便不通,类似于关格。但走哺属实热证,其病位在肠。关格是先有小便不通,而后出现呕吐,病机是脾肾阴阳衰惫为本,湿浊毒邪内蕴为标,属本虚标实之病证,其病位主要在肾。故与关格有本质的区别。《医阶辨证·关格》说:"走哺,由于大便不通,浊气上冲,而饮食不得人;关格,由于阴阳之气倒置,上不得人,下不得出。"

癃闭　癃闭主要是指以排尿困难,全日总尿量明显减少,甚则小便闭塞不通,点滴全无为主症的一类病证。关格是小便不通和呕吐并见的一种病证。二者皆有小便不通,故需鉴别。癃闭一般无呕吐症状,而关格必有呕吐。不过癃闭可发展为关格,而关格并非都由癃闭发展而来,亦可由水肿、淋证发展而成。

(四) 中医证治

脾肾亏虚,湿热内蕴

·病机· 脾失健运,肾气内伤,湿浊内生、化热。

·证候· 小便量极少,其色黄赤,腰酸膝软,倦怠乏力,不思饮食,晨起恶心,偶有呕吐,头痛少寐。苔薄黄腻而干燥,脉细数或濡数。

·治法· 健脾益肾,清热化浊。

·方药· 无比薯蓣丸(《备急千金要方》)合黄连温胆汤(《六因条辨》)。方用山药、茯苓、泽泻以健脾利湿,熟地、山茱萸、巴戟天、菟丝子、杜仲、牛膝、五味子、肉苁蓉以益肾固涩,半夏、陈皮化痰降逆和胃,枳实行气消痰而使痰随气下,竹茹清热化痰,黄连清热除烦。方中赤石脂有酸涩作用,于此证不利,可去之。

脾肾阳虚,寒浊上犯

·病机· 湿浊内生,久损脾阳肾阳,湿浊毒邪寒化。

·证候· 小便不通,或尿量极少而色清,面色苍白或晦滞,畏寒怕冷,下肢欠温,泄泻或大便稀溏,呕吐清水。苔白滑,脉沉细。

·治法· 温补脾肾,化湿降浊。

·方药· 温脾汤(《备急千金要方》)合吴茱萸汤(《伤寒论》)。方用附子、干姜温阳散寒,人参、甘草、大枣补脾益气,反佐大黄苦寒降浊,吴茱萸温胃散寒又具下气降浊之功,生姜温胃散寒,和胃止呕。若嗜睡,神识昏迷,可加石菖蒲、远志、郁金芳化开窍,甚则可用苏合香丸以芳香开窍。

肝肾阴虚,肝风内动

·病机· 浊邪侵犯肝肾,耗竭阴液。

·证候· 小便量极少,呕恶频作,面部烘热,牙宣鼻衄,头晕头痛,目眩,手足搐搦,或抽筋。

舌暗红有裂纹,苔黄腻或焦黑而干,脉弦细数。

·治法·滋补肝肾,平肝息风。

·方药·六味地黄丸(《小儿药证真诀》)合羚角钩藤汤(《通俗伤寒论》)。前方用熟地、山茱萸、山药滋补,茯苓、泽泻渗湿降浊,牡丹皮引血中之浊下行。后方用羚羊角、钩藤凉肝息风、清热解痉,配桑叶、菊花以加强平肝息风之效,白芍、生地养阴增液以柔肝舒筋,贝母、竹茹清热化痰,茯神安神,生甘草调和诸药。甘草与白芍配伍,又能酸甘化阴,舒筋缓急。

■ **肾病及心,邪陷心包**

·病机·痰浊蒙蔽心神,痰热内陷心包。

·证候·小便量极少,甚至无尿,胸闷,心悸或心前区疼痛,神识昏蒙,循衣摸床,或神昏谵语,恶心呕吐,面白唇暗,四肢欠温,痰涎壅盛。苔白腻,脉沉缓。

·治法·豁痰降浊,辛温开窍。

·方药·涤痰汤(《济生方》)合苏合香丸(《太平惠民和剂局方》)。涤痰汤以半夏、陈皮、茯苓、竹茹燥湿化痰祛浊,生姜和胃降逆,石菖蒲、制南星豁痰开窍,枳实下气以利降浊,人参、甘草扶助已虚之正气。苏合香丸芳香开窍,可用温开水化开灌服,昏迷者,也可用鼻饲管灌入。

若躁狂痉厥,可改服紫雪丹;若症见汗多,面色苍白,手足厥冷,舌质淡,脉细微,为阳虚欲脱,急宜回阳固脱,用参附汤加龙骨、牡蛎;若汗多面色潮红,口干,舌红少苔,脉细数,为阴液耗竭,应重用生脉散或生脉注射液静脉滴注以益气敛阴固脱。

转归预后:关格的前期阶段,经过积极治疗,预后尚好。而延至后期,湿浊毒邪上犯心肺,出现呼吸缓慢而深,或喘促息微,胸闷心悸,甚则神志昏迷者,病情危笃,预后较差,最终可导致内闭外脱,阴竭阳亡。临证应采取中西医综合治疗措施进行抢救,必要时配合血液透析疗法。

(五)中医辨析思路与方法

1. 辨析思路

(1)*判断临床分期*:本证大致可划分为两个阶段。初期的脾肾气虚、阳虚或气阴两虚表现较为突出,浊邪壅滞以中焦脾胃为主。症见面色㿠白或晦滞,唇甲色淡,神疲乏力,腰膝酸痛,四肢不温,食欲不振,舌淡苔薄,脉沉细或濡细。患者每于晨起恶心呕吐,口中气味秽浊,日间尿少,夜间尿增多。由于原发病变不同及个体差异,部分患者可见眩晕、目涩、舌质偏红、脉来弦细等阴虚征象。把握前期阶段对疾病预后至关重要。此时若辨证准确,治疗及时,可控制病情,延缓终末期进程;否则势必阳损及阴,浊邪弥漫,正气衰败。关格证在后期阶段病变脏腑已由脾肾而波及心、肺、肝诸脏,呕吐频发,甚至食水不入,少尿或无尿。并相继出现气急息促,不得平卧,心悸胸痛,瘛疭抽搐,吐血便血以至神昏、谵语,烦躁狂乱等邪犯上、中、下三焦表现,甚至导致厥脱等阴精耗竭、孤阳离别之危象。

(2)*详审原发病证*:脏腑虚损程度与原发疾病密切相关。原发病为本,继发病为标,不同病因对脏腑阴阳气血构成不同程度的损伤。寒化伤阳,热化伤阴,至病变晚期机体内在基础不一,从而呈现不同的证型趋向。如:水肿反复发作而致关格者,多以脾肾阳虚为主,很少单纯属于阴虚;淋证迁延而致关格者,由于病起于下焦湿热,湿可化热,热可伤阴,故常有阴虚见症。关格由癃闭发展而致者,转归差异很大。癃闭病因复杂,或外因感受六淫疫毒,或内因伤于饮食情志劳倦,以及砂石肿物阻塞尿路,湿热、气结、病血杂合为病,涉及三焦。一般而言,渐进起病的虚性癃闭而致关格者,多以气虚、阳虚见证为先,其余者往往阴阳俱虚、寒热错杂。消渴的基本病机是肺燥,胃热、肾虚交互为病,病程经久,耗气伤阴,致关格阶段多属气阴两伤,阴阳俱虚。

(3) 区别在气在血:关格早期阶段病在气分,后期阶段患在血分。分辨在气在血须脉证互参,其中最重要的有两点:一是兼夹外感,病在上焦肺卫和中焦脾胃者,多在气分;若病在上焦心和下焦肝肾则多属血分。何廉臣在《重订广温热论》中指述:"溺毒入血,血毒上脑之候,头痛而晕,视力朦胧,耳鸣耳聋,恶心呕吐,呼吸带有溺毒,间或猝发癫痫状,甚或神昏惊厥,不省人事,循衣摸床撮空,舌苔起腐,间有黑点。"二是不论有否外邪,凡见出血症状,病变在血,可使气血更虚,脾肾耗竭。

(4) 明辨三焦病位:关格病情危重,证候复杂,辨察三焦病位是论治的关键问题。本病后期由于浊邪侵犯上、中、下三焦脏腑各有侧重,所表现的症状、预后不同,处理的原则也有差别。浊邪侵犯中焦为关格必见之证,中焦脾,互为表里,症状并见但各有偏重。若恶心频作,呕吐,舌苔厚腻而兼纳呆,乏力等症,则以浊邪犯胃为主;若面色㿠白,神疲乏力,水肿腹泻而兼有恶心呕吐,则以浊邪困脾为主;浊邪侵犯上焦心肺,临床主要以气急,倚息不能平卧,呼吸低微,心惊烦躁,甚则神昏谵语为主;浊邪侵犯下焦肝肾,临床主要以形寒肢冷,四肢厥逆,烦躁不安,抽搐瘛疭为特点。

在关格的后期阶段,根据三焦病位可预察转归。偏于阳损者,多属命门火衰,不能温运脾土,故先见脾败,后见肝竭;偏于阴损者,多属肾阴枯竭,肝风内动,故先见肝竭,而后见脾败。至于心绝和肺绝等多数见于脾败或肝竭之后。浊邪侵犯上焦下焦,则关格病进入危重阶段,时时均可产生阴阳离决之象。

2. 辨证要点

主要应分清本虚标实的主次,本虚主要是脾肾阴阳衰惫,标实主要是湿浊毒邪。若以本虚为主者,又应分清是脾肾阳虚还是肝肾阴虚;以标实为主者,应区分寒湿与湿热的不同。若由水肿发展而来,症见面色苍白或晦滞,倦怠乏力,畏寒怕冷,四肢不温,尿清,舌质淡胖,伴有齿印者,多偏脾肾阳虚;若由淋证发展而来,症见头晕眼花,肌肤干燥或抽筋,牙宣,鼻衄,肌衄,狂躁不安,舌质偏红而干燥,或花剥,脉细数者,多偏肝肾阴虚。阳虚易致湿浊毒邪从寒化,因而湿浊毒邪伴有阳虚证者常属寒湿;阴虚易致湿浊毒邪从热化,因而湿浊毒邪伴有阴虚证者常属湿热。

3. 治疗原则

关格的治疗应遵循《证治准绳·关格》提出的"治主当缓,治客当急"的原则。所谓主,是指关格之本,即脾肾阴阳衰惫。治主当缓,也就是治疗关格之脾肾阴阳衰惫,应坚持长期调理,缓缓调补脾肾之阴阳。所谓客,是指关格之标,即湿浊毒邪。治客当急,也就是对于关格的湿浊毒邪,要尽快祛除。祛浊分化浊和降浊,湿热浊邪,当清热化浊;寒湿浊邪,当温阳散寒化浊;湿浊毒邪上犯中上二焦者,则宜降浊,使其从大便降泄而去。

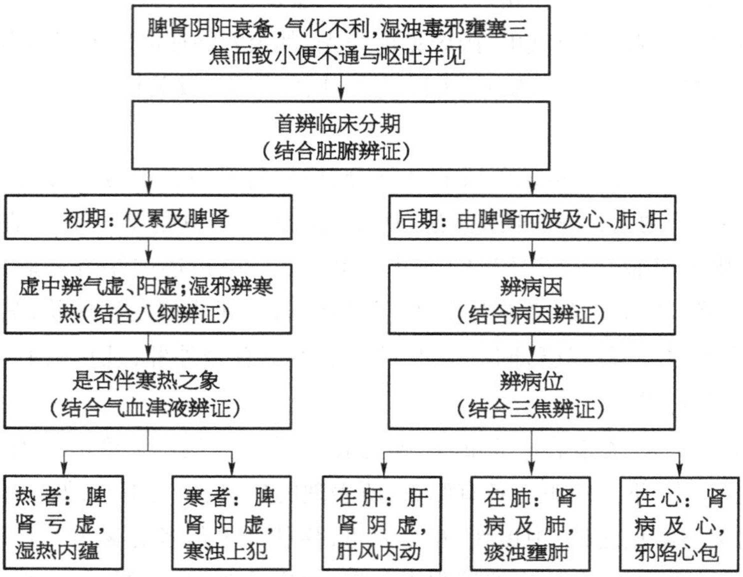

图14 关格辨证思路要点

特色方药浅析

(一)经典方剂

(1)治关格大便不通方:出自《备急千金要方》。组成:芒硝、乌梅、桑白皮各五两,芍药、杏仁各四两,麻仁三两,大黄八两。功效:宣上通下,通便利窍。黄芪被中医界认为是治疗慢性肾衰最有效的单味中药,《本经》曰其能"下瘀血,血闭寒热,破癥瘕积聚,留饮宿食,涤荡肠胃,推陈致新,通利水谷,调中化食,安和五脏"。现代药理研究发现,大黄中含有大黄素,具有诱导肾细胞凋亡,防止肾纤维化,抗氧化、清除自由基,调节血脂异常代谢,抑制炎症反应,利尿等作用。

(2)黄连温胆汤:出自《六因条辨》。组成:黄连6 g,竹茹12 g,枳实6 g,半夏6 g,陈皮6 g,甘草3 g,生姜6 g,茯苓10 g。功效:清热燥湿。方中半夏降逆和胃,燥湿化痰;枳实行气消痰;竹茹清热化痰,止呕除烦;陈皮理气燥湿化痰;茯苓健脾渗湿消痰;黄连清热燥湿,泻火解毒;甘草、生姜益脾和胃,以绝生痰之源。临床应用:若病机与痰、浊、湿、热相关,拘其法而不泥其方,可获良效,如慢性肾衰竭湿热内蕴者可用此方。现代药理研究显示,黄连温胆汤具有降脂、抗炎、降糖等作用，这些药理作用同中医描述的清热、燥湿、化痰功用相一致。

（3）温脾汤：出自《备急千金要方》。组成：大黄 15 g，当归 9 g，干姜 9 g，附子 6 g，人参 6 g，芒硝 6 g，甘草 6 g。功效：攻下冷积，温补脾阳。方中附子配大黄为君，用附子之大辛大热温壮脾阳，解散寒凝，配大黄泻下已成之冷积。芒硝润肠软坚，助大黄泻下攻积；干姜温中助阳，助附子温中散寒，均为臣药。人参、当归益气养血，使下不伤正为佐。甘草既助人参益气，又可调和诸药为使。诸药协力，使寒邪去，积滞行，脾阳复。临床可用于脾肾阳虚之关格。

（4）吴茱萸汤：出自《伤寒论》。组成：吴茱萸 9 g，人参 9 g，生姜 18 g，大枣 4 枚。主治：脾胃虚寒之呕吐。方中吴茱萸温肝暖胃，散寒降浊为君；重用生姜辛散寒邪，温胃止呕为臣，人参、大枣补虚益胃，甘缓和中，共为佐、使。诸药合用，共奏温补降逆之功。实验研究表明，吴茱萸汤的药理作用包括镇吐，止泻，抗溃疡，抑制胃运动，强心，升血压，抗休克，改善微循环，提高免疫功能等。

（5）六味地黄丸：出自《小儿药证直诀》。组成：熟地 24 g，山茱萸 12 g，干山药 12 g，泽泻 9 g，牡丹皮 9 g，茯苓 9 g。功效：滋补肝肾。方中重用熟地，滋阴补肾，填精益髓，为君药。山茱萸补养肝肾，并能涩精；山药补益脾阴，亦能固精，共为臣药。三药相配，滋养肝脾肾，称为“三补”。但熟地的用量是山茱萸与山药两味之和，故以补肾阴为主，补其不足以治本。配伍泽泻利湿泄浊，并防熟地之滋腻恋邪；牡丹皮清泄相火，并制山茱萸之温涩；茯苓淡渗脾湿，并助山药之健运。三药为“三泻”，渗湿浊，清虚热，平其偏胜以治标，均为佐药。六味合用，三补三泻，其中补药用量重于“泻药”，是以补为主；肝脾肾三阴并补，以补肾阴为主，这是本方的配伍特点。临床可用于慢性肾炎中肝肾阴虚者的治疗。

（6）苏合香丸：出自《太平惠民和剂局方》。组成：苏合香 50 g，安息香 100 g，冰片 50 g，水牛角浓缩粉 200 g，麝香 75 g，檀香 100 g，沉香 100 g，丁香 100 g，香附 100 g，木香 100 g，乳香（制）100 g，荜茇 100 g，白术 100 g，诃子肉 100 g，朱砂 100 g。加适量炼蜜与水制成水蜜丸 960 丸，或加适量炼蜜制成大蜜丸 960 丸。功效：芳香开窍。方中荜茇温中散寒，增强诸香药止痛行气开郁之功；心为火脏，不受辛热之气，故配水牛角清心解毒，以防热药上扰神明，其性虽凉，但其气清香透发，寒而不遏。朱砂镇心安神；白术健脾和中，燥湿化浊；诃子肉温涩敛气，以防辛香走窜耗散太过，共为佐药。诸药合用，既可加强芳香开窍与行气止痛之效，又可防止香散耗气伤正之弊。临床可用于关格之痰厥昏迷。

（二）中成药

（1）百令胶囊：含发酵冬虫夏草菌粉（Cs－C－Q80）。功效：补肺肾，益精气。临床适用于慢性肾功能不全，肺肾两虚者。用法用量：每次 10 粒，每日 3 次，疗程 8 周。

（2）金水宝胶囊：含蝙蝠蛾拟青霉 Cs－4 菌粉。功效：养肺阴，补肾阳。用法用量：每次 3 粒，每日 3 次。

（三）常用中药注射剂

肾康注射液：含大黄、丹参、红花、黄芪。功效：降逆泄浊，益气活血，通腑利湿。临床适用于慢性肾功能衰竭，湿浊血瘀证者。常用方法：静脉滴注，每次 100 mL，每日 1 次，使用时用 10%葡萄糖液 300 mL 稀释，每分钟 20～30 滴，疗程 4 周。或遵医嘱。

中医适宜技术

（一）熏洗法

操作：以独活、红花、桂枝、麻黄、细辛、附子、羌活、地肤子研磨成粗末，纱布包煎浓汁，掺入温水中浸泡全身，以微微出汗为宜。每次持续 40 分钟，每日 1 次。

作用：可起到活血化瘀、通下泄浊、维护肾气的作用，能有效改善 CRF 少尿期氮质潴留、肾纤维化症状。

（二）水针法（穴位注射）

操作：取足三里和肾俞穴进行针刺和鱼腥草注射液刺激穴位。

作用：可扶正祛邪、调理气血、平衡阴阳，强化人体免疫系统，改善肾血流灌注流量，达到局部和整体结合治疗的协调效果。

经典医案赏析

（一）古代验案

1. 关格（脾肾阳虚）案

王（七二）。脘痛不食，二便艰少，并不渴饮。此属阳气结于上，阴液衰于下，为关格，难治之症。

方药：人参（一钱），泡淡川附子（一钱），枳实（五分），淡干姜（一钱），制半夏（一钱五分），川连（四分），茯苓（三钱），生白芍（一钱五分）。

按语：本案出自清代也是山人的《也是山人医案》。本案关格之典型症状为不食、二便少。属阳气结于上，阴液衰于下之病机。方中人参、附子大补元气，回阳散寒，黄连燥湿止呕，白芍柔肝养肝，全方共奏回阳柔阴之效。

2. 关格（肝肾阴虚）案

张路玉治王庸若，水肿呕逆，溲便点滴不通。或用五苓、八正，不应。六脉沉细如丝。因与金液丹十五丸，溺如泉涌，势顿平。后以《济生》肾气，培养而安。

按语：本案出自清代魏之琇的《续名医类案》中明代张璐医案。本案患者身肿、小便不通、呃逆，医家以利水渗湿之五苓、八正散无效。改金液丹，温补肾阳，后以《济生》肾气丸而安。金液丹含少量硫黄，长期、过量服用对肝肾功能造成损伤，当慎用。《济生》肾气丸，出自宋代《济生方》，本方原名“加味肾气丸”。方中地黄滋补肾阴，少加肉桂、附子助命门之火以温阳化气，乃“阴中求阳”之意；山茱萸、山药补肝益脾，化生精血；牛膝滋阴益肾；泽泻、茯苓利水渗湿，并可防地黄之滋腻；牡丹皮清肝泄热，车前子清热利湿，四药补中寓泻。诸药共奏温肾化气、利水消肿之功。

3. 关格(脾肾亏虚)案

李东垣治长安王善夫，病小便不通，渐成中满腹大，坚硬如石，腿脚亦胀裂出水，双睛凸出，昼夜不得眠，饮食不下，痛苦不可名状，服甘淡渗泄之药皆不效。

李曰：病深矣，非精思不能处。因记素问有云，无阳则阴无以生，无阴则阳无以化。又云，膀胱者，州都之官津液藏焉，气化则能出矣。此病小便癃闭，是无阴而阳气不化也。凡利小便之药，皆淡味渗泄为阳，止是气药，阳中之阴，非北方寒水阴中之阴所化者也。此乃奉养太过，膏粱积热损北方之阴，肾水不足，膀胱肾之室久而干涸，小便不化，火又逆上而为呕哕，非膈上所生也。独为关，非格病也。洁古云，热在下焦，填塞不便，是关格之法。今病者内关外格之病悉具，死在旦夕。但治下焦可愈，遂处以禀北方寒水所化大苦寒之味者黄柏、知母，桂为引用，丸如桐子大，沸汤下二百丸。少时来报，服药须臾，前阴如刀刺火烧之痛，溺如瀑泉涌出，卧具皆湿，床下成流，顾盼之间，肿胀消散。李惊喜曰：大哉圣人之言，岂不可遍览而执一者乎！其证小便闭塞而不渴，时见躁者是也。凡诸病居下焦，皆不渴也。二者之病，一居上焦，在气分而必渴；一居下焦，在血分而不渴，血中有湿，不渴也。二者之殊至易别耳。

按语：本案出自清代俞震《古今医案按》中金元李东垣医案。本案患者过食膏粱厚味损伤脾胃，摄入阴液运化不及，痰湿热毒堵塞水道，又加之湿热内胜暗耗真阴，真阴亏损日久及阳，阳无阴化则气化不利。处以黄柏清热燥湿，泻火解毒；加知母清热滋阴；反佐少量肉桂扶阳以助膀胱气化。

(二) 现代经验

1. 关格之湿阻气分(急性肾损伤)案

孙某，男，47岁，1989年5月31日初诊。自1988年10月发现尿少、尿浊，下肢浮肿，未引起重视。于1989年1月7日突然晕倒昏迷，医院以一氧化碳中毒抢救10余日，后查尿素氮89 mmol/L，血红蛋白40 g/L，确诊为尿毒症，改血液透析疗法，每周2次至今。刻诊时，患者面色褐浊，体质较差，口中秽浊较重，时恶心呕吐，皮肤作痒，大便干结，小便黄赤，周身乏力，腰酸嗜睡，下肢麻木，行走不利，舌红苔白厚腻，脉弦滑有力。查尿素氮 39.16 mmol/L，肌酐353.6 μmol/L，尿蛋白(+++)，血压140/90 mmHg。证属湿热积滞互阻，湿阻气分，热郁血分，络脉瘀阻。治以清化湿热，消食导滞，活血化瘀，佐以通络方法。方药：荆芥6 g，防风6 g，生地榆10 g，丹参10 g，茜草10 g，赤芍10 g，藿香10 g（后下），佩兰10 g（后下），白芷6 g，紫草10 g，紫花地丁10 g，白鲜皮10 g，大黄2 g。服药10剂，症状见轻，皮肤痒止。

二诊：以上方去白鲜皮、紫花地丁、紫草，加半夏10 g，竹茹6 g，灶心土30 g，又服药10余剂。

三诊：腰酸嗜睡好转，恶心呕吐未作，饮食二便正常，唯下肢麻木，舌红苔白，脉滑数。查尿素氮5.126 mmol/L，肌酐97.24 μmol/L，尿蛋白（-），改透析每周1次，用清化湿热、益气活血通络方法。方药：荆芥炭10 g，防风6 g，丹参10 g，茜草10 g，生地榆10 g，炒槐花10 g，赤芍10 g，黄芪30 g，丝瓜络10 g，桑枝10 g，大黄2 g。

四诊：服药20余剂，无其他不适。停透1个月后，查尿素氮4.165 mmol/L，肌酐106.08 μmol/L，血红蛋白115 g/L，尿蛋白（-），病情稳定。停透析半年后，复查肾功能、尿常规、血常规均在正常范围，未见复发，尿毒症痊愈，唯留下透析后下肢麻木、行动不利后遗症。

按语：本案出自《赵绍琴临证验案精选》。此患者为急性肾损伤，中毒症状较重，且已经血透，经赵绍琴治疗后，不但临床症状全部消失，而且停止血透后化验指标全部正常而获痊愈。足以证明功能衰竭患者完全有可能恢复部分肾功能。但透析后的骨质疏松症而引起的下肢麻木等后遗症，则是今后待解决的新课题。

2. 关格之邪入血分（慢性肾功能衰竭）案

包某，男，38岁。1992年11月确诊为慢性肾功能衰竭，尿毒症期。1993年初来京医治，在某大医院做血液透析。1993年4月就诊于赵绍琴。当时患者每周血透3次，已连续施行了3个多月。透前血肌酐为592.28 μmol/L，尿素氮19.224 mmol/L。证见面色苍黄晦浊，神疲乏力，恶心欲吐，皮肤瘙痒，下肢浮肿，小便短少，大便干结，血红蛋白50 g/L，舌质暗淡，舌苔垢厚且腻，脉象弦滑数，按之有力。合而观之，其证属邪蕴成毒，深入血分，络脉瘀阻，三焦不畅，将成关格。用凉血化瘀，清泄邪毒方法。拟方：荆芥炭、防风、佩兰、藿香、生地榆、炒槐花、丹参、茜草、白鲜皮、地肤子、草河车、大腹皮、槟榔、灶心土、大黄。水煎服，每日1剂。每次少量多次分服，以防其吐，并反复叮咛，一定要严格控制饮食，每日坚持走路锻炼2~3小时，上方服后，呕恶即止，小便渐增，浮肿见消大便通畅，患者自觉精神好转气力有增。复查血肌酐和尿素氮也有所下降后治疗，均以凉血化瘀、疏风化湿、疏调三焦为基本大法而随症灵活加减。

在患者的密切配合下，治疗2周之后开始延长透析间隔时间，由开始治疗时的每周3次逐渐递减为每周2次、每周1次，直到1993年9月停止透析，完全用中药治疗。

1993年12月复诊：停止透析已67日，面色较润，精神爽适，知饥欲食，二便如常，自觉气力增加，每日散步3~4小时，不觉疲劳。近日化验血肌酐为203.32 μmol/L，尿素氮9.612 mmol/L，血红蛋白103 g/L。说明停透后病情基本稳定，未出现反复。

患者要求携方返里。根据其病情现状分析，认为回去之后，只要能够按照既定的治疗方案进行综合调理，是可以逐渐好转的，于是为患者拟定下方：荆芥炭、防风、白芷、独活、生地榆、炒槐花、丹参、茜草、焦三仙、红花子、大腹皮、槟榔、大黄。水煎服，每日1剂。并再次谆谆叮嘱，务必谨慎饮食，坚持运动锻炼，不可松懈。患者遵嘱，遂携上方回家治疗。1994年3月，该患者介绍其同乡前来就诊，告之包某回去后身体较前强壮，已能干些轻活，仍在依法治疗云。

按语：本案出自《赵绍琴临证验案精选》。本例为慢性肾功能衰竭、尿毒症，且已进行血液透析3个多月。按一般规律推论，是不可能停止透析的，只能长期依赖透析，等待机会换肾而已。赵绍琴以凉血化瘀、清泄邪毒为法进行治疗，并严格控制其饮食，有效降低了血肌酐和尿素氮指标。又根据化验指标的改善情况，适时地逐渐拉长透析的间隔时间。这期间随着患者坚持治疗和适度的运动锻炼，其肾功能也渐渐得到部分恢复，终于达到了完全停止透析的目的。从这个病例的治疗过程中，我们可以看出，赵绍琴对慢性肾病的治疗是综合性的，中医药辨证论治、患者注意饮食控制和运动锻炼，这三个方面缺一不可。这就是赵绍琴治疗慢性肾病获效的秘诀。

3. 关格之湿热蕴积（慢性肾炎）案

李某，女，34岁，于1989年10月29日初诊。患慢性肾炎（间质性）已10年，近半年来恶心呕吐，烦躁不安，小便增多。后赴县医院医治，诊断为尿毒症，肾性尿崩症。经中西医结合治疗，效果不明显，专程从外地来京求赵绍琴医治。诊时见：面色暗滞，口干且渴，时恶心呕吐，腰酸乏力且痛，小便频数而量较多，大便干结，舌黄苔白且干，脉濡滑且数。查尿素氮37.731 mmol/L，肌酐884 μmol/L，血糖空腹13.89 mmol/L，尿蛋白（++），尿糖（+++），血压180/110 mmHg。证属湿热蕴郁，蓄久化热，深入血分，气阴受损。治应先以清化湿热、凉血化瘀方法，饮食当慎、防其恶化。处方：荆芥6 g，防风6 g，生地榆10 g，赤芍10 g，丹参10 g，茜草10 g，半夏10 g，白芷6 g，茅芦根各10 g，大黄2 g。

二诊：前诊服药10剂，症状见轻，又服10剂。查尿素氮18.156 mmol/L，肌酐450.84 μmol/L，尿蛋白（+++），尿糖（+++），恶心呕吐未作，腰痛乏力消失，仍心烦梦多，头晕目眩，血压偏高，舌红苔黄且干，脉弦滑且数。再以原方加赭石10 g，竹茹10 g。

三诊：服上方20余剂，查尿素氮13.599 mmol/L，肌酐318.24 μmol/L，空腹血糖10 mmol/L，尿蛋白（++），尿糖（+++），口干且渴，尿量仍多，脉舌如前。改用益气养阴、凉血化瘀方法。处方：黄芪30 g，沙参10 g，五味子10 g，茯苓10 g，山药10 g，荆芥炭10 g，防风6 g，白芷6 g，生地榆10 g，茜草10 g，茅芦根各10 g，半夏10 g，大黄2 g。

四诊：服药30剂，原有症状基本消失，饮食二便正常，精神较佳，面色红润，每日早晨1杯牛奶，清淡饮食，仍每日坚持慢步行走2小时，并已能半日工作。查尿素氮10.68 mmol/L，肌酐327.08 μmol/L，尿蛋白（-），尿糖（-），血糖5.56 mmol/L，血红蛋白100 g/L。仍用前法，改上方黄芪为5 g，加补骨脂10 g，继续服。

五诊：于1990年5月30日又来京诊，查尿素氮11.107 mmol/L，肌酐327.08 μmol/L，尿蛋白（-），尿糖（-），血糖4.4 mmol/L，血红蛋白95 g/L，血压120/80 mmHg。又观察治疗半年

余，病情稳定，恢复全日工作，无其他不适感。以后定期来京复查取药。

按语：本案出自《赵绍琴临证验案精选》。此患者尿毒症较重，又合并有糖尿病，二者在治疗上互相矛盾，颇难下手。尿毒症当以清化湿热、凉血化瘀为主，而糖尿病则应以益气养阴，扶正补虚为主。赵绍琴根据患者的脉、舌、色、症及化验指标，综合分析认为，邪气实为主要矛盾，因此先以清化湿热、凉血化瘀，去除邪气。待病情稳定后，又以益气养阴、凉血化瘀、分途调理为大法，相互兼顾，取效甚佳，使尿毒症、糖尿病这两个顽症均获得比较满意的疗效。

4. 关格之湿热蕴络（慢性肾炎）案

董某，男，47岁，于1993年3月15日初诊。患者慢性肾炎已9年，自1990年开始肾功能不全，于1991年12月8日开始血液透析，每周3次至今，专程自老家来京求赵绍琴医治。刻见浮肿，腰痛，尿少，心烦，恶心、呕吐时作，大便干结，舌红苔黄厚腻，脉弦滑且数。查尿素氮（透前）19.58 mmol/L，肌酐（透前）486.2 μmol/L，尿蛋白（+++），血红蛋白50 g/L，血压180/120 mmHg。证属湿热蕴郁，深入血分，络脉瘀阻。治以清化湿热，凉血化瘀方法。方药：荆芥6 g，防风6 g，白芷6 g，独活6 g，丹参6 g，茜草10 g，生地榆10 g，炒槐花10 g，大腹皮10 g，槟榔10 g，半夏9 g，黄连2 g，灶心土30 g，大黄3 g。

二诊：服药4周，肿势减轻，呕吐未作，稍神较佳，二便正常。查尿素氮12.958 mmol/L，肌酐309.4 μmol/L，血红蛋白65 g/L，尿蛋白（++）。仍用前法，再以上方去半夏、黄连、灶心土，改透析每周2次。

又服药4周，病情稳定。查尿素氮9.648 mmol/L，肌酐326.20 μmol/L，尿蛋白（+），血红蛋白82 g/L。继服前方，改透析每周1次。

三诊：于1993年9月12日来诊。服中药治疗已近半年，查尿素氮5.696 mmol/L，肌酐141.44 μmol/L，血红蛋白98 g/L。患者透析已近2年，后停止透析，在停透1个月时，因感冒而发生喘促不能平卧，全身浮肿，先治其标邪，改用宣肺利湿平喘方法。方用：荆芥6 g，防风6 g，白芷6 g，独活6 g，葶苈子10 g，桑白皮10 g，地骨皮10 g，大腹皮10 g，槟榔10 g，冬瓜皮30 g，茯苓皮30 g，焦三仙各10 g，水红花子10 g。

四诊：服药7剂，肿消喘平，查尿素氮1.068 mmol/L，肌酐185.64 μmol/L，血红蛋白100 g/L，尿蛋白（-），大便略干，舌红苔白，脉濡细。以上方加黄芪60 g，大黄4 g。

五诊：又服2周，至11月28日停透已2月余，病情稳定，未复发，查尿素氮6.408 mmol/L，肌酐176.8 μmol/L，血红蛋白96 g/L，尿蛋白（-），B超示双肾大小形态结构正常，无其他不适。尿毒症恢复期，用凉血化瘀、益气养阴方。方药：荆芥6 g，防风6 g，丹参6 g，茜草10 g，生地榆10 g，凤尾草10 g，鬼箭羽10 g，黄芪80 g，沙参10 g，麦冬10 g，大黄6 g，焦三仙各10 g，水红花子10 g。

患者服药7剂后感觉很好，又以此方带药30剂，回老家休养以后每月来京复查带药一次，一直未复发。

按语：本案出自《赵绍琴临证验案精选》。此患者肾病已9年，发现慢性肾衰已近3年，并血液透析1年余。经赵绍琴治疗后随症状改善而减透析,由每周3次递减为每周2次,最后停止透析。停透析1个月后,因感冒而反复1次,但很快平息。化验指征均降至正常范围,又以凉血化瘀、益气养阴为法以巩固疗效。

5. 关格之湿阻气分,热入血分(慢性肾炎)案

周某,男,75岁,退休工人,于1989年6月28日初诊。患慢性肾炎已23年,2年前因全身浮肿、气喘、憋气等,某医院以尿毒症、心包积液入院抢救一次,1989年2月又因感冒复发急诊入院抢救,现已好转,出院求赵绍琴医治。刻诊时,全身浮肿,咳嗽有痰,头晕乏力,皮肤作痒,大便干结,面色苍白,舌红苔白厚腻,口中秽浊,脉弦滑且数。查血肌酐707.2 μmol/L,尿素氮30.972 mmol/L,尿蛋白(+++),血压170/100 mmHg,血红蛋白80 g/L。证属湿阻气分,热郁血分,湿热积滞互阻,二焦不畅,关格已成。治以清化湿热,凉血化瘀方法。处方:荆芥炭10 g,防风6 g,白芷6 g,生地榆10 g,炒槐花10 g,赤芍10 g,茜草10 g,白鲜皮10 g,地丁草10 g,茅芦根各10 g,大腹皮10 g,槟榔10 g,大黄6 g。嘱其清淡饮食,配合走路锻炼。

服药7剂,症状减轻,尿蛋白(++),又以上方加减服药20余剂。查尿素氮20.292 mmol/L,肌酐300.56 μmol/L,尿蛋白(+),浮肿消失,肤痒已止,咳嗽已愈,再以前方为基础加减服药近半年。于1989年12月4日查尿素氮8.722 mmol/L,肌酐221 μmol/L,血红蛋白110 g/L,血压130/90 mmHg,尿蛋白(+),舌红苔腻,脉濡软且数,饮食二便正常,无其他不适。仍以前方,改每周3剂。每日瘦肉100 g,牛奶1杯(或鸡蛋1个),每月来门诊取药一次。又半年后,满面红润,精神较佳,从未感冒,病情稳定。

按语:本案出自《赵绍琴临证验案精选》。患者有23年慢性肾炎史,发展为尿毒症已2年,曾两次医院抢救。转诊赵绍琴治疗后,服中药月余,化验指明显下降,症状消失,不足半年,化验检查均近正常值,未再反复,几年来尿素氮维持在8.9 mmol/L左右,肌酐维持在221 μmol/L左右。一直按坚持以服药为辅,以饮食调养为主,配合走路锻炼,病情非常稳定。

各家论述辑要

(一)秦汉时期

关格一词,最早见于《黄帝内经》,主要从脉象和病理的角度加以定义。《素问·六节脏象论》曰:"人迎一盛病在少阳,二盛病在太阳,三盛病在阳明,四盛以上为格阳;寸口一盛病在厥阴,二盛病在少阴,三盛病在太阴,四盛以上为关阴。人迎与寸口俱盛四倍以上为关格,关格之脉羸,不能极于天地之精气,则死矣。"此处系指脉象。张景岳称:"关格脉,必弦大至极。"《灵枢·脉度》曰:"阴气太盛,则阳气不能荣也,故曰关,阳气太盛,则阴气弗能荣也,故曰格,阴阳俱盛,不得相荣,故曰关格,关格者,不得尽期而死也。"此处所论为阴阳离决的病理状态。

汉代张仲景发展了《黄帝内经》关于关格的认识,首次以"关格"为病名阐述。《伤寒杂病论》:“寸口脉浮而大,浮为虚,大为实。在尺为关,在寸为格,关则不得小便,格则吐逆”;“趺阳脉伏而涩,伏则吐逆,水谷不化,涩则食不得入,名曰关格”。提出小便不通和吐逆互见是关格病的主症,其病机乃虚实相兼,阴阳升降失调。

病因病机方面,《黄帝内经》和仲景对关格的描述虽有不同,病机却有相似之处,均为“阴阳俱盛,不得相营”。

(二) 隋唐宋元时期

隋唐时期宗仲景之说,发展性地提出了大小便不通为关格。《诸病源候论》认为“大便不通名为内关,小便不通为外格,二便俱不通为关格”,意在强调不通而格拒于外。巢氏认为关格是荣卫不通,阴阳气不和,痞结于腹中所致。巢氏的观点一直沿袭到北宋,并传至日本。如唐代《备急千金要方》载“不得小便,吐逆,食不得入”,《外台秘要》载“二便俱不通,为关格”,均认为腹部痞块属于关格病的一个常见症状。南宋时期的医家将仲景的“不得小便而又吐逆”说与巢氏的“大小便不通”说合二为一,提出关格病为上有吐逆,下有大小便不通。张锐《鸡峰普济方 · 关格》卷十:“奉职赵令仪妻,忽吐逆,大小便不通,烦乱,四肢渐冷,无脉几一日半,与大承气汤一剂,至夜半渐得大便通,脉渐生。翌日,乃安。此关格之症极为难治,兆所见者,惟此一人。”此为较早记录关格病的有效医案,并可见通腑泄浊法已逐渐应用于本病的治疗之中。

金元诸医家,或偏于仲景说,或偏于巢氏说,或偏于张锐说,虽在病因病理上各家争鸣,却均未对关格一证提出新的学说。

病因病机方面,一些医家认同的观点是《伤寒论》的“邪气隔拒三焦”致病,《诸病源候论》中载有“三焦约”。《证治汇补》云:“既关且格,必小便不通,旦夕之间,徒增呕恶,此因浊邪壅塞三焦,正气不得升降。”着重强调了浊阻三焦,气化不行所致的格拒之象。

唐代以后关格的病因病机更为充实,还涉及肝、脾、肾、肺、大小肠等。唐代王焘《外台秘要》首先提出外感风寒亦可引起关格,“风寒冷气入肠……或小肠有气急,为关格病”。北宋王怀隐总结了关格有三种病因:一是“阴阳不和,荣卫不通”;二是“阴阳气结,气不行于大小肠”;三是“风邪在于三焦”。张元素则认为“关者甚热之气,格者甚寒之气,是关者无由之出,格者无入之理。寒在胸中,遏绝不入,热在下焦,填塞不出”。李杲明确提出“皆邪热为病也”。

唐以前只有关于关格的脉、证论述,至《备急千金要方》中首次提出了“关格方”(芒硝、乌梅、桑皮、芍药、杏仁、麻仁、大黄)及温脾汤。《太平圣惠方》中收录了关格九方,《圣济总录》中载有治上焦的黄芩汤,治中焦的茯苓丸,治下焦的木香饮等。《玉机微义》的滋肾通关丸(黄柏、知母、肉桂)至今仍被广泛运用。

(三) 明清时期

明代李中梓在《病机沙篆 · 关格》中言“关者阴盛之极,故闭关而溲不得通也。格则阳盛之极,故格拒而食不得入也”,是阴阳相互离绝的危象。

张景岳认为"总由酒色伤肾,情欲伤精,以致阳不守舍……最危之候也"。《丹溪心法》中则认为本病为"有痰"和"中气不运",张景岳以肾虚为其发病之本,《医醇賸义》认为忧愁郁怒等情志因素日久化火生痰致病,《医参》中提出了肺胃病变的新见解。

可见,关格病因总由阴阳之气不相营运,相互离绝,脏腑多与脾、肾、三焦、肺脏相关,由脾阳亏损,肾阳衰微,阳不化水,水浊逗留,浊邪壅塞三焦,气化功能不得升降所致,且可由他病如水肿、癃闭、淋证、臌胀、虚劳等病传变而成,为危重症候。

治则治法方面,以"治主当缓,治客当急"(《证治准绳·关格》)为其总的治疗原则。关格病证其"主"为脾肾阳虚,"客"为浊邪内蕴。故在治疗关格病中,运用"缓"之法应该以维护肾元为主,温补脾肾之阳,用药宜刚柔相兼,缓缓补之,忌用大剂量的峻补之品。运用"急"之法,应以泄浊化痰为主,因浊为阴邪易伤阳气,浊不去则阳不复,浊邪郁久可成毒,故当急祛之,使浊从大便出。

明清时期针对情志因素导致的关格病证运用逍遥丸等疏肝理气。赵献可认为关格因阴寒所致,必用温通治法以驱逐阴寒。《景岳全书》中记载:"关格证,凡兼阳脏者必多热,宜一阴煎、左归饮;兼阴脏者必多寒,宜大营煎、右归丸;若不热不寒,脏气本平者,宜五福饮、三阴煎及大补元煎之类主之。"喻嘉言认为治疗"关格"病要辨脉之阳虚阳实、阴虚阴实,创立了"批郄导窍"原则,开通疏利,因势利导,使邪有出路,且自拟了进退黄连汤、资液救焚汤两方治疗关格病。清代《陈莲舫医案》一书凡治"关格",大都有用夏、陈、归、芍四味,认为"关格"病机虽颇复杂,但总以肝气失疏,胃不和降,气机逆乱居多,故治法重在理气和胃、柔肝养肝,使肝气条达,胃气和降,可望便通呕减,关格渐开。《张氏医通》运用启峻汤治疗本病。《医学心悟》认为关格由肝脾传至肾,遂用温肾退黄之茵陈术附汤加味治之。

纵观古今治疗验案,多以通腑降逆法治疗急危重症的关格。大承气汤的运用在宋代已有记载,这正体现了通腑泄浊、急下存阴的思想。如龚廷贤在《寿世保元》言:"阴阳关格,前后不通,寻常通利大府,小水自行,因腑气一通,逆气即降,呕逆自止,小便畅通,关格之证即解。"另有调和三焦的治疗思想,因三焦为全身气机之原始,气机阻滞则阴阳不相顺接,如《中藏经·论三焦虚实寒热生死顺逆脉证三法》中认为三焦"总领五脏六腑,营卫经络,内外左右上下之气也,三焦通则内外左右上下皆通也"。宗"上窍开则下窍通""身汗得后利,则实者活"的理论运用提壶揭盖法,从肺肾相关论治,亦效。

现代研究概要

(一)临床研究

1. 辨证论治

辨证施治乃中医之精髓,治病之特色,为历代医家所遵循,目前各医家对肾衰竭的辨证分型标准不统一,立法方药各异,但均取得显著疗效。朱立华等在一般质量基础上加以温阳固本汤，患者血红蛋白水平明显提高，血肌酐、血尿素氮有所降低。王丽荣等在一般治疗的基础上加服益肾汤，结果治疗组临床症状改善率，血尿素氮、肌酐下降率均明显高于对照组。海卫华将80例慢性肾功能不全患者分为治疗组及对照组，治疗组多以桂枝茯苓丸加减。对照组则按西医常规对症治疗，治疗12周后，对比两组患者的症状、体征及血清肌酐，内生肌酐清除率和其他实验室测试指标，均有所改善，治疗组总有效率为95%，对照组有效率为77.5%。饶建辉等将68例辨证脾肾阳虚慢性肾衰竭患者随机分为观察组与对照组，2组均予抗感染、纠正水电解质酸碱失调、控制血压、限制蛋白饮食、保证基本能量供给等常规治疗。观察组在此基础上加用健脾益肾方剂，结果健脾益肾方能显著改善慢性肾衰竭患者肾功能，提高患者免疫水平。

2. 中成药

如彦海选取慢性肾功能衰竭85例分为两组，两组均给予低盐低脂、低磷低蛋白优质蛋白饮食，积极控制血压、血糖、血脂、纠正水电解质紊乱及酸碱平衡紊乱等治疗，治疗组在治疗基础上加用百令胶囊，每次1.0 g，每日3次，口服。治疗后两组血肌酐及24小时尿蛋白定量明显下降，治疗组明显优于对照（$P<0.01$）。严素娟将80例慢性肾功能衰竭患者，按照随机数字表法将其分为2组各40例。对照组积极治疗原发病以及引起肾衰竭恶化的因素，限制蛋白质饮食以及高热量的摄入，同时低限制钠盐摄入及低磷饮食补充必需氨基酸；控制全身性或肾小球内的高压力，首选的药物为ACEI及对症治疗。治疗组在以上基础上加用肾衰宁和百令胶囊，结果治疗组明显优于对照组，治疗组总有效率90%，对照组总有效率50%。杨进川将150例慢性肾功能衰竭患者随机分为治疗组和对照组各75例。对照组采用常规治疗措施，治疗组在常规治疗基础上，采用海昆肾喜胶囊联合肾康注射液治疗。比较2组临床疗效，治疗组总有效率为97.3%，高于对照组的69.3%，差异有统计学意义（$P<0.05$）；治疗后，2组临床症状积分及实验室指标较治疗前均显著改善，且治疗组改善程度均优于对照组，差异均有统计学意义（$P<0.05$）。张玲等随机将慢性肾衰竭患者58例，对照组均按照病情发展程度及症状给予常规治疗及对症治疗，观察组加用静脉滴注肾康注射液。结果治疗组血尿素氮、肌酐及尿素氮水平较对照组更低（$P<0.05$），临床症状积分对照组总有效率78.6%相比，观察组总有效率96.7%。可见肾康注射液可有效降低慢性肾衰竭患者的血尿素氮、肌酐及尿蛋白水平，延缓肾衰竭进展。

3. 外治法

灌肠：中药灌肠法，此疗法的中医理论源于《素问》“清阳出上窍，浊阴出下窍”，是仿腹透原理，故现代医学将其称为“肠道透析”。现代药理研究证实，直肠黏膜的吸收能力较强，门静脉可以将药物吸收入血，从而发挥作用。此外，药液在肠道内的对流、弥散及超滤等作用，可以清除体内有毒物质，而使肠道吸收有益物质，中医将其作用称之为通腑泄浊。郭恩绵自拟降氮煎剂，药物组成为：丹参30 g，煅牡蛎30 g，蒲公英30 g，白头翁30 g，大黄50 g，红花25 g，附子20 g，浓煎取汁，保留灌肠，以达通腑泄浊、祛除湿浊毒邪之功，取得良好疗效。陈丽巍研究发现，治疗组降氮煎剂灌肠治疗效果明显优于西药前列地尔治疗组（$P<0.05$）。牛立新除一般治

疗外，对治疗组加用中药灌肠方(锻牡顿、制附子、大黄、公英为主，随证加减)保留灌肠治疗慢肾衰，治疗组有效率(86.0%)明显高于对照组的有效率(63.64%)，且治疗后血肌酐及尿素氮较对照组明显下降。

药浴和熏蒸：皮肤的毛细血管非常丰富，有上百万个汗腺，类似于透析膜，故中药药浴和熏蒸又称之为“皮肤透析”，是治疗慢性肾功能衰竭的辅助疗法之一，具有疗效好、安全性高、不良反应少等特点，对于慢肾衰皮肤瘙痒、水肿等症有较好疗效。皮肤瘙痒、水肿是因肾脏排毒能力下降，毒素不能排出体外，毒素蕴于肌表所致。中药药浴和熏蒸均通过“汗”法将毒邪“攻”出体外。《黄帝内经》“开鬼门，洁净府”，鬼门即为汗孔，开鬼门就是发汗之意。刘莱莱选用辛散开泄之细辛、白芷、川芎、麻黄，以达到“其有邪者，渍形以为汗”之功效。马进运用中医的整体观，辨证论治，善用辛宣透散，祛湿解毒之品，如麻黄、桂枝、荆芥、防风、地肤子、土茯苓、白鲜皮等。煎煮或热水浸泡，嘱患者浸浴约半小时，微微发汗即出，其临床应用效果显著。王春芳观察88例慢性肾衰患者，将其分为观察组和对照组，两组均用常规治疗，观察组在常规治疗基础上使用中药药浴治疗，结果显示，观察组疗效优于对照组。宋丽娜等通过对2014年10月前发表的关于中药药浴治疗CKD的文献检索并分析得出，92篇文献中共记载8 856例病例，其治疗有效率均较高。

贴敷：贴敷是将药物贴于治疗穴位，通过皮肤的渗透作用，使药物通过穴位刺激经络，达到治疗疾病的目的。刘旭生采用甘遂研制成末，贴于神阙穴，具有缓下逐水之功，用于治疗肾脏引起的难治性的水肿。何学红临床应用菟丝子、佩兰、延胡索等制成中药贴剂，选取双侧三阴交、双侧肾俞等穴位，收效良多。董志刚采用自制中药贴敷剂，将所选中药研制成细粉，用生姜汁和蜂蜜按一定比例调成膏剂，贴于双侧肺俞、双侧肾俞、双侧大肠俞、双侧三阴交，双侧足三里等穴位，用于临床治疗慢肾衰，其疗效受到患者一致好评。张丽霞等将复元四红散(方剂组成为丹参50 g，乳香、没药各15 g，生甘草10 g，红花、红藤、赤芍、川芎，川乌、生大黄各30 g)研末混合，贴敷于双肾俞穴，以治疗慢性肾功能衰竭，结果发现观察组的总有效率显著高于对照组，差异有统计学意义。

针灸：肾衰患者多以脾肾虚损为本，且临床多兼水湿、瘀血、浊毒之邪，针灸疗法可以通过针刺相应的穴位来达到疏通经脉，促进气血运行，调理脏腑，通利三焦水道及温补肾气的治疗目的，临床上通常取肾俞、足三里、三阴交、阴陵泉、阳陵泉等穴位针刺以补益脾肾、化瘀通络、利湿泄浊。同时可选关元、神阙、气海、足三里等穴位艾灸以温经扶阳，扶正以祛邪，从而改善患者肾功能和临床症状，提高患者生活质量。宋艳芳应用统计学方法于临床试验中，应用温针灸治疗慢性肾衰竭患者，有效改善了患者上腹部不适等消化道症状。现代研究也已证实，针刺可使血管紧张素水平下降、出球小动脉扩张，从而改善肾小球内膜高压力和高灌注状态而减少尿蛋白的漏出，还能够抑制肾小球系膜细胞增生和系膜基质扩张，从根本上延缓肾脏结构的改变，实现对靶器官的保护作用，这也是针刺疗法能够改善肾功能预后的主要作用机制。

综合疗法：季丰科将所有患者给予常规基础治疗之上加用结肠透析法，配合中药熏蒸疗法，治疗之后血肌酐明显降低。叶钊等将80例慢性肾功能衰竭患者分为2组。对照组，予以低盐、低脂、低磷、限量优质蛋白质饮食，高血压患者控制血压（予ACEI或ARB类和CCB类联合使用）；贫血者给予纠正贫血治疗（益比奥10 000 U，补充铁剂和叶酸），同时给予护胃、维持水、电解质、酸碱平衡等对症治疗。治疗组，在对照组治疗基础上，给予中药保留灌肠联合穴位敷贴治疗。取双肾俞穴、神阙穴，外用胶布固定，10~16小时后取下，治疗组总有效率90%，对照组77.5%。赵宇等在对照组的基础治疗上加用中药保留灌肠和中药足浴，结果显示治疗组总有效率86.67%，对照组46.67%。李屹等将灸法与药物结合治疗慢性肾衰竭120例，随机分为基础治疗组（A组）36例，基础加黄芪治疗组（B组）34例，基础加黄芪和灸法治疗组（C组）38例，治疗后3组患者血肌酐、尿素氮均明显下降（$P<0.105$），且B组和C组低于A组（$P<0.105$）。

（二）实验研究

1. 单药

（1）肾茶：王立强等发现肾茶提取物能够降低慢性肾功能衰竭大鼠的UTP、SCr、BUN水平，从而证实肾茶对肾功能有改善作用。

（2）茵陈蒿：茵陈蒿具有清热利湿的功效。陈娜研究发现，茵陈蒿中的6,7-二甲氧基香豆素可显著提高在家兔被顺铂抑制的LDH、ALP和NAG的活力，使肾小管上皮细胞溶酶体免受顺铂的损伤。

（3）大黄：大黄味苦性寒，具有攻下积滞，泻火解毒等功效。宋海翔等发现大黄分泌IL-6和对其他细胞因子有抑制作用。柯凌发现大黄通过减少肠道氨基酸的重吸收，抑制肝肾组织中尿素的合成，提高血中游离必需氨基酸浓度，同时通过增加尿素和肌酐的排泄来降低尿素氮。以大黄为主的制剂能有效清除体内氮质而使尿素氮、血肌酐明显降低，这对及时阻止早中期慢性肾衰竭向终末期发展，最大限度维护及改善肾脏功能，延缓肾衰竭病程进展起到重要作用。

2. 中药对内皮素的影响

近年的实验及临床研究表明，慢性肾衰患者的血内皮素（ET）水平明显高于正常者，证实血ET的含量可以作为肾衰严重程度的客观指标，并且证实降低慢肾衰患者的血ET水平可以延缓慢肾衰的进展。徐曼等研究发现丹参的水提物丹参多酚酸盐在改善CRF大鼠的肾功能方面与其减少CRF大鼠ET的释放密切相关。马建伟等研究表明滋肾活血解毒方（主要由山茱萸、生地、山药、黄芪、蝉蜕、川芎、蒲公英、牡丹皮、泽泻、茯苓、当归、莪术、红花、萆薢等组成）能下调慢性肾功能衰竭大鼠残肾组织中ET-1 mRNA的表达，这种作用可能是其改善慢性肾功能衰竭大鼠肾功能的机制之一。另外，一些中药研究发现ET与蛇毒的某些结构有相似之处，一些抗蛇毒的药物也具有一定的抗ET作用，其均有共同的结构苯烯基，而川芎素也有类似结构，因而他们推测其具有拮抗ET作用。苗绪红等研究发现大丁草对腺嘌呤所致慢性肾功能衰竭大鼠肾脏有保护作用，并认为其机制可能是通过抑制转化生长因子和ET-1的表达来缓解肾脏损伤，从而使肾功能恢复。综上，中医药对降低慢性肾功能衰竭患者的血ET

水平有确切疗效。

（石怡）

参考文献

[1] 哈孝贤，哈小博．关格刍议及治验1则[J]．上海中医药杂志，2008，(4)：6－7.

[2] 陈湘君．中医内科学[M]．上海：上海科学技术出版社，2004：292－293.

[3] 陈谦峰，谢斌．关格的源流及病机探微[J]．光明中医，2018，33(1)：20－22.

[4] 李文志，李岩．浅谈"关格"病的中医诊断与中药治则[J]．中国实用医药，2015，(17)：259－260.

[5] 曹式丽，柴彭年．关格证临床辨析[J]．天津中医，1993，(5)：17.

[6] 王佳丽，武士锋，杨洪涛．关格病源流及其病机治法的文献研究[J]．江苏中医药，2013，45(9)：68－70.

[7] 彭建中，杨连柱．赵绍琴临证验案精选[M]．北京：学苑出版社，1996.

[8] 王丽荣，马晓燕．中医药治疗慢性肾衰研究进展[J]．云南中医中药杂志，2017，38(10)：81－83.

[9] 苏朝东，谢丽萍．中医药治疗慢性肾衰竭的研究进展[J]．湖南中医杂志，2017，33(9)：188－190.

[10] 徐曼，王逸平，孙伟炕，等．丹参多酚酸盐对大鼠慢性肾衰竭时肾功能及内源性内皮素释放的影响[J]．中国药理学与毒理学杂志，2001，15(1)：39－42.

[11] 马建伟，蔡庚，刘占民．等．滋肾活血解毒方对慢性肾衰竭大鼠内皮素基因表达的影响[J]．安徽中医学院学报，2001，20(1)：40－42.

[12] 苗绪红，苏冠男，饶冠华，等．大丁草(Gerbera anandria(L.)Sch Bip.)对腺嘌呤诱导的慢性肾功能衰竭大鼠TGF－β1和ET－1 mRNA表达的影响[J]．南开大学学报．2009，42(1)：101－106.

癃闭

中医诊疗基础

（一）基本概念

癃闭是以小便量少，点滴而出，甚至闭塞不通为主症的一种病证。其中以小便不畅，点滴而短少，病势较缓者称为癃；以小便闭塞，点滴不通，病势较急者称为闭。癃与闭均是指排尿困难，二者只是在程度上有差别，因此多合称为癃闭。

根据本病的临床表现，癃闭相当于西医学中各种原因引起的尿潴留和无尿症。如神经性尿闭、膀胱括约肌痉挛、尿路结石、尿路肿瘤、尿路损伤、尿道狭窄、前列腺增生、脊髓病变等病所出现的尿潴留及急慢性肾功能不全引起的少尿、无尿症，对上述疾病，皆可参照本病内容辨证论治，同时还应注意辨病求因治疗。

（二）病因病机

外邪侵袭、饮食不节、情志失调、瘀浊内停及体虚久病等均可导致癃闭，其病机可归纳为肾与膀胱气化功能失调，尿液生成或排泄障碍所致。癃闭病位在肾和膀胱，涉及肺、脾、肝、三焦。其病理性质有虚实之分，其病理因素有湿热、热毒、气滞及痰瘀。膀胱气化不利者属实，膀胱气化无权者属虚。膀胱湿热，肺热气壅，肝郁气滞，尿路阻塞以致膀胱气化不利者为实证；脾气不升，肾阳衰惫，导致膀胱气化无权者为虚证。但各种原因引起的癃闭，常互相关联，或彼此兼夹。

（三）诊断与鉴别诊断

1. 临床表现

起病急骤或逐渐加重，主证为小便不利，点滴不畅；甚或小便闭塞，点滴全无，每日尿量明显减少。多见于老年男性或产后妇女及腹部手术后患者，或有外感病史，或患有水肿、淋证、消渴等基础疾病。病情严重者，可伴头晕头痛、呕吐、腹胀、喘促、水肿、烦躁不宁等症，甚至出现神昏。小腹部叩诊呈明显浊音，触及膨胀的膀胱，腹部拒按，直肠指诊检查可有前列腺肥大，插入导尿管可引出大量尿液。

2. 鉴别诊断

淋证　癃闭与淋证均属膀胱气化不利，故皆有排尿困难，点滴不畅的证候。但癃闭无尿道刺痛，每日尿量少于正常，甚或无尿排出；而淋证则小便频数短涩，滴沥刺痛，欲出未尽，而每日排尿量正常。正如《医学心悟·小便不通》所言："癃闭与淋证不同，淋则便数而茎痛，癃闭则小便短涩而难通。"但淋证日久不愈，可发展成癃闭；而癃闭易于感外邪，常可并发淋证。

水肿　癃闭与水肿临床都表现为小便不利，小便量少，但水肿是体内水液潴留，泛溢于肌肤，引起头面、眼睑、四肢浮肿，甚者伴有胸、腹水，并无水蓄膀胱之证候；而癃闭多不伴有浮肿，部分患者还兼有小腹胀满膨隆，小便欲解不能，或点滴而出的水蓄膀胱之证，可资鉴别。

关格　二者主证都有小便量少或闭塞不通。但关格常有水肿、淋证、癃闭等经久不愈发展而来，是小便不通与呕吐并见的病证，常伴有皮肤瘙痒，口中尿味，四肢搐搦，甚或昏迷等症状；而癃闭不伴有呕吐，部分患者有水蓄膀胱之证候，以此可鉴别。癃闭进一步恶化，可转变为关格。

（四）中医证治

癃闭的辨证首先要判别病之虚实。膀胱气化不利者属实，膀胱气化无权者属虚。次辨轻重缓急：小便点滴能出，病情相对较轻；点滴全无，病情严重。由"癃"后"闭"为病势加重，由"闭"转"癃"为病势减轻。若兼气息喘促，恶心呕吐，甚或昏迷抽搐则表明病情危重。治疗方面，应以"腑以通为用"为原则，但通利之法，又因证候、虚实之不同而异。实证者宜清邪热、利气机、散瘀结；虚证者宜补脾肾，助气化，不可不经辨证，滥用通利小便之法。对于水蓄膀胱之急症，应配合导尿、针灸、取嚏、探吐、导泻等法速通小便。

膀胱湿热

·病机·湿热壅结下焦，膀胱气化不利。

·证候·小便点滴不通，或量极少而短赤灼热，小腹胀满，口苦口黏，或口渴不欲饮，或大便不畅。舌质红，苔黄腻，脉数。

·治法·清利湿热，通利小便。

·方药·八正散（《太平惠民和剂局方》）。药用：黄柏、栀子、大黄、滑石清热利湿；瞿麦、萹蓄、茯苓、泽泻、车前子通利小便。若舌苔厚腻者，可加苍术、黄柏以加强清化湿热；若兼心烦、口舌生疮糜烂者，可合导赤散以清心火，利湿热；若湿热久恋下焦，导致肾阴灼伤而出现口干咽燥，潮热盗汗，手足心热，舌光红，可改用滋肾通关丸加生地、车前子、牛膝等，以滋肾阴，清湿热而助气化；若因湿热蕴结三焦，气化不利，小便量极少或无尿，面色晦滞，胸闷烦躁，恶心呕吐，口中有尿臭，甚则神昏谵语，宜用黄连温胆汤加车前子、通草、制大黄等，以降浊和胃，清热利湿。

■ **肺热壅盛**

·病机·肺热壅盛，失于肃降，不能通调水道，无以下输膀胱。

·证候·小便不畅或点滴不通，咽干，烦渴欲饮，呼吸急促，或有咳嗽。舌红，苔薄黄，脉数。

·治法·清泻肺热，通利水道。

·方药·清肺饮(《症因脉治》)。药用：黄芩、桑白皮、鱼腥草清泄肺热；麦冬、芦根、天花粉、地骨皮清肺生津养阴；车前子、茯苓、泽泻、猪苓通利小便。有鼻塞、头痛、脉浮等表证者，加薄荷、桔梗宣肺解表；肺阴不足者，加沙参、黄精、石斛；大便不通者，加大黄、杏仁以通腑泻热；心烦、舌尖红者，加黄连、竹叶清心火；兼尿赤灼热、小腹胀满者，合八正散上下并治。

■ **肝郁气滞**

·病机·肝气失于疏泄，三焦气机受阻。

·证候·情志抑郁，或多烦善怒，小便不通或通而不畅，胁肋或脘腹胀满。舌质红，苔薄或薄黄，脉弦。

·治法·疏利气机，通利小便。

·方药·沉香散(《三因极一病证方论》)。药用：沉香、橘皮、柴胡、青皮、乌药疏肝理气；当归、王不留行、郁金行下焦气血；石韦、车前子、冬葵子、茯苓通利小便。若肝郁气滞症状严重者，可合六磨汤以增强其疏肝理气的作用；若气郁化火，而见舌红、苔薄黄，可加牡丹皮、栀子以清肝泻火。

■ **浊瘀阻塞**

·病机·瘀血败精，阻塞尿道，水道不通。

·证候·小便点滴而下，或尿如细线，甚则阻塞不通，小腹胀满疼痛。舌紫暗，或有瘀点，脉涩。

·治法·行瘀散结，通利水道。

·方药·代抵挡丸(《证治准绳》)。药用：当归尾、山甲片、桃仁、莪术活血化瘀；大黄、芒硝、郁金通瘀散结；肉桂、桂枝助膀胱气化。若瘀血现象较重，可加红花、川牛膝以增强其活血化瘀作用；若病久气血两虚，面色无华，宜益气养血行瘀，可加黄芪、丹参、当归之类；若尿路有结石，可加金钱草、海金沙、冬葵子、瞿麦、石韦以通淋排石利尿；若一时性小便不通，胀闭难忍，可加麝香 0.09~0.15 g 至胶囊内吞服，以急通小便，此药芳香走窜，能通行十二脉，传遍三焦，药力较猛，切不可多用，以免伤人正气。

■ **脾气不升**

·病机·脾虚运化无力，升清降浊失职。

·证候·小腹坠胀，时欲小便而不得出，或量少而不畅，神疲乏力，食欲不振，气短而语声低微。舌淡，苔薄，脉细弱。

·治法·升清降浊，化气行水。

·方药·补中益气汤（《脾胃论》）合春泽汤（《医方集解》）加减。药用：人参、党参、黄芪、白术益气健脾；桂枝、肉桂通阳以助膀胱气化；升麻、柴胡升提中气；茯苓、猪苓、泽泻、车前子利水渗湿。若气虚及阴，脾阴不足，清气不升，气阴两虚，证见舌红苔少，可改用参苓白术散；若脾虚及肾，可合《济生》肾气丸以温补脾肾，化气利水。

肾阳衰惫

·病机·肾中阳气虚衰，气化不及州都。

·证候·小便量少清白或小便不通，神疲无力，面色㿠白，全身浮肿，形寒肢冷，腰酸膝软，或伴心慌气短。舌淡胖，苔薄白，脉沉细无力。

·治法·温补肾阳，化气利水。

·方药·《济生》肾气丸（《严氏济生方》）。药用：附子、肉桂、桂枝温肾通阳；地黄、山药、山茱萸补肾滋阴；车前子、茯苓、泽泻利尿。若形神委顿，腰脊酸痛，为精血俱亏，病及督脉，多见于老人，治宜香茸丸补养精血，助阳通窍；若因肾阳衰惫，命火式微，致三焦气化无权，浊阴内蕴，小便量少，甚至无尿、呕吐、烦躁、神昏者，治宜《千金》温脾汤合吴茱萸汤，以温补脾肾，和胃降逆。

（五）中医辨析思路与方法

癃闭的病理演变，取决于邪正斗争之结果。若病情轻浅，病邪不盛，正气无大伤者，且救治及时，可见尿量逐渐增多，此为正胜邪退，疾病好转的标志，可能获得痊愈。若病情深重，正气衰惫，邪气壅盛者，则可由“癃”至“闭”，变证迭生。尿闭不通，水气内停，上凌于心肺，则可并发喘证、心悸、胸痹。水液潴留体内，溢于肌肤则伴发水肿。湿浊上逆犯胃，则成呕吐。脾肾衰败，气化不利，湿浊内壅，则可导致关格，其预后多差。诚如《景岳全书·癃闭》所言：“小水不通是为癃闭，此最危最急症也，水道不通，则上侵脾胃而为胀，外侵肌肉而为肿，泛及中焦则为呕，再及上焦则为喘。数日不通，则奔迫难堪，必致危殆。”

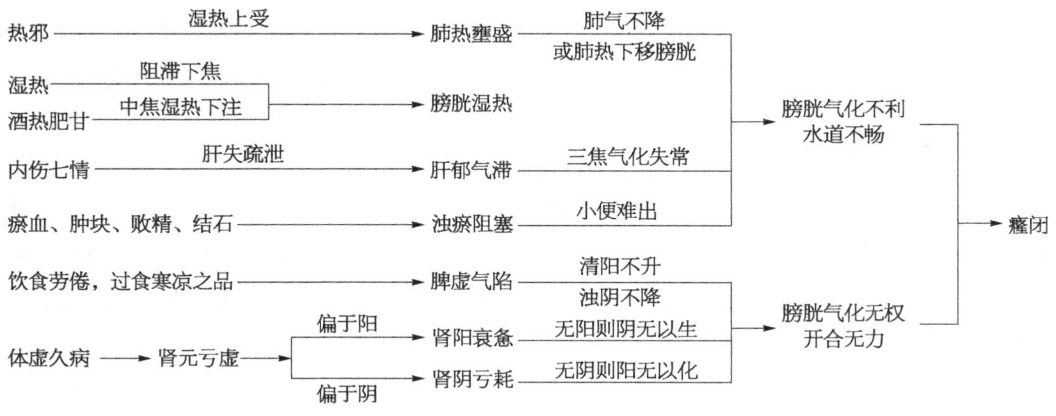

图15　癃闭辨证思路要点

特色方药浅析

（一）经典方剂

（1）五苓散：出自《伤寒论》。组成：猪苓、茯苓、白术（炒）各十八铢，泽泻一两六铢，桂枝半两。功效主治：利水渗湿，温阳化气。主治太阳表邪未解，内传太阳之腑，以致膀胱气化不利，遂成太阳经腑同病之蓄水证。其症以小便不利为主，同时伴有头痛身热，口渴欲饮，甚则水入则吐。

（2）猪苓汤：出自《伤寒论》。组成：猪苓（去皮）、茯苓、泽泻、阿胶、滑石碎各一两。功效主治：利水清热养阴。主治伤寒之邪传入阳明或少阴，化而为热，与水相搏，遂成水热互结，小便不利。其症以小便不利为主，同时伴有渴欲饮水，心烦不寐。

（3）蒲灰散：出自《金匮要略》。组成：蒲灰七分，滑石三分。功效主治：凉血化瘀，泄热利湿。主治膀胱湿热夹瘀，水湿内停，小便不利。其症以小便不利为主，同时伴有茎中涩痛，或尿中带血，少腹拘急。

（4）八味肾气丸：出自《金匮要略》。组成：干地黄八两，山茱萸、薯蓣各四两，泽泻、牡丹皮、茯苓各三两，桂心、附子各二两。功效主治：温补肾阳。主治虚劳不足，大渴欲饮水，腰痛小腹拘急，小便不利。

（5）补中益气汤：出自《脾胃论》。组成：黄芪、炙甘草各五分，人参、当归身、橘皮、升麻、柴胡、白术各三分。功效主治：补中益气，升清降浊。主治脾虚清气不能上升，浊气难以下降，小便因而不通。其症以小便不利为主，同时伴有小腹坠胀，神疲乏力，食欲不振。

（6）通关丸：出自《兰室秘藏》。组成：黄柏（去皮，锉，酒洗，焙）、知母（锉，酒洗，焙干）各一两，肉桂五分。功效主治：清热滋阴，通关利尿。主治热蕴膀胱，气化不利，兼有阴伤。其症以小便不利为主，同时伴有尿道涩痛，口不渴。

（7）八正散：出自《太平惠民和剂局方》。组成：车前子、瞿麦、萹蓄、滑石、栀子仁、甘草炙、木通、大黄（面裹煨，去面，切，焙）各一斤。功效主治：清热利湿，通利小便。主治湿热下注，蕴结膀胱，水道不利。其症以小便不通为主，同时伴有小便短赤灼热，小腹胀满。

（二）中成药

（1）癃闭通胶囊：含穿山甲（砂烫）、肉桂。功效主治：活血软坚，温阳利水。适用于血瘀凝聚、膀胱气化不利所致癃闭。性状：本品为胶囊剂，内容物为红棕色至棕色的颗粒和粉末；有肉桂的特殊香气，味辛。规格：每粒装 0.3 g。用法用量：每次 5 粒，每日 2 次，早、晚饭前半小时用温开水送服。或遵医嘱。

（2）前列癃闭通片：含黄芪、土鳖虫、冬葵果、桃仁、桂枝、淫羊藿、柴胡、茯苓、虎杖、枳壳、川牛膝。功效主治：益气温阳，活血利水。适用于肾虚血瘀所致癃闭。性状：本品为薄膜衣片，除去薄膜衣后显棕褐色；味苦、微咸。规格：每片重 0.5 g。用法用量：每次 4 片，每日 3 次。

（3）癃清片：含泽泻、车前子、败酱草、金银花、牡丹皮、白花蛇舌草、赤芍、仙鹤草、黄连、黄柏。功效主治：清热解毒，凉血通淋。适用于下焦湿热所致癃闭。性状：本品为棕色至棕褐色的片或薄膜衣片，除去包衣后显棕色至棕褐色；气芳香，味微苦。规格：每片重 0.6 g。用法用量：每次 6 片，每日 2 次；重症者每次 8 片，每日 3 次。

（4）癃闭舒胶囊：含补骨脂、益母草、金钱草、海金沙、琥珀、山慈菇。功效主治：益肾活血，清热通淋。适用于肾气不足，湿热瘀阻所致的癃闭。性状：本品为硬胶囊，内容物为棕黄色至棕色的粉末；味微苦。规格：每粒装 0.3 g。用法用量：每次 3 粒，每日 2 次。

（5）泽桂癃爽胶囊：含泽兰、皂角刺、肉桂。功效主治：行瘀散结，化气利水。适用于膀胱瘀阻型癃闭。性状：本品为硬胶囊，内容物为有散在白色小颗粒的黄棕色至黄褐色的粉末；气香，味苦。规格：每粒装 0.44 g。用法用量：每次 2 粒，每日 3 次，30 日为 1 个疗程。

（6）癃开颗粒：含淫羊藿、黄芪、牛膝、杜仲（盐炒）、女贞子（酒制）、赤芍、三棱、莪术、滑石、当归。功效主治：补肾益气，活血化瘀。适用于轻、中度中老年良性前列腺增生症属肾虚血瘀证。性状：本品为颗粒剂。规格：每盒装 9 袋。用法用量：每次 1 袋，每日 3 次。

（7）癃疏清颗粒：含白花蛇舌草、虎杖、野菊花、黄柏、知母、车前子、萹蓄、泽泻、赤芍、地黄、丹参、王不留行（炒）、山药、淫羊藿、菟丝子。功效主治：清热解毒，利湿通淋，活血化瘀。适用于慢性前列腺炎属湿热内蕴兼血瘀证。性状：本品为棕褐色颗粒；气微、味甜。规格：每袋装 12 g。用法用量：每次 1 袋，每日 3 次。

（8）前列通瘀胶囊：含赤芍、土鳖、穿山甲（炮）、桃仁、石韦、夏枯草、白芷、黄芪、鹿衔草、牡蛎（煅）、通草。功效主治：活血化瘀，清热通淋。适用于慢性前列腺炎属瘀血阻滞，兼湿热内蕴证。性状：本品为胶囊剂，内容物为棕黄色的粉末；气微，味微苦。规格：每粒装 0.4 g。用法用量：饭后服，每次 5 粒，每日 3 次，1 个月为 1 个疗程。

（9）肾衰宁胶囊：含太子参、黄连、法半夏、陈皮、茯苓、大黄、丹参、牛膝、红花、甘草。功效主治：益气健脾，活血化瘀，通腑泄浊。适用于脾胃气虚、浊瘀内阻、升降失调所致小便不利。性状：本品为硬胶囊，内容物为黄棕色至棕褐色的粉末或细小颗粒；气微香，味苦。规格：每粒装 0.35 g。用法用量：每次 4~6 粒，每日 3~4 次。

（10）百令胶囊：含发酵冬虫夏草菌粉（Cs－C－Q80）。功效主治：补肺肾，益精气。适用于肺肾两虚引起的慢性肾功能不全的辅助治疗。性状：本品为硬胶囊，内容物为灰色至灰黄色粉末；气微腥，味微咸。规格有两种：每粒装 0.2 g，每次 5~15 粒，每日 3 次；每粒装 0.5 g，每次 2~6 粒，每日 3 次。

（11）尿毒清颗粒：含大黄、黄芪、白术、桑白皮、茯苓、川芎、丹参等 16 味药组成。功效主治：通腑降浊，健脾利湿，活血化瘀。适用于慢性肾功能衰竭，氮质血症期和尿毒症早期，中医辨证属脾虚浑浊症和脾虚血瘀证者。性状：本品为棕色或棕褐色的颗粒；味甘、微苦。规格：每袋装 5 g。用法用量：温开水冲服。每日 4 次，每日 6、12、18 时各服 1 袋，22 时服 2 袋，每日最大服用量8袋,也可另定服药时间,但两次服药间隔勿超过8小时。

(12)金水宝胶囊:含发酵虫草菌粉(Cs-4)。功效主治:补益肺肾、秘精益气。适用于肺肾两虚,精气不足,慢性肾功能不全。性状:本品为硬胶囊,内容物为黄棕色至浅棕褐色的粉末;气香,味微苦。规格:每粒装0.33 g。用法用量:每次6粒,每日3次。或遵医嘱。

(13)大黄䗪虫丸:含熟大黄、土鳖虫(炒)、水蛭(制)、虻虫(去翅足,炒)、蛴螬(炒)、干漆(煅)、桃仁、苦杏仁(炒)、黄芩、地黄、白芍、甘草。功效主治:活血破瘀,通经消癥。适用于瘀血内停所致癃闭。性状:本品为黑色的水蜜丸;气浓,味甘、微苦。规格:每100丸重5 g。用法用量:每次3 g,每日1~2次。

(14)肾衰康灌肠液:含黄芪、大黄、丹参、红花。功效主治:清热解毒,益气利尿,活血化瘀。适用于急性肾功能衰竭和早、中期慢性肾功能衰竭,属湿浊血瘀证小便不通。性状:本品为深棕色的液体,久置可有少量沉淀。规格:每瓶装20 mL。用法用量:直肠灌注,每次20 mL。急性肾衰:每日6次,或遵医嘱。慢性肾衰:每日2次,疗程8周。或遵医嘱。

(15)尿毒灵灌肠液:含大黄、连翘、龙骨(锻)、蒺藜、牡蛎、丹参、桂枝、地榆、槐米、钩藤、青黛、栀子、黄柏、土茯苓、金银花、生晒参、麦冬、枸杞子、白茅根、红花。功效主治:通腑泄浊,利尿消肿。适用于各种原因引起的肾功能衰竭,氮质血症及肾性高血压。性状:甲组为灰绿色的粉末,味淡;乙组为棕褐色的液体,味淡。规格:甲组每瓶装20 g;乙组每瓶装200 mL。用法用量:将甲、乙组(甲组10 g,乙组100 mL)混合,摇匀,一次灌肠,每日1~2次。

(三)常用中药注射剂

(1)肾康注射液:含大黄、黄芪、丹参、红花。功效主治:降逆泄浊,益气活血,通腑利湿。适用于慢性肾功能衰竭,属湿浊血瘀证。性状:本品为黄棕色澄明液体。规格:每支装20 mL。静脉滴注。常用方法:每次100 mL(5支),每日1次,使用时用10%葡萄糖注射液300 mL稀释。每分钟20~30滴。疗程4周。

(2)刺五加注射液:主要含刺五加。功效主治:平补肝肾,益精壮骨。适用于肝肾不足所致癃闭。性状:本品为橙黄色或棕黄色的澄明液体。规格:有每支装20 mL(含总黄酮100 mg)、100 mL(含总黄酮300 mg)、250 mL(含总黄酮500 mg)等不同规格。常用方法:静脉滴注。每次300~500 mg(总黄酮含量),每日1~2次。可按每千克体重7 mg总黄酮量,加入生理盐水或5%~10%葡萄糖注射液中稀释后使用。

(3)黄芪注射液:主要含黄芪。功效主治:益气养元,扶正祛邪,健脾利湿。适用于脾气亏虚,湿浊内停所致癃闭。性状:本品为黄色或淡棕黄色的澄明液体。规格:有每支装2 mL(相当于原药材4 g)、10 mL(相当于原药材20 g)不同规格。常用方法:肌内注射,每次2~4 mL,每日1~2次;静脉滴注,每次10~20 mL,每日1次。或遵医嘱。

(4)丹参注射液:主要含丹参。功效主治:活血化瘀,通脉养心。适用于浊瘀阻塞证所致癃闭。性状：本品为棕色至棕红色的澄明液体。规格：有每支装 2 mL、每支装 10 mL 不同规格。常用方法：肌内注射，每次 2～4 mL，每日 1～2 次；静脉推注，每次 4 mL，用 50%葡萄糖注射液 20 mL 稀释后使用，每日 1～2 次；静脉滴注，每次 10～20 mL，用 5%葡萄糖注射液 100～500 mL 稀释后使用，每日 1 次。或遵医嘱。

（5）丹红注射液：含丹参、红花。辅料：氢氧化钠、注射用水。功效主治：活血化瘀，通脉舒络。适用于浊瘀阻塞证所致癃闭。性状：本品为红棕色的澄明液体。规格：有每支装 2 mL、10 mL、20 mL 不同规格。常用方法：肌内注射，每次 2～4 mL，每日 1～2 次；静脉推注，每次 4 mL，加入 50%葡萄糖注射液 20 mL 稀释后缓慢注射，一日 1～2 次；静脉滴注，每次 20～40 mL，加入 5%葡萄糖注射液 100～500 mL 稀释后缓慢滴注，每日 1～2 次；伴有糖尿病等特殊情况时，改用 0.9%的生理盐水稀释后使用。或遵医嘱。

（6）血必净注射液：含红花、赤芍、川芎、丹参、当归。功效主治：化瘀解毒。适用于瘀毒互结证所致癃闭。性状：本品为棕黄色至棕红色的澄明液体。规格：每支装 10 mL。常用方法：100 mL 加生理盐水 100 mL 静脉滴注，在 30～40 分钟内滴毕，每日 2 次。病情重者，每日 3～4 次。

（7）参附注射液：含红参、附片（黑顺片）。功效主治：回阳救逆，益气固脱。适用于肾阳虚衰证所致癃闭。性状：本品为淡黄色或淡黄棕色的澄明液体。规格：每支装 10 mL。常用方法：肌内注射，每次 2～4 mL，每日 1～2 次；静脉滴注，每次 20～100 mL，用 5%～10%葡萄糖注射液 250～500 mL 稀释后使用；静脉推注，每次 5～20 mL，用 5%～10%葡萄糖注射液 20 mL 稀释后使用。或遵医嘱。

（8）喜炎平注射液：含穿心莲内酯磺化物。功效主治：清热解毒，止咳止痢。适用于肺热壅盛证所致癃闭。性状：本品为淡黄色至橙黄色的澄明液体。规格：每支装 2 mL。常用方法：肌内注射，成人每次 50～100 mg，每日 2～3 次；小儿酌减，或遵医嘱。静脉滴注，成人每日 250～500 mg，加入 5%葡萄糖注射液或 0.9%氯化钠注射液稀释后静脉滴注，或遵医嘱；儿童每日按体重 5～10 mg/kg（0.2～0.4 mL/kg），最高剂量不超过 250 mg，以 5%葡萄糖注射液或 0.9%氯化钠注射液 100～250 mL 稀释后静脉滴注，控制滴速每分钟 30～40 滴，每日 1 次，或遵医嘱。

（9）瓜蒌皮注射液：含瓜蒌皮提取液。功效主治：行气除满，开胸除痹。适用于痰浊阻络证所致的癃闭。性状：本品为棕黄色的澄明液体。规格：每支装 4 mL。常用方法：肌内注射，每次 4 mL，每日 1～2 次；静脉注射，每次 8 mL，用 25%葡萄糖注射液 20 mL 稀释，每日 1 次；静脉滴注，每次 12 mL，用 5%葡萄糖注射液 250～500 mL 稀释，每日 1 次。

（10）丹参川芎嗪注射液：本品为复方制剂，其组分为丹参和盐酸川芎嗪。功效主治：抗血小板聚集，扩张冠状动脉，降低血液黏度，加速红细胞的流速，改善微循环。适用于血管闭塞性疾病所致的肾功能不全。性状：本品为浅棕红色澄明液体。规格：5 mL。常用方法：静脉滴注，用 5%～10%葡萄糖注射液或生理盐水 250～500 mL 稀释，每次 5～10 mL。

中医适宜技术

（一）毫针刺法

方案 1

取穴：以膀胱的背俞穴、募穴为主。主穴：中极、膀胱俞、秩边、三阴交、阴陵泉；配穴：膀胱湿热配委中、行间；肝郁气滞配蠡沟、太冲；瘀血阻滞配膈俞、血海；脾气虚弱配脾俞、足三里；肾阳亏虚配肾俞、命门。

操作：毫针常规刺，留针 5~15 分钟。针刺中极时针尖向下，使针感到达会阴并引起小腹收缩、抽动为佳，若膀胱充盈不可针刺过深，以免伤及膀胱；秩边透向水道。肾阳亏虚、脾气虚弱可温针灸。

方案 2

取穴：中极、膀胱俞、秩边、肾俞。

操作：用疏波，频率为 2 Hz，留针 30 分钟。

（二）耳针疗法

取穴：肾、膀胱、肺、脾、三焦、交感、尿道。

操作：每次选 3~5 穴，毫针刺，中强刺激。可用埋针或压丸法。

（三）艾灸法

实证：取三焦俞、小肠俞、水道、中极、阴陵泉、三阴交、太冲、涌泉。每次选 2~3 穴，各灸 5~7 壮，每日 1~2 次。

虚证：取脾俞、肾俞、三焦俞、气海、委阳、阴谷。每穴灸 10~30 分钟，每日 1 次。

（四）穴位贴敷法

取穴：神阙。

操作：独头蒜 1 个，栀子 3 枚，盐少许，捣烂，摊纸贴脐部。或用葱白、冰片、田螺或鲜青蒿、甘草、甘遂各适量，混合捣烂后敷于脐部，外用纱布固定，加热敷。或将食盐炒黄待冷放于神阙填平，再用 2 根葱白压成 0.3 cm 厚的饼置于盐上，艾炷置葱饼上施灸，至温热入腹内有尿意为止。适用于虚证。

（五）熏洗法

《罗氏会约医镜》："凡有气阴，小水不通，危困之极者，用皂角、葱头、王不留行各六七两，煎汤一盆，令病者坐浸其中，熏洗小腹，热气内达，便即通矣。"

（六）推拿按摩法

操作：以示指、中指、环指三指并拢，按压中极穴；或用揉法或摩法，按顺时针方向在患者下腹部操作，由轻而重，用力均匀，待膀胱呈球状时，用右手掩住膀胱底，向前下方挤压膀胱，再用左手放在右手背上加压使排尿。

经典医案赏析

（一）古代验案

1. 癃闭（水热互结）案

病史资料：治县尉宋荀甫，膀胱气作，痛不可忍。医以刚剂与之，痛益甚，溲溺不通三日。

诊疗经过：许视其脉，曰：投热药太过。适有五苓散，一分为三，易其名，用连须葱一茎，茴香及盐少许，水一盏半，煎七分，连服之，中夜下小便如黑汁一二升，脐下宽，得睡，明日脉已平。续用硇砂丸，数日愈。盖是疾本因虚得，不宜骤进补药。邪之所凑，其气必虚。留而不去，其病则实。故先涤所蓄之邪，然后补之。

按语：本案出自南宋许慎微的《普济本事方》。本案乃水热互结于膀胱，膀胱气化不利，水蓄下焦，不得下泄所致。许治以小剂五苓散、硇砂丸，渗湿利水，使小便通而愈。愈后当补气以巩固疗效。硇砂丸由木香、沉香、巴豆肉、铜青、青皮、硇砂组成，有消积破瘀、祛痰软坚的作用，治一切积聚，停饮心痛，痢疾。其中硇砂有毒，当慎用。

2. 癃闭（肾阴虚火旺）案

病史资料：长安王善夫，病小便不通，渐成中满腹大，坚硬如石，腿脚亦胀裂出水，双睛凸出，昼夜不得眠，饮食不下，痛苦不可名状，服甘淡渗泄之药皆不效。

诊疗经过：李曰：此乃奉养太过，膏粱积热损北方之阴。肾水不足，膀胱肾之室久而干涸，小便不化，火又逆上而为呕哕，非膈上所生也。独为关，非格病也。洁古云："热在下焦，填塞不便，是关格之法。今病者内关外格之病悉具，死在旦夕，但治下焦可愈。"遂处以北方寒水所化大苦寒之味者，黄柏、知母，桂为引用，丸如桐子大，沸汤下二百丸。少时来报，服药须臾，前阴如刀刺火烧之痛，溺如瀑泉涌出，卧具皆湿，床下成流，顾盼之间，肿胀消散。

按语：本案出自清代俞震的《古今医案按》。本案为肾阴虚火旺之癃闭。《素问》有云："无阳则阴无以生，无阴则阳无以化。"又云："膀胱者，州都之官津液藏焉，气化则能出矣。"此病小便癃闭，是无阴而阳气不化也。凡利小便之药，皆淡味渗泄为阳，止是气药，阳中之阴，非北方寒水阴中之阴所化者也，故选用大苦寒之品急救存阴。

3. 癃闭(肺气闭阻)案

病史资料：一人小便不通，医用利药益甚，脉右寸颇弦滑。

诊疗经过：此积痰在肺。肺为上焦，膀胱为下焦，上焦闭则下焦塞，如滴水之器，必上窍通而后下窍之水出焉，以药大吐之，病如失。

按语：本案出自清代俞震的《古今医案按》。肺中痰气闭塞，肃降失职，水液代谢失常。丹溪首创探吐法治癃闭，是取肺为水之上源，主气布津，有通调水道之功，肺气宣布则水道通畅。方选二陈汤加木通、香附探吐之，以提其气，气升则水自降下，盖气承载其水也。

（二）现代经验

1. 癃闭(寒凝气滞)案

病史资料：辽宁石某，年三十二岁，于仲冬得小便不通证。病因，晚饭之后，食梨一颗，至夜站岗又受风过甚，遂致小便不通。证候，病初得时，先入西医院治疗。西医治以引尿管，小便通出，有顷小便复存储若干，西医又纳以橡皮引尿管，使久在其中，有尿即通出。初虽稍利，继小便仍不通，遂求诊治。其脉弦细沉微，不足四至，自言下焦疼甚且凉甚。

诊疗经过：知其小便因受寒而凝滞也，治当温热药通之。方例：党参 15 g，椒目 15 g(炒捣)，怀牛膝 15 g，附子 9 g，肉桂 9 g，当归 9 g，干姜 6 g，小茴香 6 g，没药 6 g，威灵仙 6 g，甘草 6 g。将药煎 1 剂，小便通下，服至 3 剂，腹疼觉凉痊愈，脉已复常。俾停服汤剂，日用生硫黄钱许研细，分作 2 次服，以善其后。水煎温服。

按语：本案出自张锡纯的《医学衷中参西录》。方中人参、威灵仙并用，可治气虚小便不利，椒目与肉桂、附子、干姜并用，可治因寒小便不通。又佐以当归、牛膝、茴香、没药、甘草诸药，或润滑之，或引而下之，或辛香以透窍，或温通以开瘀，或和中以止痛，众药相济为功。诸家本草，皆谓硫黄之性能使大便润、小便长，用于此证善后，其暖而能通之性，适与此证相宜也。

2. 癃闭(下焦湿热)案

病史资料：患者，男，20 岁。已发热 7 日，体温 39~40℃。曾昏倒 1 次，伴有头痛、腰痛、汗出、尿频尿急、大便稀烂。经抗生素治疗，热虽清退，诸症减轻，但近 3 日来小便排出困难，小腹胀痛，经按摩疗法无效，只靠导尿以解急困。诊得舌质红，苔白如霜，脉缓。

诊疗经过：辨证属下焦余热困湿，治以清利湿热。先冲服海金沙 3 g，再内服中药 1 剂：海金沙 6 g，猪苓 9 g，泽泻 9 g，云苓 9 g，肉桂心 12 g，车前子 9 g。服药 3 小时许，有气体从尿道排出，即自主排尿 1 000 mL，色黄褐，有腐臭味，次日小便正常。

按语：本案出自《邓铁涛医案与研究》。本证原由湿热邪气为病，经抗生素治疗，身热已退，是外邪得解而内热亦有所减轻，腰痛、尿频尿急、大便稀烂等症，是湿热早已郁聚下焦，今热退而小便反闭，是湿热困郁未解之兆。诊其脉缓主湿，舌质红为有热，苔白如霜是湿热交困之候，故用海金沙以渗利下焦，再服五苓散加减以通利水道，使余热湿邪皆从水道清去；用轻量肉桂心者所以激荡肾气，鼓邪下达，亦反佐之义也。

3. 癃闭(肝火刑金)案

病史资料：王某，女，45 岁。患慢性肾小球肾炎一年有余，尿中常有蛋白质及红细胞、白细胞，小便量少，一直住院服用“激素”治疗，病情不见好转。近日因情绪波折使病情陡然加重，小便点滴难下，而有尿毒症之险恶，已发出病危通知。家属恐慌万分，急邀刘渡舟医生会诊。

诊疗经过：见患者面色青黯无泽，神情抑郁，腹胀如鼓，小便点滴而下，下肢肿胀按之凹陷。问其大便干结，1 周未行，伴胸胁满闷，口燥咽干，五心烦热，低热不退。视其舌红绛无苔，握其两手，脉弦出于寸口。辨为肝火刑金，灼伤肺阴，不能通调水道之证。急以开郁凉肝，清降肺气，开水之源头，以利三焦水道。处以“化肝煎”加味。处方：青皮 9 g，陈皮 9 g，牡丹皮 9 g，栀子 9 g，白芍 12 g，土贝母 9 g，泽泻 6 g，麦冬 30 g，沙参 30 g，紫菀 9 g，瓜蒌皮 12 g，枇杷叶 12 g，通草 9 g，茯苓 40 g。服药后小便缓缓而下，大便畅通，肿胀渐消，2 周内体重减去 7~8 kg，余症皆随之好转。继以调理肝脾之法，终于转危为安。

按语：本案出自《刘渡舟临证验案精选》。癃闭一证，情属危急之候，见于临床，有虚有实。本案癃闭继发于慢性肾炎之后，其危重之势可知，处理不当，每可导致阴阳离决，上下不通的“关格”证。本案辨证关键在于“脉弦出于寸口”，寸部候肺，弦为肝脉，寸部脉弦，则为肝郁化火，刑金伤肺之象。金被木刑，肺阴灼伤，肺气失于清肃下降之职，不能“通调水道，下输膀胱”，故见小便量少、点滴而下。正如李用粹《证治汇补》所说：“一身之气关于肺，肺清则气行，肺浊则气壅，故小便不通由肺气不能宣布者居多。”小便不下，水液因之蓄积于内，则必伴腹胀如鼓。肝气郁结，则胸胁满闷、面色青黯。肺失清肃则呼吸不畅、大便不行。身热、口燥、咽干、五心烦热、舌绛无苔，皆为肝火妄，肺阴虚之证。故治当疏肝清热，润肺降气。肺气一降，则水之上源洞开；肝气疏达，则三焦水道通利。

各家论述辑要

（一）秦汉时期

1.《黄帝内经》

癃闭之名，首见于《黄帝内经》，并指出癃闭的病机主要责之于膀胱、三焦，与肺、脾、肝、肾、督脉有关。《素问・宣明五气》谓：“膀胱不利为癃，不约为遗溺。”《素问・标本病传论》说：“膀胱病，小便闭。”说明癃闭病位主要在膀胱，膀胱气化不利为癃。《素问・气厥论》曰：“胞移热于膀胱，则癃溺血。提示热结膀胱，小便不利，或热迫血行而见尿血。”《灵枢・本输》曰：“三焦下腧……名曰委阳……三焦者……并太阳之正，入络膀胱，约下焦，实则闭癃，虚则遗溺……闭癃则泻之。”《灵枢・邪气脏腑病形》曰：“三焦病者……不得小便……取委阳。”可见三焦病导致癃闭的病机主要为实，治疗原则为“实则泻之”，针刺选穴委阳。《素问・六元正纪大论》曰：“凡此阳明司天之政……多阳少阴……金火合德……民病……癃闭。”此为阳明司天金火燥热，肺脏通调水道的功能失常，肺失其职而致癃闭。《灵枢・经脉》曰：“是主脾所生病者，溏瘕泄，水闭。”脾主运化水液，脾病不能制水，水湿内生，则溏瘕泄。《素问·奇病论》曰：“有癃者，一日数十溲，此不足也。”脾虚水液内停，水谷不化，清浊不分，小便不利，大小肠传化失常，日数十溲。《素问·至真要大论》曰：“岁太阴在泉，湿淫所胜……不得小便。”进一步明确提出湿胜导致土气不行而不能制水，所以产生癃闭。《灵枢·经脉》曰：“肝足厥阴之脉……环阴器，抵小腹……是主肝所生病者……闭癃。”可见肝经“环阴器，抵小腹”是肝病则闭癃的生理基础。《素问·大奇论》曰：“肝雍，两胠满，卧则惊，不得小便。”《素问·至真要大论》曰：“厥阴司天，风淫所胜……溏泄瘕，水闭……病本于脾。”癃闭从肝辨治，主要有肝郁而疏泄不及和肝气乘脾两种情况。《灵枢·口问》曰：“肾病……小便闭。”《素问·五常政大论》曰：“涸流之纪，是为反阳……其病癃闭，邪伤肾也。”指出外邪伤肾，肾气化不利可致癃闭。《灵枢·经脉》曰：“足少阴之别，名曰大钟……实则闭癃……取之所别也。”即病机为实时，可针刺大钟以泻肾中有余之邪。《素问·骨空论》曰：“督脉者，起于少腹以下骨中央……此生病……癃痔。”可见，督脉循行起于小腹内是癃闭发生的生理基础。《黄帝内经》还提出癃闭的病因与饮食不节、外伤等有关。《灵枢·五味》：“酸走筋，多食之，令人癃。”《素问·缪刺论》提出外伤致癃，“人有所坠堕……不得前后……”

2.《伤寒杂病论》

由于封建制度需避讳皇帝名讳，汉代时曾有将“癃”改为“淋”或“闭”。故汉代张仲景在《伤寒论》与《金匮要略》中，只有关于淋病和小便不利的记载，其中包含癃闭的内容，为癃闭的辨证论治奠定了基础。《伤寒论》第 71 条：“太阳病，发汗后，大汗出，胃中干，烦躁不得眠，欲得饮水者，少少与饮之，令胃气和则愈。若脉浮，小便不利，微热消渴者，五苓散主之。”此证是由于汗后，邪乃不解在经之邪循经入里，邪热结于膀胱，气化不行，津液既不能上承也不能下达，故小便不利，形成了气结水停的蓄水证。《伤寒论》第 223 条：“若脉浮发热，渴欲饮水，小便不利者，猪苓汤主之。”《伤寒论》第 319 条：“少阴病，下利六七日，小便不利，咳而呕，渴，心烦不得眠者，猪苓汤主之。”提示伤寒之邪传入于里，化而为热，与水相搏，水热互结，气化不利，热灼阴津，津不上承，则小便不利；或肾阴虚于下，心火亢于上，心肾不交，火水未济，小便不利、心烦。《金匮要略·消渴小便不利淋病脉证》第 12 条：“小便不利，蒲灰散主之，滑石白鱼散、茯苓戎盐汤并主之。”湿热蕴结，膀胱气化不行，小便不利，可用蒲灰散凉血化瘀，或滑石白鱼散清热利湿，或茯苓戎盐汤健脾利湿治疗。《金匮要略·消渴小便不利淋病脉证》第 13 条：“小便不利者，有水气，其人苦渴，栝楼瞿麦丸主之。”提示肾阳亏虚不足，膀胱气化失司，亦可见小便不通利。《金匮要略·血痹虚劳病脉证》第 15 条：“虚劳腰痛，少腹拘急，小便不利者，八味肾气丸主之。”《金匮要略·血痹虚劳病脉证》第 5 条：“男子脉虚沉弦，无寒热，短气里急，小便不利，面色白，时目瞑兼衄，少腹满，此为劳使之然。”说明素体虚弱，或久病后、产后及年老体虚，阴阳两虚，阳虚则膀胱气化不利，阴虚亏则津液损伤，水液代谢紊乱导致小便不利。《金匮要略·痉湿暍病脉证》：“风湿相搏，骨节疼烦，掣痛不得屈伸，近之则痛剧，汗出短气，小便不利，恶风不欲去衣，或身微肿者，甘草附子汤主之。”外感风寒湿邪，阳气虚衰，阳虚水饮不化，亦可见小便不利。《伤寒论》《金匮要略》进一步补充完善了癃闭的病因病机，并阐述了许多行之有效的方剂，如五苓散、猪苓汤、蒲灰散、八味肾气丸等，丰富和发展了癃闭的临床辨治。

（二）隋唐宋元时期

隋唐宋元时期，对癃闭的认识又有了进一步的提高，特别在治疗方法上得到了极大的补充。巢元方的《诸病源候论·小便不通论》曰："小便不通，由膀胱与肾俱有热故也。肾主水，膀胱为津液之腑，此二经为表里；而水行于小肠，入胞者为小便。肾与膀胱既热，热入于胞，热气大盛，故结涩，令小便不通，小腹胀满气急。甚者，水气上逆，令心急腹满，乃至于死。"指出癃闭的病机主要是热结膀胱与肾，热伤津液，小便结涩。小便不通急剧者，水气上犯心胸，胸腹肿满，与现代医学中肾功能衰竭晚期胸腹水的表现类似，最终可致死亡。孙思邈《千金要方》中载有治小便不通方剂十三首，特别值得指出的是，在该书中载有用葱管导尿法治疗小便不通："小便不通……以葱叶除尖头，内阴茎孔中深三寸，微用口吹之，胞胀，津液大通，便愈。"详细记载了导尿术的适应证，导尿工具以及导尿管插入尿道的深度和具体操作办法。王焘的《外台秘要》是唐代中期所编撰的一部大型综合性医书，其中载有小便不通方剂 13 首，小便不利方剂 9 首，还载有用盐及艾灸等外治法治疗癃闭的论述，其所选穴位灸疗有大敦、行间、太冲、中封、蠡沟等，几乎与《针灸甲乙经》一致，对于大多数穴位的艾灸壮数也记载得十分明确。朱丹溪提出探吐法治疗癃闭，《丹溪心法·小便不通》曰："小便不通，有气虚、血虚、有痰、风闭、实热。气虚用参、芪、升麻等，先服后吐，或参、芪药中探吐之。血虚四物汤先服后吐，或芎归汤中探吐亦可。痰多二陈汤先服后吐。已上皆用探吐。"宋代《太平圣惠方》中专论小便问题的内容就分有 38 个类目，可见十分全面详尽，其在《诸病源候论》病因病机辨证的基础上，附以相应的处方用药，使得小便不利的辨与治结合起来。陈无择《三因极一病证方论》提出"淋"与"癃"同源异名，书中所载治疗小便不通利的方剂有 50 余首，并从内因、外因、不内外因 3 个方面论述了淋闭的病因。张从正在其《儒门事亲》一书中，提出了药物使用错误导致药源性癃闭病证，一为久服燥剂则变癃闭之疾，二为泻利之疾服温阳固涩之剂，转成癃闭，治疗上提出"流水饮而癃闭通"。李东垣在其代表著作《兰室秘藏》中设有"小便淋闭论"专篇，详细地阐释了小便不通利的辨证论治，提出了重要的辨治纲领"分在气在血而治之，以渴与不渴而辨之"，认为渴则热在上焦气分，不渴则热在下焦血分，此外小便不利还有血涩气滞一证，并分提出了治疗方药，后世多有沿用。

（三）明清时期

明清时期对本病的认识渐臻完备，始见癃、淋、闭分论，对其治疗更为详尽。楼英首次从发病新久及症状表现上区分了癃与闭。王肯堂《证治准绳·闭癃》说："闭癃合而言之一病也，分而言之有暴久之殊。盖闭者暴病，为溺闭，点滴不出，俗名小便不通是也；癃者久病，溺癃淋沥，点滴而出，一日数十次或百次。"说明癃与闭均是指排尿困难，二者只是在程度上有差别，因此后世多合称为癃闭。张从正在其《儒门事亲》首次提出了药源性癃闭，指出久服燥剂、泻利之剂易导致小便癃闭。《景岳全书·癃闭》曰："凡癃闭之证……有因火邪结聚小肠膀胱者……

有因热居肝肾者……病因有余，可清可利，是皆癃闭之轻证也。惟是气闭之证，则为危候。然气闭之义有二：有气实而闭者，有气虚而闭者。夫膀胱为藏水之腑，而水之入也由气以化水，故有气，斯有水；水之出也，由水以达气，故有水，始有溺。”张景岳首次系统提出癃闭的并发症有“肿、胀、喘、呕”，并以此说明癃闭病证的危急性。他指出：“小水不通，是为癃闭，此最危最急证也。水道不通，则上侵脾胃而为胀，外侵肌肉而为肿，泛及中焦则为呕，再及上焦则为喘，数日不通，则奔迫难堪，必致危殆。”李中梓对癃闭的辨治，主要记载于《医宗必读》第八卷“小便癃闭”中，大致可分为八法：清金润肺法、燥脾健胃法、滋肾涤热法、淡渗分利法、疏理气机法、苦寒清热法、温补脾肾法、化瘀散结法。秦景明《症因脉治》在论述癃闭时，首分外感和内伤，对小便不利进行分类，其中外感以病因分类，有运气、伤寒、阴寒之异，内伤以病机分类，有热结、偏渗、气虚、阴虚、阳虚之别。李用粹《证治汇补・癃闭》详细阐述了治癃闭三法：“一身之气关于肺，肺清则气行，肺浊则气壅，故小便不通，由肺气不能宣布者居多，宜清金降气为主，并参他症治之。若肺燥不能生水，当滋肾涤热。夫滋肾涤热，名为正治；清金润燥，名为隔二之治；燥脾健胃，名为隔三之治。”提出从肺、脾、肾三脏治疗小便不利，盖水为至阴，其本在肾；水化于气，故其标在肺；水惟畏土，故其制在脾。《救急选方》意识到癃闭需尽快处理，专设“小便急闭门”，收集了多种中医对于小便急闭的内治、外治方法。江涵暾在张景岳理论基础上从火与气两方面提出了癃闭病证的四大危急重症。其中，火症有二，一为火邪结聚于小肠膀胱，二为肝肾有热煎熬精血；气症有二，一为气实而闭，二为气虚而闭。相当于现代医学中的急性尿潴留和肾功能不全所致水液潴留。

现代研究概要

（一）临床研究

癃闭相当于西医学中各种原因引起的尿潴留和无尿症，重症医学是一门提供急危重症患者的抢救和延续性生命支持的学科，临床上以急性尿潴留和各种原因导致的急慢性肾功能不全引起的尿少或无尿较为多见。

正常人 24 小时尿量为 1 000～2 000 mL。如果 24 小时尿量少于 400 mL 或者每小时尿量小于 17 mL 就称为少尿；如果 24 小时尿量少于 100 mL 或 12 小时完全无尿称为无尿。尿量的多少主要取决于肾小球的滤过率、肾小球的重吸收和稀释与浓缩功能。

慢性肾功能不全（CRF）又称慢性肾衰竭，是指慢性肾脏病引起的肾小球过滤下降及与此相关的代谢紊乱和临床症状组成的综合征。目前西医尚无特效方法，早、中期主要采取优质低蛋白质饮食、α-酮酸制剂、ACEI/ARB、控制血压血糖及对症治疗等，以延缓肾功能不全进展，至终末期主要采取透析和肾移植替代治疗。而中医中药在改善患者的临床症状、提高生活质量、保护肾功能、推迟使用透析治疗等方面具有较大的优势。

由于 CRF 病程长，病情复杂多变，目前尚缺乏统一的中医辨证论治标准。叶景华在临床上把本病分为两大证型,一是脾肾气血两虚,湿浊瘀毒内阻证,临床采用肾衰甲方辨治;二为肝肾阴亏,湿浊瘀毒蕴结证,临床采用肾衰乙方加减。孙伟在"肾虚湿瘀"的理论基础上提出益肾清利活血治疗大法,条畅气血运行,解毒泄浊驱邪。聂莉芳将 CRF 分为虚损期和关格期辨治,虚损期正虚邪侵,可分为脾肺气虚、脾肾阳虚、肝肾阴虚、气阴两虚四型;关格期以湿浊中阻为主,可分为寒湿中阻、湿热中阻、湿浊上凌心肺三型。屠立茵等认为 CRF 病变初期外邪多不明显,以正虚为主要表现,正虚根据病变程度分为脾肾气及阳虚、肝肾阴亏、气血阴阳俱损。至病变中期正虚渐著,肾气不化,肾阳不能蒸腾,浊邪内蕴渐重,可在正虚基础上夹湿浊、水湿、湿热、瘀血。后期脾肾更亏,湿浊、瘀血阻滞更重,溺毒可引起多脏器病损,以急则治标缓则治本为治则。阴阳气血。张天秀认为 CRF 是逐渐进展的不可逆过程,认为纠正寒热、祛除瘀毒浊等病邪才是关键,提出寒热错杂、下焦湿热、血虚血瘀、脾肾气虚血瘀、血瘀水停、阳虚浊阻、血浊内停、毒壅浊积八型分治。

孙杰等采用复肾汤(川芎、大黄、白花蛇舌草、牛膝、山茱萸、黄芪、路路通、赤芍、石韦、车前子、党参等)联合高通量血液透析治疗 160 例 CRF 患者,试验发现中西医联合治疗可显著降低血尿素氮、血清肌酐及 24 小时尿蛋白定量水平,总有效率 97.5%。范杰等采用附子蜂房汤治疗 CRF 患者 18 例,疗程 8 周,其中治疗组中 10 例患者尿素氮和肌酐分别降低 30%以上,5 例患者尿素氮和肌酐分别降低 20%以上,总有效率 80.55%。王雄以化湿降浊益肾方(黄芪、菟丝子、枸杞子、泽兰、泽泻、防己、牛膝、茯苓、白术、蒲公英、水蛭、凤尾草、旋覆花、升麻等)治疗 CRF 42 例,2 个月及 6 个月的总效率分别为 52.38%、76.19%,治疗组患者血肌酐、尿素氮明显下降。邹清等采用益肾活血降浊汤治疗慢性肾衰竭患者 40 例,疗程半年,治疗组患者肌配平均月下降值>0.884 μmol/L,总有效率 77.5%。

近年来,中成药制剂在慢性肾功能不全的治疗方面显现独特的优势。莫嘉浩等采用网状 Meta 分析方法,共纳入 79 个 RCT,6 197 例慢性肾功能不全患者,结果提示疏血通注射液、红花注射液、肾康注射液联合西医常规治疗对慢性肾功能不全的有效率、血清肌酐降低情况、尿素氮降低情况均有较好的临床疗效。张倩研究证实尿毒清颗粒联合肾康注射液治疗 CRF,可降低血肌酐、尿素氮水平,促进血红蛋白生成,总有效率为 97.5%。陈浩然等对真实世界丹参川芎嗪注射液治疗肾功能不全患者进行复杂网络分析,发现丹参川芎嗪注射液治疗肾功能不全的常用中西医治疗方案主要包括:改善肾功能的药物组合——丹参川芎嗪注射液联合替米沙坦;治疗心力衰竭并发症的药物组合——丹参川芎嗪注射液联合呋塞米、螺内酯;针对抗感染的药物组合——丹参川芎嗪注射液联合头孢地嗪。丹参川芎嗪注射液联合西药治疗,具有改善心肾功能及血流动力学、抗炎、免疫调节等综合作用。

黄芪、川芎、丹参、大黄等单味药作为 CRF 传统治疗的药物,经诸多临床及药物实验研究证实已受到普遍肯定。研究证实黄芪可通过激活 NF-κB 信号通路,上调钠离子通道(ENaC)表达,调控水通道蛋白表达,保护肾小球基底膜的机械屏障与电荷屏障等多条通路促进尿液排泄。现代药理学研究已经证实大黄的主要有效成分是蒽醌类衍生物,包括大黄酸、大黄酚、大黄素、芦荟大黄素、大黄素甲醚等物质。鲍军强等通过大鼠体内实验证实,大黄总蒽醌能下调肾髓质部肾小管上皮细胞 AQP2、AQP4 蛋白和 mRNA 表达。该研究提示了大黄总蒽醌利尿作用的途径之一，即通过抑制水孔蛋白的表达，抑制水的重吸收过程。近年来，冬虫夏草及其制剂在 CRF 的治疗上受到广泛关注，特别是冬虫夏草制剂金水宝胶囊，在 CRF 的治疗上应用广泛。一项荟萃分析共纳入 1 635 例 CKD 3~5 期患者，在常规治疗的基础上加用金水宝胶囊，结果提示金水宝胶囊能更好改善肾功能，提高患者的生存质量，总有效率 76.97%。

（二）实验研究

一项动物实验将 40 只大鼠随机分配为 4 组：模型对照组、正常对照组、尿毒清组、益气排毒方组。其中尿毒清组按照 4.0 g/kg 的比例灌胃；益气排毒方组按照 23.38 mL/kg 灌胃，平均每只大鼠约 4 mL 药液，连续给药 28 日。检测血液指标发现益气排毒方组和尿毒清组均可显著降低血肌酐、尿素氮、胆固醇、三酰甘油水平，益气排毒方组血红蛋白、红细胞均有明显升高。肾脏病理及 HE 染色观察显示益气排毒方组肾脏肿胀、薄膜增厚程度较模型对照组轻，且肾重/体重比值明显降低。张美军通过益肾健脾解毒汤灌肠治疗 CRF，结果提示益肾健脾解毒汤可改善 CRF 大鼠肾功能或延缓肾功能恶化，提高大鼠血红细胞数、血清总蛋白、白蛋白水平，纠正贫血症状，调节免疫功能，延缓肾小球硬化及肾间质纤维化。张宇忠等将 60 只大鼠随机分为模型组、尿毒清组、灯盏细辛大剂量组、灯盏细辛中剂量组及灯盏细辛小剂量组，每组 12 只。分别于 4 周、8 周和 12 周动态观察血尿素氮和血肌酐水平，研究发现灯盏细辛注射液各剂量组均有改善肾功能不全的作用，以大剂量组最明显，呈现出量-效关系，但作用均弱于尿毒清组；其作用机制可能与降低 TNF－α 水平、促进自由基清除剂 SOD 的合成有关。

（陈敏）

参考文献

[1] 孙建明，叶景华. 叶景华治疗慢性肾功能衰竭经验[J]. 中医杂志，2011，(04)：280－281.
[2] 孙世竹，孙伟. 慢性原发性肾小球疾病“肾虚湿瘀”病理探析[J]. 北京中医，2005，(06)：346－348.
[3] 聂莉芳. 慢性肾衰竭的分期辨治经验与体会[J]. 中国中西医结合肾病杂志，2009，(11)：941－944.
[4] 屠立茵，何立群. 慢性肾衰的中医辨证分型与治疗[J]. 中国医刊，2001，36(6)：55－56.
[5] 张天秀. 治疗慢性肾功能衰竭采用重标轻本法的经验[J]. 成都中医学院学报，1992，(03)：14－16.
[6] 孙杰，王勇. 复肾汤联合高通量血液透析治疗慢性肾功能不全尿毒症期患者的疗效[J]. 中国医药指南，2020，(35)：139－141.
[7] 范杰，黎明娟，姚必凤，等. 附子蜂房汤治疗慢性肾功能不全临床研究[J]. 中医学报，2012，(01)：97－98.
[8] 王雄，李卫青，廖文生，等. 从湿浊瘀阻论治慢性肾功能不全的临床研究[J]. 山西中医，2009，(10)：38－41.
[9] 邹清，邓桂兰，彭桂元，等. 益肾活血降浊汤治疗慢性肾衰竭 40 例[J]. 湖南中医杂志，2013，(01)：45－46.
[10] 莫嘉浩，綦向军，许洪彬，等. 中药注射液治疗慢性肾功能不全的贝叶斯网状 Meta 分析[J]. 中国中药杂志，2021，(02)：454－466.
[11] 张倩. 尿毒清联合肾康注射液治疗慢性肾功能不全的疗效观察[J]. 中国医药指南，2020，(21)：181－182.
[12] 陈浩然，张利丹，谢雁鸣，等. 真实世界丹参川芎嗪注射液治疗肾功能不全患者的复杂网络分析[J]. 中国药物警戒，2021，(06)：547－551.
[13] 吕琴，赵文晓，孔祥琳，等. 黄芪利水功效药理机制研究进展[J]. 中成药，2021，(03)：729－732.
[14] 鲍军强，李锋，张文生，等. 大黄对大鼠肾脏水通道蛋白 2、4 表达的影响[J]. 中国中西医结合杂志，2008，(12)：1108－1111.

[15] 张历涵,杨乐天,付平. 金水宝胶囊治疗慢性肾脏病疗效的荟萃分析[J]. 中国医学前沿杂志,2021,(04):127-136.
[16] 李玉靖."益气排毒方"治疗慢性肾功能不全的实验研究[D]. 广州:广州中医药大学,2014.
[17] 张美军. 益肾健脾解毒汤灌肠治疗慢性肾功能不全的相关实验研究[D]. 长春:冯桂梅. 吉林大学,2008.
[18] 任丽薇,张宇忠,王文荣,等. 灯盏细辛注射液治疗大鼠慢性肾功能不全氮质血症的实验研究[J]. 中华中医药学刊,2009,(11):2275-2277.

急　黄

中医诊疗基础

（一）基本概念

急黄病是指因温热毒邪深重，燔灼营血所致。证见高热烦渴、溲赤，猝然面目全身发黄，或初不发黄，死后身面发黄者，胸满腹胀，甚者神昏谵语，吐衄额，便血，发斑等。

（二）病因病机

急黄的病因复杂，概而言之，湿热疫毒蕴蒸，侵犯肝胆，胆体受损，肝失疏泄，胆失通降；或药物、毒物、嗜酒过度直伤肝脏，肝体受损；或气血阴阳衰脱，肝失所养，肝体受损，疏泄不畅，胆汁逆入营血，导致急黄的发生。

（1）*湿热疫毒蕴蒸肝胆*：湿热疫毒之邪多由口鼻而入，毒入于里，郁而不达，深入膜原，气弱而不能束邪，湿热交蒸，疫毒内结，侵犯肝胆，胆体受损，肝失疏泄，胆失通降，胆汁内淤，渗入营血，弥漫三焦，充斥表里，循经上回，下注膀胱，而至面目，肌肤、小便俱黄。

（2）*药物、毒物、嗜酒过度*：药物、毒物、嗜酒过度直伤肝脏，肝体受损，失于疏泄，胆汁外溢，发为急黄。

（3）*气血阴阳衰脱*：久病羸弱或暴发重疾，耗气伤阴，气血亏虚；或遇有创伤，气血衰脱；或邪毒过胜，邪闭正衰，气血逆乱，阴阳不相维系，肝失所养，疏泄失职，胆汁溢入营血，发为急黄。

（三）诊断与鉴别诊断

1. 临床表现

本病起病急骤，病情进展迅速，常因感受湿热疫毒，或服用药物过量、服食毒物、嗜酒过量，或继发于脱证等其他严重疾病。证候特点身目俱黄，发展迅速，小便黄且短少，发热、乏力、恶心呕吐，甚至神昏谵语，吐衄便血，肌肤斑疹，脘腹胀满，汗出淋漓，四肢厥逆。舌质红绛，苔黄而燥，脉弦数或细数，或见舌胖体胖，舌苔滑或白腻，脉沉濡缓，重者脉微欲绝。

此外，实验室检查谷丙转氨酶明显升高，常高于 500～2 000 U/L，血胆红素常高于 170 μmol/L。血、尿、便常规检查，凝血功能检查，肝脏彩超、CT 检查，各种病毒指标，血药浓度检测及毒物检测等，有助于现代医学疾病诊断。

2. 鉴别诊断

萎黄　萎黄的病因为大失血，久病脾虚等。其病机是脾虚不能化生气血，或失血过多，致气血亏虚，肌肤失养。临床以身面发黄且干萎无泽为特征，双目和小便不黄，伴有明显的气血亏虚证候，如眩晕耳鸣、心悸少寐等。二者的鉴别以目黄的有无为要点。

黄胖　黄胖多与虫证有关，诸虫尤其是钩虫居于肠内，久之耗伤气血，脾虚生湿，致肌肤失养，水湿渐停，而引起面部肿胖色黄，身黄带白，但眼目不黄。黄疸则由脾经湿热郁蒸而成，黄胖则湿热未甚，多虫与食积所致，必吐黄水，毛发皆直，或好食生米、茶叶、土炭之类。黄胖发病较缓，二者的鉴别也以目黄的有无为要点。

（四）中医证治

邪在气分

·病机·湿热蕴结，疫毒内结。缘于邪热入里，与脾湿相合，湿热壅滞中焦所致。

·证候·发热恶寒，大便溏或便秘，恶心呕吐。舌红，苔黄腻或白腻，脉滑数。

·治法·清热利湿，解毒通便。

·方药·茵陈蒿汤（《伤寒论》）。药用：茵陈 18 g，栀子 12 g，大黄（去皮）6 g。本方为治疗湿热黄疸之常用方，《伤寒论》用其治疗瘀热发黄，《金匮要略》以其治疗谷疸。湿热壅结，气机受阻，故腹微满，恶心呕吐，大便不爽甚或秘结；无汗而热不得外越，小便不利则湿不得下泄，以致湿热熏蒸肝胆，胆汁外溢，浸渍肌肤，则一身面目俱黄，黄色鲜明；湿热内郁，津液不化，则口中渴。舌苔黄腻，脉沉数，为湿热内蕴之征。治宜清热，利湿，退黄。方中重用茵陈为君药，本品苦泄下降，善能清热利湿，为治黄疸要药。臣以栀子清热降火，通利三焦，助茵陈引湿热从小便而去。佐以大黄泻热逐瘀，通利大便，导瘀热从大便而下。

邪在营血

·病机·多由热毒炽盛于血分所致。疫毒内结，燔灼营血。

·证候·高热烦渴，神昏谵语，呕血，黑便，斑疹。舌红绛，苔黄褐干燥。

·治法·清营凉血。

·方药·犀角地黄汤（《千金要方》）。药用：犀角（水牛角代）30 g，生地 24 g，芍药 12 g，牡丹皮 9 g。治疗以清热解毒，凉血散瘀为主。心主血，又主神明，热入血分，一则热扰心神，故身热谵语；二则破血妄行，血不循经，血溢脉外，故吐血、衄血、便血、尿血；三则热毒耗伤血中津液，血变黏稠，运行受阻，成瘀故见舌绛。方中苦咸寒之犀角，凉血清心解毒，为君药。甘苦寒之生地,凉血滋阴生津,一助犀角清热凉血止血,一恢复已失之阴血。赤芍、牡丹皮清热凉血、活血散瘀,故为佐药。

(五) 中医辨析思路与方法

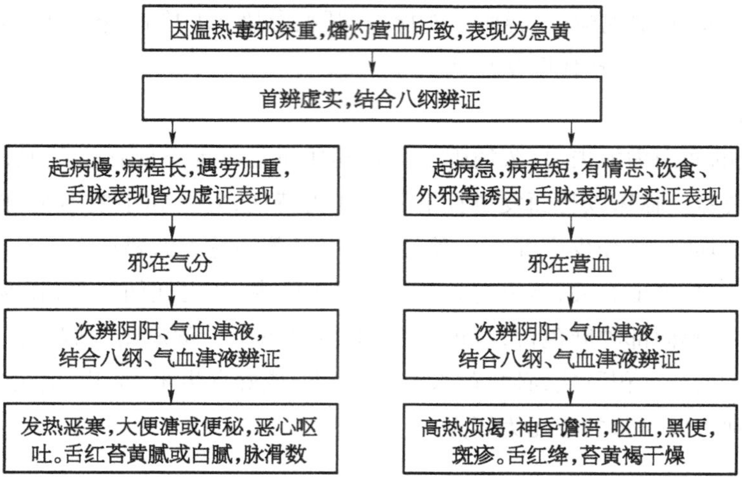

图16 急黄辨证思路要点

特色方药浅析

急黄的中药治疗原则为急则治其标、缓则治其本。下面就一些常用方药作一阐述。

(一) 经典方剂

(1) 茵陈蒿汤:出自《伤寒论》。组成:茵陈蒿、栀子、生大黄。茵陈蒿汤为《伤寒论》中治疗湿热黄疸之专方。方中茵陈蒿性苦微寒,苦泄下降,功善清湿热而退黄,故重用以为君药;栀子苦寒,清三焦湿热、泻肝胆之火,使湿热从小便而出,用为臣药;佐以大黄,既可清化湿热,又泻热逐瘀,使湿热从大便而去,诸药合用,使湿热之邪在疏解、宣透之机中胶结之势减弱,有助于清利分消,使黄疸诸症悉退。

(2) 大柴胡汤加减:出自《伤寒论》。组成:北柴胡、黄芩、赤芍药、枳实、生大黄、金钱草、茵陈、海金砂、金银花、蒲公英。方中柴胡气轻清,微苦微寒,善疏少阳肝胆郁滞,黄芩苦寒味重,主清胸腹蕴热,二药合用为君,可疏肝利胆,清热除郁。赤芍味酸苦寒,凉血活血,散血分瘀滞并清瘀热,枳实、大黄泻阳明热结以利胆脏壅滞之邪通降,三药共为臣,散瘀清热,通利胆脏。茵陈、金钱草、海金砂清热利湿,排石退黄,金银花、蒲公英清热解毒开郁,共为佐药。诸药合用可谓肝胆同调,气血并治,疏解通下,而肝胆湿热得清,瘀滞得通。

(3) 清营汤加减:出自《温病条辨》。组成:水牛角、生地、金银花、黄连、栀子、连翘、麦冬、玄参、牡丹皮、赤芍药、大黄、茵陈。方中水牛角(代原方犀角)咸寒,能清解心营热毒重用以为君；生地、麦冬、玄参甘咸寒相伍，养阴清热解营分毒；黄连、栀子、连翘苦寒清心解毒共为臣药；牡丹皮、赤芍凉血散瘀止妄动之血，茵陈、大黄清泻火热湿毒以退黄，共为佐药；牡银花并连翘清热解毒，并透热毒于心营之外，所谓"透营转气"，为使药。

（4）茵陈术附汤加味：出自《医学心悟》。组成：炮附子、茵陈、桂枝、党参、白术、干姜、炙甘草、茯苓、泽泻、川芎。方中附子、茵陈并用为君，附子辛温热之品，茵陈辛苦寒，为除湿退黄佳品，二药合用互制其性，使温化寒湿而不过燥，利湿退黄而不伤阳；桂枝配附子温中散寒除湿，党参、白术、干姜、甘草甘温健脾益气，共为臣药，助脾阳之温运，散寒湿之困遏；茯苓泽泻淡渗利湿，川芎辛温散寒，活血行气，共为佐使。方中寒温并用，通补兼施，标本同治，务使寒湿散而黄退，中阳健运而邪无滋生之源。

（二）中成药

（1）龙胆泻肝丸：用于肝胆湿热型黄疸。用法用量：每服 6~9 g，每日 2 次。

（2）安宫牛黄丸：参见"猝死"篇。

（三）常用中药注射剂

（1）清开灵注射液：用于湿热、热毒型黄疸。常用方法：20~40 mL，加入 10%葡萄糖注射液 250~500 mL 或生理盐水中静点，若热盛、热毒炽盛者，可加大剂量，且每日可静点数次。

（2）茵栀黄注射液：常用方法：静脉滴注，每次 10~20 mL，用 10%葡萄糖注射液 250~500 mL 稀释后滴注；症状缓解后可改用肌内注射，每日 2~4 mL。

中医适宜技术

（一）毫针刺法

取穴：足三里、三阴交、阳陵泉、太冲。

操作：得气后留针 30 分钟，每日 1 次，每 7 日为 1 个疗程。

（二）艾灸法

取穴：大椎、阳陵泉、足三里、期门、支沟、太冲。

操作：母穴 3 壮，每日 1~2 次，10 日为 1 个疗程。

中医古籍载：手太阳穴，手小指端，灸随年壮，治黄疸，擘石子头穴，还取患者手自捉擘，从腕中大渊纹，向上一夫，接白肉际，灸七壮，治马黄黄疸等病。钱孔穴，度乳至脐中屈，肋头骨是，灸百壮，治黄疸。鱼际二穴，在手大指本节后内侧，散脉中，各灸三壮，主热病恶寒舌上黄，头痛汗不出，又灸黄疸法，在脐两旁各一寸半，各灸五壮，出《普济针灸经》。

经典医案赏析

对于急黄证、黄疸病的治则与用药,历代医家积累了丰富的经验。

(一)古代验案

1. 急黄(阳黄)案

一人两眼及身面都黄色,不时烦躁,能食脉数,此湿热伏成为阳黄。进茵陈、栀子、木通、车前子、滑石、泽泻、萹蓄、川黄柏,四剂,色皆转白。

按语:本案出自清代赵濂的《医门补要》。本案患者以一身皆黄、烦躁为主要表现,脉数,为脾胃阳气盛,湿从热化,湿热为患,郁伏于肌肤腠理,发而为病。用药以清热利湿之药方而愈。

2. 急黄(疸证)案

江篁南治犹子三阳患疸证,皮肤目睛皆黄,小溲赤,左脉弦而数,右三部原不应指,今重按之隐隐然指下。证见午后发热,五更方退,以茵陈五苓散除桂,加当归、栀子、黄柏、柴胡,数服。继用人参养荣汤,乃八物除芎,加陈皮、五味、姜、枣,兼人乳、童溲。热退三日,已而复作。间日发于午后,肌热灼指,脉近弦。乃作疟治之而愈。后数年,复患目睛黄,午饭难克化,则小溲黄,以黄建中汤除桂,加白术、陈皮、茯苓、半夏、神曲、麦芽、姜少许而退。

按语:本案出自清代俞震的《古今医案按》中明代江瓘医案。患者身目皆黄,反复发作,午后发热,至凌晨五更热退,为湿热蕴蒸之象。茵陈五苓散为主方治之。湿热多伴脾胃阳气盛,故继用人参养荣汤善后。后数年复发,实为脾阳衰,黄建中汤类方主之。俞震按曰:此案治法,皆平易中正,疸症为新病,不因久病致变,故与所用诸方恰合。

(二)现代经验

急黄(疫毒炽盛)案

王某,男,46岁。因"断乏力、纳差10余年,加重伴尿黄半月"入院。患者10年前开始时常感乏力、纳少,在外院查肝功能轻度损害,HBsAg阳性,考虑慢性乙型肝炎。入院前半月劳累后感乏力明显,纳食明显减少,有恶心,曾有多次呕吐,呕吐物为胃内容物,非喷射性,无发热,尿黄加深,至外院查胃镜示"浅表性胃炎伴糜烂"。给予泮托拉唑、莫沙比利等抑酸护胃促进肠动力治疗,效果差,乏力加重,尿黄加深,上腹胀满不适,遂至我院就诊。刻下症见:乏力、纳差、腹胀、肝区胀满不适,肤黄、目黄、尿黄明显,大便色黄,无陶土样大便,食欲差,夜眠差。9月12日本院查肝功能,谷丙转氨酶(ALT)2 789.8 U/L,谷草转氨酶(AST)2 884.2 U/L,总胆红素(TBil)150.8 μmol/L,直接胆红素(DBil)97.1 μmol/L,白蛋白(Alb)38 g/L。彩超示肝内回声增粗,腹腔淋巴结肿大,胆囊壁水肿,脾略大,未见门脉高压。既往无"肝炎、伤寒、结核"病史，无“高血压、心脏病、糖尿病”史，无药物过敏史，无手术外伤史，无输血史。生长于当地，无血吸虫疫水接触史，无工业毒物、放射性物质接触史，无静脉毒瘾史，无烟酒等不良嗜好。家族无乙型肝炎家庭聚集史，无家族性遗传病病史。体格检查：体温 36.8℃，脉搏 85 次/分，呼吸 18 次/分，血压 125/70 mmHg，神志清，精神可，面色略晦，皮肤黏膜黄染，巩膜黄染，未见肝掌，可见蜘蛛痣，心率 85 次/分，律齐，心音正常，两肺呼吸音清，无啰音，腹平软，肝肋下 1 cm，剑突下 3 cm，质Ⅱ°，无压痛，脾肋下未及，无移动性浊音。舌质红绛，苔黄腻，脉弦数。中医诊断：黄疸病（急黄），疫毒炽盛证。西医诊断：慢加亚急性肝衰竭。中医治法：清热凉血解毒为主，予清营解毒汤加减。方药：水牛角、牡丹皮、败酱草、白花蛇舌草、赤芍、金钱草、白茅根各 30 g，生地、茵陈、紫草各 20 g，白芍 25 g，木香、栀子各 10 g，生大黄 9 g，柴胡 6 g，甘草 3 g。7 剂，每剂水煎取汁 150 mL，每日 1 剂，分 2 次服。同时予中药汤剂高位保留灌肠，方药如下：大黄、赤芍各 30 g，麸炒枳实、黄芩各 10 g，芒硝、黄连各 6 g，石菖蒲 5 g。7 剂，水煎取汁 100 mL，高位保留灌肠，每日 1 次。

9 月 29 日二诊：患者症状较前相仿未有明显改善。继续予清热凉血解毒法治疗。原方改生大黄为 6 g，14 剂。停止高位保留灌肠。

经治疗症状改善，复查肝功能：ALT 29.9 U/L，AST 51.6 U/L，TBil 109.7 μmol/L，DBil 76.1 μmol/L，Alb 37.3 g/L，PT 15.1 s，INR 1.21，PTA 75%。患者好转后出院。

按语：本案出自《中西医结合肝病杂志》付德才医案。该患者病情较为复杂，肝、脾、肺三脏同病，治疗过程中根据不同阶段，权衡肝、脾、肺三脏之间的关系，时时判断轻重缓急，体现了中医标本兼顾，急则治标、缓则治本的基本原则，随病情变化不断调整处方，突出了中医辨证论治的优势和灵活性。本例患者年少体虚，脾失健运，水谷不运，痰湿内生，又遇外感，引动伏痰，上蕴于肺络，肺失宣降，气道闭阻则可见肺系病症之咳痰喘，下蕴于肝络，肝失疏泄，气血阻滞则可见肝胆病证之胁痛。以“从脾论治，肝肺同治”立为治疗法则，不同阶段治疗各有偏重。初期以外感、痰湿蕴肺为重，故温肺止咳、化痰平喘，辅以健脾理气疏肝；随后表证解，咳痰喘平，则当以健脾疏肝，化痰理气，辅以益气养肺为主治疗；后期诸症好转，专攻肝癖，则应益气扶正，补益脾肾而善后，终收良效。

各家论述辑要

（一）秦汉时期

中医治疗黄疸历史悠久，早在秦汉时期已有记载，《黄帝内经》对黄疸的病因病机做了论述，并记载了风寒客于人后，没有及时治疗，经脏腑传遍而发黄，可按、可药、可治，但是没有给出具体的方药。张仲景在《伤寒论》中对外感病过程中发黄的病因病机及治法有详细的记载，而在《金匮要略》中已把黄疸作为独立专篇来论述，详细论述了黄疸的病因病机和分类，开创黄疸辨证论治之先河，总结出涌吐逐邪退黄、清热利湿退黄、通腑泻下退黄及发汗解表退黄的方法治疗黄疸，为后世对黄疸的辨证论治奠定了基础。

1.《黄帝内经》

急黄的概念源于《黄帝内经》，首见于《黄帝内经》面部五色应病总述篇，“猝然发黄，心满气喘，命在顷刻者，名曰急黄”。《灵枢·论疾诊尺》曰：“身痛而色微黄，齿垢黄，爪甲上黄，黄疸也，安卧，小便黄赤，脉小而涩者，不嗜食。湿热蕴积而成黄疸，有阴阳之分。《本经》又云：溺黄赤安卧者，黄疸；已食如饥者，胃疸。”可见黄疸是不嗜食之阴黄，已食如饥者名胃疸，即阳黄也。《素问·平人气象论》曰：“溺黄赤，安卧者，黄疸。目黄者，曰黄疸。”《灵枢·论疾诊尺》曰：“身痛而色微黄，齿垢黄，爪甲上黄，黄疸也。黄疸者，土湿而木郁，木主五色，入土则化黄。溺者，肝木之疏泄，目者，肝木之开窍，爪甲者，筋之余，肝木之主司，安卧者，脾之倦，肝木之伤克，风木不郁，不成黄疸也。”

2.《金匮要略》

被尊为黄疸病分型而治始祖的《金匮要略·黄疸病脉证并治》，可能也应将黄与疸并立起来理解，因为《金匮要略》中不乏将几种病并在一起论述的。《金匮要略·黄疸病脉证治》篇指出，“疸有五，有黄疸、黄汗、谷疸、酒疸、女劳之分。盖黄者，中央土色，脾属土，性恶湿，既为湿困，复挟热邪，则郁而生黄，譬如造曲，以湿物而又加覆盖，湿热相搏，未有不成黄者，故疸有五，而总以黄疸概之，犹本经饮有四，而总以痰饮概之也。脾属土，故色黄，瘀热行，故成黄疸”。“病黄疸，发热烦喘，胸满口燥者，以病发时，火劫其汗，两热所得，然黄家所得，从湿得之。病黄疸，发热烦喘，胸满口燥，何遽至此，此以疸病发时，原有内热，复以火劫其汗，两热相合，表里燔蒸，肺金受伤，故致于此”。“夫病酒黄疸，必小便不利。酒黄疸者，或无热，靖言了了，腹满欲吐，鼻燥。黄疸之病，当以十八日为期，治之十日以上瘥，反剧为难治。酒黄疸，心中懊侬，或热痛，栀子大黄汤主之。黄疸病，茵陈五苓散主之。黄疸腹满，小便不利而赤，自汗出，此为表和里实，当下之，宜大黄硝石汤。黄疸病，小便色不变，欲自利，腹满而喘，不可除热，热除必哕”。

（二）隋唐宋元时期

晋代葛洪《肘后备急方》及唐代王焘《外台秘要》皆记载用“比色法”来判断黄疸的方法，为世界医学史上最早用实验手段检查和诊断黄疸的方法。唐代孙思邈《备急千金要方》记载了外用药物内着鼻孔治疗黄疸的方法，开创了用外治法治疗黄疸的先河。这一时期治疗法主要继承前人的经验，并在此基础上总结了大量的经验方，含有大量的单方和效方。

宋金元时期，黄疸的治疗有了长足的进步和发展。宋代《太平圣惠方》首次记载并提出了“三十六种黄”，并详细叙述急黄诸方。例如，“夫急黄者，由脾胃有热，谷气郁蒸，因为热毒所加，故卒然发黄，心满气喘，命在须臾，故云急黄。其候初得黄病，但发热心颤者，是急黄也。治急黄烦躁，渴欲饮水，面目如金色，龙胆散方。治急黄，心膈烦躁，眼目赤痛，犀角散方。治急黄，身如金色，赤小豆散方。治急黄，头目四肢烦热疼痛，小便赤，大便难，心燥不得睡，白藓皮散方。治急黄，宜服丁香散吐之方。治急黄，心神烦闷方。治急黄，心上坚硬，渴欲饮水，喘粗，眼黄，但有一候，则宜服此瓜蒂散吐之方。治急黄，及心黄狂走，烦躁不解方。治急黄方”。

《圣济总录》治伤寒发黄。“令人身体面目，皆变黄色，其病腹满，一身尽疼发热，若其人小腹满急，眼涩疼，鼻骨痛，两膊及项强腰背急者是也，但得小便快利即渐愈，仍不用大便多，多即令人心胀，又有急黄者，身体黄甚，猝然而发，心满气喘，命在须臾，故名急黄，有初得病便黄者，或初不知是黄，死后方变黄者，此病亦因脾胃瘀热。本天行时气所作也，宜细辨之，但发热心战者，乃是急黄之候。急黄丸方：大黄(半两生锉)，朴硝(一分别研)。上二味，用水二大盏，渍大黄一宿，次旦煎至一盏，去滓下朴硝，搅令匀，不计时候，温分三服，快利即瘥。治伤寒急黄，治时气急黄疼痛”。“论曰诸发热心战，定必发为急黄，故名急黄也。治急黄，目如栀子色。治急黄，热毒攻发。治天行急黄，身如金色。治急黄，烦热口干。治急黄，面目如金色。治急黄，面目如金色。治急黄，小便赤黑。治急黄，烦热口干，遍体悉黄……治急黄疸方：大黄(二两)”。

《卫生易简方》治五疸。“又方治阴黄黄疸，暴急黄，用瓜蒂、丁香、赤小豆各七枚，为末，吹鼻中一黑豆许，少时黄水出瘥。治急黄疸及内黄腹结不通用芜菁捣绞汁服，当得嚏，鼻中出黄水及下利愈。治急黄病用大黄二两锉细，水三升半，渍一宿，旦煎绞汁一升半，入芒硝二两，绞服，须臾当快利。治五般急黄用山豆根末两钱，空心水调服”。

《奇效良方》治五疸。“五疸之病，诸书所载甚繁，其证不过有五：一曰黄汗，二曰黄疸，三曰谷疸，四曰酒疸，五曰女劳疸。黄疸食已即饥，遍身俱黄，卧时身体带青带赤，增寒壮热，此饮酒食过度，脏腑热，水谷并积于脾胃，风湿相搏，热气熏蒸，发于阴部，其人必呕，发于阳部，其人必振寒而后热”。

现代研究概要

近年来中医药治疗急性黄疸型肝炎已显现出明显的优势，越来越多的中医药治疗急性黄疸型随机对照临床试验应用于临床科研中，发表文献的方法学质量也已经较以往有所提高，中医辨证施治，加减灵活，不良反应少，安全性高，适合于长期应用。

王辉结合平素临床观察的心得，将黄疸的治疗归结为五个方面：① 治病必求本，辨证参机变；② 治黄首治湿；③ 理气应有度；④ 活血宜得法；⑤ 毒深须早排。史冬丽总结卢秉久教授治疗急性黄疸型肝炎经验，将治疗方法归纳为：① 疏肝健脾退黄；② 凉血解毒退黄；③ 活血化湿退黄；④ 温阳化湿退黄；⑤ 温阳活血退黄。朱建辉、曹灵勇观察从脾论治急性黄疸型肝炎的临床疗效，将例患者分为中药治疗组和对照组，中药治疗组以茵陈蒿汤和茵陈五苓散为基本方加减治疗，对照组采用常规治疗。结果示从脾论治急性黄疸型肝炎效果满意。李勇、郭彩霞通过中医药治疗例急性黄疸型肝炎之体会总结其治疗方法为：① 早期诊断、早期治疗非常重要，选用清热利湿解毒方药；② 黄疸期，清热利湿退黄为急；③ 健脾和胃应贯于始终；④ 恢复期宜补肝肾以固其本；⑤ 后期注意养血活血；⑥ 降转氨酶药物的应用，清热降酶之药应首选。王辉、王聪瑜据关幼波及王辅民主任中医师经验，并结合临床体会，总结治法如下：

① 治病必求本,辨证参机变;② 治黄首治湿;③ 理气应有度;④ 活血宜得法;⑤ 毒深须早排。

黎彦君经辨证,按证型、分期先后分为肝胆湿热证和湿邪困脾证,分别予清热祛湿方药和温中祛湿方药治疗,结果显示中医治疗能显著改善患者症状、体征。与以单纯西药降酶退黄的对照组相比,疗效相当。丁有荣用中医的辨证论治联合西医的对症疗法治疗例急性黄疸型甲型病毒性肝炎患者。结果显示中西医结合治疗急性黄疸型甲型病毒性肝炎比单用西药效果更好。梁汉勒以例急性黄疸型肝炎患者为研究对象,中医辨证论治(阳黄热重于湿型、湿重于热型)结合西医常规治疗。结果显示采用中西结合的方法治疗急性黄疸型肝炎,退黄、降酶效果肯定,缩短了疗程,能有效减轻患者的痛苦,提高了患者的生活质量。

肝移植是最有效也是提高患者生存率的根本方法。但是,由于供体紧缺、费用昂贵、ACLF患者因病情严重而常被从移植列表上除名等原因,导致肝移植治疗无法广泛应用。Thuluvath等评估了19 000多例30日内接受肝移植治疗的患者,表明了器官衰竭数量是肝移植后生存率的独立预测因素,但其生存率的最大差异也仅为9%,同时证明了即使存在3个或更多器官衰竭,肝移植也是可行的,并有着极好的预后。Sundaram等研究也证明,即使是ACLF 3级的患者,肝移植也会显著增加他们的存活率,特别是入选肝移植列表30日内进行移植的患者。基于肝移植改善患者预后的积极意义,ACLF应该尽早行肝移植评估。

IL-22是由免疫细胞产生的一种细胞因子,能够促进肝细胞再生修复。2019年,来自梅奥医学中心Shah等学者的一项关于IL-22治疗重症酒精相关肝炎患者的RCT研究已证明,外源性的IL-22能够改善患者的Lille评分与MELD评分,降低患者的炎症反应,促进患者肝细胞再生。

(凌琪华)

参考文献

[1] 王辉.急性黄疸型肝炎中医临证浅议中华中医药学会第十五届内科肝胆病学术会议[C].2012,(5):602-603.

[2] 史冬丽.卢秉久教授治疗急性黄疸型肝炎经验总结[D].沈阳:辽宁中医药大学,2011:1-23.

[3] 朱建辉,曹灵勇.从脾论治急性黄疸型肝炎临床观察[J].山东中医药大学学报,2011,(2):151-152.

[4] 李勇,郭彩霞.急性黄疸型肝炎的治疗体会[J].光明中医,2011,(10):2101-2102.

[5] 王辉,王路瑜.急性黄疸型肝炎临证心得[J].中国中医急症,2011,(9):1535-1536.

[6] 黎彦君.中医分期辨证治疗急性黄疸型甲型病毒性肝炎疗效分析[J].环球中医药,2012,5(5):375-376.

[7] 丁有荣.中西医结合治疗急性黄疸型甲型病毒性肝炎例临床观察[J].中国社区医师(医学专业),2011,(12):169.

[8] 梁汉勋.中西医结合治疗急性黄疸型肝炎的疗效观察[J]中外医学研究,2011,(23):33.

[9] THULUVATH PJ, THULUVATH AJ, HANISH S, et al. Liver trans plantation in patients with multiple organ failures: Feasibility and outcomes[J]. J Hepatol, 2018, 69(5): 1047-1056.

[10] SUNDARAM V, JALAN R, WU T, et al. Factors associated with survival of patients with severe acute-on-chronic liver failure before and after liver transplantation[J]. Gastroenterology, 2019, 156(5): 1381-1391. e3.

[11] XIANG X, HWANG S, FENG D, et al. Interleukin-22 in alcoholic hepatitis and beyond[J]. Hepatol Int, 2020, 14(5): 667-676.

[12] ARAB JP, SEHRAWAT TS, SIMONETTO DA, et al. An open-label, dose-escalation study to assess the safety and efficacy of IL-22 agonist F-652 in patients with alcohol-associated hepatitis[J]. Hepatology, 2020, 72(2): 441-453.

瘟 黄

中医诊疗基础

（一）基本概念

瘟黄是因感受疫毒或脾胃素有积热，湿热之毒炽盛，肠胃失调，胆液外溢而引起，重者燔灼营血，邪入心包，内扰心神。以身黄、目黄、尿黄为主证。病情危重者则出现全身发黄、胸腹胀满甚至神昏谵语、吐血衄血、便血、发斑等一系列临床危重证候。晚期则合并出现“臌胀”“血证”“神昏”等危重病症。

西医学肝功能不全可参照本篇论治。

（二）病因病机

本病发病原因主要是由外感疫毒、内伤情志而郁结，劳欲过度，饮食不节等伤及肝之经络，迁延日久，渐积而成。病理因素多为毒、热、虚、风、痰、湿、瘀，病机特点是疫毒炽盛，湿热瘀阻或脾肾阳虚，痰毒阻络。肝病其本身不是独立存在的，它是由毒、痰、热、瘀、湿、虚综合发展，多种病机交织缠绵贯穿于该病的全过程，只是在不同阶段和具体证型中有所侧重而已，临床症候虚实相兼，错综复杂，一般有皮肤黄染，胁痛不适，乏力纳差，腹胀等。在诊断肝功能不全的时候要同时诊断其他脏腑的功能强弱与之相关的连带关系。

（1）感受外邪：外感湿热疫毒，从表入里，郁而不达，内阻中焦，脾胃运化失常，湿热交蒸于肝胆，不能泄越，或从寒化，或从热化，以致肝失疏泄，胆汁外溢，浸淫肌肤，下流膀胱，使身目小便俱黄。

（2）饮食所伤：脾主运化而恶湿，如饥饱失常，或嗜酒过度，皆能损伤脾胃，以致运化功能失职，湿浊内生，郁而化热，熏蒸肝胆，胆汁不循常道，浸淫肌肤而发黄。宋代《圣济总录·黄疸门》说：“大率多因酒食过度，水谷相并，积于脾胃，复为风湿所搏，热气郁蒸，所以发为黄疸。”以上说明饮食不节,嗜酒过度,均可发为本病。

(3)脾胃虚寒:素体脾胃阳虚,或病后脾阳受伤,湿从寒化,寒湿阻滞中焦,胆液被阻,溢于肌肤而发黄。如《类证治裁·黄疸》篇说:“阴黄系脾脏寒湿不运,与胆液浸淫,外渍肌肉,则发而为黄。”

(4)积聚日久不消:瘀血阻滞胆道,胆汁外溢而产生黄疸。如《张氏医通·杂门》指出:“有瘀血发黄,大便必黑,腹胁有块或胀,脉沉或弦,大便不利,脉稍实而不甚弱者,桃核承气汤,下尽黑物则退。”

(三)诊断与鉴别诊断

1. 临床表现

(1)病史:常有饮食不节,与肝炎病患接触,或服用损害肝脏的药物,或者结石、肿瘤所致胆道梗阻等病史,以及过度疲劳等诱因。

(2)证候:以身黄、目黄、尿黄为主证。病情危重者黄疸迅速加重加深,则出现全身发黄、胸腹胀满,甚至神昏谵语、吐血衄血、便血、发斑。病情趋缓时,患者则主要以身倦无力,脘腹胀满,食少纳呆,厌恶油腻,恶心呕吐等表现。

2. 鉴别诊断

萎黄　两者均有身黄,故需鉴别。本病的病因为感受时邪,饮食所伤,脾胃虚弱,砂石、积块瘀阻等;萎黄的病因为大失血,久病脾虚等。本病病机是湿浊阻滞,脾胃肝胆功能失调,胆液不循常道,随血泛溢;萎黄的病机是脾虚不能化生气血,或失血过多,致气血亏虚,肌肤失养。萎黄的特点是病情发展缓慢,病程持续时间长,肌肤呈淡黄色,枯萎干燥而且无光泽,两目和尿液均不发黄,且常常伴有心悸少寐、精神萎靡不振的证候。二者的鉴别以目黄的有无为要点。

黄胖　黄胖病一般指钩虫病,临床上以面部肿胖色淡黄、肌肤营养不良、胃肠功能失调为主要表现,重症可以致心悸心功能不全。《杂病源流犀烛·诸疸源流黄胖》对此论述颇详:“黄胖宿病也,与黄疸暴病不同。盖黄疸眼目皆黄,无肿状;黄胖多肿,色黄中带白,眼目如故,或洋洋少神。”两者病机都和脾胃有关,黄胖主要是虫体寄宿人体后导致的慢性失血症状,通过现代医学方法可以找到病原体,治疗也是驱虫治疗后积极补充足量的铁剂和高蛋白质饮食。

(四)中医证治

临床辨治肝功能不全主要从急缓、虚实出发。解毒、化瘀、祛痰是治疗肝功能不全的主要法则。对肝功能不全引起的上消化道出血、肝性脑病等并发症的治疗,在清热退黄、解毒、化瘀的同时,必须止血、通腑、开窍并举。

1. 急性肝功能不全

邪在气分

·病机·热毒湿互结,邪在气分。

·证候·发病急骤,全身发黄,巩膜黄染,加深加重日益明显,尿液呈深黄色,同时可伴有高热,烦躁不安,面红气粗,恶心呕吐,口干口苦,大便秘结。舌质红,苔黄腻,脉弦滑数。

·治法·清热解毒,利湿退黄。

·方药·茵陈蒿汤(《伤寒论》)。方解参见“急黄篇”。可加用羚羊角、大青叶、土茯苓、蒲公英、金银花等加强清热解毒。湿热壅盛者,去人参、干姜、甘草,加虎杖。攻下逐水用舟车丸,视病情与服药反应调整服用剂量。

疫毒炽盛

·病机·疫毒炽盛,深入营血。

·证候·起病急骤,全身及巩膜呈深黄色,胁痛,脘腹胀满,疼痛拒按,壮热,烦躁不安,或神昏谵语,或衄血尿血,皮下紫斑,或有腹水,继之神昏。舌质红绛,苔黄褐干燥,脉弦大或洪大。

·治法·清热解毒,凉血开窍。

·方药·《千金》犀角散或清瘟败毒饮(《疫疹一得》)。《千金》犀角散主药犀角(水牛角代)是清热解毒凉血之要药,配以黄连、栀子、升麻则清热解毒之力更大;茵陈清热利湿,利胆退黄。可加生地、玄参、石斛、牡丹皮清热解毒,养阴凉血。

清瘟败毒饮由白虎汤、犀角地黄汤、黄连解毒汤三方加减而成,其清热泻火、凉血解毒的作用较强。方中重用生石膏直清胃热。胃是水谷之海,十二经的气血皆禀于胃,所以胃热清则十二经之火自消。石膏配知母、甘草,有清热保津之功,加以连翘、竹叶,轻清宣透,清透气分表里之热毒;再加黄芩、黄连、栀子(即黄连解毒汤法)通泄三焦,可清泄气分上下之火邪。以上三方合用,则气血两清的作用尤强。

热入心包

·病机·热毒内陷,邪入心包。

·证候·起病急骤,变化迅速,身黄如金,躁动不安,神志狂乱,或精神恍惚,或神昏谵语,吐血衄血,皮下斑疹或瘀斑。舌苔秽浊,舌红绛或舌体卷缩,脉弦细而数。

·治法·清热解毒,镇惊开窍。

·方药·安宫牛黄丸(《温病条辨》)。参见“厥证”篇。

痰浊蒙窍

·病机·热毒内陷,痰蒙神窍。

·证候·病程拖延日久,全身黄疸色泽晦黯,腹部膨隆胀满,伴胸脘胀疼痛,痞满不适,倦怠乏力,恶心呕吐,身热不扬,神志昏蒙、喉中痰鸣,尿少。舌苔厚腻或淡黄垢浊,舌质黯红,脉濡滑。

·治法·清热解毒,涤痰开窍。

·方药·犀羚三汁饮(《重订通俗伤寒论》)。犀羚三汁饮以犀角(水牛角代)、羚羊角凉血息风;至宝芳香开窍为君。臣以带心翘宣包络之气郁;郁金、牡丹皮通包络之血郁;白薇治血厥;竺黄善开痰厥。佐皂角刺、三汁轻宣辛窜,直达病所以消痰瘀。使以芦笋、茅根、灯心轻清透络。

痰热内闭,昏迷较深者,选用至宝丹;抽搐痉厥较甚者,选用紫雪丹。或可用醒脑静注射液静脉滴注。若症见神情淡漠呆滞,口中秽气,舌淡苔浊腻,脉弦细者,当治以化浊开窍,选用苏合香丸、玉枢丹等。若病情进一步恶化,症见昏睡不醒,汗出肢冷,双手撮空,不时抖动,脉微欲绝,此乃气阴耗竭,元气将绝的脱证,可依据病情急用生脉注射液静滴及参附牡蛎汤急煎,敛阴固脱。并应中西医结合积极抢救。

血热妄行

·病机·火热炽盛,气火上冲,损伤血络,离经妄行。

·证候·斑色鲜红或暗紫,甚或发黑,发病急骤,轻者齿鼻出血,重者大量吐血或便血,吐血鲜红或大便如柏油黑,脘腹胀满,胃脘不适。舌红苔黄,脉弦数。

·治法·清胃泻火,化瘀止血。

·方药·泻心汤(《金匮要略》)合十灰散(《十药神书》)。常用药物:大黄、黄连、黄芩、大蓟、小蓟、荷叶、侧柏叶、茅根、茜根、栀子、大黄、牡丹皮、棕榈皮。泻心汤以黄连、黄芩苦寒泻心火,清邪热,除邪以安正;尤妙在大黄之苦寒通降以止其血,使血止而不留瘀。唐容川谓:"方名泻心,实则泻胃,胃气下泄,则心火有所消导,而胃中之热气,亦不上壅,斯气顺而血不逆矣。"故为火热旺盛,迫血妄行,而致吐血、衄血之良方。

十灰散凉血化瘀止血。方中大蓟、小蓟性味甘凉,长于凉血止血,且能祛瘀,是为君药。荷叶、侧柏叶、白茅根、茜根皆能凉血止血;棕榈皮收涩止血,与君药相配,既能增强澄本清源之力,又有塞流止血之功,皆为臣药。血之所以上溢,是由于气盛火旺,故用栀子、大黄清热泻火,挫其鸱张之势,可使邪热从大小便而去,使气火降而助血止,是为佐药;重用凉降涩止之品,恐致留瘀,故以牡丹皮配大黄凉血祛瘀,使止血而不留瘀,亦为佐药。用法中用藕汁和萝卜汁磨京墨调服,藕汁能清热凉血散瘀、萝卜汁降气清热以助止血、京墨有收涩止血之功,皆属佐药之用。诸药炒炭存性,亦可加强收敛止血之力。全方集凉血、止血、清降、祛瘀诸法于一方,但以凉血止血为主,使血热清,气火降,则出血自止。

吐血酌加柏叶、生地;便血酌加地榆、赤芍,或合赤小豆当归散;尿血可加白茅根;湿热黄疸加茵陈;目赤加菊花、龙胆草;口舌生疮加生地、川木通、甘草、竹叶;疮疡酌加金银花、紫花地丁、蒲公英、连翘、甘草等。若出血过多,气随血脱,汗出肢冷,可急用独参汤以扶正救脱。

2. 慢性肝功能不全实证

湿热蕴结

·病机·湿热疫毒,阻滞中焦。

·证候·目黄身黄,色泽鲜明,或见发热,口渴,心中懊侬,身倦无力,脘腹胀满,食少纳呆,厌恶油腻,恶心呕吐,小溲深黄或短赤,大便秘结。舌苔黄腻,脉滑数。

·治法·清热利湿,健脾化浊。

·方药·甘露消毒丹(《温热经纬》)。常用药物:滑石、黄芩、茵陈、石菖蒲、川贝母、木通、藿香、连翘、白蔻仁、薄荷、射干等。方中重用滑石、茵陈、黄芩,其中滑石利水渗湿,清热解暑，两擅其功；茵陈善清利湿热而退黄；黄芩清热燥湿，泻火解毒。三药相合，正合湿热并重之病机，共为君药。湿热留滞，易阻气机，故臣以石菖蒲、藿香、白豆蔻行气化湿，悦脾和中，令气畅湿行；木通清热利湿通淋，导湿热从小便而去，以益其清热利湿之力。佐以连翘、射干、贝母、薄荷，合以清热解毒，散结消肿。

寒湿内阻

·病机·湿浊郁滞，寒湿内阻。

·证候·身目俱黄，色泽晦暗如烟熏，畏寒肢冷，神疲乏力，脘闷或腹胀，纳呆，便溏，口淡不渴，小溲不利。舌淡胖大苔白腻，脉濡缓。

·治法·温化寒湿，健脾和胃。

·方药·茵陈术附汤加减(《医学心悟》)。方中茵陈、附子并用，以温化寒湿退黄；白术、干姜、炙甘草健脾温中；肉桂以助温中散寒。诸药合用，共奏温阳健脾、化湿退黄之功效。水肿重者，可加桂枝、猪苓、泽泻；脘胁胀痛者，可加青皮、香附、延胡索、丹参；脘腹胀满者，可加郁金、枳壳、砂仁；气虚少气者，加黄芪、党参。

肝郁血瘀

·病机·肝气郁结，瘀血内阻。

·证候·身目发黄而晦暗，面色黧黑，胁下有症块胀痛，皮肤可见赤纹丝缕。舌质紫或有瘀斑，脉弦涩或细涩。

·治法·疏肝理气，和营通络。

·方药·豨莶逍遥五苓汤(朱良春经验方)。豨莶逍遥五苓汤由刘寄奴、豨莶草、茵陈、柴胡、白芍、白术、茯苓、制香附、郁金、泽兰、泽泻等组成。此方乃《金匮要略》茵陈五苓散合《局方》逍遥散加减。刘寄奴、豨莶草，一温一寒，寒湿相佐，可平肝化瘀，可解毒活血，可消癌散结，可退黄降酶。若苔腻微黄，口干口苦，脉弦数，为气郁化火，可酌加牡丹皮、栀子；若胁下刺痛不移，面青舌紫，脉弦涩，为气滞血瘀者，可加延胡索、丹参、莪术；若见头晕失眠，舌质红，脉弦细数者，可加制首乌、枸杞子、女贞子等。

瘀血停滞

·病机·脏腑失调，瘀血内停。

·证候·身目色黄而晦暗，胁下癥积胀痛，拒按，或有腹水，腹壁青筋暴露，颈胸部位出现红丝血缕，大便黑。舌质隐青或舌淡有瘀斑，脉弦涩。

·治法·柔肝健脾，活血散癥。

·方药·三甲散(《温疫论》)加减。该方刚柔相济，扶正而不恋邪，祛邪又不伤正。方中以鳖甲、龟板、穿山甲三味为主，滋阴行瘀；僵蚕、蝉蜕擅入厥阴，透邪通络止痉；芍药、当归、土鳖虫和营活血；甘草和中。大便色黑，可加参三七、侧柏叶；积块甚者，加水蛭；瘀痰互结者，加白芥子、半夏等；水停过多，胀满过甚者，可用十枣汤以攻逐水饮。

胆腑郁热

·病机·湿热砂石郁滞，脾胃不和，肝胆失疏。

·证候·身目发黄，黄色鲜明，上腹、右肋胀闷疼痛，牵引肩背，身热不退，或寒热往来，口苦咽干，呕吐呃逆，尿黄赤，便秘。舌红苔黄，脉弦滑数。

·治法·疏肝泄热，利胆退黄。

·方药·大柴胡汤(《伤寒论》)加减。常用药物：柴胡、黄芩、半夏、大黄、枳实、郁金、茵陈、栀子、白芍、甘草、佛手等。重用柴胡为君药，配臣药黄芩和解清热，以除少阳之邪；轻用大黄配枳实以内泻阳明热结，行气消痞，亦为臣药。芍药柔肝缓急止痛，与大黄相配可治腹中实痛，与枳实相伍可以理气和血，以除心下满痛；半夏和胃降逆，配伍大量生姜，以治呕逆不止，共为佐药。大枣与生姜相配，能和营卫而行津液，并调和脾胃，功兼佐使。

■ **水湿内停**

·病机·秋湿热气蒸，外干时令，内蕴水谷，伴肿胀。

·证候·面目及肌肤发黄，黄色较淡，尿黄，懒言气短乏力，食欲欠佳，口淡无味，肢体肿胀，心悸，大便溏薄。舌淡苔薄，脉濡细。

·治法·宣通气分，淡渗利水。

·方药·二金汤(《温病条辨》)。本方用鸡内金甘平，合厚朴，腹皮苦辛，宣通利气而行水，海金沙清除血分湿热，猪苓、通草淡渗气分水湿，而消肿满。挟气滞者，加木香、槟榔；腹胀痛者，加青皮、延胡索、香附；偏热者，加黄芩、黄连等；湿盛中满者，加枳实、苍术；血瘀者，加京三棱、莪术、桃仁等；虚者，加党参、白术、黄精、黄芪等。

3. 慢性肝功能不全虚证

■ **脾虚血亏**

·病机·脾胃不健，气血两亏。

·证候·面目及肌肤发黄，黄色较淡，小便黄，周身乏力，四肢无力，形体消瘦，心悸气短，纳呆便溏，伴有嗜睡，下肢水肿，头晕。舌淡苔薄腻，边有齿痕，脉濡细。

·治法·健脾补气，养血和血。

·方药·归芍六君子汤(《笔花医镜》)。常用药物：当归、白芍、人参、白术、茯苓、甘草、陈皮、制半夏。以六君子为君，加当归和其血，使瘀者去而新者得有所归；白芍通补奇经，护营敛液，有安脾御木之能，且可济半夏、陈皮之燥性耳。神疲、气短、头晕可选加黄芪、紫河车、阿胶；腹胀、便溏，加厚朴、山药、薏苡仁。

■ **脾肾阳虚**

·病机·湿毒久羁，耗伤正气，气虚及阳。

·证候·身目黄染、色黄晦暗，神疲，纳差，畏寒肢冷，或少腹腰膝冷痛，腹胀，恶心呕吐，食少便溏或饮冷则泻，头身困重，口干不欲饮，下肢浮肿，或朱砂掌、蜘蛛痣，或有胁下痞块。舌质淡胖，或舌边有齿痕，舌苔腻或滑，脉沉迟或弱。

·治法·健脾温阳，化湿解毒。

·方药·茵陈四逆汤(《伤寒微旨论》)。常用药物：茵陈、炮附子(先煎)、干姜、炙甘草。方中茵陈能清利湿热，利胆退黄；附子上助心阳、中温脾阳、下补肾阳，能回阳救逆，助阳补火，散寒止痛；干姜能温中散寒，回阳通脉；炙甘草能益气补中，调和药性。四药配伍，共奏温中散寒、利湿退黄之效，为治疗阴黄之良方。

食少腹胀，食后尤甚，可加黄芪、山药、薏苡仁、白扁豆；畏寒神疲，面色青灰，脉弱无力者，酌加淫羊藿、巴戟天、仙茅；腹筋暴露者，稍加赤芍、泽兰、三棱、莪术等。

■ **肝肾阴虚**

·病机·湿热之邪，内蕴脾胃，熏蒸肝胆，久则肝血不足，肝肾亏虚。

·证候·身目晦暗发黄或黄黑如烟，头晕目涩，腰膝酸软，口干，口渴，可兼有全身燥热或五心烦热，少寐多梦，胁肋隐痛，遇劳加重，腹壁青筋，朱砂掌及赤缕红丝，腹胀大如鼓，水肿，形体消瘦。舌红少津，脉细数。

·治法·滋补肝肾，健脾化湿。

·方药·一贯煎（《续名医类案》）或六味地黄丸（《小儿药证直诀》），合用膈下逐瘀汤（《医林改错》）。常用药物：生地、沙参、麦冬、枸杞子、当归、川楝子（一贯煎）。熟地、山茱萸、山药、茯苓、泽泻、牡丹皮（六味地黄丸）。五灵脂、赤芍、桃仁、红花、牡丹皮、川芎、乌药、延胡索、香附、枳壳、甘草（膈下逐瘀汤）。一贯煎方中重用生地黄滋阴养血、补益肝肾为君，内寓滋水涵木之意。当归、枸杞子养血滋阴柔肝；北沙参、麦冬滋养肺胃，养阴生津，意在佐金平木，扶土制木，四药共为臣药。佐以少量川楝子，疏肝泄热，理气止痛，复其条达之性。该药性虽苦寒，但与大量甘寒滋阴养血药相配伍，则无苦燥伤阴之弊。诸药合用，使肝体得养，肝气得舒，则诸症可解。

六味地黄丸方中重用熟地，滋阴补肾，填精益髓，为君药。山茱萸补养肝肾，并能涩精；山药补益脾阴，亦能固精，共为臣药。三药相配，滋养肝脾肾，称为“三补”。但熟地的用量是山茱萸与山药两味之和，故以补肾阴为主，补其不足以治本。配伍泽泻利湿泄浊，并防熟地之滋腻恋邪；牡丹皮清泄相火，并制山茱萸之温涩；茯苓淡渗脾湿，并助山药之健运。三药为“三泻”，渗湿浊，清虚热，平其偏胜以治标，均为佐药。六味合用，三补三泻，其中补药用量重于“泻药”，是以补为主；肝脾肾三阴并补，以补肾阴为主，这是本方的配伍特点。

偏肾阴虚以六味地黄丸为主，合用膈下逐瘀汤；偏肝阴虚以一贯煎为主，合用膈下逐瘀汤。

若津伤口干，加石斛、花粉、芦根、知母；午后发热，酌加银柴胡、鳖甲、地骨皮、白薇、青蒿；齿鼻出血，加栀子、芦根、藕节炭；肌肤发黄，加茵陈、黄柏；若兼面赤颧红者，可加龟板、鳖甲、牡蛎等。

（五）中医辨析思路与方法

本病辨证，首当明确病情急缓虚实，并考虑阴阳、气血、寒热辨证。急性起病，发病急骤，多出现疫毒热盛，热入心包，痰浊蒙窍，血热妄行之危象；慢性发病者，起病缓慢，多以肝气郁结，胆腑郁热，水湿内停，日久则瘀血停滞。虚者指脏腑气血阴阳亏虚，实者多指热毒、痰浊、血热等。

1. 分清病情轻重,标本缓急

瘟黄(肝功能不全)的病变部位在肝、脾、肾,基本病机是肝、脾、肾三脏功能失调,气滞、血瘀、痰浊互结所致。常有饮食不节,与肝炎病患接触,或服用损害肝脏的药物,或者结石、肿瘤所致胆道梗阻等病史,以及过度疲劳等诱因。根据急则治其标,缓则治其本,若出现高热不退,神志改变,昏迷或者发狂,吐血衄血,皮下瘀斑,抽搐惊厥均代表病情非常危重。急危重症的肝功能不全根据其临床表现及病情的发生发展的进程阶段给予及时相应的积极治疗。而在慢性肝功能不全时可以根据病因病机不同,逐步来进行改善。

2. 辨析阴阳

阳黄黄色鲜明,发病急,病程短,常伴身热,口干苦,舌苔黄腻,脉象弦数。急黄为阳黄之重症,病情急骤,疸色如金,兼见神昏、发斑、出血等危象。阴黄黄色晦暗,病程长,病势缓,常伴纳少,乏力,舌淡,脉沉迟或细缓。还有学者提出阴阳黄,为慢加急型肝功能不全,病程稍长,皮肤色黄晦暗,痞满食少,可有轻微的口干和(或)口苦,舌淡或胖,或有齿痕,舌苔白或白腻,舌下脉络迂曲、紫暗,排除阳黄和阴黄的诊断。

3. 辨析疫毒、水湿、气滞、瘀血、痰湿

"毒"为致病之因,贯穿于疾病的始终,肝失疏泄气滞血瘀,"瘀"为病变之本,并且"毒"与"瘀"又可互为因果,形成恶性循环链,最终导致毒瘀胶结难解的局面,其核心病机是"热毒内蕴、瘀血内阻"。其病机可简单概括为"毒瘀痰"胶结,亦是本病重要的病理环节。肝肾亏虚、毒瘀内蕴是其基本病机,毒浊黏腻,性烈暴戾,决定了病程缠绵迁延,而在与正气的邪正相争中,往往会占有较大优势,成为病情演变进展的决定性力量。浊邪黏着,困阻中焦脾土,气虚及阳,久则归肾,终至肾元衰微之候。

4. 虚证者辨析阴虚阳虚

慢性肝功能不全多是毒浊致伤于肝,毒浊交织,导致肝阴虚。肝为刚脏,早期失去足够的

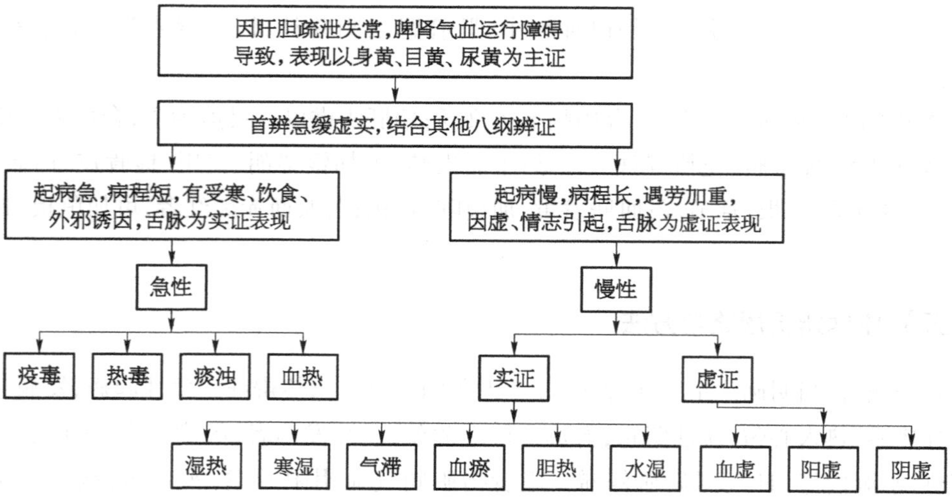

图 17 瘟黄辨证思路要点

滋养,出现头晕目眩耳鸣,双目干涩,口干口渴,失眠等肝阴虚的表现。

失于治疗,导致脾失健运,阳气衰微,运化无力,气无从生,气虚无力,血行不畅则血瘀;气虚日久,必损及阳,出现腰膝酸软,腰背部怕冷,肢体怕冷,乏力自汗等阳虚症状;阳虚及阴则阴阳俱虚,形寒怯冷,腹胀大,水肿,腰膝酸软等症状俱现。

特色方药浅析

(一) 经典方剂

(1) 茵陈蒿汤:茵陈蒿汤虽药不过三味,却配伍严谨,用药精当。《神农本草经》记载:"茵陈蒿,味苦,平,无毒。治风湿寒热邪气,热结,黄疸。""栀子,一名木丹,味苦,寒,无毒。治五内邪气,胃中热气,面赤,酒疱渣鼻,白癞,赤癞,疮疡。""大黄,味苦,寒,无毒。主下瘀血,血闭,寒热,破癥瘕积聚,留饮,宿食,荡涤肠胃,推陈致新,通利水谷,调中化食,安和五脏。"方中重用茵陈先煎以去其轻扬外散之性,使其功专苦降,直入于里,善利湿清热;栀子清热降火,通利三焦,助茵陈引湿热从小便而去;大黄泻热逐瘀,通利大便,导热从大便而下。三药合用,利湿与泄热并进,通利二便,前后分消,湿邪得除,瘀热得去,黄疸自退。

现代临床多应用加味茵陈蒿汤治疗新生儿高胆红素血症、黄疸型肝炎、胆囊炎、胆石症、钩端螺旋体病等。药理研究证实,茵陈蒿汤具有促进胆红素代谢、抗肝损伤、抑制肝细胞凋亡、抑制肝星状细胞活化和胶原合成等作用。研究还表明,茵陈蒿汤内含一种β-葡萄糖醛酸普酶抑制物质,抑制肝脏疾病升高的β-葡萄糖醛酸普酶活性从而减少胆红素及有害物质从肠道再吸收,间接促进胆红素排出体外。其利胆作用机制与对抗胆汁郁滞因子有关,主要是促进毛细胞管胆汁的形成与排出。

(2) 栀子柏皮汤:出自《伤寒论》。甘草一尺,栀子十五枚,黄柏十五分,水四升煮取一升半,分为再服。该药亦治温病发黄。

栀子柏皮汤被后世用以治疗湿热内盛热重于湿之黄疸。栀子苦寒,泻火除烦,善泄三焦之湿热,使湿从小便而出;黄柏苦寒,清热燥湿,泻火解毒,治五脏肠胃热结发黄;炙甘草甘缓和中,既健脾又防栀子、黄柏苦寒伤胃。诸药伍用,具有清热泄湿退黄之功。

现代药理研究表明,栀子柏皮汤可促进胆汁中胆红素的分泌,可能通过将胆汁中胆红素排入肠道,降低体内胆红素含量,并预防胆汁淤积,从而起到利胆的作用。研究显示,栀子柏皮汤可明显提高肝 SOD 活性,适当剂量可显著降低 MDA 含量,且病理切片显示其可减轻肝损伤,提示栀子柏皮汤对阳黄证大鼠具有明显的保肝降黄作用。根据其药理作用,可进一步研究其对胆汁瘀积性黄疸的治疗效果。

(3) 栀子大黄汤:出自《金匮要略》。大黄一两,枳实五枚,栀子七枚,豉六合,水六升煮取二升,分为三服。栀子苦寒清热,泻火除烦,泄热从小便而出;豆豉解表宣肺,除烦,宣发郁热;大黄入血分,清血分瘀热;枳实行气导滞,配伍大黄,通腑除积。实验表明,栀子大黄汤具有明显的利胆抗炎作用,对肝脏有一定的保护作用。

(4) *硝石矾石散*:出自《金匮要略》。硝石、矾石等粉末,以大麦粥饮服方寸匕,日三。令小汗出,小便当去黄汁也。硝石即火硝,性味寒苦咸,入血分,消瘀活血以去瘀血,有利水通便作用;矾石即皂矾,性味寒酸,入气分而化湿利水;大麦性味甘平,能养胃,缓和硝、矾之剽悍性。诸药合为养胃、消瘀、化痰、祛火之方。硝矾性峻烈,本非脾肾两虚所宜,但佐以大麦粥养胃去其性取其消瘀化浊之用。《金匮要略心典》曰:"硝石咸寒除热,矾石除痼热在骨髓,骨与肾合,用以清肾热也。大麦粥和服,恐伤胃也。"

陈氏采用硝石矾石散治疗急性黄疸型肝炎、早期肝硬化、胆石症等疾病,疗效明显。临床研究显示,以该方治疗淤胆型肝炎具有明显的退黄作用,且明显缩短淤胆型肝炎病程,无特殊不良反应。

(二) 中成药

(1) *安宫牛黄丸*:功效主治:清热解毒,镇惊开窍。用于热病,邪入心包,高热惊厥,神昏谵语;中风昏迷及脑炎、脑膜炎、中毒性脑病、脑出血、败血症等。本品为热闭神昏所设,寒闭神昏不得使用;处方中含麝香,有损胎气,妊娠及哺乳期妇女禁用;肝肾功能不全、造血系统疾病患者禁用。处方中含朱砂、雄黄,不宜长期和过量服用;过敏体质者慎用。治疗过程中如出现肢寒畏冷,面色苍白,冷汗不止,脉微欲绝,由闭证变为脱证时,应立即停药。用法用量:每日 1 丸,每日 1 次。

(2) *至宝丹*:化浊开窍,清热解毒,主治痰热内闭心包证。本品含芳香辛燥药物较多,有耗阴劫液之弊,由阳盛阴虚所致神昏谵语者忌用。用法用量:每日 1 丸,每日 1 次。

(3) *紫雪丹*:适用于四肢抽搐,神昏谵语者。用法用量:每日 1 丸,每日 1 次。

安宫牛黄丸、至宝丹和紫雪丹合称凉开"三宝",均具有清热解毒,开窍醒神的作用。吴瑭指出"安宫牛黄丸最凉,紫雪次之,至宝又次之"。安宫牛黄丸长于清热解毒,适用于邪热偏盛而身热较重者;紫雪丹长于息风止痉,适用于热动肝风而痉挛抽搐者;至宝丹长于芳香开窍,辟秽化浊,适用于痰浊偏盛而昏迷较重者。

(4) *玉枢丹*:含麝香、山慈菇、千金子霜、雄黄、大戟、朱砂、五倍子等。功能解毒辟秽。适用于频繁呕吐不止者。用法用量:每日 1 丸,每日 1 次。

(5) *茵栀黄颗粒*:含茵陈、栀子、黄芩、金银花提取物。用法用量:每次 6 g,每日 3 次。

现代药理研究表明,栀子含有栀子素,能清三焦湿热,有利胆及增进胆汁分泌作用,可抑制血中胆红素水平升高;黄芩苷通泻胃肠郁热,使湿热由大便而释,能使 Oddis 括约肌松弛,胆囊收缩,从而增加胆汁流量,同时还有抗氧化作用;茵陈可防止肝细胞变性坏死,并有明显利胆作用。此外,三者均有较强的抗菌能力,能增强机体免疫功能。

(6) *甘露消毒丹*:具有利湿化浊、清热解毒之功效。主治湿温时疫,邪在气分,湿热并重证。发热倦怠,胸闷腹胀,肢酸咽痛,身目发黄,颐肿口渴,小便短赤,泄泻淋浊,舌苔白或厚腻或干黄,脉濡数或滑数。临床常用于治疗肠伤寒、急性胃肠炎、黄疸型传染性肝炎、钩端螺旋体病、胆囊炎等证属湿热并重者。用法用量：丸剂每次 9~12 g，每日 1 次。

（7）扶正化瘀片：主要用于乙型肝炎肝纤维化属瘀血阻络，肝肾不足证者，症见胁下痞块，胁肋疼痛，面色晦暗，或见赤缕红斑，腰膝酸软，疲倦乏力，头晕目涩，舌质暗红或有瘀斑，苔薄或微黄，脉弦细。用法用量：每次 4 片，每日 3 次，24 周为 1 个疗程。

（8）复方鳖甲软肝片：含鳖甲（制）、莪术、赤芍、当归、三七、党参、黄芪、紫河车、冬虫夏草、板蓝根、连翘。功效主治：软坚散结，化瘀解毒，益气养血。用于慢性乙型肝炎肝纤维化，以及早期肝硬化属瘀血阻络、气血亏虚兼热毒未尽证。症见胁肋隐痛或胁下痞块，面色晦暗，脘腹胀满，纳差便溏，神疲乏力，口干且苦，赤缕红丝等。用法用量：每次 4 片，每日 3 次，6 个月为 1 个疗程，或遵医嘱。

（9）安络化纤丸：含地黄、三七、水蛭、僵蚕、地龙、白术、郁金、牛黄、瓦楞子、牡丹皮、大黄、生麦芽、鸡内金、水牛角浓缩粉。功效主治：健脾养肝、凉血活血、软坚散结。用于慢性乙型肝炎以及乙型肝炎后早、中期肝硬化，表现为肝脾两虚、瘀热互结证候者，症见胁肋疼痛、脘腹胀满、神疲乏力、口干咽燥、纳食减少、便溏不爽、小便黄等。用法用量：每次 6 g，每日 2 次或遵医嘱，3 个月为 1 个疗程。

（10）强肝胶囊：含茵陈、板蓝根、当归、白芍、丹参、郁金、黄芪、党参、泽泻、黄精、地黄、山药、山楂、六神曲、秦艽、甘草。功效主治：清热利湿、补脾养血、益气解郁。用于慢性肝炎、早期肝硬化、脂肪肝、中毒性肝炎等。用法用量：每次 5 粒，每日 2 次，每服 6 日停 1 日，8 周为 1 个疗程，停 1 周，再进行第 2 个疗程。

（三）常用中药注射剂

（1）清开灵注射液：含胆酸、珍珠母、猪去氧胆酸、栀子、水牛角、板蓝根、黄芩苷、金银花等。具有清热解毒、镇静安神的功效。

清开灵注射液很可能通过对抗氧化应激作用起到对肝脏的保护作用。有研究通过建立小鼠四氯化碳急性肝损伤模型，观察清开灵对四氯化碳诱导升高的小鼠血清谷丙转氨酶、谷草转氨酶活性的影响以及对肝脏损伤的保护作用，并测定肝组织中丙二醛水平及超氧化物歧化酶的活性。该实验结果显示，清开灵注射液能够显著降低小鼠血清谷丙转氨酶、谷草转氨酶活性，并且能够减轻炎性细胞浸润以及肝细胞的变性坏死等症状，同时还能够恢复超氧化物歧化酶的活性，降低肝损伤小鼠脂质过氧化最终产物的水平。用法用量：每日 20~40 mL，加入 10%葡萄糖注射液 200 mL 或氯化钠注射液 100 mL 静脉滴注，每日 1 次。

（2）茵栀黄注射液：主要由茵陈提取物、栀子提取物、黄芩苷、金银花提取物组成。茵栀黄具有清热解毒、利胆退黄的作用，是治疗黄疸的首选方剂。用于肝胆湿热，面目悉黄，胸胁胀痛，恶心呕吐，小便黄赤。急性、迁延性、慢性肝炎，属上述证候者。

研究表明，茵栀黄能降低血液中的胆红素，对因胆红素升高引起的黄疸有很好的疗效。茵栀黄还能促进胆汁分泌及胆汁中胆酸和胆红素的排出，栀子也具有利胆消炎的作用。用法用量：每次 10~20 mL，用 10%葡萄糖注射液 250~500 mL 稀释后静脉滴注，每日 1 次。

（3）*醒脑静注射液*：醒脑静注射液源于安宫牛黄丸（《温病条辨》），其成分有麝香、冰片、栀子、郁金等。

现代研究认为，其水解生成的京尼平有增加胆汁流量、降低胆汁浓度的作用；郁金行气，化痰开郁，解郁破瘀，协同诸药开窍通络，使痰化气顺、血气畅通，为使药，以上诸药联用，能有效清热凉血，化痰通瘀，清解毒邪。临床及药理研究表明，在西医治疗基础上联用醒脑静治疗黄疸，可清热解毒，行气活血，改善患者微循环，促进胆汁分泌，抑制血中胆红素生成，从而减轻淤疸时肝细胞变性、坏死，促进黄疸消退，改善肝功能，且不良反应较少，是治疗黄疸的有效药物。用法用量：每次 10～20 mL，用 5%～10%葡萄糖注射液或氯化钠注射液 250～500 mL 稀释后静脉滴注，每日 1 次。

（4）*丹参注射液*：丹参注射液是中药丹参提取的活血成分制剂，具有抗凝和抗炎等作用，能扩张外周血管，降低门静脉压力，从而改善肝脏微循环障碍，具有显著的利胆、降酶、降胆红素作用，能清除细胞内的氧自由基，减轻肝细胞脂质过氧化反应，减轻肝细胞变性坏死，同时降低肝细胞膜通透性，有助于保护肝细胞膜结构的完整性。有研究表明，丹参注射液能改善重型肝炎患者临床症状，降低肝脏炎症水平，改善肝功生化指标，对提高临床治疗效果有一定帮助，临床可酌情选择使用。用法用量：每次 10～20 mL，用 5%葡萄糖注射液 100～500 mL 稀释后静脉滴注，每日 1 次。

（5）*苦黄注射液*：苦黄注射液由苦参、大黄、大青叶、茵陈蒿等组成。方中茵陈蒿为君，祛湿热、利黄疸；苦参、大黄清热燥湿、利胆泻火，两者合用增加清热泻火之功，共为臣药；大青叶、柴胡疏肝解郁、和解表里、清热解毒、凉血止血，为佐药。全方疏肝利胆、燥湿退黄，以消退肝经湿热，恢复肝胆疏泄，使诸症自除。中医认为重型肝炎是由湿热疫毒感染引起，侵犯脾胃，蕴结肝胆，或热毒炽盛弥漫三焦，痰热互结，因此苦黄注射液正契合该病湿热蕴结之病因病机。

现代药理研究表明，本药具有良好的抗菌抗病毒作用，保护肝细胞，促进肝细胞的修复和再生，同时促进胆汁分泌和排泄，达到利胆的效果。因此，该药用于重症肝炎属湿热蕴结型的患者疗效肯定，能帮助患者改善临床症状，对稳定患者治疗效果有一定帮助。通过联合苦黄注射液治疗能明显改善患者病症，且其临床各项生化指标恢复均明显好于单纯西医治疗。用法用量：每次 10～60 mL，加入 5%或 10%葡萄糖注射液 250～500 mL 稀释后静脉滴注，每日 1 次，15 日为 1 个疗程。

中医适宜技术

（一）拔罐法

通过对身体刺激，可以疏通经络，祛除郁滞，行气活血，进而达到增强体质、扶正祛邪、治愈疾病的目的。尤其对胆经进行拔罐，直接拔除沉淀在胆经的瘀血和代谢物，令胆经快速恢复畅通，有助于化解肝气郁气，达到养肝护肝的目的。

取穴：背部：肝俞、胆俞、三焦俞。腹部：日月、中脘、水分、水道。下肢部：足三里、胆囊穴、阳陵泉。

操作：① 留罐将罐吸附在体表后，使罐子吸拔留置于施术部位，一般留置5~10分钟。多用于风寒湿痹、颈肩腰腿疼痛。② 走罐罐口涂万花油，将罐吸住后，手握罐底，上下来回推拉移动数次，至皮肤潮红。用于面积较大、肌肉丰厚的部位，如腰背。多用于感冒、咳嗽等病症。③ 闪罐罐子拔住后，立即起下，反复吸拔多次，至皮肤潮红。多用于面瘫。④ 刺络拔罐先用梅花针或三棱针在局部叩刺或点刺出血；再拔罐使罐内出血3~5 mL。多用于痤疮等皮肤疾患。

注意事项：① 操作禁忌拔火罐时切忌火烧罐口，否则会烫伤皮肤；留罐时间不宜超过20分钟，否则会损伤皮肤。② 部位禁忌皮肤过敏、溃疡、水肿及心脏、大血管部位、下腹部，均不宜拔罐。对于患者出现皮下出血、凝血功能障碍等，不适宜拔罐。

（二）刮痧法

取穴：背部：患者取侧卧或俯卧位，或伏坐于椅背上。先从第7颈椎起，沿着督脉由上而下刮至第5腰椎，然后从第1胸椎旁开沿肋间向外侧斜刮。此为最主要和常用的刮痧部位。头部：取眉心、太阳穴。颈部：项部两侧，双肩板筋部（胸锁乳突肌），或喉头两侧。胸部：取第2至第4肋间，从胸骨向外侧刮。乳房禁刮。四肢：臂弯（在肘的屈侧面）、膝弯（腘窝）等处。

操作：可以取上述部位刮痧，也可以顺着督脉、胆经的走向刮痧。工具必须边缘光滑，没有破损。初刮时，试3~5下即见皮肤青紫而患者并不觉痛者，为本疗法适应证。如见皮肤发红、患者呼痛，则非本方法适应证，应送医院诊治。要掌握手法轻重，由上而下顺刮，并时时蘸植物油或水保持润滑，以免刮伤皮肤。刮痧疗法的体位可根据需要而定，一般有仰卧、俯卧、仰靠、俯靠等，以患者舒适为度。刮痧的条数多少，应视具体情况而定，一般每处刮2~4条，每条长2~3寸即可，就能起到非常好的醒脑开窍、清热解毒、疏通胆经的作用。

注意事项：① 凡危重病症，如急性传染病、重症心脏病、高血压、中风等，应即送医院治疗，禁用本疗法。② 凡刮治部位的皮肤有溃烂、损伤、炎症均不能用本疗法，如初愈也不宜采用。③ 饱食后或饥饿时，以及对刮痧有恐惧者忌用本疗法。

（三）艾灸法

常用养肝艾灸穴位：① 肝俞：肝的背俞穴，与太冲穴搭配，在中医里属于“俞原配穴”法，是肝的元气在身体背部汇聚而成的“水潭”，具有补肝阴、养肝柔肝功效。② 期门：肝经的募穴，也是肝经的最上方的一穴，是调理肝的重要穴位，配合肝俞具有疏肝活血化瘀的作用。③ 足三里：补脾胃的要穴，脾胃是后天之本，所以养肝必须把运化气血的脾胃保养好。④ 太溪：肾的原穴，是储存肾脏元气的仓库。肝属木，肾属水，树木需要水的浇灌才能健康成长，所以养肝必须要滋阴，而太溪能调动肾脏的功能，能够更好地“滋水涵木”。⑤ 太冲：是肝经的原穴，大约相当于储存肝经元气的仓库，刺激太冲，能很好地调动肝经的元气，使肝脏功能正常。⑥ 行间：是一个火穴，肝属木，木生火，如果肝火太旺，就泻其心火，而“行间穴”就是一个泻肝火的穴位。⑦ 大敦：肝经的第一个穴位，也是一个井穴，“井”是源头、泉眼的意思。通过按摩或艾灸大敦穴，可起到清肝明目之功效。

操作：① 直接灸：是将大小适宜的艾炷，直接放在皮肤上施灸。② 间接灸：用药物将艾炷与皮肤隔开，进行施灸的方法。如生姜间隔灸、隔蒜灸、隔盐灸、隔附子饼灸等。

隔姜灸：是用鲜姜切成直径为 2~3 cm、厚为 0.2~0.3 cm 的薄片，中间以针刺数孔，然后将姜片置于应灸的腧穴部位或患处，再将艾炷放在姜片上点燃施灸。当艾炷燃尽，再易炷施灸。灸完所规定的壮数，以使皮肤红润而不起泡为度。

隔蒜灸：用鲜大蒜头，切成厚 0.2~0.3 cm 的薄片，中间以针刺数孔，然后置于应灸俞腧或患处，然后将艾炷放在蒜片上，点燃施灸。待艾炷燃尽，易炷再灸，直至灸完规定的壮数。

隔盐灸：用纯净的食盐填敷于脐部，或于盐上再置一薄姜片，上置大艾炷施灸。

隔附子饼灸：将附子研成粉末，用酒调和做成直径约 3 cm、厚约 0.8 cm 的附子饼，中间以针刺数孔，放在应灸腧穴或患处，上面再施艾炷施灸，直到灸完所规定壮数为止。

注意事项：凡危重病症，如急性传染病、重症心脏病、高血压、中风等，应即送医院治疗，禁用本疗法。凡艾灸部位的皮肤有溃烂、损伤、炎症均不能用本疗法。

（四）耳针疗法

取穴：主穴：分两组。① 肝、胰胆、脾、三焦；② 角窝三点（神门、子宫、下脚端），屏间切迹四点（屏间、切迹前后、切迹下），耳舟一线（锁骨、肩、肩关节），耳轮脚下缘一线（口、食道、贲门、胃、脾），耳根三点（上耳根、下耳根、耳迷根）。配穴：肝痛加神门、交感；恶心加胃、食道、神门；腹胀加大肠、三焦。

操作：主穴任取一组，配穴据症酌加。第 1 组按常规方法将王不留行籽贴于穴区，第 2 组分“点”“线”贴压。“点”的贴法同上，“线”则按部位长度，以宽 0.6 cm 长的胶布，串排王不留行籽，每籽相距半粒许，贴压固定在耳穴线上。嘱患者用示、拇指做间歇对压，使耳部有胀痛感，手法不宜过重，以防压破皮肤。每次均仅取一侧穴，每周换贴 2 次，5 次为 1 个疗程。

注意事项：① 严格消毒，防止感染。② 外耳患有溃疡、湿疹、冻疮破溃诸症时，暂不宜针刺。③ 严重心脏病、严重贫血、年老体弱、过度疲劳等患者，慎用或不用，并要防止晕针。④ 如用毫针、电针治疗，一般隔日 1 次；用激光照射耳穴，每日 1 次；用埋籽、压磁法则每隔 5~7 日 1 次。耳穴一般轮流使用，同一个耳穴无论用哪种方法治疗，次数以 5~10 次为宜。几种方法可单独使用，也可配合使用。

（五）毫针刺法

取穴：主穴：① 肝俞、胆俞、行间、足三里；② 大椎、至阳、翳明、内关；③ 肝俞、脾俞、太冲、阳陵泉。每日选用一组穴，强刺激，不留针。配穴：昏迷加水沟、合谷、涌泉、十宣（放血）；烦躁加内关、神门；呃逆加内关、合谷、足三里、膈俞、中脘（可用阿托品 0.5 mg 作穴位注射）；腹胀加足三里(可于该穴位注射维生素 B_1),也可用吴茱萸炒热以布包裹热敷脐周。

(六) 穴位贴敷法

药物经皮吸收,通过经络传导和皮肤透入。因此,遵循辨证论治的原则, 同时配用辛香走窜和引经活络之品。中医认为穴位是人体经络脏腑之气聚集和出入体表的部位,穴位是脏腑气血汇集之处。中药敷贴疗法,一方面,通过间接作用(药物对机体特定部位的刺激,调整阴阳平衡以改善和增强机体的免疫力)从而达到降低发病率和缓解症状的目的;另一方面,即药物的直接作用。药物敷贴于相应穴位之后,通过渗透作用透过皮肤进入血液循环达到脏腑经气失调的病所,降酶退黄。

运用中药金银花、板蓝根、青皮、紫草、黄芩、丹参等进行穴位贴敷治疗,已被临床证实有明显的降酶退黄、调节免疫功能。其作用机制与内服药相似,具有清热解毒、疏肝活血等功效,临床可根据辨证随症加减药物。

(七) 中药灌肠法

本法有其优势,一是直肠给药的生物利用率较口服给药增加许多,二是符合该病的特点(神志不清、暴吐)。灌肠的方药,可用大承气汤或牛黄承气汤,浓煎至 60 mL,保留灌肠,每 6 小时 1 次。

经典医案赏析

(一) 古代验案

1. 李东垣治黄疸医案

戊申六月初,枢判白文举年六十二,素有脾胃虚损病,目疾时作,身面目睛俱黄,小便或黄或白,大便不调,饮食减少,气短上气,怠惰嗜卧,四肢不收;至六月中目疾复作,医以泻肝散下数行而前疾增剧。予谓大黄、牵牛虽除湿热而不能走经络,下咽不入肝经,先入胃中,大黄苦寒重虚其胃,牵半其味至辛能泻气,重虚肺本,嗽大作,盖标实不去,本虚愈甚,加之适当暑雨之际,素有黄证之人,所以增剧也。此当于脾胃肺之本脏,泻外经中之湿热,治当清神益气汤主之而愈。

清神益气汤:茯苓、升麻以上各二分,泽泻、苍术、防风以上各三分,生姜五分。此药能走经,除湿热而不守,故不泻本脏,补肺与脾胃本气之虚弱。

青皮一分,橘皮、生甘草、白芍药、白术以上各二分,人参五分。此药皆能守本而不走经,不走经者,不滋经络中邪,守者能补脏之元气。

黄柏一分,麦冬、人参以上各二分,五味子三分。此药去时令浮热湿蒸。上件锉如麻豆大,都作一服,水二盏,煎至一盏,去渣稍热空心服。

按语：本案出自金元李东垣的《脾胃论》。“内伤脾胃，百病由生”是李东垣著名的学术观点，脾胃为后天之本，气血生化之源，脾胃一伤，则诸症蜂起，如脾虚气弱，则导致水湿内停，运化功能减弱，致使湿热郁蒸，发为黄疸。而母病及子，脾胃一虚，则必然导致肺气虚弱。这也是李东垣在补脾的同时必兼补肺的依据。

本案为黄疸兼目疾之症，湿热熏蒸故身面目睛俱黄，小便黄；脾胃虚损，清阳下陷故饮食减少，大便不调，气短上气，怠惰嗜卧。其治以健脾益气、清泄湿热为法。所制清神益气汤中，人参、白术、五味子、甘草补气益阴，防风、升麻、茯苓、泽泻升阳除湿；黄柏泻火除湿。对脾虚兼有湿热之证，颇为合拍。

2. 叶天士黄疸医案

治一人，脉沉，湿热在里，郁蒸发黄，中痞恶心，便结，溺赤，三焦病也。苦辛寒主之。杏仁、生石膏、法半夏、生姜汁、山栀子、黄柏、枳实。

按语：本案出自清代叶桂的《临证指南医案》。叶氏认为黄疸的病因病机为湿邪所犯，有阴黄、阳黄之分。阳黄为湿邪从火化，瘀热在里，胆热液泄，与胃之浊气共并，熏蒸遏郁，湿热侵于肺则身目俱黄，热流膀胱，溺色为之变赤，黄如橘色；湿邪从寒化，则寒湿困阻脾阳，发为阴黄。

叶氏创立了分消三焦法治疗黄疸，即“开上郁，佐中运，利肠间”，亦是宣通三焦，提出阳黄治在胃；针对阴黄的治疗，用温化治法，以辛温之法发越脾阳。此身黄发热者，为表里有热，其热未宣，不可汗之，故与栀子为君，能泻相火，去胃热，利小便；黄柏为臣，能去郁滞之热；甘草为佐为使，能缓其中，以泻经中之热也。结合病史，参症和舌脉方选栀子豆豉汤和三仁汤加减。配合郁金、栀子豆豉汤共同宣郁调畅气机；诸药合用，可使上焦得以宣通，中焦得以畅达，下焦湿热得以分利，气机调畅，湿走热清，诸症得除，病以获效。

（二）现代经验

1. 急性黄疸型肝炎（肝胆郁热，湿困脾土）案

刘姓，男，4 岁。1957 年 3 月 11 日初诊。7~8 日前，家长发现患儿性情烦躁，睡眠不实，易惊悸，发热，不愿进饮食，厌油腻，闻油味即恶心欲呕，尿色深黄似茶。赴医院检查：肝大肋下 1 指，有压痛。化验肝功能：脑磷脂絮状试验（+++），麝香草酚浊度试验 10 U，黄疸指数 30 U。诊断为急性黄疸型肝炎。住院保肝治疗。检查：白睛轻微黄染，舌苔黄而略厚，脉细略数。辨证：肝胆郁热，脾为湿困。治法：清热利湿，疏肝健脾。

处方：柴胡一钱，茵陈三钱，赤小豆二钱，龙胆草五分，苦参一钱，山栀一钱，淡豆豉二钱，橘络二钱，钩藤二钱，白术二钱，白豆蔻一钱，茯苓皮一钱，神曲二钱，灯心五分。水煎两遍，分两次温服。

4 月 5 日二诊：服药 10 余剂，体温正常，烦躁、惊悸等症消失，恶心、干呕减轻，饮食仍差。近日复查，黄疸已不明显，肝肋下刚触及，脑磷脂絮状试验（++），黄疸指数 10 单位。舌苔薄白，脉象细数已减。热象减轻，原方去山栀、豆豉、钩藤，加山茱萸二钱，大枣三枚。煎服法同前。

4月17日三诊：又服药10余剂，饮食睡眠均恢复如常。检查：白睛黄疸已退清，肝肋下已触不到。化验肝功亦恢复正常。舌苔薄白，脉缓细。原方加党参二钱，继续服数剂，以巩固疗效。

按语：本案出自《刘惠民医案》。刘氏治急性黄疸型肝炎，认为其湿热病邪主要蕴积在肝胆脾胃，故常用柴胡、茵陈、龙胆草、苦参、山栀等清利肝胆湿热，赤小豆、茯苓皮、白豆蔻、白术等利湿健脾，青皮、陈皮、橘络、神曲等理气和胃，钩藤、灯心、豆豉合山栀等清热除烦镇惊。以此组方，常收良效。

2. 急黄夹斑(热毒炽盛)案

姚某，女，44岁。患者以上腹部疼痛，发冷发热3日，身目俱黄2日之主诉，于1959年9月2日入院。入院后检查诊断为慢性胆石症性胆囊炎急性发作，坏死性胆囊炎合并中毒性休克。经用抗感染及对症处理，病情未缓解，急请米伯让医生治疗。症见神志模糊，多语不清，烦躁不安，面色青黄，口唇发青，身目俱黄，皮肤见有出血点，白睛见有出血斑，伴寒栗鼓颔，壮热汗多，恶心呕吐，腹稍胀，大便呈灰白色，小便茶黄色，舌绛带紫，苔黑厚而燥，脉沉弱数。病为急黄夹斑，证属热毒炽盛，血分热灼，胆道阻滞。治宜清热解毒，凉血利胆。

处方：生地30 g，牡丹皮15 g，杭芍15 g，犀角9 g(先煎)，知母9 g，生石膏60 g，粳米15 g，炙甘草9 g，黄连9 g，炒黄芩9 g，炒黄柏9 g，焦山栀12 g，炒枳实9 g，生大黄9 g。每日1剂。

服7剂后，体温、血压正常，皮肤出血点消失，白睛出血斑大部分吸收，身目黄染减退，下肢轻度水肿，舌红绛，苔黄，脉细数。原方去枳实、大黄，加茵陈15 g。服2剂后，身目黄染减轻，白睛出血斑继见吸收，下肢稍浮肿，舌红，苔黄，脉细数。证为肝肾不足，湿热未清，治宜补益肝肾，继清湿热。

处方：生地24 g，山药12 g，山茱萸12 g，牡丹皮9 g，茯苓9 g，泽泻9 g，知母12 g，黄柏9 g，茵陈15 g。

服3剂后，加木通9 g，猪苓9 g，麦冬15 g，北沙参9 g。又服2剂后，白睛出血斑基本吸收，身目微黄染，二便正常，舌红苔白，脉细。予六味地黄汤加茵陈。续服9剂后，身目黄染消退，白睛出血斑完全吸收，下肢浮肿消失，准予出院。随访5年，未见复发。

按语：本案出自《中医杂志》米伯让医案。本例急黄夹斑，症见神识不清，烦躁不安，壮热多汗，身目俱黄，皮肤及白睛有出血斑，腹胀，舌绛紫，苔黑厚而燥等，显为热毒炽盛，血分灼热，胆道阻滞，故用清瘟败毒饮加减，清热凉血，泻火救阴，消胀利胆。米伯让曾谓："清瘟败毒饮是由白虎汤、黄连解毒汤、犀角地黄汤三方复合而成。本方的要点是重用生石膏大清阳明燥热，若生石膏量少则无济于事，需用60 g，配用犀角，才能奏效。"服至7剂后，病情已稳定，体温、血压正常，见二便量多，故去枳实、大黄；燥热虽减，但舌红绛，苔黄，热毒未净，故守原意清泄，生石膏减用30 g，加茵陈利胆退黄。继服2剂后，见舌红苔黄，脉细数，考虑阴液亏损，湿热未清，故予补益下焦肝肾以治本，继清湿热以治标，方用知柏地黄汤加茵陈等味，复以六味地黄汤加茵陈,终获痊愈。方中犀角可用水牛角代。

3. 黄疸(湿热蕴积)案

丁某,男,26岁。1990年5月12日就诊。自诉2个月前,因恶心呕吐,纳呆乏力,厌油,并发现巩膜发黄,尿黄如茶,住入某医院传染科病房诊治。入院后,见巩膜深度黄染,肤黄,色鲜明,上腹胀满,肝区隐痛,大便秘结。扪诊肝肋下2 cm,剑突下3 cm,质软。肝功能显示谷丙转氨酶280 U,硫酸锌浊度13 U,总胆红素119.7 mmol/L,黄疸指数60 U,表抗阴性。西医诊为急性黄疸型肝炎,中医辨证为湿热蕴结,疏泄不利。住院后迭进大剂苦寒中药并配合大剂量输液和消炎退黄西药,治2个月黄疸仍稽缠不退。诊见唇燥起屑,舌红少苔。询之口苦心烦,便秘溺赤,不思纳食,辨为苦寒伤津,津伤血瘀。痰热互结,仿朱师"当贝苦参黄硝丸"(自制)治之,投丸药150 g,嘱日服3 g,日3次,每日用地骨皮30 g,滚开水冲泡分3次热送丸药。服药半月,复诊喜告黄疸基本消退,并谓服丸药后,诸症逐日好转,黄疸逐日见退。因恐苦参大苦大寒,久用无益,遂于原方去苦参泛丸,再投半月量,服完后复查肝功能全部正常,随访5年无复发。

按语:本案出自《中国中医药报》中《朱良春治疗难治性黄疸经验和特色》一文。当今时弊,不加辨证,不分寒热虚实,一见黄疸,即迭进大剂苦寒清利之中药,还不过瘾,并加用大剂量消炎退黄、抗病毒之西药,复大量输液,其结果是伤脾败胃,土裹木郁或苦燥伤津,痰热和瘀血互结不解,肝功能长期不正常。殊不知津伤则痰热互结更甚,更加重血瘀,此乃津血同源之理矣。又因黄疸大剂量输液,增加体内水分,如非热盛而是湿阻,则湿邪更盛。湿浊为害,缠绵难解。葡萄糖,味甘有滞气滞湿之弊,寒冷之液输入人体,其阴气必困抑阳气,更令气机阻滞,导致决渎失职,湿无出路,病当加重。"当贝苦参黄硝丸"之组方,取"当贝苦参丸"之半清半调,开上窍通下窍之功,三味药的组合乃仲师以补为通,以清为泄,为利尿门另辟蹊径之典范。盖黄疸之出路,多为疏利小便或渗泄,攻逐之。若病之机窍不在下而在上,不在实而在虚,则愈利愈燥,愈攻愈涸矣。利尿药多疏利血分,此方中当归不但行血而且补血;利尿药多清利气分,此方中贝母则清气中有益气之功。更妙在当归、贝母合用能治疗痰热和瘀血互结的证候,正合黄疸误治伤津之病机,合大黄、硝石、刘寄奴、豨莶草,回缩肝肿和退黄之功相得益彰。苦参大苦胜热,《本经》谓"苦参主心腹气结,功同柴胡"。制丸微用,泄火之中,有调中健胃之妙。黄疸多湿热壅滞,气化痹阻,甚至由误治导致津竭血枯。黄疸久治不退,当着眼瘀黄是也。

各家论述辑要

(一)秦汉时期

1.《黄帝内经》

早在《黄帝内经》已有黄疸、臌胀之名,并对黄疸、臌胀的病因、病机、症状等都有了初步的认识。如《素问·平人气象论》云:"溺黄赤,安卧者,黄疸。以食如饥胃疸……目黄者,曰黄疸。”《素问・六元正纪大论》云：“溽暑湿热相薄，争于左之上，民病黄瘅而为胕肿。”《灵枢・论疾诊尺》云：“诊血脉者，多赤多热，多青多痛，多黑为久痹，多赤、多黑、多青皆见者，寒热身痛而色微黄，齿垢黄、爪甲上黄，黄疸也，安卧，小便黄赤，脉小而涩者，不嗜食。”《灵枢・经脉》云：“是主脾所生病者，黄疸，不能卧。”

文中特别强调了“目黄”是黄疸病有鉴别意义的症状，同时列出了“面色微黄”“齿垢黄”“爪甲上黄”以及“不嗜食”“安卧”等黄疸病的常见症状。由此可以看出，《素问》黄疸的记载奠定了黄疸作为独立疾病的基础，而黄疸之病名，也高度概括了其主症和病机。

《灵枢・水胀》言：“臌胀如何？岐伯曰：腹胀，身背皆大，大与肤胀等也，色苍黄，腹筋起。”因此，臌胀以腹大如鼓、皮色苍黄、脉络暴露为特征。《素问・阴阳别论》曰：“阴阳结斜，多阴少阳曰石水，少腹肿。”《灵枢・邪气脏腑病形》曰：“微大为石水，起脐已下，至小腹腄腄然，上至胃脘，死不治。”《素问・大奇论》曰：“肾肝并沉为石水。”石水应为肝功能不全疾病终末期出现大量腹水，合并肝腹水，是一种难治的危重病症。

在病因病机上，《黄帝内经》主要提出该病和脏腑失调、热盛气郁、瘀血结聚及脾虚水停几个方面有关。《素问・至真要大论》曰“诸湿肿满，皆属于脾”，《灵枢・经脉》曰“足太阴虚则臌胀”，可见脾虚湿阻可以导致臌胀病。《素问・至真要大论》曰“诸胀腹大，皆属于热”，指出热入肠腑，气机失调，传化迟滞，腹胀如鼓。《灵枢・本神》曰“脾气实则腹胀，泾溲不利”，这里脾气实主要指邪气壅滞于脾。《素问・调经论》云“孙络水溢则有留血”，这个观点对后世医家阐述水湿与瘀血、臌胀与瘀血关系有很大启发。在脾与臌胀的发病病因病机上，有两点认识，第一是饮食不节，如《素问・腹中论》针对臌胀时有复发，指出“此饮食不节，故时有病也”；第二点是脾脏本虚，如《灵枢・经脉》“足太阴之别……虚则臌胀”。从而指出饮食不节，脾虚湿聚，积于腹中，发为臌胀。

治疗方面，《黄帝内经》对臌胀的治疗已有认识，开创通利下气、活血化瘀、利水健脾、针刺放水、治其未病五大治则。① 通利下气。《素问・腹中论》记载，治疗臌胀“治之以鸡矢醴，一剂知，二剂已”，首次提出使用鸡矢醴治疗臌胀，《黄帝内经》中臌胀鸡矢醴的治疗方法，对后世的启发主要体现在通利下气的治疗原则上。② 活血化瘀。《素问・汤液醪醴论》：“帝曰……津液充郭……治之奈何？岐伯曰：平治于权衡，去菀陈莝。”去菀陈莝，系指驱除体内郁积陈旧之物，不仅有水湿浊毒，也包括瘀血。③ 利水健脾。《素问・阴阳应象大论》曰：“中满者泻之于内。”又《素问・汤液醪醴论》针对水肿病提到“开鬼门，洁净腑”的治法。④ 针刺放水。《灵枢・水胀》曰：“肤胀臌胀，可刺邪？岐伯曰：先泻其胀之血络，后调其经，刺去其血络也。”首创针刺治疗臌胀，指出可通过针刺泻除经脉瘀血治之。

2.《伤寒杂病论》

张仲景在《伤寒论》《金匮要略》中均有关于发黄的论述，并且于《金匮要略》中设专篇“黄疸病脉证并治”。对于发黄的治疗，仲景根据病因病机的不同进行了详细的论述，论治黄疸22条，出方10首，为后世留下了丰富的经验。《金匮要略》黄疸病篇曰：“诸病黄家，但利其小便，假令脉浮，当以汗解之，宜桂枝加黄芪汤主之。”通利小便是黄疸的正治法，假使黄疸初起，有恶寒发热，脉浮自汗的表虚证，非内热影响者，仍当汗解，宜用桂枝汤调和营卫以解表，加黄芪扶正以去水湿。由此可见，黄疸病兼有表证者，当辨明表实表虚，表实者用麻黄连翘赤小豆汤，表虚者用桂枝加黄芪汤。

《金匮要略》黄疸病篇："酒黄疸者，或无热，靖言了了，腹满欲吐，鼻燥，其脉浮者，先吐之。""酒疸，心中热，欲吐者，吐之愈。"酒疸因嗜酒过度，湿热内蕴而致。脉浮、欲呕，病在上脘有上涌之势，可因而越之，运用吐法。其方药于篇后有记载："瓜蒂汤：治诸黄。"方用瓜蒂 20 个水煎顿服催吐，使邪从上解。《伤寒论》236 条："阳明病，发热，汗出者，此为热越，不能发黄也。但头汗出，身无汗，剂颈而还，小便不利，渴引水浆者，此为瘀热在里，身必发黄，茵陈蒿汤主之。"主要病机为湿热郁结中焦，气机阻滞，肝胆疏泄失职，胆汁外溢肌肤而发黄。明确提出采用茵陈蒿汤清热利湿，通腑退黄，使二便通利，湿热尽去，取效甚捷。

《伤寒论》231 条："阳明中风，脉弦浮大而短气，腹都满，胁下及心痛，久按之气不通，鼻干不得汗，嗜卧，一身及目悉黄，小便难，有潮热，时时哕，耳前后肿，刺之小差，外不解，病过十日，脉续浮者，与小柴胡汤。"《金匮要略》黄疸病篇："诸黄，腹痛而呕者，宜柴胡汤。"此乃阳明、少阳两经同病之湿热发黄，但以少阳脉证为主，由于少阳枢机不利，肝胆失疏而发黄，故用柴胡汤疏利肝胆，清利湿热而退黄。和解退黄法适用于少阳阳明郁热发黄者。《伤寒论》259 条："伤寒发汗已，身目为黄，所以然者，以寒湿在里不解故也。以为不可下也，于寒湿中求之。"太阴虚寒，脾阳不运，寒湿中阻，影响肝胆疏泄而发黄，方药原文虽未提及，但据"于寒湿中求之"，意在温中散寒除湿退黄，可选用《医学心悟》中茵陈术附汤随证治之。这种温化退黄法适用于太阴寒湿发黄。

《伤寒论》261 条："伤寒身黄发热，栀子柏皮汤主之。"本条发热而不恶寒，可知发热乃是阳明湿热熏蒸于外所致，身黄当是阳明湿热蕴结，熏蒸肝胆发黄，但无茵陈蒿汤证之腹满，可见本条为无形之热重，有形之湿轻。故方中三药合用，清热泄湿，湿热清除而黄自退。《金匮要略》黄疸病篇："酒黄疸，心中懊侬或热痛，栀子大黄汤主之。"此证为酒疸之湿热内扰胸膈，故为心中懊侬或热痛，为里热太甚所致。故用栀子大黄汤清泄实热。清泄退黄法适用于阳明病变证之湿热发黄。

对于病在血分，血热互结所致发黄者可使用消瘀退黄法。《伤寒论》125 条："太阳病身黄，脉沉结，少腹硬，小便不利者，为无血也。小便自利，其人如狂者，血证谛也，抵当汤主之。"太阳表邪不解，深入下焦，入血化热，血热互结，气血不畅致肝胆疏泄失调而发黄。方用抵当汤破血逐瘀，使气血通畅而黄自退。《金匮要略》黄疸病篇："黄家日晡所发热，而反恶寒，此为女劳得之。膀胱急，少腹满，身尽黄，额上黑，足下热，因作黑疸。其腹胀如水状，大便色黑，时溏，此女劳之病，非水也。腹满者难治。硝石矾石散主之。"湿热蕴蒸，伤阴耗气，内有瘀血，乃用硝石矾石散消瘀化湿，使瘀热从大便而下，湿浊从小便而利，则黄疸自退。

《金匮要略》黄疸篇："男子黄，小便自利，当与虚劳小建中汤。"黄疸病由湿热内蕴所致，小便多不利，今小便自利，知非黄疸也，而为脾胃气血虚弱，不能滋润濡养皮肤，导致皮肤虚黄，治以小建中汤补益中焦，开发生化之源，使气血充盈，则虚黄自退。对于气血不足所致虚黄者可使用补虚退黄法。

《伤寒论》125 条前半句："太阳病身黄，脉沉结，少腹硬，小便不利者，为无血也。"即是指太阳膀胱蓄水伴发黄的病证。太阳表邪不解，与水互结，蓄于膀胱，致膀胱气化失司，水道不利，湿邪内蕴而致发黄。然本条未举出蓄水发黄的方剂，但参照《金匮要略》黄疸篇"黄疸者，茵陈五苓散主之"，以方测证，可知湿重于热，用之以清热利湿退黄，太阳蓄水证可用之，或单用五苓散利水祛湿以退黄。

对于胃肠燥结血瘀之黄疸者可采用润燥退黄法。《金匮要略》黄疸篇："诸黄，猪膏发煎主之。"猪膏发煎中用猪膏利血脉、解风热、润燥结，配合利水消瘀的乱发，使胃肠得润，余邪得以自小便排出体外，则黄疸得愈。尤其在《金匮要略》中，张仲景设立专篇对其进行辨证论治，根据黄疸病因将其进一步分为谷疸、酒疸、女劳疸等，创立了茵陈蒿汤、硝石矾石散等治疗黄疸疗效卓著的方剂，尤其是提出的"瘀热以行，脾色必黄"的黄疸病机，对后世产生了深远的影响。

（二）隋唐宋元时期

至晋唐时期，对于肝功能不全中医的认识有了进一步发展。正如晋代葛洪在《肘后救卒方》卷四中有记载"治卒发黄疸诸黄病第三十一"，其中提出"疸病有五种"，即归纳仲景医书诸疸病之名。该书在黄疸的病名、诊断、病因病机、治则方药等方面都为研究黄疸病提供了宝贵的史料。葛氏在《肘后方》中不拘泥于《黄帝内经》，将黄疸病分为黄疸、谷疸、酒疸、女疸及劳疸。葛氏言"虏黄"（黄疸），"初唯觉四体沉沉不快，须臾见眼中黄渐至面黄，及举身皆黄，急令溺白纸。纸即如檗染者，此热毒已入内"，可知其病机主要为湿热之毒邪侵袭人体致发黄。葛氏认为，与饮食水谷有关的发黄为谷疸，"谷疸者，食毕头旋，心怫郁不安而发黄，由失饥大食，胃气冲熏所致"。与饮酒有关的发黄为酒疸，"酒疸者，心懊痛，足胫满，小便黄，饮酒发赤斑黄黑，由大醉当风，入水所致"。与房室不节大劳伤身有关的发黄合并为女劳疸，"女劳疸者，身目皆黄，发热恶寒，小腹满急，小便难，由大劳大热交接，交接后入水所致"，体虚感受热邪，房劳伤肾，水湿之邪入侵，湿热交蒸所致。治疗用药方面如葛氏言："黄汁者，身体四肢微肿，胸满不得汗"，选用酒煮麻黄，取其发汗解表以退黄。益胃健脾退黄，因脾胃虚寒，阳虚失运，寒湿内蕴，气血运行不畅，则皮色萎黄，治以健脾益胃，温阳化湿退黄。"黄芪二两、木兰一两，末之，酒服"。涌吐逐邪退黄，乃湿热内蕴于胃，热毒炽盛，以涌吐为快，《黄帝内经》曰："其高者，因而越之。"葛氏"治黄疸方"采用单味药藜芦炮制后捣碎服，又有瓜蒂、赤小豆合用催吐逐邪毒。还有通腑泻下退黄与清热利湿退黄法，两者病机均为湿热蕴结熏蒸，全身发黄，但两者侧重点不同，通腑泻下退黄法侧重于大便不通，而清热利湿退黄法主要为小便不利。"谷疸者，以芫花、椒目等分，烧末，服用"。《肘后方》中治疗黄疸疾病用药较为广泛，包括解表药、清热药、利水渗湿药、泻下药、涌吐药、补益药、行气药、活血化瘀药等。

晋代葛洪在《肘后备急方・卷四》论治臌胀时，进一步延伸《黄帝内经》针刺功用，载有针刺放腹水一法，"若为腹大，下之不去，便针脐下二寸，入数分，令水出，孔合，须腹减乃止"，首次提出针刺放水的方法，早于西方医学腹腔穿刺放腹水法。

王叔和《脉经》曰:“热病呕血,喘咳,烦满,身黄,其腹鼓胀,泄不止。”中医急黄的主证方面可以归结为急黄昏蒙谵妄,发病迅速加重,有严重腹胀等消化道症状,可伴血证、癃闭。

隋代《诸病源候论》是集隋以前黄疸病诊断与病因病机记载之大成的著作。在前人基础上继承并创新了许多分类方法,简述于下。根据病因分类,如由饮食所致的酒疸、谷疸、犯黄,由风湿所致的风黄、风黄疸、湿疸,由劳倦内伤所致的劳黄、女劳疸;根据脏腑部位分类,将九疸候分为胃疸、心疸、肾疸、肠疸、膏疸、舌疸、体疸、肉疸、肝疸;根据阴阳学说,首次提出“阳气伏,阴气盛,热毒加之”所致之阴黄;根据发病缓急,提出“脾胃有热,谷气郁蒸,因为热毒所加”之急黄;根据临床表现分类,如“身体发黄,头脑痛,眉痛”之脑黄,“身面发黄,舌下大脉起青黑色,舌噤强不能语”之噤黄,“心腹胀满气急”之内黄,“头痛心烦,不废行立”之行黄,“胁下满痛,而身发黄”之癖黄,“小腹满,身体尽黄,额上反黑,足下热,大便黑”之黑疸,“身体红肿,发热,汗出而渴,状如风水”之黄汗;还首先提出了胎疸之名,认为“小儿在胎,其母脏气有热,熏蒸于胎,到生下小儿体皆黄”。《诸病源候论》在前人的基础上,对黄疸病的命名分类、病因病机、症候均做了深入研究,并有了很多的创新,对黄疸病的研究与发展作出了卓越贡献。

在病势和转归方面:孙思邈在编撰《千金要方》时明确提出“凡遇时行热病,多必内淤发黄”,说明了该病发病迅速,病情危重。

宋代窦材首次提出胆汁致黄说,但当时医家认识尚浅。直至西医学传入后,肝胆与黄疸的关系才逐渐得到重视。早在《太平圣惠方》和《圣济总录》中已提到“胆黄”,只是机制还不明确。主证方面:南宋严用和《济生方》曰“身目皆黄,小腹满急,小便不利——其间多渴而腹胀者,其病难治”。

金元时期虽然在历史舞台上较为短暂,但对黄疸的发展不可磨灭且对后世具有广泛影响。这一时期,以清热利湿退黄、通腑泻下退黄治疗方法为主,而发汗解表退黄、涌吐、消食化滞、逐邪退黄诸方也得到充实。同时,在对阴阳黄认识上,金元时期进一步论治了黄疸的辨证规律,以阴黄和阳黄为纲,使黄疸治疗系统化,对临床实践有很大的指导意义,更有利于指导临床实践。简言之,金元时期是一个医家从理论与实践结合的时期,提出了阴黄治疗方法,丰富和发展了阴黄理论,拓展了清热解毒凉血退黄方、消食化滞退黄方;但从正虚(以脾胃虚弱为主)论治黄疸得到详细阐述,反映了金元医家强调湿邪及本虚病因致病的特点,发展了黄疸的辨证论治体系,为明清时期治疗黄疸的完善奠定了坚实的基础。

影响较大的是金元四大家中朱丹溪关于对黄疸的湿热理论,其强调湿的重要性,在以清热祛湿为法时,立方茵陈黄疸汤。该方除清热祛湿药外加有理气药青皮,体现其对黄疸病气机失调的认识;同时其不忽视黄疸虚证的存在。李东垣以郁而成热,清湿热为标,拟方东垣黄疸汤;中气不足者,补之以甘温,故用人参、白术、茯苓、炙草诸甘温以补中,与丹溪相呼应,即祛邪与扶正共勉。

李东垣《兰室秘藏·中满腹胀论》针对臌胀湿热内盛,设中满分消丸治之,方中重用厚朴、枳实、砂仁、陈皮,重在通利下气,消胀除满,取“气行则水行”之意。朱丹溪也肯定了中满分消丸的作用,在《丹溪心法》指出:“中满分消丸治中满臌胀,水气胀大热胀,并皆治之。”后世医家则多用中满分消丸合茵陈蒿汤治疗臌胀。

（三）明清时期

明清医家在深入探讨仲景医论的同时，继承和发展了湿热论，并将其和阴阳黄理论等进行了初步的融合。

明代张介宾在《景岳全书》中将黄疸分为阴黄、阳黄、表邪发黄、胆黄四种，并把孙思邈的“五疸”归纳为阴阳二证。《景岳全书·肿胀》：“少年纵酒无节，多成水鼓。盖酒为水谷之液，血亦水谷之液，酒入中焦，必求同类，故直走血分……故饮酒者身面皆赤，此入血之征，亦散血之征，扰乱一番，而血气能无耗损者，未之有也。第年当少壮，则旋耗旋生，固无所觉，及乎血气渐衰，则所生不偿所耗，而且积伤并至，病斯见矣……其有积渐日久，而成水鼓者，则尤多也。”张介宾认识到胆黄“凡大惊大恐，及斗殴伤者皆有之”，补充了窦士材的论述。他在《景岳全书·杂证谟·肿胀》中认为：“治胀当辨虚实……因血逆不通而致者，当专清其血。”

主证方面，明代陶华《伤寒六书》曰“血证发黄如狂，小便少，大便黑”；在方药方面，王肯堂《证治准绳》创调营饮一方，以活血化瘀，行气利水，临床用于治疗臌胀尤为有效。

清代医家对黄疸辨证虽然以湿热说为主流，治黄疸时必须注意对脾胃的顾护是这一时期黄疸论治的新特点。《辨证录》曰：“胆怯则水邪愈胜，胆不能防，水邪直入胆中，而胆之汁反越出于胆之外，而黄病成矣。”更加明确了黄疸是由胆汁外溢肌肤所致的机制。黄疸病变的脏腑，不仅是脾，而且也和肝有密切的关系。

临床主证方面，李用粹《症治汇补》曰“瘀血发黄，喜妄如狂，尿清便黑……郁热入心发黄”“疸毒冲心，如狂喘满，腹胀”。发病病机方面，叶天士编撰的《临证指南医案》明确提出“阳黄之作，湿从热化，瘀热在里，胆热液泄，与胃之浊气并存，上不得越，下不得泄，熏蒸抑郁……身目俱黄，溺色为变，黄如橘子色”。指出湿、热、疫毒、瘀是该病发病的主要病因，其病位在肝胆、脾胃。

清末周学海、唐容川提出黄疸发生的“血分说”，这一学说为当代用活血化瘀治疗黄疸的某些类型奠定了基础。清代治黄仍以“湿热”论为主流，又因黄疸阴黄阳黄分类，治疗多分寒热两途。与此同时，医家亦认识到清热、祛湿、通二便的同时应防止伤正，不能过用寒凉，故多配伍温性药物。沈金鳌在编撰《沈氏尊生》时明确提出“天行疫病以至发黄者，俗谓之瘟黄，杀人最急”，对疫病与瘟黄之间的关系作出了阐述。

预后判断方面，如沈金鳌《沈氏尊生书》有云“空胀烦躁漱水，连忘惊狂……绝难治”，吴谦《医宗金鉴》有云“腹胀身热，阳黄胀也，若吐、衄、泄血则亡阴矣”，指出臌胀传变易出现神昏、黄疸、血症等，提示病情危重。当今临床，肝硬化腹水患者如出现肝性脑病、黄疸、消化道出血、DIC 等表现，仍属预后不良。

吴鞠通在《温病条辨》中主要谈及黄疸的论治。吴鞠通治黄疸症，自述遵从《金匮要略》之法，归纳出辨证条例 35 条，治疗方剂共 12 方。治黄的方法首重三大诊断方向：一是先审黄疸之发与不发，在于小便利与不利；及疸之易治难治，在于口之渴与不渴。二是再察瘀热入胃之因,或因外并,或因内发,或因食谷,或因酣酒,或因劳色,有随经蓄血,入水黄汗。三是再分上下表里之别,上盛者一身尽热,下郁者小便为难;及表虚里虚,热除作哕,火劫致黄。此审症求因的中医思维是吴氏极为重视的临证基础,虽说吴氏对于丹溪黄疸湿热之论过于偏颇而有微辞,但仍旧认为湿热是成胆之因,而有“湿热不解,久酿成疸”说。上述之法,吴氏亦是以湿热为病因基础,再加入阴阳、寒热、表里、虚实八纲辨证。只不过,吴氏在《温病条辨·卷二·中焦篇》特别强调古有明训,即为医家,医者自当明辨且审慎求治,而他做的工作是承“先”启“后”,将治黄之要,列举备载,以求规矩有方,“古有成法,不及备载,聊列数则,以备规矩”。治法上,既知病因来由不同,治法亦不同。如“脉弦胁痛,少阳未罢,仍主以和”;“渴饮水浆,阳明化燥,急当泻热”;“湿在上,以辛散,以风胜”;“湿在下,以苦泄,以淡渗”;“如狂蓄血,势以必攻”;“汗后溺白,自宜投补”;“酒客多蕴热,先用清中,加之分利,后必顾其脾阳”;“女劳有秽浊,始以解毒,继以滑窍,终当峻补真阴”;“表虚者实卫,里虚者建中”等,随因而治,非一法通用。于此可论,吴鞠通在黄疸的辨治是承继张仲景之思想,但不拘泥古法而有新时代更深的体悟,给予后代医家明确的学理与临床结合的依循,可作为黄疸诊治的基本标准流程。

(四)近代医家补充

近代名医张锡纯在《医学衷中参西录》中说:“不知人之元气,根基于肾,而萌芽于肝。凡物之萌芽,皆嫩脆易损。”“湿热疫毒”损伤肝体,久则生瘀,导致肝“体用同损”“毒瘀胶着”。陈洁真等认为“瘀”“毒”贯穿该病始终,浊毒伤肝,肝失疏泄,横逆犯脾,致脾失健运,脾阳受损,该病以脾阳虚为主。

谌宁生认为,该病“毒”为致病之因,“瘀”为病变之本,“温乃热之渐,热乃温之极,热毒必生毒”及“毒寓邪中,毒随邪入,热由毒生,变由毒起”,“毒瘀交结”为其基本病机。毛德文通过长期研究,提出了肝功能不全“毒邪病因”这一学说。其主要认为“毒”是导致该病的主要原因之一,贯穿该病的始终,“瘀”“痰”为病变之本;该病病机可概括为感受疫毒,正虚邪陷,三焦不利,清窍受蒙,脉络瘀阻,热迫心营,痰火交攻,痰毒内闭,毒热炽盛;其主要病理位置在肝,下涉于肾,上行于脑及心包,三焦俱病,血脉受损。近现代学者认为该病的病因亦不外乎毒、湿、热、瘀、虚,其病位在肝胆、脾胃,可累及肾、心、脑、三焦等。

《素问·汤液醪醴论》针对水肿病提到“开鬼门,洁净腑”的治法,当代周仲瑛受之启发提出“提壶揭盖”法治疗臌胀,用小青龙汤宣和肺气,使水湿之邪或散于体表,或下达膀胱,或出于大肠。在健脾方面,后世认识到肝病及脾,因此,有治已病和治未病的区别。治已病就是治疗脾脏本虚;治未病,由于臌胀病与肝、脾、肾密切相关,肝病可累及脾脏,或导致加重脾虚,因此,在攻伐、通利、疏导的治疗基础上,仍需不忘健脾助运以利水祛湿。汉代张仲景在《金匮要略》提出“夫治未病者,见肝之病,知肝传脾,当先实脾”,正是此意。

黄疸的治疗,历代医家多崇仲景,以化湿邪、利小便为治疗大法,现代医家深受金元医家“湿热”“阴阳黄论”的影响,根据临床和实验研究,在清热利湿、顾护脾胃的基础上提出了活血化瘀、疏肝利胆的治疗法则。关幼波名老中医提出“治黄必治血,血行黄易却”的治疗原则。

并具体论述了凉血活血、养血活血、温通血脉等不同治法。汪承柏以凉血活血方配合辨证，选取温化水湿、宣畅三焦、温补肾阳、扶正祛邪等方法对重症瘀胆及慢性重症肝炎进行治疗，临床疗效满意。有人提出以疏肝利胆为治疗大法，认为通过消除肝胆经气郁滞，可以减轻肝脏损害，保护肝脏，使胆汁分泌与排泄功能得以恢复。临床研究也证实疏肝利胆法能明显改善肝功能，清退黄疸，缩短病程，治疗黄疸型乙肝疗效肯定，并能减少胆石症并发症的发生。有医家提出黄疸当注重祛风，认为疏散外风能升阳气、散湿邪、散郁热，应用驱风药可以给湿邪外出以动力，使湿有出路。湿为阴邪，得阳始化，遇阴则凝。还有医家主张以温阳扶正为主，在阴阳大纲的指导下，时时不忘调畅气机，包括脾升胃降、肺气的宣发肃降、肝左升胆右降等，兼加祛湿药物来治疗，与金元医家顾护脾胃的思想一致。

现代研究概要

（一）临床研究

重型肝炎后期的病机为正气不足，邪毒亦盛，阴津耗损，毒瘀互结。病机特点为虚实夹杂，正虚邪恋。治疗宜益气养阴为主，佐以解毒活血。针对该期患者，纪立金等辨证选择北沙参、黄芪、党参、麦冬、虎杖、三七等中药，契合气阴亏虚、毒瘀互结的病机特点，能改善患者整体治疗效果及各项生化治疗指标，临床总体疗效较好，值得临床推广。该期病变入营入血，亦可运用卫气营血辨证进行施治。

以清热活血法为原则辨证处方，陈杨荣等选择性使用赤芍、丹参、茵陈蒿、当归、牡丹皮、栀子、三七等中药，遣方用药，辨证配伍，能有效改善患者临床症状，且能降低重型肝炎患者临床并发症，临床疗效显著。

由于重症肝炎与湿热毒邪密切相关，病位主要在肝、胆，涉及脾胃，临床辨证时亦需注意利湿、疏肝、泄浊治疗的运用。李柯更等辨证选择柴胡、枳壳、茯苓、泽泻、鸡骨草、茵陈蒿、大黄等中药，并结合个体临床表现特点，辨证化裁处方，从而改善重型肝炎患者的临床症状，提高治疗疗效，值得临床进一步研究和推广。

周伟采用中西医结合疗法救治肝硬化合并肝性脑病的临床观察，发现中西医结合治疗有效率较高，患者肝功能明显改善。

（二）实验研究

中医学将肝功能不全归于“黄疸”“急黄”“瘟黄”“臌胀”的范畴。古代医家认为本病常与“湿、热、毒、瘀”相关，在继承与发展的基础上，现代医家认为本病多与“毒、痰、瘀、虚”等病因相关，采用清热解毒、解毒化瘀、凉血退黄、化痰利湿、温阳健脾等治法，本病病程较长，疾病后期理应加用“补虚”之法。治疗注意顾护卫气，扶助正气。中医药干预肝功能不全有多组分、多途径、多靶点的优势，有较好的临床疗效，具有调节免疫、动态调节细胞因子、抑制氧化应激等作用，延缓肝功能不全的进展，保护肝脏。

中医药在调节免疫上确有疗效。凉血解毒化瘀法联合西医综合治疗干预乙型肝炎相关慢加急性肝功能不全（HBV－ACLF）湿热瘀黄证的研究中，经治疗后患者 $CD4^{+}$ 细胞升高，T 淋巴细胞的免疫调节功能逐渐恢复，NK 细胞数量逐步增加，表明其具有调节免疫的作用。胡旭东等在用茵陈蒿汤干预急性肝炎的实验研究中，发现茵陈蒿汤可通过抑制 TNF－α 的表达、Kupffer 细胞活化而发挥保肝抗炎的疗效。

研究发现刺五加的活性成分刺五加多糖（ASPs）可通过抑制 NF－κB 激活，不同程度地降低炎性因子 IL－1β、TNF－α、NO 的表达，进而发挥对肝脏的保护作用。朱鏐娈等发现补中益气汤对刀豆蛋白 A（ConA）诱导的急性肝功能不全小鼠的肝细胞损伤具有明显的保护作用，其保护机制可能是通过抑制 p38 MAPK 和 ERK1/2 信号通路发挥作用。高剂量补中益气汤对 TNF－α、IFN－γ、IL－12、IL－6 以及单核细胞趋化蛋白 1（MCP－1）分泌均有明显的抑制作用，这证明了其多靶点的抗炎作用。在 D－氨基半乳糖（D－GalN）联合脂多糖（LPS）诱导的急性肝功能不全模型中，清化凉血化瘀方联合西医基础治疗可明显降低急性肝功能不全（ALF）大鼠 TNF－α、内毒素水平，具有减轻肝组织病理学改变的作用，对肝脏发挥保护作用。

中医药可通过减轻机体的氧化应激状态，从而对肝脏发挥保护作用。刘辉英等发现注射 D－GalN 的小鼠肝脏组织中，谷胱甘肽过氧化物酶（GSH－Px）和超氧化物歧化酶（SOD）活性含量降低，而丙二醛（MDA）的含量上升，说明 D－GalN 诱导的 ALF 模型小鼠机体内发生氧化应激反应，其肝组织造成氧化性损伤。运用葛根素（Pue）的对照组小鼠肝组织中 GSH－Px、SOD 和 MDA 水平得到明显改善，表明 Pue 可减轻小鼠氧化应激状态，对肝脏起到保护作用。在 LPS/GalN 诱导小鼠急性肝功能不全的模型中，经莲心提取物莲心总碱（TAENN）处理后，小鼠肝组织中 MDA 和 ROS 的含量降低，而肝脏 SOD、GSH、过氧化氢酶（CAT）和谷胱甘肽过氧化物酶（GSHPx）水平明显增加，表明 TAENN 可抑制肝脏氧化应激，对小鼠肝功能不全的发生起到延缓作用，对肝脏起到保护作用。马文校等发现三黄茵赤汤防治 LPS/GalN 诱导的急性肝功能不全大鼠成量效关系中，三黄茵赤汤能减少 MDA 的含量，提高 SOD 的活性，从而发挥拮抗氧化应激的作用。有研究发现，茵虎清肝方通过减少氧化应激、抑制炎症反应，对急性肝功能不全大鼠发挥保护作用。

西医治疗本病疗效欠佳，进展较慢，中医对本病的贡献越来越引起人们的注意。本病发病后主张早期治疗、干预，并引入有效的干预措施，阻断本病的发展，可逆转肝功能不全患者结局。中医采用独特的思维方式，对本病不同时期的证候，采用辨证论治，同病异治，异病同治，对本病防治疗效得到了大众的认可，运用中医药防治本病前景广阔，值得临床推广应用。

（张伟珍）

参考文献

[1] 中华医学会感染病学分会肝衰竭与人工肝学组，中华医学会肝病学分会重型肝病与人工肝学组. 肝衰竭诊治指南(2012 年版)[J]. 实用

肝脏病杂志,2013,16(3):210－216.
[2] 李筠.乙型肝炎肝衰竭的中西医结合治疗策略[J].临床肝胆病杂志,2015,31(1):42－47.
[3] 毛德文.肝衰竭毒邪病因学说辨析[J].中医药导报,2007,13(1):8－11.
[4] 裴燕燕,王明刚等.肝性脑病氨中毒机制及中医通腑开窍治疗进展[J].中西医结合肝病杂志,2018,28(1):63－65.
[5] 姜泓,白雪帆.急性肝衰竭研究进展[J].临床肝胆病杂志,2018,34(9):1824－1831.
[6] 王晓晶,张小平,宁琴.肝衰竭的免疫发病机制[J].临床肝胆病杂志,2014,30(10):984－991.
[7] 李珊珊,段钟平,陈煜.慢加急性肝衰竭诊治新思路与新方法[J].临床肝胆病杂志,2018,34(4):877－882.
[8] 骆玲,张琼方,张大志.急性肝衰竭的治疗进展[J].临床肝胆病杂志,2018,34(2):438－443.
[9] 陈超.叶天士黄疸脾胃分治之学术思想及其临证价值赏析[J].环球中医药,2010,3(5):374－376.
[10] 夏娟娟,谭颖颖.谈卫气营血辨证与脏腑辨证结合治疗疾病[J].陕西中医药大学学报,2019,24(14):102－103.
[11] 纪立金,黄争荣,陈杨荣,等.益气养阴解毒活血方治疗慢性乙型肝炎的临床疗效观察[J].中华中医药杂志,2005,20(5):284－286.
[12] 陈杨荣,黄争荣,纪立金,等.益气养阴解毒活血方治疗慢性乙型肝炎31例的疗效观察[J].福建中医药,2005,36(1):1－2.
[13] 李柯更,熊明芳.疏肝利湿泄浊法对慢性乙型肝炎患者转氨酶复常临床观察[C].江西省第五次中西医结合肝病学术研讨会暨肝病中西医结合诊疗新进展学习班论文汇编,2016:83－87.
[14] 周伟.中西医结合疗法救治肝硬化合并肝性脑病的临床观察[J].中医中药,2020,18(13):190－191.

血 证

中医诊疗基础

（一）基本概念

本篇血证主要介绍呕血与便血。呕血是指血自胃来，经呕吐而出，血色红或紫暗，常夹有食物残渣，亦称为吐血。呕血主要见于上消化道出血，其中以消化性溃疡出血及肝硬化所致食管-胃底静脉曲张破裂最多，其次见于食管炎，急、慢性胃炎，胃黏膜脱垂症，以及某些全身性疾病引起的出血。

便血系胃肠脉络受损，出现血液随大便而下，或大便呈柏油样为主要临床表现的病证。内科杂病的便血主要见于胃肠道的炎症、溃疡、肿瘤、息肉、憩室炎等。

（二）病因病机

感受外邪、情志过极、饮食不节、劳倦过度、久病或热病等多种原因均可导致呕血、便血，其病机可归纳为火热熏灼、迫血妄行及气虚不摄、血溢脉外两类。外邪侵袭，或因热病伤络而引起出血，其中以邪热及湿热所致者为多。情志不遂，恼怒过度，肝郁化火，横逆犯胃则引起呕血。饮酒多度及过食辛辣厚味，湿热内生，热伤脉络，致呕血、便血；或损伤脾胃，血失统摄，引起呕血、便血。神劳伤气，体劳伤脾，房劳伤肾，或久病体虚，导致心脾肾气阴损伤。若损伤于气，则气虚不能摄血，致血溢脉外而形成呕血、便血。

（三）诊断与鉴别诊断

1. 临床表现

（1）呕血发病急骤，血随呕吐而出，常夹杂食物残渣等胃内容物，血色呈咖啡色或紫暗色，甚至鲜红色，常伴黑便。常见急性消化道溃疡伴出血、肝硬化并食管-胃底静脉曲张破裂、急性糜烂出血性胃炎、食管贲门撕裂症、门脉高压性胃病等病史。

（2）便血首先排除因食用过多肉类、动物肝脏、动物血或药物（铋剂、碳粉或中药液）所致黑便。黑便或者便血，大便次数增多或下利纯血。有胃癌、结肠癌、直肠癌、溃疡性结肠炎、肝硬化或血液系统疾病等。

2. 鉴别诊断

呕血与咯血　呕血自胃而来，呕吐而出，血中多附有食物残渣，血色呈咖啡样或紫暗，甚至鲜红，多伴随大便暗黑甚至如柏油样便。呕血之前可有胃脘不适或胃痛、恶心等症状。咯血由肺、气道而来，经咳嗽而出，或觉喉痒胸闷，一咯即出，血色鲜红，或夹泡沫，或瘀血相兼，痰中带血。

呕血与鼻腔、口腔及咽喉出血　呕血经呕吐而出，血色紫暗，夹有食物残渣，常有胃病史。鼻腔、口腔及咽喉出血，常为纯血或随唾液而出，血量少，不夹食物残渣，并有口腔、鼻咽部病变的相应症状，于五官科检查可明确出血部位。

便血与痢疾　痢疾多见夏秋季节和痢疾患者接触史，初起有发热、恶寒等症，大便呈脓血相兼，具有腹痛、里急后重、肛门灼热等症。便血无里急后重，无脓血相兼。

远血与近血　便血之远近是指出血部位距肛门的远近而言。远血，其病位在胃、小肠，血与粪便相混，血色如黑漆色或暗紫色。近血来自乙状结肠、直肠、肛门，血、便分开，或是便外裹血，血色多鲜红或暗红。

（四）中医证治

1. 急性呕血

胃热壅盛

·病机·胃热内郁，热伤胃络。

·证候·色红或紫暗，常夹有食物残渣，脘腹胀闷不适，或灼热作痛，口臭，大便色黑，甚至如柏油样。舌质红，苔黄腻，脉滑数。

·治法·清泻胃火，化瘀止血。

·方药·泻心汤（《金匮要略》）合石灰散（《济阳纲目》）加减。常用药物：黄芩、黄连、大黄、牡丹皮、栀子、大蓟、小蓟、侧柏叶、茜根、白茅根、棕榈皮。胃气上逆者，可合旋覆代赭汤和胃降逆；热伤胃阴者，加麦冬、石斛、天花粉养胃生津。

肝火犯胃

·病机·肝火横逆，胃络损伤。

·证候·呕血色红或紫暗，胸闷胁痛，易躁易怒，面红目赤，心烦口苦。舌质红绛，脉弦数。

·治法·泻肝清胃，凉血止血。

·方药·龙胆泻肝汤（《兰室秘藏》）加减。常用药物：龙胆草、柴胡、黄芩、栀子、泽泻、木通、车前子、生地、当归、白茅根、藕节、墨旱莲、茜草。血热妄行，呕血量多，可加用犀角地黄散以清热凉血止血。

■ 气虚血溢

·病机·中气亏虚,统血无权,血液外溢。

·证候·呕血缠绵不止,时轻时重,血色暗淡,面色苍白,体倦乏力,心悸气短。舌质淡,脉细弱。

·治法·健脾益气摄血。

·方药·四君子汤(《太平惠民和剂局方》)加减。常用药物:党参、茯苓、白术、甘草、黄芪、炮姜炭、赤石脂、五味子。若气损及阳,脾胃虚寒者,宜温经摄血,改用柏叶汤或黄土汤。

2. 急性便血

■ 肠道湿热

·病机·湿热蕴结,脉络受损,血溢肠道。

·证候·便血鲜红黏稠,肛门灼热,大便不畅或稀溏,口苦口臭。舌质红,苔黄腻,脉濡数。

·治法·清化湿热,凉血止血。

·方药·地榆汤(《圣济总录》)合槐角丸(《血证论》)加减。常用药物:地榆、茜草、槐角、栀子、黄芩、黄连、茯苓、防风、枳壳、当归。若便血日久,湿热未尽而营阴已亏,应清热除湿与补益阴血并用,可酌情选用清脏汤或脏连丸。

■ 气虚不摄

·病机·脾气亏虚,气不摄血,血溢胃肠。

·证候·便血色红或紫暗,食少,体倦,神疲乏力,面色萎黄,心悸气短。舌质淡,脉细。

·治法·益气摄血。

·方药·归脾汤(《济生方》)加减。常用药物:党参、茯苓、白术、甘草、当归、黄芪、酸枣仁、远志、龙眼肉、木香、阿胶、槐花、地榆、仙鹤草。中气下陷者,加柴胡、升麻、黄芪益气升陷。

(五) 中医辨析思路与方法

呕血、便血具有明确突出的证候特征,即表现为血液从口或肛门外溢。

1. 辨病证

呕血是从口中吐出的血液,有吐血与咳血之分,需予区别;大便下血则有便血、痔疮之分,临床应根据临床表现、病史等加以鉴别。

2. 辨虚实

一般初病多实,久病多虚,出现气虚不摄或气随血脱,甚至阴阳离决。由火热迫血所致者属实,由阴虚火旺,气虚不摄,甚至阳气虚衰所致者属虚。

3. 辨脏腑

吐血有病在胃及病在肝之别,便血则有远血、近血之分。

治疗血证,应针对各种血证的病因病机及损伤脏腑不同,结合证候虚实及病情轻重而辨证论治。火盛热血妄行者，以清火为先，热退血安。凡火不盛，气不逆，而血动不止者，乃其元阴受损，营气失守。治此之法，但宜纯甘至静之品培之养之，以完固损伤，则营气自将宁谧，不待治血而自安。

呕血、便血主要是病因治疗，治疗及时得当，出血能够控制者，病症多能痊愈；若出血难以控制，出血量大，出现循环衰竭，或者出血原因不明者，预后极差，可能出现死亡。出现出血难以控制或不明原因出血者，必要时请相关科室会诊，必要时转诊。

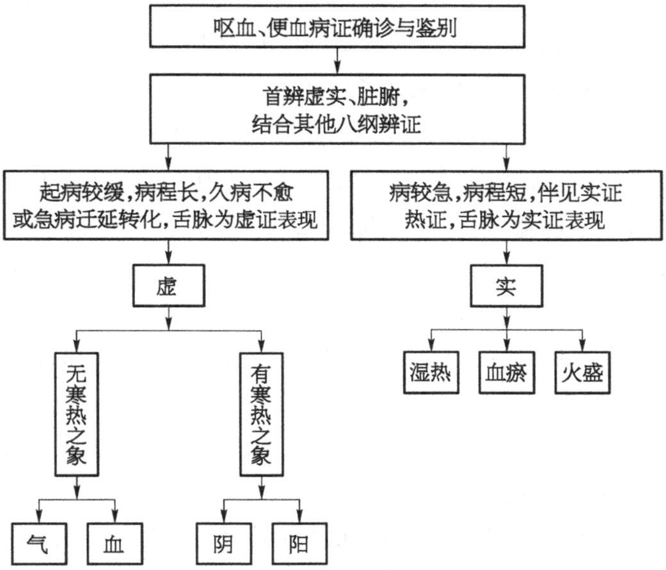

图 18　呕血与便血的辨证思路要点

特色方药浅析

古代医家治疗呕血、便血的方剂虽为繁杂，然多遵守“止血、消瘀、宁血、补虚”的止血纲领。正如下文张介宾、唐容川等医家所述，根据寒热虚实、轻重缓急论治；亦有医家单独使用中药或奇方治疗，效果显著，且得到现代药理研究证实，临床沿用至今。

（一）经典方剂

（1）*三黄泻心汤*：出自《金匮要略》。组成：大黄、黄连、黄芩。主治：治疗热盛吐血者。《金匮要略》“心气不足，吐血、衄血，泻心汤主之”，泻心汤，后世又名泻心三黄汤及三黄泻心汤。宋代《太平惠民和剂局方》将本方制成蜜丸使用，名三黄丸，后世又名金花丸。《普济本事方》作散剂，名三黄散。《金匮要略今释》谓：“黄连、黄芩治心气不安，即抑制心脏之过度张缩，且平上半身之充血也。肠蠕动亢进，引起下腹部之充血，大黄以诱导方法，协黄芩、黄连平上部充血也。”主治心肝热盛，迫血妄行之吐血、衄血。血藏于肝，循行心脉，肝热则血不藏，心热则血横溢，热血沸腾，破壁而出，不循常道，上出而发为吐衄。火热识盛，迫血妄行，急应清热以挫其峻猛之势。

（2）犀角地黄汤、白虎汤、清化饮、凉膈散、桃仁承气汤、黄连解毒汤、三黄丸类：适用于吐血、便血证属实热者。

明代张介宾《景岳全书》曰："吐血全由火盛而逼血上行者，宜察火之微甚。火微者，宜《局方》犀角地黄汤或清化饮主之。火暴盛而根本无伤者，宜抽薪饮、徙薪饮，或黄连解毒汤、三黄丸之类主之。若胃火热甚而烦热作渴，头痛，脉滑，气壅，而吐血不止者，宜白虎汤或抽薪饮。若胃火炽盛而兼阴虚水亏者，宜玉女煎。若阳明实热之甚，而兼便结，腹胀，气壅不降者，宜《拔萃》犀角地黄汤，或凉膈散，或桃仁承气汤之类主之。"

清代唐容川《血证论》曰："三宁血，吐既止，瘀既消，或数日间，或数十日间，其血复潮动而吐者，乃血不安其经常故也。必用宁之之法，使血得安乃愈。其法于止吐消瘀中，已寓厥治，然前药多猛峻以取效，乃削平寇盗之术，尚非抚绥之政，故特将宁血旨意，重加发明，以尽其用。有外感风寒，以致吐血，止后荣卫未和，必有身痛寒热等证，香苏饮，加柴胡、黄芩、当归、白芍、丹皮、阿胶治之。有胃经遗热，气燥血伤，而血不得安者，其证口渴哕气，恶闻人声，多躁怒，闻木音则惊，卧寐烦而不安，犀角地黄汤主之。重则合白虎汤，大清大凉，以清胃热；轻则止用甘露饮，以生胃津，而血自愈。"

（3）益气固阴、补益气血类方：阴虚火动，辨证选用一阴煎、左归饮、六味地黄汤、小营煎。气血亏虚，辨证选用圣愈汤、四物汤、五福饮或大补元煎等。

明代张介宾《景岳全书》曰："吐血咯血，凡因劳损而气虚脉静，或微弦无力，既非火证，又非气逆，而血有妄行者，此真阴内损，络脉受伤而然，唯用甘醇补阴培养脉络，使营气渐固，而血自安矣。宜一阴煎、左归饮、六味地黄汤、小营煎之类，酌宜用之。若虚在气分者，宜五福饮或大补元煎为最佳。"

清代唐容川《血证论》曰："二消瘀，血既止后，其经脉中已动之血，有不能复还故道者，上则着于背脊胸膈之间，下则着于胁肋少腹之际，着而不和，必见疼痛之证。或流注四肢，则为肿痛；或滞于肌腠，则生寒热。凡有所瘀，莫不壅塞气道，沮滞生机，久则变为骨蒸、干血、痨瘵，不可不急去之也，且经隧之中，既有瘀血踞住，则新血不能安行无恙，终必妄走而吐溢矣。故以去瘀为治血要法，用花蕊石散，令瘀血化水而下，且不动五脏真气，为去瘀妙药。如无花蕊石，用三七、郁金、桃仁、牛膝（醋炒）、大黄，亦有迅扫之功。顾旧血不去，则新血断然不生，而新血不生，则旧血亦不能自去也。譬诸君子之道不长，则小人之道亦不消。须知瘀血之去，乃新血日生，瘀血无处可留，迫之不得不去，故或化而走小便，或传而入大肠。花蕊石，化血从小便去；醋黄散，下血从大便去，但能去瘀血，而不能生新血。不知克敌者存乎将，祛邪者赖乎正，不补血而去瘀，瘀又安能尽去哉？治法宜用圣愈汤以补血，加桃仁、丹皮、红花、枳壳、香附、云苓、甘草，补泻兼行，瘀既去而正不伤。治瘀之法，大旨如是，然亦有宜用温药者。《内经》曰，血者喜阴而恶寒，寒则涩而不流，温则消而去之，且有热伏阴分，凉药不效，而宜用从治之法，以引阳出阴者。方用仲景柏叶汤，为寒凝血滞之正治，亦瘀血伏于阴分之从治法也。然三药纯温，设遇火烈之证，非其所宜，或略加柔药调之，则合四物汤用。”

（4）归脾汤：功效主治：益气补血，健脾养心。用于心脾气血两虚或脾不统血证。明代张介宾《景岳全书》曰：“且凡肝气为邪，每多侮土，故常致脾胃受伤及营血失守等证。若察其无胀无火，脉虚神困而血妄行者，此其病伤在脾，治当专理中气。宜五阴煎、五福饮之类主之。或兼火不生土，则理中汤、理阴煎之属，皆不可少。”“忧思过度，损伤心脾以致吐血咯血者，其病多非火证。或常见气短气怯，形色憔悴，或胸怀郁然，食饮无味，或腹虽觉饥而不欲食，或神魂惊困而卧不安，是皆中气亏损不能收摄所致，速宜救本，不得治标。唯五福饮、五阴煎之类为宜。其或气陷而稍滞者，宜归脾汤。若阳分不足者，宜理中汤或理阴煎之类主之。若素多劳倦思虑，或善呕吐，或善泄泻，而忽致吐血下血者，此脾虚不能摄血，非火证也，宜六味回阳饮大加白术主之，切不可用清寒等药。”

清代唐容川《血证论》谓：“脾主统血，运行上下，充其四肢，且是后天五脏受气于脾，故凡补剂无以脾为主……思虑伤脾不能摄血、健忘、怔忡、惊悸、盗汗、嗜卧少食、大便不调等证，归脾汤统治之。”清代怀远《古今医彻·血症》载：“谓古人治血多以胃药收功，非补中焦乎，养葵谓心主血，脾裹血，肝藏血，归脾汤，三脏之药毕具，用之鲜不神效。”清代林佩琴《类证治裁·吐血论治》曰：“内因者，怒动肝火，宜苦辛降气，如苏子、郁金、降香、丹皮、山栀、瓜蒌、橘白。郁损肝阳，宜六郁汤。郁损肝阴，宜甘酸息风，如阿胶、鸡蛋黄、金橘、白芍、生地。思伤心脾，宜甘温益营。如保元汤、归脾汤。”“便血与痢血异，便血宿疾，痢血新邪，兼有脓杂……思伤心脾，气不统血，或年衰病久，归脾汤。”

（5）柏叶汤：组成：柏叶、干姜、艾叶。功效主治：温中止血。用于脾阳不足，脾不统血之吐血。东汉张仲景《金匮要略》载虚寒吐血者的治法，即“吐血不止者，柏叶汤主之”。

（6）黄土汤：组成：灶心黄土、干地黄、白术、附子、阿胶、黄芩、甘草。功效主治：温阳健脾，养血止血。用于脾虚阳衰，大便下血，或吐血，衄血，妇人崩漏，血色黯淡，四肢不温，面色萎黄，舌淡苔白，脉沉细无力者。东汉张仲景《金匮要略》曰：“下血，先便后血，此为远血也，黄土汤主之。”清代林佩琴《类证治裁·便血论治》曰：“便血由肠胃火伤，阴络血与便下，治分血之远近虚实新久，不可概行凉血涩血。《金匮》以先便后血为远血，黄土汤。先血后便为近血，赤小豆当归汤。其血色鲜稠为实热迫注，多醇酒浓味酿成，约营煎、地榆丸。”

（7）槐花散：组成：槐花、柏叶、荆芥穗、枳壳。功效主治：清肠止血，疏风行气。用于风热湿毒，壅遏肠道，损伤血络证，症见便前出血，或便后出血，或粪中带血，以及痔疮出血，血色鲜红或晦暗，舌红苔黄脉数。明代徐春甫《古今医统大全·药方》曰：“槐角散（苍术、浓朴、陈皮、当归、枳壳、槐角、乌梅、甘草）治肠胃不调，下血不止。槐花散（黄连、枳壳、槐花），治同前。香连丸，治一切肠风下血，酒热脏毒。脏连丸，治远年近日肠风脏毒下血。”明代王肯堂《证治准绳·下血》曰：“槐角散（槐角、枳壳、当归、苍术、陈皮、浓朴、乌梅、甘草），治脾胃不调，胀满下血。”

（8）地榆丸：组成：地榆、当归、阿胶、黄连、诃子肉、木香、乌梅（《景岳全书·血证》）。功效主治：清热凉血，消肿止痛。用于血痢下血极效。清代李子毅《万氏秘传片玉心书·胆导法》曰："粪后时常出血，地榆丸子高强，防风枳壳与生黄，地榆当归为上。乌梅甘草诃子，黄连荆芥同行，伏龙槐花白术当，米醋为丸吞放。"

(9) 独参汤：参见"猝死"篇。

(10) 参附汤：参见"脱证"篇。

（二）中成药

(1) 云南白药：对多种出血性疾病都有明显的疗效，可以加速止血，缩短病程；所含药物成分可以缩短凝血酶原时间，增加凝血酶原含量，并能诱导血小板的聚集和释放，从而缩短出血时间和凝血时间。同时还对炎症物质的释放有抑制作用，对于改善微循环、改变血管通透性等方面均有效用。用法用量：每次 1~2 粒，每日 4 次(2~5 岁按 1/4 剂量服用；6~12 岁按 1/2 剂量服用)。

(2) 裸花紫珠片：主要含裸花紫珠。功效主治：消炎解毒，收敛止血。用于细菌感染引起的炎症，急性传染性肝炎，呼吸道及消化道出血。用法用量：每次 2 片，每日 3 次。

(3) 一清胶囊：含黄连、黄芩、大黄。功效主治：清热泻火解毒，化瘀凉血止血。用于火毒血热所致身热烦躁、目赤口疮、咽喉牙龈肿痛、大便秘结、吐血、咯血、衄血、痔血以及咽炎、扁桃体炎、牙龈炎见上述证候者。用法用量：每次 2 粒，每日 3 次。

(4) 归脾丸：含党参、白术、炙黄芪、炙甘草、当归、茯苓、远志、酸枣仁、龙眼肉、木香、大枣。功效主治：益气补血，健脾养心。用于心脾两虚和脾不统血所致心悸怔忡，失眠健忘，面色萎黄，头昏头晕，肢倦乏力，食欲不振，崩漏便血。用法用量：用温开水或生姜汤送服，水蜜丸每次 6 g，小蜜丸每次 9 g，大蜜丸每次 1 丸，每日 3 次。

（三）常用中药注射剂

(1) 生脉注射液：含红参、五味子、麦冬。功效主治：益气养阴，复脉固脱。用于呕血或便血者出现气阴两亏，脉虚欲脱的心悸、气短、四肢厥冷、汗出、脉欲绝者。常用方法：每次 20~60 mL，用 5% 葡萄糖注射液 250~500 mL 稀释，每日 1 次，静脉滴注。

(2) 参附注射液：含人参皂苷、乌头碱。功效主治：益气固脱，回阳救逆。用于呕血或便血者出现阳气暴脱的厥脱证。常用方法：每次 5~20 mL，用 5%~10% 葡萄糖注射液 20 mL 稀释，静脉注射，每日 1~2 次；或每次 20~100 mL，用 5%~10% 葡萄糖注射液 250~500 mL 稀释，每日 1 次，静脉滴注。

(3) 黄芪注射液：含黄芪。功效主治：补气生血补血，益气养元，扶正祛邪，养心通脉，健脾利湿。用于心气虚损、血脉瘀阻之病毒性心肌炎、心功能不全及脾虚湿困之肝炎。临床研究显示，上消化道出血通过中医辨证结合黄芪注射液治疗效果显著，可快速止血，并使再出血减少。常用方法：肌内注射，每次 2~4 mL，每日 1~2 次；静脉滴注，每次 10~20 mL，每日 1 次，或遵医嘱。

中医适宜技术

（一）毫针法

取穴：主穴：足三里、中院、胃俞、内关。胃热识盛者，配伍肝俞、内庭、行间；脾不统血者，配伍关元、气海、隐白；气随血脱者，配伍关元、命门、百会。

操作：得气后留针30分钟，7日为1个疗程。

（二）艾灸法

取穴：吐血，取曲池、上巨虚、承山；呕血，取中脘、气海、关元、足三里。

操作：每穴位灸15分钟，每日或隔日1次。

（三）耳针法

取穴：主穴为肾上腺、前列腺、垂体前叶、膈、脾；配穴为食管、贲门、胃、十二指肠、内迷走、神门、枕、肾等。

操作：刺入皮肤2~3分，达软骨后毫针站立不摇晃为准。留针15~30分钟，每日或隔日1次。

（四）穴位贴敷法

药方：上消化道出血：生大黄12 g，黄芩12 g，黄连12 g，大小蓟10 g，侧柏叶10 g，生荷叶10 g，牡丹皮10 g，三七6 g，白及6 g，研磨成粉末。

下消化道出血：槐花15 g，地榆12 g，茜草12 g，栀子12 g，三七6 g，白及6 g，生地15 g，白术12 g，龙眼10 g，黄芪15 g，研磨成粉末。

方法：适量的中药粉末，加入少许食醋均匀调配成药膏，取黄豆大小的药膏均匀地涂在规格为70 mm×70 mm医用敷贴上，然后分别贴在相应的穴位。贴药时间为4小时，每日1次，6次为1个疗程，疗程间休息1日，再进行下一个疗程，连续治疗4个疗程。

经典医案赏析

（一）古代验案

1. 血证案其一

嘉兴王蔚南，久患血证，左胁中有气，逆冲喉旁，血来有声如沸。戊子冬，忽大吐数升，面色白而带青，脉微声哑，气喘不得卧，危在旦夕。余以阿胶、三七等药，保其阴而止其血，然后以降火纳气之品，止其冲逆。复以补血消痰，健脾安胃之方，上下分治，始令能卧，继令能食，数日之后，方能安卧。大凡脱血之后，断不可重用人参升气助火，亦不可多用滋腻以助痰滞胃。要知补血之道，不过令其阴阳相和，饮食渐进，则元气自复，非补剂入腹，即变为气血也。若以重剂塞其胃口，则永无生路矣。况更用温热重剂，助阳烁阴而速之死乎。

按语：本案出自清代徐大椿的《洄溪医案》。久患血证，命悬一息，恐脱血亡阴，脏腑经络俱空，急以阿胶、三七等保阴止血，固护其根源。《素问·至真要大论》曰："诸逆冲上，皆属于火。"猝暴呕血，火逆之象也。故以降火纳气止冲逆；待其气机协调，复以补血消痰、健脾安胃分治本，令阴阳相和、血气渐复。

2. 血证案其二

洞庭吴伦宗夫人，席翁士俊女也，向患血证，每发，余以清和之药调之，相安者数年。郡中名医有与席翁相好者，因他姓延请至山，适遇病发，邀之诊视，见余前方，谓翁曰：此阳虚失血，此公自命通博，乃阴阳不辨耶！立温补方加鹿茸二钱，连服六剂，血上冒，连吐十余碗，一身之血尽脱，脉微目闭，面青唇白，奄奄待毙，急延余治。余曰：今脏腑经络俱空，非可以轻剂治。觅以鲜生地十斤，绞汁煎浓，略加人参末，徐徐进之，历一昼夜尽生地汁，稍知人事，手足得展动，唇与面红白稍分，更进阿胶、三七诸养阴之品，调摄月余，血气渐复。夫血脱补阳，乃指大脱之后，阴尽而阳无所附，肢冷汗出，则先用参附以回其阳，而后补其阴。或现种种虚寒之证，亦当气血兼补。岂有素体阴虚之人，又遇气升火旺之时，偶尔见红，反用大热升发之剂，以扰其阳而烁其阴乎！此乃道听途说之人，闻有此法，而不能深思其理，误人不浅也。

按语：本案出自清代徐大椿的《洄溪医案》。此案患者久患血证，素体阴虚，"阴血为阳气之根据归，何为清浊相干，乱于中外，而致血不归经，则有上溢下脱之患。其血或从吐出，或从呕出"。今血脱将厥，元阳虚脱，危在顷刻，先以人参、熟附子、鹿茸等益气回阳固脱救急；又恐其脏腑经络俱空，后阿胶、三七等补其阴，阴足则阳有所附，临证悉心甄别。

3. 血证案其三

孙东宿治臧六老，上吐血，下泻血，胸膈背心皆胀，原从怒触，又犬肉所伤，故发热而渴，医者用滋阴降火药，胸背愈胀，血来更多。孙诊之两关俱洪滑有力，曰：此肝脾二经有余证也，作阴虚治，左矣。阴虚者脉数无力，今之脉既不同，午后潮热，夜半而退，与今之昼夜常热者，亦不同也。《经》云，怒伤肝，甚则呕血并下泄，胸背胀痛，瘀血使然，脾为犬肉所伤，故不能统血。误用地黄、知、柏等剂，是以脾益伤，而上焦瘀血愈滞也。即与山楂、香附、枳实，调气消导为君，丹参、丹皮、桃仁、滑石、茅根，化瘀血为臣，黄连、芦根，解犬肉之热为佐。四帖胸背宽，吐血止，惟腹中不舒，仍以前药同保和丸与之，大下臭黑粪而全安。

按语：本案出自清代俞震《古今医案按》中明代孙一奎医案。《圣济总录》载："愁忧思虑则伤心，恚怒气逆，上而不下则伤肝。盖心主血，肝藏血，二藏俱伤，则血不循经，随气上逆，故因呕而血出也。"《医学摘粹》曰："肝主藏血，凡脏腑经络之血，皆肝家之所灌注也。但木性善达，如水寒土湿，生气不达则血瘀矣。”本案肝脾气火有余，生气不达，瘀血内停，故以调气消导为君，化瘀为臣，清热为佐，正所谓实者泻之，清肝、消瘀、降气合用。

4. 血证案其四

罗谦甫治真定总管史侯男。年四十余，肢体本瘦弱，于至元辛巳，因秋收租，佃人致酒味酸，不欲饮，勉饮数杯，少时腹痛，次传泄泻无度，日十余行。越旬，便后见血红紫，肠鸣腹痛。医曰，诸见血者为热，用芍药柏皮丸治之。不愈，仍不欲食，食则呕酸，形体愈瘦面色青黄不泽，心下痞，恶冷物，口干，时有烦躁，不得安卧。罗诊之，脉弦细而微迟，手足稍冷。《内经》曰，结阴者，便血一升，再结二升，三结三升。又云，邪在五脏，则阴脉不和，而血留之，结阴之病，阴气内结，不得外行，无所禀，渗肠间，故便血也。以苍术、升麻、熟附子各一钱，地榆七分，陈皮、浓朴、白术、干姜、白茯苓、干葛各五分，甘草、益智仁、人参、当归、神曲、炒白芍药各三分。上十六味作一服，加姜、枣煎，温服食前，名曰平胃地榆汤。此药温中散寒，除湿和胃。数服，病减大半。仍灸中脘三七壮，乃胃募穴，引胃上升，滋荣百脉；次灸气海百余壮，生发元气，灸则强食羊肉；又以还少丹服之，则喜饮食，添肌肉；至春再灸三里二七壮，壮脾温胃，生发元气，此穴乃胃之合穴也。改服芳香之剂良愈。

按语：本案出自清代俞震的《古今医案按》。平胃地榆汤出自《卫生宝鉴》，具有温中散寒、除湿和胃功效，主治结阴便血；本方能燥湿健脾，降逆止呕，温中散寒，益气补血，温脾止泻，凉血止血。此外，本案辅以灸法健脾温中益气，结阴自除。

（二）现代经验

便血（中焦虚寒）案

丁左，便血色紫，腑行不实，纳谷衰少，此远血也。近血病在腑，远血病在脏，脏者肝与脾也。血生于心，而藏统之职，司于肝脾。肝为刚脏，脾为阴土，肝虚则生热，热迫血以妄行；脾虚则生寒，寒泣血而失道，藏统失职，血不归经，下渗大肠，则为便血。便血之治，寒者温之，热者清之，肝虚者柔润之，脾虚者温运之，一方而擅刚柔温清之长，唯《金匮》黄土汤最为合拍，今宗其法图治。处方：土炒于术（一钱五分），阿胶珠（二钱），炒条芩（一钱五分），灶心黄土（荷叶包煎，四钱），陈广皮（一钱），炙甘草（五分），炒白芍（一钱五分），抱茯神（三钱），炮姜炭（五分），炙远志（一钱）。

按语：本案出自《丁甘仁经典医案》。《金匮要略》曰：“下血，先便后血，此远血也，黄土汤主之。”多由中焦脾气虚寒，统摄无权而血下渗所致。《黄帝内经》谓：“结阴者，便血一升，再结二升，三结三升。”本案以阴气内结，不得外行，血无所禀，渗入肠间，今去血过多，治宜黄土汤温脾摄血，效如桴鼓。

各家论述辑要

（一）秦汉时期

早在《黄帝内经》已提出呕血的病因病机、病症及其治疗原则。《素问·厥论》曰："因恼怒、过劳及伤于酒色或臌胀等病所致。因暴怒伤肝，气火上逆者，兼见胸胁疼痛，心烦不宁，少寐多梦，甚至可见惊狂骂詈，不辨亲疏。舌质红，脉多弦数。治宜泻肝清胃，用丹栀逍遥散、伐肝煎等方。偏火旺者，宜凉血止血，用犀角地黄汤。因肝木侮土，脾胃受伤，致营血失守者，其症无胀无火而神疲脉虚。"《素问·举痛论》曰："怒则气逆，甚则呕血及飧泄，故气上矣。"《素问·厥论》曰："太阳厥逆，僵仆、呕血、善衄、治主病者。""阳明厥逆，喘咳身热，善惊、衄、呕血。"《黄帝内经太素》曰："阳明血脉盛急不行，故呕血也。"

东汉张仲景《金匮要略》谓"吐血不止者，柏叶汤主之"，"自气不足，吐血呕血，泻心汤主之"，"下血，先便后血，此远血也，黄土汤主之"，最先提出了具体治法和方药，其理法方药对后世有深远影响。

（二）隋唐宋元时期

隋代巢元方《诸病源候论·血病诸候吐血候》谓"热气在内，大便下血，鲜而腹痛；冷气在内，大便血下，其色如小豆汁，出时不甚痛"，"远近者，病在上下焦也"，对便血的出血部位和辨证论治给出了较为准确的分析。

唐代孙思邈《备急千金要方》创制了生地黄汤、犀角地黄汤治疗胃热吐血，以达凉血止血之目的。

宋代严用和《济生方》谓"风者散之，热者清之，寒者温之，虚者补之"，为治血四法，认为风邪入侵肠胃亦致便血，即后世所说的肠风下血，并提出用散风除邪以达止血之目的。

金元朱震亨《丹溪心法》提出治疗吐血、便血，须先辨寒热虚实，实热血证不可肆用寒凉，以免寒凝血瘀，致病情迁延难愈。"呕血，火载血上，错经妄行。""吐血，阳盛阴虚，故血不得下行。因火炎上之势而上出，脉必大而芤，大者发热，芤者血滞之动，痰不下降，四物汤为主，加痰药、火药；先痰嗽后见红，多是痰积热，降痰火为急；痰嗽涎带血出，此是胃口清血热蒸而出，重者栀子，轻者蓝实；或暴吐紫血一碗者无事，吐出为好。此热伤血死于中，用四物汤、解毒汤之类。吐血挟痰，积吐一二碗者，亦只补阴降火，四物加火剂之类。挟痰若用血药，则泥而不行，只治火则止。吐血，火病也。大吐红不止，以干姜炮末，童便调从治。喉腕痰血，用荆芥散。舌上无故出血，如线不止，以槐花炒末干掺之。若吐血，一方：童便一分，酒半分，擂柏叶温饮，非酒不行。呕吐，血出于胃也。实者，犀角地黄汤主之；虚者，小建中汤加黄连主之。""下血，其法不可纯用寒凉药，必于寒凉药中加辛味为佐。久不愈者，后用温剂，必兼升举，药中加酒浸炒凉药，和酒煮黄连丸之类，寒因热用故也。有热，四物加炒山栀、麻、秦艽、阿胶珠，去大肠湿热；

属虚者，当温散，四物加炮干姜、升麻。”

（三）明清时期

明代楼英《医学纲目·下血》谓“大便下血，如下清血色鲜者，肠风也；血浊而色暗者，脏毒也；肛门射如血箭者，虫痔也；又有一种下部虚，阳气不升，血随气而降者”，对“便血”的鉴别及治疗进行了分类。张景岳《景岳全书》谓“血动之由，唯火唯气耳，故察火者，但察其有火无火，察气者，但察其气虚气实，知此四者而得其所以，则治血之法无余义矣”，指出治疗血须察其有火、无火，辨其气虚、气实。他还对当时肆用寒凉，妄加攻击的治法提出了批评，并对于大失血致气随血脱的“血脱”进行了阐述。“此胃气大损，脾元脱竭，血无所统，故注泄下行，阳败于阴，故色为灰黑，此危剧证也，即速用同阴等剂，犹恐不及，而若辈犹云：今即见血，安可再用温药？必致其尧”，提出血脱证需急用固脱之法。又说：“五脏者皆禀气于胃，胃者，五脏之本也。然则五脏之气皆禀于胃，而五脏之病独不及于胃乎？今见吐血之证，古人云：呕血者出于胃，而岂知其亦由乎脏也。盖凡胃火盛而大吐者，此本家之病无待言也；至若怒则气逆，甚则呕血者，亦必出于胃脘，此气逆在肝，木邪乘胃而然也；又如郁火上炎，甚则呕血者，亦出于胃脘，此火发源泉，阴邪乘胃而然也。由此观之，则凡五志之火，皆能及胃，而血出于咽者，岂止胃家之病？但咳而出者，必出于喉，出于喉者，当察五脏；呕咯而出者，必出于咽，出于咽者，则五脏六腑皆能及之。且胃以水谷之海，故为多气多血之腑，而实为冲任血海之源。故凡血枯经闭者，当求生血之源，源在胃也；而呕血吐血者，当求动血之源，源在脏也。于此不明，济者鲜矣。凡失血等证，身热脉大者，难治。身凉脉静者，易治。”“吐血之病当知轻重。凡偶有所伤，而根本未摇者，轻而易治。但随其所伤而宜清则清，宜养则养，随药可愈，无足虑也。惟积劳积损，以致元气大虚，真阴不守者，乃为危证。此惟不慎其初，所以致病于前，倘病已及身而犹不知慎，则未有能善其终者。凡患此者，非加意慎重，而徒恃药力以求免者，难矣”，提出呕血当辨轻重辨治，知其预后。缪希雍《先醒斋医学广笔记·吐血》提出“宜行血不宜止血”“宜补肝不宜伐肝”“宜降气不宜降火”的治吐血三要法，即“宜行血不宜止血。血不行经络者，气逆上壅也。行血则血循经络，不止自止。止之则血凝，血凝必发热恶食，病日痼矣。宜补肝不宜伐肝。经云：五脏者，藏精气而不泻者也。肝为将军之官，主藏血。吐血者，肝失其职也。养肝则肝平而血有所归，伐肝则肝虚不能藏血，血愈不止矣。宜降气不宜降火。气有余即是火，气降则火降，火降则气不升，血随气行，无溢出上窍之虞矣。降火必寒凉之剂，反伤胃气；胃气伤则脾不能统血，血愈不能归经矣”。

清代程文囿《医述》论吐血的发病因素，病机以火热上乘为主，当鉴别虚火、实火不同。“凡吐血证，或七情内伤，或六淫外感。而妊娠吐血，一主火热者，正以气血护养胎元，或有所感，则气逆而火上乘也。但火有虚实之分，实火当清热养血，虚火当滋阴补水”。唐容川《血证论》提出止血、消瘀、宁血、补虚的止血四法，为后世治疗血证的纲领。“阳明之气，下行为顺，今乃逆吐，失其下行之令，急调其胃，使气顺吐止，则血不致奔脱矣，此时血之原委，不暇究治，惟以止血为第一要法。血止之后，其离经而未吐出者，是为瘀血，既与好血不相合，反与好血不相能，或壅而成热，或变而为痨，或结瘕，或刺痛，日久变证，未可预料，必亟为消除，以免后来诸患，故以消瘀为第二法。止吐消瘀之后，又恐血再潮动，则须用药安之，故以宁血为第三法。邪之所辏，其正必虚，去血既多，阴无有不虚者矣，阴者阳之守，阴虚则阳无所附，久且阳随而亡，故又以补虚为收功之法，四者乃通治血证之大纲”。

现代研究概要

急性上消化道出血最常见于食管胃底静脉曲张破裂、急性消化性溃疡、急性糜烂出血性胃炎、食管贲门黏膜撕裂综合征和胃癌。下消化道出血的定义为 Trietz 韧带以远的肠道出血，包括小肠出血和结直肠出血。急性下消化道出血多见于大肠，可见于肠道原发肿瘤或息肉、炎症性病变、血管病变、肠壁结构性病变、肛门病变，小肠出血较为少见，但诊断较为困难。此外，全身性疾病、抗凝抗血小板药物过量亦可引起急性出血。

（一）临床研究

1. 临床表现及目前常用的风险评估

（1）急性上消化道出血的临床表现：呕血、黑便、失血性周围循环衰竭、贫血、发热、氮质血症，取决于出血量及出血速度。出血严重程度的评估：成人每日上消化道出血 5～10 mL，粪便隐血试验可见阳性；每日出血量 50～100 mL，可出现黑便；胃内容血量 250～300 mL，可引起呕血；日出血>400～500 mL，可出现乏力、头昏、心慌等全身症状；短时间出血量>1 000 mL，可出现周围循环衰竭表现。出血是否停止的判断：反复呕血，或黑便次数增多、粪质稀薄，伴有肠鸣音亢进；周围循环衰竭的表现经充分补液、输血而未见明显改善，或虽暂时好转而又恶化；血红蛋白浓度、红细胞计数及血细胞比容继续下降，网织红计数持续性增高；补液和尿量足够的情况下，血尿素氮持续或再次增高；胃管抽出物有较多鲜血，均提示活动性出血。

（2）非静脉曲张性上消化道出血（NVUGIB）的风险评分：根据 NVUGIB 患者的严重程度和预后，以规范临床试验和治疗决策，提供及时准确的治疗，可考虑引入评分系统来评估患者的风险评分（RS）、格拉斯哥-布拉奇福德评分（GBS）和 AIMS65，其特性如表 1（推荐等级：强烈推荐。证据等级：高质量证据）。

表 1　非静脉曲张性上消化道出血的风险分层评分

评分系统	临床参数	主要结局
GBS	尿素氮、血红蛋白、收缩压、心率及并发症	需要干预
Rockall	年龄、收缩压、心率、并发症、内镜检查结果、近期出血的标志	死亡
AIMS65	白蛋白、PT（INR）、精神状态、收缩压、年龄	平均住院时间/死亡率

注：GBS，格拉斯哥-布拉奇福德评分；BUN，血尿素氮；SBP，收缩压；PT，凝血酶原时间；INR，国际标准化比率。

Rockall 评分和 Blatchford 评分是常用的评分系统,国际共识小组建议,采用 GBS≤1 分来识别再出血或死亡风险极低、可考虑门诊处理的患者。Rockall 评分在内镜操作后计算,依据年龄、有无休克、并发症、诊断和内镜下近期出血征象进行评判。在一项验证研究中,744 例评分≤2(总分 11)的患者中仅有 32 例(4%)发生了再出血,仅 1 例患者死亡。与 Rockall 评分不同,GBS 不将内镜下表现计入评分,因此可在患者刚就诊时进行计算。该评分的依据是 BUN、血红蛋白、收缩压、脉搏,以及是否有黑便、晕厥、肝病和(或)心功能衰竭。评分值为 0~23 分;分值越高,需要内镜干预的风险就越大。AIMS65 评分系统也利用内镜操作前获得的数据(血清白蛋白、INR、有无神志改变、收缩压和年龄),但识别低风险患者的敏感性不如 Blatchford 评分和内镜操作前 Rockall 评分。

(3) 急性下消化道出血的粪便颜色和性状有助于鉴别出血的部位:急性下消化道出血是指近期发作的结肠出血。其病因可分为以下几类:解剖性(憩室病)、血管性(血管发育异常、缺血、辐射诱导)、炎症性(感染、炎症性肠病),以及肿瘤性。此外,急性下消化道出血也可发生在治疗性干预措施后,如息肉切除术。下消化道出血患者以便血(经直肠排出褐红色或鲜红色血液或者血凝块)为主要临床表现。左半结肠出血往往为鲜红色,而右半结肠出血常为深色或褐红色并可能混有大便。极少数时候,右半结肠出血可表现为黑便。右侧结肠出血及小肠出血多为暗红色,停留时间长,呈柏油样便。血色鲜红附于粪便表面多为肛门、直肠、乙状结肠病变,便后滴血或喷血为痔疮或肛裂。黏液脓血便多见于细菌性痢疾、溃疡性结肠炎;大肠癌可伴大便变细、排便习惯的改变。

2. 胃肠镜检查的时机及策略

(1) 胃镜检查是急性上消化道出血的首选检查方法,一般主张胃镜检查在出血后 12~48 小时内进行。在一项对 40 万名 NVUGIB 患者的回顾性研究中,如果在 24 小时内不进行内窥镜检查,死亡率会增加。国外指南还建议对 NVUGIB 患者在 24 小时内进行上消化道内镜检查,而对高危患者可以更早进行内镜检查,然而目前对高危患者的定义还没有明确的定义,因此是基于临床医生的判断。此外,血常规、肝功能、凝血功能、肝炎全套、肿瘤标志物、上腹部 CT/CTA、B 超等有助于寻找上消化道出血的病因诊断。

(2) 结肠镜是诊断大肠及回肠末端病变的首选检查方法。小肠镜可对全小肠检查,有助于诊断小肠出血小肠镜检查需要将成人或儿科结肠镜或者专用小肠镜插入到 Treitz 韧带远端。经上消化道内镜检查、结肠镜检查和小肠影像学评估未发现明显病因的持续性或复发性消化道出血大多源于小肠出血,可重复上消化道内镜和结肠镜检查。无线视频胶囊内镜检查通常是评估疑似小肠出血的首选方法。怀疑小肠狭窄不宜行肠镜检查时可选小肠 CT 或 MR 造影。内镜检查不能确定出血来源者或因严重急性大出血不能行内镜检查者,可行选择性血管造影,必要时同时行栓塞治疗。

3. 现代医学诊断流程及治疗技术进展

(1) 急性呕血、便血是内科常见危急重症,呕血量大可能导致患者误吸,甚至窒息、死亡,一经发现必须立即诊治,避免患者紧张情绪。

（2）《急性上消化道出血急诊诊治流程专家共识》指出“3 次评估，2 次治疗”的流程，如下：① 抢救与分层救治。监护，紧急处置，气道保护、机械通气，液体复苏、输血，经验性联合用药：质子泵抑制剂+生长抑素治疗，疑似食管胃底静脉曲张破裂出血（EGVB）+抗菌药物。② 全面评估。推测出血原因、动态监测病情变化、是否存在活动性出血、病情严重程度、预后。③ 积极复苏后血流动力学稳定/不稳定，无胃镜禁忌，紧急/24 小时内行内镜检查，明确病因，有效止血；明确病因仍有出血者行介入检查治疗；内镜下病因不明确或有胃镜禁忌者，必要时腹部 CTA，发现出血者介入治疗；若介入治疗无效或无法进行或 CTA 仍未发现出血部位，进行多学科诊治，必要时手术探查。④ 预后评估。包括多器官功能、再出血和死亡风险。急性鲜血便者，排除急性感染性肠炎，必要时行电子结肠镜或小肠镜、小肠 CT 或 MR 造影或选择性血管造影，必要时请肛肠科、胃肠外科急会诊，必要时紧急外科手术治疗。

（3）呕血便血的现代医学急救技术新发展

1）急性非静脉曲张性上消化道大量出血的止血技术与方法。在内镜干预前后应考虑使用 PPI 抑制胃酸分泌，内镜检查如见有活动性出血或暴露血管的溃疡应进行内镜止血，常见的内镜止血方法包括药物局部注射、热凝止血和钛夹止血。内科积极治疗仍大量出血不止危及患者生命，需不失时机行手术治疗，不同病因所致的上消化道出血的具体手术方式各有不同。2020 年美国胃肠病协会（AGA）更新了 10 项 NVUGIB 内镜治疗的临床实践建议：初始管理应侧重于复苏、分类和上消化道内镜检查的准备。稳定后应接受内窥镜检查，对活动性出血或再出血高危部位进行内镜治疗。具有低压凝血功能的单极止血钳可以有效替代其他机械和热处理 NVUGIB，特别是对于难治部位的溃疡或具有坚硬和纤维化基底的溃疡。对于特定的 NVUGIB 患者，应考虑使用外镜夹止血，常规电凝和止血夹不成功或预计无效。止血粉是一种非接触式内窥镜选择，可在大量出血且可视性差的情况下考虑使用，用于挽救治疗，以及恶性肿瘤引起的弥漫性出血。止血粉应优先用于抢救疗法，而不用于一期止血，但恶性出血或大出血无法进行热疗或放置止血夹的情况除外。共纳入 11 项前瞻性研究，包括 4 项随机试验进行分析发现，使用止血喷剂的即刻止血率为 93%。14.4%的患者发生再出血。对于肿瘤相关出血亚组，即刻止血率为 95.3%，再出血率为 21.9%。在静脉曲张出血患者中，92.7%的患者立即止血，再出血率为 3.1%。对于内窥镜难治性 NVUGIB 患者出血的病因（消化性溃疡病、来源不明、手术后）；患者因素（血流动力学不稳定、凝血障碍、多器官衰竭、手术史）；再出血的风险；在根据具体情况决定经导管动脉栓塞和手术之间时，应考虑潜在的不良事件。不鼓励在成功内镜治疗后对高危溃疡进行预防性经导管动脉栓塞。2020 年韩国《非静脉曲张上消化道出血指南》提出建议：① 内镜止血对活动性出血的 Mallory－Weiss 综合征患者有效。② 对于 Dieulafoy 病变导致出血的患者，推荐内镜止血。Dieulafoy 病是以上消化道大出血为特征的一种罕见胃部疾病，其特点是出血部位隐匿，且是动脉性出血，出血急促，出血量大且易反复，常导致休克，危及患者生命。多数学者认为 Dieulafoy 病为先天性血管畸形，胃周动脉（85%发生于胃左动脉）分支进入浆膜和肌层后，缺乏逐渐变细的过程，而以异常粗大的直径直抵黏膜下，血管口径恒定这一变异的结果就是该病的病理基础，称之为恒径动脉。该动脉直径常

>1.8 mm,约比正常的黏膜肌层血管粗 10 倍,加之其从黏膜下折返,形成垂直袢,故在黏膜下形成压力很高的锐角状血管突起。该血管搏动,一方面使表面黏膜受压萎缩,形成压迫性急性溃疡,血管裸露;另一方面使折返顶部血管继发性扩张,最终破裂出血。③ 为防止消化性溃疡出血复发,检查幽门螺杆菌感染,如果阳性,建议进行抗菌治疗。④ 消化性溃疡出血患者应进行活检以区分恶性溃疡。⑤ 推荐 PPI 给药以防止 NVUGIB 患者再出血。⑥ 二次观察性内窥镜检查定义为内窥镜止血后 1~2 日内进行的内窥镜检查。⑦ NVUGIB 患者不推荐常规二次观察内镜检查。但是,如果再出血的风险很高,可以考虑二次内窥镜检查。⑧ 消化性溃疡出血患者,根据上消化道内镜观察到的 Forrest 分级确定是否行内镜止血。⑨ 对于 NVUGIB 患者,如果无法进行上消化道内镜检查或内镜止血失败,可优先考虑颈动脉栓塞术(TAE)。⑩ 对于 NVUGIB 患者,如果再出血或内镜止血失败,可考虑手术治疗。⑪ 对于 NVUGIB 患者,应输注红细胞,目标是输注后血红蛋白水平达到 70~90 g/L。⑫ 对于有并发症的患者,可根据临床医生的判断调整目标血红蛋白水平。NVUGIB 患者正在服用抗血小板药物或抗凝药物,止血后尽快重新服用抗血小板药物或抗凝药物。在 2010 年发表的一项随机研究,在服用阿司匹林的消化性溃疡出血患者中,再出血的风险往往会增加 1.9 倍,但并不显著。如果止血后继续服用阿司匹林,与停用阿司匹林 8 周组相比,心血管相关死亡率和总死亡率分别降低了 80%。

2)急性食管胃底静脉曲张破裂大出血的止血技术与方法。急性静脉曲张破裂出血的治疗目标包括恢复和维持血流动力学稳定性、恢复和维持足够的氧合、控制出血、防止出现并发症。应在液体复苏后且在入院 12 小时内进行上消化道内镜检查。推荐使用生长抑素(或其类似物奥曲肽)或血管升压素(或其类似物特利加压素),最长可持续用药 5 日。血管活性药物止血失败,或出血量大,内镜难以治疗,可放置三腔二囊管对胃底和食管下段作气囊填塞,压迫总时间不宜>24 小时,作为短期控制出血和过渡到确定性治疗的临时措施。经抗休克和药物治疗血流动力学稳定者应立即行急症内镜检查,根据具体情况予以内镜下注射硬化剂止血或皮圈套扎止血。仍出血不止,患者肝脏储备功能为 Child-Pugh A 级者可行急诊手术分流或断流术。上述患者无条件者可行经颈静脉肝内门体分流术(TIPS)作为挽救生命的措施,较适宜用于准备肝移植的患者,作为供肝时的过渡措施。

3)急性下消化道出血的止血技术与方法。疑似急性下消化道出血患者的初始评估和处理应同时进行。目的是确定出血是否来自下消化道、确定出血严重程度、分诊患者至恰当的医疗部门、提供一般支持治疗和启动复苏。完成以上步骤后可进行额外的诊断性检查。一旦排除了上消化道出血灶,结肠镜是诊断和治疗急性下消化道出血的首选初始检查。其他可能有用的诊断性检查包括:放射性核素成像、CT 血管造影(多排螺旋 CT)和肠系膜血管造影。这些放射影像学检查需要在检查时有活动性出血才能发现出血灶,因此仅用于重度持续性出血患者。对动脉造影后动脉输注血管升压素无效的病例,可作超选择性插管,在出血灶注入栓塞剂,缺点是可能引起,拟行肠段手术切除的病例,可作为暂时性止血用。经内科保守治疗仍出血不止,危及生命,无论出血病变是否确诊,均需紧急手术。

内镜禁忌或检查阴性者仍有活动性出血，或药物及内镜治疗出血失败，或腹部 CTA 提示出血，可急诊介入检查治疗。对于药物、内镜及介入治疗难以控制的持续性出血，可启动多学科诊治，必要时外科手术干预。

4. 急性消化道出血的因机证治认识

现代中医认为上消化道出血是由外感六淫、内伤七情、饮食不节、体虚血瘀、药物或外物损伤等各种原因导致热盛伤络，瘀血阻络，气不摄血及瘀血凝滞而导致络伤血溢而发为本病。其病机主要责之于"热""瘀""虚""郁"，治疗上总以"止血、消瘀、宁血、补血"为治疗大法。其病机特点为"火热熏灼，迫血妄行；气虚不摄，血溢脉外；血脉瘀阻，血不循经。"中医辨证施治依据"急则治标"原则。《急性非静脉曲张性上消化道出血中西医结合诊治共识(2019 年)》指出，急性出血期常给予口服止血药物，如云南白药粉、白及粉、化瘀止血散等；内镜检查时，根据情况镜下喷洒止血散、白及粉、炮姜灰、乌贼骨、微米大黄炭等止血药物；或若气随血脱，有休克表现者，加用扶正、固脱治疗，静脉滴注益气生脉之中药针剂等。而在出血的静止期(未见明显活动性出血期)及恢复期(出血完全停止期)，中医辨证的优势明显，可辨证给予中药汤剂口服，能够改善患者症状，提高临床疗效，缩短住院天数。将急性 NVUGIB 进行辨证分型如下：胃热炽盛证，推荐三黄泻心汤加减；肝火犯胃证，推荐龙胆泻肝汤加减；瘀血阻络证，推荐化血丹加味；肝胃阴虚证，推荐茜根散加减；脾不统血证，推荐归脾汤加减；气随血脱证，推荐独参汤或参附汤加减，中成药止血用云南白药，固脱用参附针静脉推注。对 2003～2015 年内 283 篇中医药治疗 NVUGIB 的文献报道进行归纳分析，其病机可归结为火热熏灼、迫血妄行及气虚不摄、气血两虚；中共用中药 110 味，使用次数≥50 次共有 10 味，包括大黄、白及、三七、黄连、黄芪、乌贼骨、白术、当归、茜草、地榆，多归肝、胆、脾、胃、肾、心、大肠经，具有清热凉血、化瘀止血、凉血止血、收敛止血、补气药、养血药等作用，可见各个阶段因不断变化而用药不同；≥20 次共 10 味，包括黄芩炭、白芍、生地、党参、牡丹皮、栀子、阿胶、炮姜、侧柏叶、蒲黄，以清热凉血止血、益气养血摄血为主，体现祛邪扶正与调理气血相结合的思路与用药特点。

（二）中药药理及实验研究

1. 单味药研究

急性上消化道出血的中药治疗常被选用，尤其是生大黄粉、三七粉、白及粉、人参、五倍子、甘草、地榆等，现代药理研究亦证实其有效性。

生大黄，泻下攻积，清热泻火解毒，活血化瘀，可有效治疗上消化道出血。生大黄的主要活性成分为蒽醌类衍生物、大黄素、没食子酸、α-儿茶素。大黄粉口服能改善组织营养代谢，减少胃酸分泌，降低胃游离酸及蛋白酶活性，促进前列腺素 E_2 生成，加强胃黏膜屏障；大黄粉直接黏附于溃疡部位，抑制胃蛋白酶分泌，保护胃黏膜，从而促进溃疡愈合，达到预防和治疗溃疡出血的目的。大黄素具有良好的收敛、止血作用，能增加纤维蛋白原，缩短凝血时间与复钙时间，促进骨髓制造血小板，使毛细血管致密，改善脆性，减少创面体液渗出，促进血凝而止血。没食子酸、α-儿茶素则能收缩胃肠道局部受伤血管，同时促进血小板黏附与聚集，增加血小板数、纤维蛋白酶原含量，降低抗凝血酶活性。大黄炒炭后的主要成分尤其是大黄酚含量下降，其止血作用增强，且其止血机制与纤维蛋白溶解活性无关，而是通过激活内源性和外源性的多种凝血因子促进凝血酶原和凝血活酶的生成。

三七，止血化瘀、消肿镇痛。其有效成分三七素，可缩短凝血酶原时间，并使血小板数量明显增加，抑制炎性物质渗出，改善血管通透性，既可促进血液凝固，又能溶解血块，具有止血和活血化瘀双向调节，还能促进各类细胞分裂、生殖和增殖，具有显著的造血功能。

白及，收敛止血、消肿生肌。白及水浸液呈胶状，具有高黏度的特点，可保护胃肠黏膜和溃疡面，其可促进创面肉芽增生，愈合并能促进血细胞凝集形成人工栓，防止血液外溢，具有良好的局部止血作用。高俊等通过 HE 染色观察胃组织病理变化，比较各组大鼠胃溃疡指数，检测大鼠血清 TNF－α、IL－6 及胃黏膜前列腺素 E_2 的表达水平，以及 COX－1、COX－2 基因和蛋白表达，探究中药白及在阿司匹林所致大鼠胃溃疡的治疗作用，结果显示，白及各剂量组血清 TNF－α、IL－6 表达减少，胃黏膜前列腺素 E_2 水平增高，COX－1 基因和蛋白表达均增加，COX－2 基因和蛋白表达均减少，溃疡指数降低，胃黏膜组织病理损伤减轻，提示中药白及对于阿司匹林所致大鼠胃黏膜的损伤具有明显治疗作用。

人参，有大补元气，补脾益肺，生津，安神之功。张树臣报道人参皂苷、人参皂苷 Re 能够抑制胃液分泌量，降低胃酸酸度及胃蛋白酶的活性，有效防止大鼠实验性胃溃疡。杨世杰等通过研究人参茎叶二醇组和三醇组皂苷对大白鼠血压等作用的影响，并分析了人参莲叶总苷中包含升压和降压的成分，即人参总苷可引起双相变化。林桦等认为人参二醇组皂苷通过抑制失血性休克时交感-肾上腺髓质系统的过度兴奋，改善微循环灌流状态，显示人参对于失血性休克有一定治疗作用。人参花在高压灭菌的过程中增加了多糖和总皂苷的含量，和人参花环纹污白耙齿菌共发酵会使多糖含量增加，但人参总皂苷含量没有显著变化。人参花环纹污白耙齿菌发酵菌质比单独使用人参花治疗胃溃疡的疗效更为显著。

五倍子，敛肺降火，湿肠止海，固精止遗敛汗止血之功。据国内外文献报道，其止血效果肯定，止血时间短，尤以对消化性溃癌所致的出血效果好。其止血机制可能为：① 抑制胃液分泌，抑制胃蛋白酶活性，抑制胃肠平滑肌的嫌动，减少机械性损害，利于局部血栓形成。② 五倍子含有大量没食子酸，其对蛋白有凝固作用，可在出血创面形成一层薄膜，小血管被挤压收缩，血液凝固止血。③ 经抑菌试验证实五倍子液对幽门螺杆菌有抑菌作用，可促进溃疡修复及炎症消散。

甘草，有补中益气，清热解毒，祛痰止咳，缓急止痛，调和药性之功。现代药理研究证实，甘草对消化性清汤所致的消化道大出血能从多方面起到治疗作用。甘草所含草黄酮、甘胃舒、生胃酮，能明显抑制胃酸分泌；增加胃黏液分泌，抑制胆汁反流所致的逆扩散，减少回渗期；抑制胃蛋白酶激活，并在酸性溶液中与胃蛋白酶结合发生沉淀以抑制其活性；可延长溃疡部上皮细胞寿命，促进组织再生及溃疡愈合；其水煎液能明显增加胃黏膜细胞己糖胺成分，利于胃黏膜修复；还具有缓解平滑肌痉挛，减慢胃肠螺动，促进促肾上腺皮质激素分泌，以利于止血。甘草有类似肾上腺皮质激素样作用，对组织胺引起的胃酸分泌过多有抑制作用。

地榆，其性苦、酸、微寒，归肝、胃、大肠经，有凉血止血，解毒敛湿之功。现代药理研究证实其有效成分可缩短出凝血时间，并能收缩血管，具有止血作用。党春兰等采用正常短毛家兔灌服地榆水煎液，经抗凝后进行全血黏度、血浆黏度、血细胞压积的测定，结果显示地榆组的全血黏度、血细胞压积与空白对照组相比均有明显增大（$P<0.01$）。结果显示地榆使血液中红细胞百分比含量增高，造成集轴现象中外周血浆层厚度减少，导致全血黏度升高，从而起到止血之功效。

2. 方剂研究

三黄泻心汤，泻火解毒，燥湿泄热，主治邪火内炽，迫血妄行之吐血、衄血。刘保林等研究三黄泻心汤对凝血系统和胃黏膜损害的影响，以利血平腹腔注射造成小鼠胃黏膜损害，以毛细管法和割尾法分别测定该汤对小鼠的凝血和出血时间的影响，并在体外实验中观察该汤对家兔血浆复钙时间、诱发的血小板聚集和离体胸主动脉条收缩力的影响。结果表明三黄泻心汤具有对抗胃黏膜损伤和降低胃蛋白酶的作用，缩短出凝血和血浆复钙时间，促进血小板聚集，增加家兔离体胸主动脉条的收缩力。

归脾汤，健脾益气，补心养血，治疗心脾气血两虚、脾不统血、血不养心等证，现代亦可应用于心脑血管、肝、胃、肿瘤、妇科等疾病。现代药理研究发现，黄芪甲苷、龙眼多糖、人参皂苷、白术多糖、阿魏酸、酸枣仁皂苷、茯苓多糖、远志皂苷、木香烃内酯、甘草酸是其主要成分。归脾汤能够提高血清胃泌素、胃动素、5－HT 水平，降低生长抑素水平，改善胃肠动力；提高 CYP3A4 酶系活性，减少肝损伤；保护血管内皮细胞；降低骨髓细胞的凋亡蛋白 Fas 和 FasL 表达，抑制细胞凋亡通路，干扰细胞凋亡，增加骨髓有核细胞，增强造血功能；加速骨髓 G0/G1 期细胞向 S 期细胞、S 期细胞向 G2/M 期细胞的转化，促进骨髓造血干细胞增殖；调节下丘脑-垂体-肾上腺皮质轴，提高中枢神经系统单胺类神经递质（5－羟色胺、去甲肾上腺素、多巴胺）；抗免疫激活，抑制 $CD4^{+}T$ 细胞、减少免疫球蛋白（IgE）的产生和组胺的释放，降低 IgE、前列腺素 E_2（PGE2）、LTC、Th2 细胞因子（IL－4、IL－5、IL－13）水平，减少炎性细胞浸润。

十灰散，凉血止血，主治火热识盛，灼伤血络，迫血妄行的各种出血证。现代药理研究表明，大蓟、小蓟、茜草、荷叶、侧柏叶、棕榈皮炒炭后均可降低实验动物的出血时间和凝血时间；大黄有蛋白质沉淀作用，减少创面体液外渗，降低毛细血管通透性，改善血管脆性，促进骨髓制造血小板，起到促凝、止血作用；白茅根水煎液亦可降低毛细血管的通透性，缩短出血和凝血时间；侧柏叶、牡丹皮、栀子还能减少实验动物的自主活动，呈现一定的镇静作用，有利于止血。

四君子汤，益气健脾，主治脾胃气虚证。据研究，以四君子汤为代表的补脾方药具有增强毛细血管抵抗力及改善凝血障碍的作用，能拮抗乙酰胆碱和组胺，使已紊乱的胃肠功能恢复正常，并促进溃病愈合；能降低胃液酸度，改善消化道黏膜细胞的代谢状况，增强胃黏膜细胞的保护功能，减少反弥散；并能提高免疫功能，改善贫血动物的血象。

（周丹）

参考文献

[1] 周仲瑛. 中医内科学[M]. 北京：中国中医药出版社,2007：390－392.

[2] 解冰. 中医辨证合黄芪注射液治疗上消化道出血的疗效观察[J]. 中国临床研究,2018,10(28)：83－84.

[3] 胡卞新. 耳针治疗上消化道出血32例[J]. 中国针灸,1997,(7)：443－444.

[4] 王辰,王建安. 内科学[M]. 北京：人民卫生出版社,2015：597－602.

[5] Kim JS,Kim BW, Kim DH, et al. Gastroenterol[J]. 2020; 75(6)：322－332.

[6] Barkun AN, Almadi M, Kuipers EJ. Management of Nonvariceal Upper Gastrointestinal Bleeding: Guideline Recommendations From the International Consensus Group. Ann Intern Med[J]. 2019; 171(11)：805.

[7] Rockall TA, Logan RF, Devlin HB, et al. Selection of patients for early discharge or outpatient care after acute upper gastrointestinal haemorrhage. National Audit of Acute Upper Gastrointestinal Haemorrhage[J]. Lancet. 1996; 347(9009)：1138.

[8] Adrian J Stanley, Loren Laine, Harry R Dalton, et al. Comparison of risk scoring systems for patients presenting with upper gastrointestinal bleeding: international multicentre prospective study[J]. BMJ. 2017, 356: i6432.

[9] Wysocki JD, Srivastav S, Winstead NS. A nationwide analysis of risk factors for mortality and time to endoscopy in upper gastrointestinal haemorrhage. Aliment Pharmacol Ther. 2012, 36: 30－36.

[10] Cho SH, Lee YS, Kim YJ, et al. Outcomes and role of urgent endoscopy in high-risk patients with acute nonvariceal gastrointestinal bleeding. Clin Gastroenterol Hepatol. 2018, 16: 370－377.

[11] 中国医师协会急诊医师分会. 急性上消化道出血急诊诊治流程专家共识[J]. 中国急救医学,2021,41(1)：1－10.

[12] 中国中西医结合学会消化内镜学专业委员会非静脉曲张性消化道出血专家委员会. 急性非静脉曲张性上消化道出血中西医结合诊治共识(2019年)[J]. 中国中西医结合杂志,2019,39(11)：1296－1302.

[13] 张文武. 急诊内科学[M]. 北京：人民卫生出版社,2017：826－831.

[14] Mullady DK, Wang AY, Waschke KA. AGA Clinical Practice Update on Endoscopic Therapies for Non-Variceal Upper Gastrointestinal Bleeding: Expert Review[J]. Gastroenterology. 2020, 159(3)：1120－1128.

[15] Hemant Mutneja,Abhishek Bhurwal, Andrew Go,et al. Efficacy of Hemospray in Upper Gastrointestinal Bleeding: A Systematic Review and Meta-Analysis[J]. J Gastrointestin Liver Dis, 2020, 29(1)：69－76.

[16] Sung JJ, Lau JY, Ching JY,et al. Continuation of low-dose aspirin therapy in peptic ulcer bleeding: a randomized trial. Ann Intern Med. 2010,(152)：1－9.

[17] 吴勉华,王新月. 中医内科学[M]. 北京：中国中医药出版社,2012：358－366.

[18] 朱诗塔,雷鹏,李新中,等. 掌叶大黄不同炮制品指纹图谱与其止血作用的灰关联度分析[J]. 中南药学,2009,7(1)：55－58.

[19] 张昊,屈振亮. 上消化道出血的中医辨证施治及治疗效果分析[J]. 中国中西医结合外科杂志,2016,22(3)：309－312.

[20] 侯缘. 中医药治疗非静脉曲张性上消化道出血的药物规律分析[J]. 中医临床研究,2017,9(26)：13－14.

[21] 王玲. 大黄治疗胃溃疡出血的药理及临床应用概述[J]. 药物与临床,2018,18(51)：158－159.

[22] 杨光宇. 大黄对消化性溃疡患者凝血功能的影响[J]. 中国中西医结合消化杂志,2014,22(1)：42.

[23] 董坤山,王季琴,董一凡,等. 现代临床中药学[M]. 北京：中国中医药出版社,1998：340－347.

[24] 郭东艳,王梅,唐志书,等. 大黄炒碳前后化学成分变化及止血作用的实验研究[J]. 时珍国医国药,2010,12(21)：3152－3153.

[25] 张书,时昭红,郝建军,等. 微米大黄炭止血机制的实验研究[J]. 成都中医药大学学报,2007,30(2)：54－55.

[26] 高俊,丁兴红,丁志山,等. 白及对阿司匹林致大鼠胃溃疡的治疗作用研究[J]. 浙江中医药大学学报,2019,43(2)：182－187,191.

[27] 张树臣. 人参花皂苷与人参皂苷抗大鼠实验性胃溃疡作用的研究[J]. 中药通报,1985,10(7)：43－44.

[28] 杨世杰,周鸣,谢湘林,等. 人参茎叶二醇组和三醇组皂苷对血压等作用的影响[J]. 白求恩医科大学学报,1991,17(1)：20.

[29] 甘冉,赵雷俭,赵丹,等. 人参二醇组皂苷对失血性休克犬血糖含量的影响[J]. 白求恩医科大学学报,1993,17(2)：46.

[30] 韩园园,李爱欣,丘佳玲,等. 人参花环纹污白耙齿菌发酵菌质化学成分及抗胃溃疡作用研究[J]. 亚太传统医药,2014,10(07)：24－26.

[31] 雷载权. 中药学[M]. 上海：上海科学技术出版社,1995：284.

[32] 党春兰,程方荣. 地榆对家兔血液流变学的影响[J]. 中国医学物理学杂志,1997,14(3)：138.

[33] 刘保林，宜园园，王晓虎，等. 三黄泻心汤治疗上消化道出血的药效学研究[J]. 中药药理与临床，2003，19(3)：1－3.
[34] 张楚洁，刘慧萍，杨璐瑜，等. 归脾汤有效成分与现代药理学的关联性[J]. 中成药，2020，42(6)：1553－1558.
[35] 任建明，陈毅军，马向清，等. 归脾汤在功能性消化不良伴焦虑患者中疗效及对胃肠动力的影响研究[J]. 光明中医，2018，33(18)：2682－2685.
[36] 周文静，柴智，王永辉，等. 归脾汤对雷公藤醇提物致肝损伤大鼠肝微粒体 CYP3A4 酶活性的影响[J]. 中国实验方剂学杂志，2015，21(6)：113－116.
[37] 严建英，李文静，王丽华，等. 归脾汤对心脏神经官能症患者心脏自主神经功能、炎症因子及血管内皮功能的影响[J]. 世界中西医结合杂志，2017，12(9)：1249－1252.
[38] 李龙龙，刘立，高丽娟，等. 归脾汤对苯中毒小鼠外周血、骨髓有核细胞及细胞凋亡蛋白 Fas、FasL 表达的影响[J]. 中医临床研究，2018，10(3)：31－35.
[39] 殷丽娟，刘立，许瑞，等. 归脾汤对苯中毒小鼠骨髓造血干细胞表型 Sca－1 和 $CD34^{+}$、细胞分裂周期的影响[J]. 北京中医药大学学报，2014，37(4)：255－258.
[40] 梁文慧. 补脾养心法治疗抑郁症临床疗效及对血清 5－HT 影响的研究[D]. 济南：山东中医药大学，2012.
[41] 崔艳超，唐启盛. 归脾汤对产后抑郁模型大鼠 HPA 轴相关激素及 5－羟色胺的影响研究[J]. 北京中医药，2016，35(2)：122－126.
[42] 戴西湖，刘建华，谢福安. 内科辨病专方治疗学[M]. 北京：人民卫生出版社，1998：374.
[43] 危北海. 中医脾胃学说应用研究[M]. 北京：北京出版社，1993：134.
[44] 梁颂齐. 中药方剂学[J]. 广州：广东科技出版社，1991：104，528，542.

瘀血证

中医诊疗基础

（一）基本概念

瘀血证，多为感受热毒或内伤生热，瘀血内生，阻于脉络，迫血妄行，以致血行脉外，皮肤、内脏广泛血瘀、出血的证候。临床以疼痛、肿胀、结块，按之坚硬固定不移抑或皮肤、内脏出血；面色晦暗色青，皮肤有肌肤甲错；舌质上有瘀点或瘀斑，舌下静脉紫黑脉象多呈现沉、涩、弦等主要证候。早在《黄帝内经》就有“恶血”“血脉凝泣”“血凝涩”“脉不通”“留血”“血著”等多种近似瘀血名称的记载，并在一些篇章里谈到了瘀血产生的原因及瘀血导致的症状。

西医学弥散性血管内凝血（DIC）可参照本篇论治。DIC 是在多种疾病发展过程中出现的一种严重的全身性血栓出血综合征。该病主要特点包括凝血、纤溶功能亢进、微循环障碍，继而引起全身出血，脏器损伤，血细胞破坏，甚至休克。如不及时救治，可危及生命，属临床危重症范畴。

（二）病因病机

瘀血的病因分内伤、外伤两个方面：一是由于气虚、气滞、血寒、血热等内伤因素，导致气血功能失调而形成瘀血；二是由于各种外伤或内出血等外伤因素，直接形成瘀血。各种外伤，诸如跌打损伤、负重过度等，或外伤肌肤，或内伤脏腑，使血离经脉，停留体内，不能及时消散或排出体外，或血液运行不畅，从而形成瘀血。或因出血之后，离经之血未能排出体外而为瘀，所谓“离经之血为瘀血”。或因出血之后，专事止涩，过用寒凉，使离经之血凝，未离经之血郁滞不畅而形成瘀血。载气者为血，运血者为气。气行血行，气虚运血无力，血行迟滞致瘀。或气虚不能统摄血液，血溢脉外而为瘀，此为因虚致瘀。气行则血行，气滞血亦滞，气滞必致血瘀。血得温则行，得寒则凝。感受外寒，或阴寒内盛，使血液凝涩，运行不畅，则成瘀血。热入营血，血热互结,或使血液黏滞而运行不畅,或热灼脉络,血溢于脏腑组织之间,亦可导致瘀血。可见,寒热伤及血脉均可致瘀。情志内伤,亦可导致血瘀,多因气郁而致血瘀。此外,多种病证久治不愈,必定会由浅入深发展,影响血液循环,或饮食起居失宜也可导致血瘀而变生百病。因此,无论是内伤还是外伤或其他因素所致瘀血病证,其核心病机为邪闭脉络,血不归经。

(三)诊断与鉴别诊断

1. 临床表现

疼痛如针刺刀割,痛有定处,拒按,常在夜间加剧。肿块在体表者,色呈青紫;在腹内者,紧硬按之不移,称为癥积。出血反复不止。色泽紫暗,中夹血块,或大便色黑如柏油。面色黧黑,肌肤甲错,口唇爪甲紫暗,或皮下紫斑,或肤表丝状如缕,或腹部青筋外露,或下肢筋青胀痛等。妇女常见经闭。舌质紫暗,或见瘀斑瘀点,脉象细涩。

瘀血在临床上的辨识务必要详细审查病史。根据"审证求因"的辨证方法,找出形成血瘀之因。大抵构成瘀血证在临床上表现为疼痛。首先,由于"不通则痛",故痛的性质如锥刺或如刀割;其次是肿胀如瘀结在肌表,则可见局部红肿或青紫,如在脘腹,多能触及癥块按之坚硬、固定不移;第三是有出血,其出血之色必紫暗并有血块,如为便血则大便当黑色;第四是在舌质上有瘀点或瘀斑,舌下静脉紫黑面色望诊多为晦暗色青,皮肤有肌肤甲错,在瘀血证重者亦属常见;第五是脉象多呈现沉、涩、弦。

2. 鉴别诊断

血瘀证 血瘀证的临床表现与瘀血证的临床表现有相似之处,临床上以舌暗、有瘀点或瘀斑、舌下静脉曲张、唇痿舌青、口燥但欲漱水不欲咽、疼痛夜甚或痛处不移、脉微大来迟或涩等为表现特征,但血瘀证无有形之积的形成。血瘀日久,血行滞缓和血液黏稠发展为凝滞瘀结而不散,成为凝血、死血,或各种外伤损伤肌肤和内脏,使离经之血积存体内,均为瘀血。

咯血 瘀血证晚期可能出现咯血等证候,但咯血多伴咳嗽、咳痰等症状表现,先有咽痒,或伴有胸闷胸痛,多为痰中带血,既往有呼吸系统疾病反复发作史可辅助诊断。而本证咯血只是终末期的其中一个症状,更兼见皮肤瘀斑、呕血、便血等。

厥脱 瘀血证后期也可能出现厥脱证候,但厥脱以突发汗出肢冷,烦躁不安,神志淡漠或昏迷,脉搏细弱,血压下降等为主要表现。而本证往往多伴有发热,皮肤瘀斑,窍孔黏膜出血等症状,可以鉴别。

(四)中医证治

本病早期多为实证:热毒外侵,深入营血,煎熬血液,血行不畅,滞而成瘀,或热邪迫血妄行,离经之血停而为瘀。后期多为虚证:久病则损伤正气,气虚不能统血,血不归经,发为出血,离经之血停而为瘀;血虚耗伤,阴血不足,血涩不行,或旁出经外因而成瘀;或阳气虚弱,不能温化阴血,血滞脉络,因而成瘀。瘀血证还应辨清瘀血、出血和血虚之分。瘀为离经之血不能及时排出消散而停滞体内，或者血液运行受阻，瘀积于经脉或脏器之内；出血为血不循经，溢于络外，从九窍而出；血虚为体内血液虚少。三者既有区别，又互为因果。如出血可造成血虚，亦可形成瘀血；血瘀可使血不止，瘀血不去新血不生。对于瘀血证，应当根据病情的演变，判断当下的病机特点，以辨证施治。

热毒血瘀（早期）

· 病机 · 热毒外侵，血瘀阻络。

· 证候 · 皮肤瘀斑或者破溃，指端发凉，尿量减少，还可伴发热，喘促，烦躁等。舌暗红少苔，脉细数。

· 治法 · 清热凉血，活血解毒。

· 方药 · 犀角地黄汤（《外台秘要》）。组成：水牛角 30～60 g（先煎），赤芍 30 g，生地 15 g，牡丹皮 10 g，金银花 15 g，丹参 30 g，当归 15 g。方中苦咸寒之水牛角，凉血清心解毒，为君药。甘苦寒之生地，凉血滋阴生津，一助水牛角清热凉血止血，一恢复已失之阴血。赤芍、牡丹皮清热凉血、活血散瘀，故为佐药。若见蓄血，喜忘如狂者，邪热与血瘀互结，加大黄、黄芩以清热逐瘀，凉血散瘀；郁怒而加肝火者，加柴胡、黄芩、栀子以清泻肝火；热伤血络，破血忘行之出血，加白茅根、侧柏炭、小蓟以凉血止血。

气虚阴脱、瘀血内阻（中期）

· 病机 · 气阴两虚，离经成瘀。

· 证候 · 皮肤出血、呕血、便血、尿血等。四肢发凉，乏力口渴，神志淡漠。舌暗红少苔或有瘀斑，脉细弱。

· 治法 · 益气养阴，活血止血。

· 方药 · 补阳还五汤（《医林改错》）加生脉散（《医学启源》）加减。组成：生黄芪 30 g，茜草 10 g，红花 10 g，当归 10 g，赤芍 15 g，川芎 15 g，生地 15 g，地龙 10 g，生晒参 15 g（另煎），麦冬 15 g，五味子 15 g。本方重用生黄芪，补益元气，意在气旺则血行，瘀去络通，为君药。当归尾活血通络而不伤血，用为臣药。赤芍、川芎、桃仁、红花协同当归尾以活血祛瘀；地龙通经活络，力专善走，周行全身，以行药力，共为佐药。加人参，甘温，益元气，补肺气，生津液；麦冬，甘寒养阴清热，润肺生津。人参、麦冬合用，则益气养阴之功益彰，共奏益气养阴、活血止血之功。

阳气虚脱、气不摄血（极期）

· 病机 · 阳气亏瘀，血滞脉络。

· 证候 · 全身各处出血不止，浑身湿冷，水肿尿少，呼吸困难，尿少或无尿，神志昏迷。舌淡暗，脉细弱或微弱欲绝。

· 治法 · 益气回阳固脱。

· 方药 · 参附汤（《妇人大全良方》）。组成：生晒参 30 g（另煎），制附子 9 g。方中人参甘温，大补元气以固后天，使脾胃之气旺则五脏之气亦旺。附子大辛大热，上温心阳，中温脾阳，下温肾阳，散全身之寒邪，复一身之阳气，为回阳救逆要药。二药相伍，益气回阳固脱，效专力捷。本方去附子，名独参汤，治大汗淋漓，呼吸微弱，面色苍白，脉微细者；去人参，加黄芪，名芪附汤,治阳虚自汗;去人参,加白术,名术附汤,治寒湿相搏,肢体重痛。若休克、心衰而肢冷汗多,脉微欲绝者,加生龙骨、生牡蛎、白芍、炙甘草等以敛汗潜阳,固脱强心;伴神昏者,可用加用安宫牛黄丸清心开窍。

(五)中医辨析思路与方法

瘀血证首辨虚实之分。根据临床表现,实证者,热入营血,血行不畅,滞而成瘀,或见热迫血行,离经之血停而为瘀,此时多为早期瘀血之象。虚证者多见伴正气虚损的表现,如四肢发凉,乏力口渴,或浑身湿冷,水肿尿少,呼吸困难,尿少或无尿,甚至神志昏蒙。明确虚实证候,当辨清瘀血、出血和血虚。瘀血为离经止血不能及时排出消散而停滞体内,或者血液运行受阻,瘀积于经脉或脏器之内;出血为血不循经,溢于络外,从九窍而出;血虚为体内血液虚少。

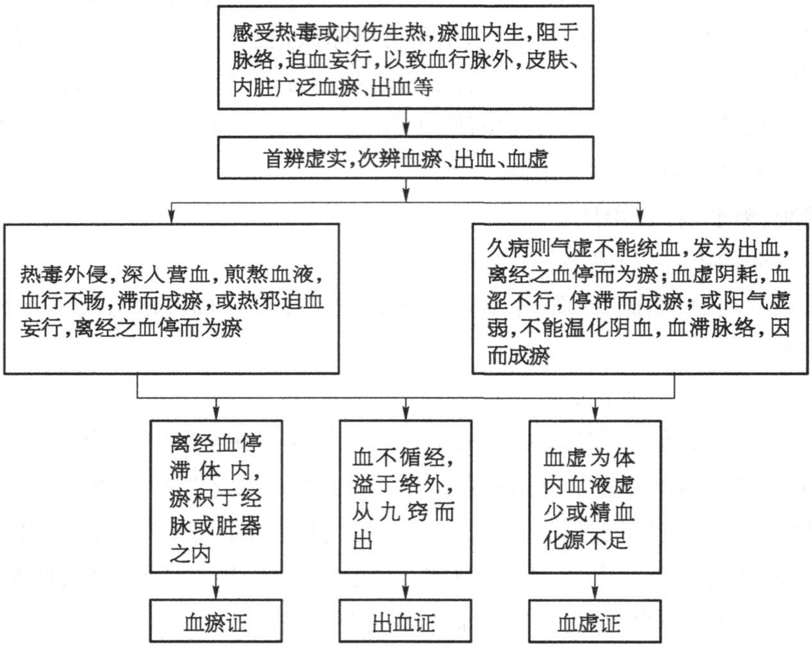

图19 瘀血证辨证思路要点

特色方药浅析

(一)经典方剂

(1)血府逐瘀汤:参见“暴喘”篇。若瘀痛入络,可加全蝎、穿山甲、地龙、三棱、莪术等以破血通络止痛;气机郁滞较重,加川楝子、香附、青皮等以疏肝理气止痛;血瘀经闭、痛经者,可用本方去桔梗,加香附、益母草、泽兰等以活血调经止痛;胁下有痞块,属血瘀者,可酌加丹参、郁金、䗪虫、水蛭等以活血破瘀，消癥化滞。

（2）膈下逐瘀汤：出自《医林改错》。组成：灵脂 6 g，当归 9 g，川芎 6 g，桃仁 9 g，丹皮 6 g，赤芍 6 g，乌药 6 g，延胡索 3 g，甘草 9 g，香附 4.5 g，红花 9 g，枳壳 4.5 g。方用红花、桃仁、五灵脂、赤芍、牡丹皮、延胡索、川芎、当归活血通经，行瘀止痛；香附、乌药、枳壳调气疏肝。与血府逐瘀汤相比，本方活血祛瘀之品较多，因而逐瘀之力较强，止痛之功更好。至于本方中甘草之所以用量较重，一则是取其调和诸药，使攻中有制；二则是协助主药以缓急止痛，更好发挥其活血止痛之能。若气虚者加党参，补气健脾。

（3）补阳还五汤：出自《医林改错》。组成：黄芪 120 g，当归尾 6 g，赤芍 5 g，地龙、川芎、红花、桃仁各 3 g。本方重用生黄芪，补益元气，意在气旺则血行，瘀去络通，为君药。当归尾活血通络而不伤血，用为臣药。赤芍、川芎、桃仁、红花协同当归尾以活血祛瘀；地龙通经活络，力专善走，周行全身，以行药力，共为佐药。本方生黄芪用量独重，但开始可先用小量（一般从 30~60 g 开始），效果不明显时，再逐渐增加。原方活血祛瘀药用量较轻，使用时可根据病情适当加大。若半身不遂以上肢为主者，可加桑枝、桂枝以引药上行，温经通络；下肢为主者，加牛膝、杜仲以引药下行，补益肝肾；日久效果不显著者，加水蛭、虻虫以破瘀通络；语言不利者，加石菖蒲、郁金、远志等以化痰开窍；口眼㖞斜者，可合用牵正散以化痰通络；痰多者，加制半夏、天竺黄以化痰；偏寒者，加熟附子以温阳散寒；脾胃虚弱者，加党参、白术以补气健脾。

（4）通经逐瘀汤：出自《医林改错》。组成：桃仁 9 g，红花 9 g，赤芍 9 g，穿山甲 9 g，皂角刺 9 g，连翘 9 g，地龙 9 g，柴胡 9 g，麝香 3 g。方中桃仁、红花、赤芍活血逐瘀，连翘、柴胡疏肝，清热解毒，地龙、穿山甲、皂角刺疏通经络，麝香理气活血。连翘、柴胡、麝香解毒清热，又以麝香、穿山甲、地龙、皂角刺通经活络，赤芍、桃仁、红花活血逐瘀。诸药伍用，既不大寒大热，又不大攻大下，恰合王清任提出的治瘟毒痘疹必解其毒，活其血之旨。若大便干燥，加大黄 6 g，便利去之。五六日后，见清浆、白浆，将麝香去之，加黄芪 15 g，将穿山甲、皂角刺减半。至七八日后，桃仁、红花亦减半，黄芪可用 25 g。

（5）少腹逐瘀汤：出自《医林改错》。组成：小茴香 1.5 g，干姜 3 g，延胡索 3 g，没药 6 g，当归 9 g，川芎 6 g，官桂 3 g，赤芍 6 g，生蒲黄 9 g，五灵脂（炒）6 g。方用小茴香、肉桂、干姜味辛而性温热，入肝肾而归脾，理气活血，温通血脉；当归、赤芍入肝，行瘀活血；蒲黄、五灵脂、川芎、延胡索、没药入肝，活血理气，使气行则血活，气血活畅故能止痛，共成温逐少腹瘀血之剂。现代研究表明，少腹逐瘀汤能调节肠蠕动，促进肠道气体排出；有较明显的镇静、解痉、止痛功效，尤能抑制红细胞和血小板聚集功能，溶解血栓，降低血液黏稠度，改善血液循环及血液的理化性质，增强吞噬细胞的吞噬功能，促进炎性病灶的消退及增生性病变的软化和吸收。

（6）身痛逐瘀汤：出自《医林改错》。组成：秦艽 3 g，川芎 6 g，桃仁 9 g，红花 9 g，甘草 6 g，羌活 3 g，没药 6 g，当归 9 g，灵脂 6 g，香附 3 g，牛膝 9 g，地龙 6 g。方中秦艽、羌活祛风除湿，桃仁、红花、当归、川芎活血祛瘀，没药、灵脂、香附行血气，止疼痛，牛膝、地龙疏通经络以利关节，甘草调和诸药。若微热，加苍术、黄柏；若虚弱，黄芪加量至 30~60 g。

（7）通窍活血汤：出自《医林改错》，组成：赤芍、川芎各6 g，桃仁6 g，红花、生姜9 g，麝香0.15 g，老葱3根，大枣7枚。方中赤芍清热活血；川芎、桃仁、红花养血活血行血，祛瘀生新；麝香芳香走上，开窍醒神；全方共奏养血活血、化瘀通络之功。

（二）中成药

（1）痹祺胶囊：含马钱子粉、地龙、党参、茯苓、白术、甘草、川芎、丹参、三七、牛膝。用法用量：每次4粒，每日2~3次。

（2）脉络疏通颗粒：含黄芪、金银花、黄柏、苍术、薏苡仁、玄参、当归、白芍、甘草、水蛭、蜈蚣、全蝎。用法用量：用温开水冲服，每次20 g（1袋），每日3次。

（三）常用中药注射剂

（1）丹参注射液：主要含丹参。功效：活血化瘀、通脉养心。常用方法：静脉注射，每次4 mL，用50%葡萄糖注射液20 mL稀释后使用，每日1~2次；静脉滴注，每次10~20 mL，用5%葡萄糖注射液100~500 mL稀释后使用，每日1次。

（2）参附注射液：含红参、附子。功效：回阳救逆，益气固脱。常用方法：每次20~100 mL，用5%~10%葡萄糖注射液250~500 mL稀释后使用，每日1次。

中医适宜技术

（一）局部用药

对于瘀血导致出血者，选用云南白药或大黄粉或白及粉进行局部外敷止血。

（二）毫针刺法

对于高热、昏迷者，可选用针刺合谷、水沟、四神聪、百会、涌泉等穴位施泻法，强刺激，间歇捻转5分钟；足三里直刺，施捻转补法。若效果不明显，可加用配穴1~2个，均用强刺激泻法，或十宣点刺放血。

（三）艾灸法

操作：对于低温出现厥脱者，艾条灸百会、关元、气海、神阙，每次15分钟。

（四）灌肠或结肠静滴法

对于神昏谵语，皮肤发斑，腹满便秘者，可选用灌肠法。

（1）桃仁15 g，赤芍10 g，生姜15 g，芒硝10 g，当归10 g，牡丹皮10 g，生地30 g，水蛭10 g，虻虫10 g。水煎，灌肠，每日1~2次。

（2）生大黄 60 g，煎水保留灌肠；或结肠灌注液（大黄、红花）100 mL 保留灌肠。适用于休克伴肾功能衰竭，症见尿少或无尿、水肿者。

经典医案赏析

（一）古代验案

1. 瘀血案

一人患伤寒至八日，脉大而紧，发黄，生紫斑，噫气，足趾冷至脚面。此太阴症也，最重难治。为灸命关五十壮，关元二百壮，服金液丹、钟乳粉，四日汗出而愈。

按语：本案出自清代魏之琇的《续名医类案》。伤寒太阴为病，脉大斑疹，肢冷，为脾阳虚衰，运化失职，寒湿内盛。本案为太阴重症，予以温阳散寒、温补脾阳之法，并用灸法，命关、关元同灸，散寒而愈。

2. 斑疹案

雷公真君曰：人有一附身热，即便身冷，而满体生斑如疹者，乃火从外泄，而不得尽泄于皮肤，故郁而生斑。人尽以为热也，用寒凉泻火之药不效，有斑不得消而死者，亦可伤也。亦用消斑神效汤治之：玄参（一两），麦冬（一两），升麻（三钱），白芷（一钱），白芥子（三钱），沙参（三钱），牡丹皮（五钱），水煎服。一剂斑势减，再剂斑纹散，三剂斑影尽消矣。

按语：本案出自清代陈士铎的《石室秘录》。此方妙在用玄参、麦冬以消斑，尤妙在升麻多用，引玄参、麦冬以入于皮肤，使群药易于奏功，而斑无不消也。

3. 斑疹案

许，温邪已入血分，舌赤音低，神呆潮热，即发斑疹。亦是血中热邪，误汗消食，必变昏厥。方药：犀角，细生地，元参，丹皮，郁金，石菖蒲。

按语：本案出自清代叶桂的《临证指南医案》。热入血分，斑疹隐隐，血热妄行，血不循经，泛于肌肤之间，病久昏厥，当清热解毒凉血而愈。

（二）现代经验

1. 竹叶青蛇咬伤（火毒证）案

患者，男，67 岁。因“竹叶青蛇咬伤致左足肿痛 16 小时”至深圳某医院就诊，症见精神疲倦，左足跟内侧可见 2 个牙痕，牙痕周围皮肤瘀紫，左足背肿胀延伸至左小腿，左足活动受限，有触痛，余未见异常。舌红，苔黄，脉滑。入院查血常规：白细胞 $32.07\times10^{9}/L$，中性粒细胞 $26.57\times10^{9}/L$，中性粒细胞百分比 82.8%。急诊凝血 4 项：凝血酶原时间 21 秒，纤维蛋白原 0.75 g/L，国际标准化比率（INR）1.76，凝血酶时间 27.1 秒。急诊肾功能 3 项：肌酐

121 μmol/L,尿酸 449 μmol/L;诊心肌酶和肝功能均未见异常。予蛇毒咬伤常规处理,使用抗腹蛇毒血清、破伤风抗毒素及抗感染处理。在滴注抗蝮蛇血清过程中出现血压下降,意识不清,大汗淋漓,心跳加快等过敏性休克症状,经抗休克、抗过敏治疗后症情好转。在西医常规治疗的基础上配合中医药清热解毒、利尿消肿排毒治疗。中医诊断:竹叶青蛇咬伤(火毒证)。方选用犀角地黄汤加减。处方:水牛角 30 g,牡丹皮 20 g,生地 20 g,半枝莲 30 g,墨旱莲 15 g。每日 1 剂,水煎取 300 mL,分早晚温服。入院 2 日,生命体征平稳;入院 4 日,肿胀减轻;入院 7 日瘀斑减退;入院 8 日,查凝血功能正常。

按语:本案出自《中医药导报》曾仲意医案。该患者毒蛇咬伤诊断明确,予抗蛇毒血清治疗过程中出现休克,无法完成后续治疗,改用中医药清热解毒。濒湖山人有云:"蛇虽阴类,却为火口。"故治拟清热解毒为主,盖因火毒内攻,入营动血,血热妄行,故治疗上还应以凉血为则,肿胀甚者兼顾消肿。犀角地黄汤出自唐代《备急千金要方》,包括犀角、生地、芍药、牡丹皮,是治疗温病血分证的代表方剂,具有清热解毒凉血之效,其功效与竹叶青蛇咬伤的病机相符。方中犀角予水牛角代之,配以生地、墨旱莲凉血止血,牡丹皮止血不留瘀,半边莲解毒消肿。治疗虫蛇咬伤中毒出血者,或可鉴之。

2. 血证(热毒血瘀)案

范某,男,9 岁,2015 年 9 月 20 日就诊。1 个月前患者过食鱼虾后四肢出现大量瘀点、瘀斑,色鲜红,大小不等,不高出皮肤,抚之不碍手,伴有腹痛、双下肢关节肿胀疼痛、尿血,无发热及呕吐,纳差,夜寐可,大便正常,舌质红,苔黄厚,脉滑数。查体温 37℃,血常规示白细胞 $9.93\times10^9/L$,中性粒细胞百分比 57.0%,淋巴细胞百分比 42.1%,嗜酸性粒细胞百分比 8.6%,血小板 $260.10\times10^9/L$。尿常规:红细胞(+),余无明显异常。腹部及双肾彩超无异常。此乃患者过食鱼虾后致食积化热,热入脉络,迫血妄行所致。治以消食导滞、清热凉血散瘀,用犀角地黄汤加减:水牛角(先煎)、生地、白芍各 15 g,赤芍、牡丹皮、徐长卿、醋延胡索、白茅根 12 g,秦艽、大蓟、小蓟各 10 g,连翘、紫草、炒鸡内金各 9 g,炙甘草 6 g。取 7 剂,水煎服。服后四肢瘀点、瘀斑明显减少,尿血症状减轻,腹痛及双下肢关节肿胀疼痛消失,纳眠可,大便正常。复查尿常规:红细胞 1~3/HP,余无异常。以上方去延胡索、鸡内金、紫草,加栀子 9 g。6 剂,水煎服。服药后诸症愈,复查尿常规无异常。随访 1 个月,患者因感冒后双下肢出现散在瘀点瘀斑,色鲜红,不高出皮肤,抚之不碍手,无腹痛、关节肿痛及尿血,纳眠可,二便正常,舌质红,苔薄白,脉数。查尿常规无异常。

二诊:去白茅根、大蓟、小蓟,加丹参、紫草各 10 g。6 剂,水煎服。服药后诸症愈。随访 1 年未复发。

按语:本案出自《中国中医药现代远程教育》朱珊医案。小儿过敏性紫癜作为儿科临床中的常见病,其临床变化迅速,治愈难度系数大,且病情易迁延。血证如《外科正宗》记载:"葡萄疫,其患多小儿,感受四时不正之气,郁于皮肤不散,结成大小青紫斑点,色若葡萄,发在遍体。"根据本病的临床特点,朱珊认为本病多是由风热侵袭、情志过极、饮食不节以及久病、热病等引起。病机为火热熏灼,迫血妄行,血热搏结,则渗于肌肤发病。正如《幼幼集成·诸血证治》曰:"外干六淫,内伤饮食,气留不行,血壅不濡,是以热极涌泄,不无妄动之患……若郁热内逼,必致荣血妄行。"朱珊认为本病的病变部位主要在血分,小儿脏腑娇嫩、形气未充,生机蓬勃、发育迅速,且小儿为纯阳之体,感邪后易于化热伤络,血溢于脉外,留于肌肤而发为本病,运用犀角地黄汤加减治疗,取得了比较满意的临床效果。

3. 弥散性血管内凝血(中阳亏虚)案

某女,74岁,2009年8月初诊。患高血压病、糖尿病10余年,今因突发头痛伴呕吐2~3小时入院。查体:血压210/142 mmHg,右侧肢体活动障碍伴肌力0级,戈登征及巴彬斯基征阳性,双下肺湿啰音,心率153次/分,双下肢高度浮肿。血糖20 mmol/L,BNP 6 000 ng/L。CT提示左侧基底节区脑出血,出血量约30~40 mL。考虑为脑出血,吸入性肺炎,2型糖尿病,冠心病,心功能Ⅳ级。积极予以脱水、抗炎、降糖、降压、抗心衰及其他综合对症处理,治疗期间血糖、血压波动较大。治疗1周后,突发暗红色血便,每日300~500 mL,血小板、血红蛋白及纤维蛋白原急剧下降,连续1周。考虑为心衰导致的应激性溃疡、下消化道出血、DIC形成。经制酸、止血、反复输血等综合处理,疗效不显。观面色苍白,舌强不举,舌面干而少苔,脉象细数。证属中阳不振,统摄无功。治拟益气摄血,固涩止逆。仿独参汤合十灰散加减(均为颗粒剂):茜草根、丹皮炭、赤芍、大蓟、当归、白茅根、槐米、侧柏叶、艾叶炭、小蓟各10 g,地榆炭、党参、苎麻根、白芍各20 g,黄芪30 g,血余炭2 g,大黄炭6 g。因患者已插鼻饲管,以温水50 mL冲泡后,经鼻饲管缓慢滴入(约30分钟),每日2剂。服药5日后凝血功能已正常,大便渐转黄,1周后病情好转。

按语:本案出自《浙江中医杂志》徐国胜医案。患者患消渴日久,肺脾肾三脏受损,肺失宣发布津,脾失运化,生化不足,肾失温化蒸腾,气血两亏,加之久病伤脾,摄血无功,发为血行脉外,溢于肠内,故便血不止。故宜急用独参汤补益元气、大补阴阳之本。然高档山参物稀价昂,不易求购。而止血为第一要务,故仿独参汤合十灰散加减益气固涩,以期先收止血之功,后予以补益脾气之品,使后天得补,气血得充,阴阳得调,出血自止。

4. 血证(肝脾两虚,肾精不足证)案

患者女性,12岁,2017年10月31日初诊。主诉:间断皮肤瘀点、瘀斑1年余。现病史:因"反复皮肤瘀点、瘀斑1年余,咳嗽1周"入院。以皮肤反复出现瘀点、瘀斑为主要表现,发病缓慢,病程>6个月,发病以来血小板数波动在$(22\sim49)\times10^9$g/L,2017年7月于某医院行骨髓穿刺术后确诊为血小板减少性紫癜。近1周来出现咳嗽,有痰,无发热、流涕等,舌暗红,脉细弱。辅助检查:血小板相关抗体3项检测示抗血小板抗体(PA)-IgG 6.57%,PA-IgM 3.23%,PA-IgA 1.08%。血常规示白细胞8.79×10^9g/L,中性粒细胞百分比42.3%,淋巴细胞百分比48.3%,红细胞5.12×10^{12}g/L,血红蛋白134 g/L,血小板64×10^9g/L。肺炎支原体抗体:阳性1∶80。凝血3项:凝血酶原时间10.2秒,凝血酶原活动度133%,凝血酶原国际化单位0.86,纤维蛋白原2.44 g/L,部分凝血活酶时间23.6 s。红斑狼疮细胞:未发现。血沉、C

反应蛋白、抗链球菌溶血素O、抗体类风湿因子无异常。输血4项、肝肾功能无异常。西医诊断：血小板减少性紫癜。中医诊断：血证，脾肾两虚。治法：补肾健脾止血。方拟大菟丝子饮加减，方如下：菟丝子50 g，红参20 g，鹿角片15 g（先煎），枸杞子30 g，生地、熟地各15 g，仙鹤草30 g，女贞子15 g，墨旱莲15 g，砂仁10 g，陈皮10 g，甘草10 g。30剂，水煎服，早晚分服。

二诊（2017年11月30日）：复查血小板125 g/L，继服上方60剂，随访皮肤瘀斑、瘀点症状明显好转。

按语：本案出自《天津中医药》陈宝贵医案。本病属西医免疫性血小板减少性紫癜。本病与虚劳、肌衄、葡萄疫、鼻衄等病证相近。由于饮食、疲倦等因素导致脏腑气血虚损，尤以脾肾虚损为要，气不摄血，脾不统血，精血不足，阴虚火旺，阴阳失衡。阳络伤血外溢而见肌衄、鼻衄、齿衄；陈宝贵认为血小板减少性紫癜中医病因病机的认识较为统一，多认为是肝、脾、肾三脏虚损为本，以热和瘀为标。其中，虚有气虚、阳虚之分，热有实热、虚热之别；热迫血妄行，血溢脉外，则成瘀血，瘀血阻络，又可诱发或加重出血。处方以大量菟丝子为君，配伍红参、鹿角片、枸杞子、生地、熟地为臣，大补气血，二至丸滋阴补肾，仙鹤草凉血止血，陈皮砂仁理气和胃，补而不滞，甘草调和诸药，可配成丸剂久服。

各家论述辑要

（一）秦汉时期

早在《黄帝内经》即对血的生理病理有较深入的认识，在有关篇章对血溢、血泄、咳血、呕血、溺血、便血、衄血等病证做了记载。

汉代张景在《伤寒论》《金匮要略》中针对血瘀病，提出了“瘀血”“蓄血”“千血证”等不同名目，并据不同的病证，制定出具体的治疗方剂。如因“血寒积结”导致血液滞，用温经汤散寒温经活血。血热瘀结下焦，轻者用桃仁承气汤通下瘀热，重者以抵当汤破血逐瘀，或用抵当丸以缓消。肺痈、肠痈，因热之过，血为之凝滞，蓄结痈脓所为，用泻热散结祛瘀法治之；产后气滞血瘀，用枳实芍药散行气散滞，宣通气血；气虚血瘀形成的“血痹”，用黄芪桂枝五物汤益气通阳行痹。血瘀日久，可形成多种病症。如“疟母”，用鳖甲煎丸化瘀消癥；“干血着脐”，以下瘀血汤攻坚破积；“癥痼害”“干血劳”，用桂枝茯苓丸、大黄䗪虫丸化瘀消积。此类方剂为活血化瘀的临床运用奠定了基础。

（二）隋唐宋元时期

隋代《诸病源候论》对于瘀血证的病因病机有较详细的论述。《备急千金要方》中记载犀角地黄汤，是一首治疗血证的经典方剂，至今仍广泛使用。《景岳全书》说“凡治血证，须知其要，而血动之由，唯火唯气耳。故察火者但察其有火无火，察气者但察其气虚气实，知此四者而得其所以，则治血之法无余义矣”，他将引起出血的病机提纲挈领地概括为“火盛”和“气伤”两个方面。温病学说中，提出热入营分、血分，可出现出血、发斑等症状，正是符合弥散性血管内凝血的表现。

宋代，由于政府的重视和儒医的大量涌现，使医学理论得到了发展，从而也推动了血瘀理论的研究。如陈无择认为“得寒凝泣，故瘀”，闪挫损伤筋骨肌肉，还可“致伤五脏，损裂出血，停留中脘”，说明内出血亦可为瘀。他还认为“发汗不彻”“吐不尽”，可致“瘀蓄在内”，出现“面黄、唇白、大便黑甚则狂闷”，此“皆瘀血所致”。说明瘀血是重要的致病因素。

此外，宋元时期，在革新思潮的影响下，医界形成了不同的流派。虽然各派医家的观点不同，但都能在自己的研究范围内，逐步补充、完善血瘀理论，使活血化瘀一法充实到外感内伤等各个医学领域。如刘完素在“六气皆从火化”的基础上，阐明了邪、燥邪致瘀的特点。认为“热甚消烁”，则血液“稠浊”，或“燥而浊”，治用凉膈散清热解毒，凉血活血，使血止而不留瘀。“燥之为病，血液衰少，而又气血不能流畅”，故治诸燥病时，除用“退风散热之品”外，注意配用“活血养液，润燥通气之凉药”。

张从正认为攻邪法可使“陈莝去而肠胃洁，癥瘕尽而营卫昌”，特别是下法，与活血化瘀法有密切的关系。从张氏用“三法”所治病证来看，说明他对血瘀理论有一定认识。如治一妇人腹中积块十八年之，诸法无效，其令一月之内，涌四次，下六次，使积块消，经水行。此虽专事吐下，然有消瘀攻积行气法存焉。又如治沉积疑胎证，遵《黄帝内经》“实者泻之”“血实者，宜决之”原则，数日内连用舟车丸、调胃承气汤、桃仁承气汤等方逐水通经，活血化瘀而取效。

李杲虽以脾胃著称，但也善用活血化瘀。据计，《脾胃论》《内外伤辨惑论》《兰室秘藏》《医学发明》四书中使用具有活血化瘀作用的方剂有60余首，约占四书方剂总数(389)方的六分之一。他认为气虚常伴有血瘀，阳虚水停亦可致瘀。故而常活血化瘀法与补气、行气、升阳等法熔于一炉，既不失重脾胃、补脾土的学术思想，又对血瘀理论及其血瘀治法有新的发展。特别是他在《医学发明》中提出：“血者，皆肝之所主，恶血必归于肝，不问何经之伤，必胁下。”并创复元活血汤，对外伤性瘀血证的治疗做出了重大贡献。

朱震亨认为，“人所以藉以为生者血与气也”。“气血冲和，万病不生，一有怫郁，诸病生焉。故人身诸病多生郁”，指出多种因素都可使“气血怫郁”。如“或因忧郁，或因厚味，或无汗，或因补剂，气腾血津，化为浊，老痰宿饮胶固杂糅，脉道阻塞，不能自行”；或“热血得寒，污浊凝涩”；“血受湿热，久必凝浊。气血失调，则血液郁滞，甚则凝结成块”；因“气为血之配，气热则热，气寒则寒，气滞则滞，气浊则浊。往往见有块者，气之凝也”。于“诸病多生于郁”的认识，朱氏论治杂病，善用解郁散结，行气活血化瘀之法。他认为积聚肿块是多种病理产物相互交结形成的，“块乃形之物也，痰与食积死血而成”，“停痰瘀血，互相纠缠，日积月深郁结成聚”，体现了痰郁相关的观点。总之，宋元时期的医家，既有自己突出的学术思想，又推动了血瘀理论的全面发展。

（三）明清时期

明清时期，是血瘀理论研究的高潮，不仅在综合性医著中，医家对活血化瘀的治疗提出了自己新的看法，而且出现了系统的、总结性的血瘀理论专著《医林改错》和《血证论》，使血瘀理论逐渐完善。如王肯堂指出“夫人饮食起居一失其宜，能使血瘀不行，故百病由污血者多”，明确了饮食起居失宜是致瘀的重要因素和污血致病的广泛性，强调了血瘀理论在中医学中的重要地位。张介宾认为，多种原因皆可导致“动血”，使血“壅郁于经络则发为痈疽脓血，或瘀结于肠则为血块血症”。张氏指出，“血虚而滞者，宜补之活之”，“血有寒滞不化及火不归原者宜温”，“血有畜而结者，宜破之逐之”，提出治血瘀要辨证论治。

叶天士认为温热毒邪可煎血为瘀，或灼伤血络而血溢。瘀热不去，离经之血反附其瘀，造成多处留瘀，广泛出血。故指出“入血就恐耗血动血，直须凉血散血”。瘀热上扰，可表现于舌。如“热入营血，其人素有瘀伤宿血在胸膈中，挟热而搏，其舌色必而暗，扪之湿，当加入散血之品”。“散血之品”，即指用活血化瘀药散其瘀热。叶氏善用活血、通络祛瘀法。

王清任认为“元气虚，必不能达于血管，血管无气，必然停留为瘀”。故补阳还五汤、黄芪赤风汤、黄芪桃红等方，都重用黄芪，以补气活血通络祛瘀。通气散、血府逐瘀汤、膈下逐瘀汤可用于气滞血瘀证。王氏还指出，寒热之邪、温热毒邪致瘀的特点。“血受寒则凝结成块，血受热则煎熬成块”，“血受烧炼，其血必凝”，可选用少腹逐瘀汤温经散寒，活血化瘀；解毒活血汤、通经逐汤清热解毒，凉血化瘀。王氏还善用活血化瘀法治疗疑难病症。如癫狂乃“气血凝滞脑气，与脏气不接”，用癫狂梦醒汤理气化痰，遂瘀通为治。他根据血瘀的不同部位，制定针对性方剂，选用引经药直达病所。他还提出“无论何病，交节病作，乃是瘀血”的认识，对预防某疾病，按时用药都有指导意义。

唐容川认为，“离经之血，虽清血鲜血，亦是瘀血”，说明离经之血即为瘀血，因其“不能加于好血，而反阻新血化机，故凡血证，总以祛瘀为要”。“瘀血去则新血生，新血生而瘀血自去”，揭示了祛瘀与生新的辩证关系。他指出“干血”是血瘀腑经络之间，“被火煎熬”而成，或“久则变为干血”。治疗时，“瘀血以气行之，干血与气相隔故用啮血诸虫以蚀之”，唐氏提出的“水累血，血病累气”即是“血水互患”的观点。他还认为血瘀可发于人体许多部位，涉及内、外、妇、五官等多科。

现代研究概要

（一）临床研究

瘀血主要指局部血液停滞，或多处血脉运行不畅，以及体内留存的离经之血。瘀血既是疾病发展过程中形成的病理产物，又是某些疾病的致病因素。由瘀血导致的各种功能或器质性病变称为瘀血证。罗铨认为“血瘀证”就是指由血液运行和功能障碍以及血液代谢障碍所引起的一个综合征。一般分为“离经之血”“内结之血”“污秽之血”“久病入络”。张学文认为造成瘀血的病因很多,主要包括外邪侵袭、外伤和物理刺激、七情内伤、气血阴阳虚损、痰饮、饮食失调、劳力过度和各种出血。针对瘀血证,主张以活血化瘀为大法,根据瘀血的具体证型,提出了治瘀十二法,包括理气祛瘀法、温经化瘀法、清热化瘀法、祛风化瘀法、化痰活血法、渗湿活血法、攻下化瘀法、养阴化瘀法、补气化瘀法、祛瘀止血法、开窍活血法和温阳化瘀法。单金平等人在活血化瘀止痛汤治疗偏头痛瘀血证临床观察中应用活血化瘀止痛汤治疗瘀血证偏头痛,可明显改善患者的临床症状,缩短患者头痛的持续时间,减少患者头痛发作次数,是临床中治疗偏头痛的一种行之有效的方法。刘旭东、陈先翰等人研究发现,大黄䗪虫丸联合恩替卡韦治疗慢性乙型肝炎瘀血阻络证患者,取得了较好的临床疗效,能显著改善患者临床症状,保护肝功能、抗肝纤维化。现代研究证明,大黄䗪虫丸具有抑制炎症因子分泌,上调 BAMBI 表达,靶向调控转化生长因子 β_1 生物活性,从而抑制肝星状细胞活化、增殖,促进胶原分解,减轻肝纤维化。丹红注射液属于中成药,由多种药材组成,能够发挥去瘀生新、通脉、活血化瘀等功效,从现代药理学角度分析,红花能够减轻心肌缺血再灌注损伤,激活血管内皮细胞释放前列腺素,抑制微血栓形成和血小板聚集,降低血液黏稠度;丹参能够减轻缺氧对血管内皮细胞和心肌的损伤性。赵国明研究结果表明,丹红注射液能够发挥抗血栓、抗凝、溶解等功效,抑制血小板聚集,增加冠脉流量,扩张血管,提高机体耐缺氧能力,保护心肌细胞,防止血栓形成,改善微循环,减少红细胞聚集,降低血液黏稠度,保护内皮细胞,改善血脂水平和血液流变学。张宇等发现凝血功能障碍患者采用犀角地黄汤联合西药治疗,可明显改善 DIC 早期患者的凝血指标,提高临床疗效和生活质量,从而提高其对治疗的满意度。杨滨枚发现清热解毒扶正方对肺系脓毒症痰热瘀阻证患者凝血功能存在影响,有明显改善凝血功能作用,对凝血功能指标血小板有升高作用,对纤维蛋白原有延缓作用,有降低凝血酶原时间、活化部分凝血酶原时间、凝血酶时间的作用,可使凝血功能指标由异常恢复到正常水平。曾庆波等发现大黄能够改善脓毒症患者的纤维蛋白原功能、血小板功能、纤溶功能,并能调控炎症反应。陈阵等发现黄芪注射液加川芎嗪注射液配伍可以明显扩张血管,降低血液黏稠度,增加血流速度,改善血液流变学,改善微循环。

瘀血证贯穿于肺间质纤维化发病的始终,并与痰浊、正虚等互相作用,共同促进疾病的进展。肺间质纤维化中,肺微血管异常增生,导致炎症反应加重、纤维修复过度;凝血纤溶系统失衡,导致患者血液处于高凝状态,进一步加重纤维化。因此,临床治疗肺纤维化过程中,根据痰瘀深伏、凝结肺络病机,结合微观角度下肺微血管的异常变化和凝血纤溶系统失衡,运用中医辨证论治的方法治疗肺间质纤维化,往往具有显著的优势。覃露等在《从瘀血证与肝脾关系探讨肝硬化食管静脉曲张的辨证思路》一文中提出,肝硬化食管静脉曲张首先是由于肝脾功能受损导致瘀血逐渐形成并阻滞于肝脏形成痞块,瘀血又作为病邪进一步影响肝脾、气血功能,导致经脉、全身气血运行不畅,出现全身性的瘀血或出血证的症状,而食管静脉曲张则是肝硬化瘀血证发展中的一个症状表现,其为表象,该病的本质当为瘀血结聚、正气虚衰。该病瘀血证证候贯穿始终,因此,中医治疗当以活血化瘀为本,兼以扶正,使瘀去结散,气机平和,从根本上降低食管静脉曲张的复发率。

（二）实验研究

张可洵等从病理角度观察加减抵当汤对血瘀大鼠血液流变学的影响上发现，加减抵当汤能明显降低全血高切黏度、全血中切黏度、全血低切黏度、血浆黏度、血细胞比容、纤维蛋白原含量，有确切的消瘀活血、改善微循环的作用，且其活血化瘀作用与疗效确切的尼莫地平相比无显著性差异。血必净对凝血功能影响的药理作用主要涉及的因子有凝血酶、PAI－1、TXA2R、凝血因子Ⅸa 等。通过计算机模拟技术-分子对接的方法，将血必净化学成分分子与凝血酶、PAI－1、TXA2R、凝血因子Ⅸa 4 个重要凝血靶点进行对接，结果发现血必净对上述凝血靶点均具有一定的拮抗作用，其中对凝血酶的作用较为显著。陈淼等研究表明，血必净联合常规西医治疗改变了血清（血小板内皮细胞黏附分子）PE－CAM－1 的浓度。上述作用可改善脓毒症患者微循环、增加血液黏稠度、减少血小板黏附和聚集、减少微血栓形成。同时血必净注射液可降低 TF－α 对内皮细胞的亲和力，保护受损的内皮细胞，改善微循环，降低血浆可溶性血栓调节蛋白（sTM）及血管性血友病因子含量，改善患者临床生化指标及病情，降低危重患者多器官功能障碍综合征的发生率。刘赟等发现，黄芪注射液早期干预对脓毒症幼鼠模型的 P－选择素、TAT、PLT 均有改善。加秀凤等人研究发现，下瘀血汤可能通过增加 ACE2 的表达，抑制 ACE、AngⅡ和 TGF－β1 的表达，使 RAS 中促进肝纤维化的经典通路 ACE－AngⅡ－AT1R 转变为抑制肝纤维化的 ACE2－Ang（1－7）－Mas 受体轴为主导，从而抑制肝纤维化。张承承等人研究表明下瘀血汤对 SHR 具有一定利尿作用，可能是其“活血利水”作用的体现，而调控 AQP2 表达可能是其“活血利水”作用的本质所在。陈少丽等研究发现，下瘀血汤组分配伍对大鼠免疫性肝纤维化模型具有保护肝细胞功能，其机制可能是通过抑制 TGF－β_1 mRNA 表达而发挥抗肝纤维化作用。冯康虎等人研究发现，三七总皂苷能过增加 SOD，降低 MPO，起到显著改善皮瓣局部代谢，清除氧自由基等功效；能诱导 VEGF 生成，使皮瓣在术后早期促进侧支循环毛细血管形成，并使血流增加，改善静脉瘀血；能够增强 bFGF 的高表达，促进纤维细胞增生，提高组织对创伤的修复能力；能够增加皮瓣远端的血供，促进皮瓣成活，对皮瓣移植在临床应用范围扩大有着重要的指导意义。

（张亚利　陈冉）

参考文献

[1] 周泳，曾仲意. 中西医结合治疗抗蛇毒血清过敏的蛇伤患者 1 例[J]. 中医药导报，2019，25(16)：140－141.

[2] 王娇娇，程静凯，胡文杰，等. 朱珊教授运用犀角地黄汤治疗小儿过敏性紫癜的临床经验[J]. 中国中医药现代远程教育，2017，15(04)：79－80.

[3] 朱世荣，李雨蒙，王明镜，等. 胡晓梅三焦论治免疫性血小板减少症[J]. 国际中医中药杂志，2020，(05)：486－489.

[4] 徐国胜. 十灰散加减治疗弥散性血管内凝血之肠道出血验案举例[J]. 浙江中医杂，2010，45(10)：771.

[5] 张美英，梁燕山，陈宝贵. 大菟丝子饮加减治疗血小板减少性紫癜验案举隅[J]. 天津中医药，2018，35(05)：362－364.

[6] 罗珺钰,刘芳,罗铨,等.罗铨教授对瘀血证的独特见解[J].云南中医中药杂志,2020,41(02):5-6.

[7] 张学文.瘀血证治[M].西安:陕西科学技术出版社,1998.

[8] 单金平,单晓晶.活血化瘀止痛汤治疗偏头痛瘀血证临床观察[J].光明中医,2020,35(02):202-204.

[9] 刘旭东,赵壮志,吕萍,等.大黄䗪虫丸对大鼠肝组织 BAMBI 表达的影响[J].时珍国医国药,2018,29(12):2858-2861.

[10] 陈先翰,唐嘉华,唐梅文,等.大黄䗪虫丸联合恩替卡韦片治疗慢性乙肝瘀血阻络证患者临床观察[J].现代医学与健康研究电子杂志,2019,3(22):9-11.

[11] 赵国明.丹红注射液治疗冠心病心绞痛瘀血证的临床疗效及机制分析[J].中国处方药,2019,17(02):61-62.

[12] 张宇,梁志锋,徐象辉.犀角地黄汤联合西药对脓毒症凝血功能障碍患者临床疗效、凝血指标及预后的影响[J].中国医学创新,2019,16(16):116-119.

[13] 杨滨枚.清热解毒扶正方对肺系脓毒症痰热瘀阻证凝血功能影响的临床研究[D].昆明:云南中医药大学,2020.

[14] 陈阵,周发祥.黄芪与川芎嗪注射液治疗慢性充血性心力衰竭疗效观察[J].医药论坛杂志,2011,32(06):149-150.

[15] 孟丽红,姜良铎,张晓梅.肺间质纤维化瘀血证微观探讨[J].环球中医药,2017,10(10):1202-1204.

[16] 覃露,彭卓嵛,李瑞胜,等.从瘀血证与肝脾关系探讨肝硬化食管静脉曲张的辨证思路[J].中医研究,2018,31(03):5-7.

[17] 张可洵.加减抵当汤防治瘀血证的实验研究[D].长春:吉林大学,2008.

[18] 孙茜,李银平.血必净治疗脓毒症凝血功能障碍的研究进展[J].中国中西医结合急救杂志,2014,21(6):476-480.

[19] 陈淼,费爱华,路薇薇,等.血必净治疗脓毒症的疗效及对血小板内皮细胞黏附分子-1 和凝血功能影响的研究[J].现代中西医结合杂志,2012,21(11):1156-1158.

[20] 谢颖光,李文强,马绪伟,等.血必净注射液对 ICU 患者血管内皮细胞的保护作用及其对 ET-1、NO 的影响[J].湖南中医药大学学报,2011,31(2):6-8.

[21] 加秀凤,谢纪文,朱锐.下瘀血汤调控 ACE2 介导的 RAS 自稳抑制肝纤维化实验研究[J].中西医结合研究,2021,(01):24-29+32.

[22] 张承承,韩雪婷,刘伟敬,等.下瘀血汤调控 AQP2 表达改善 SHR 肾小管损伤实验研究[J].中国中西医结合肾病杂志,2020,(05):384-387+471.

[23] 方鹏飞.三七总皂苷对家兔皮瓣移植术后静脉瘀血及组织修复影响的实验研究[D].兰州:甘肃中医药大学,2015.

[24] 陈少丽,陈德兴,都广礼.下瘀血汤组分配伍抗免疫性肝纤维化大鼠模型的实验研究[J].时珍国医国药,2013,(06):1397-1399.

高　热

中医诊疗基础

（一）基本概念

高热是指机体在内外病因作用下，体温超过39.1℃，造成脏腑气机紊乱，阳气亢盛为主症的一类病证，属于临床危重症范畴。主要包括外感高热与内伤高热。其中外感高热，属伤寒、温病、暑病等范畴，内伤高热属中医学“内伤发热”范畴。

（二）病因病机

1. 病因

(1) 外感六淫外感发热：多由风、寒、暑、湿、燥、火六淫之邪，侵袭人体而发病。六淫之中，尤以火热、暑邪是导致高热的主要病邪，而风、寒、燥、湿邪入里皆可化火，但作为病因，多称之为热而不称为火。六淫所致的多种外感发热，又与气象、季节、时令密切相关，因此常呈明显的季节性与区域性，故六淫既可单独致病，又可两种以上邪气兼夹致病。

(2) 感受疫毒：疫毒是一种传染性较强的致病邪气。疫毒为四时六气运化失常所引动而肆虐，其毒力强劲，更多夹当令时气，合而伤人，故传染性强。

(3) 正气不足：素有宿疾，或年迈体弱，若气候变化，人体的卫外之气不能调节应变，或卫外功能减弱，肺卫疏懈，肌腠不密，感而发病。

2. 病机

(1) 发病：外感发热一般起病急骤。

(2) 病位：外感导致发热，其入侵人体的途径，多由皮毛或口鼻而入。由皮毛肌腠而入者，循经由表而里，传至脏腑，发为热病。疫毒之邪，多由口鼻而入，充斥于人体，循卫气营血而分属于上、中、下三焦之脏腑。

（3）病性：以热毒为主，也可有温热夹湿及湿热者，伤寒次之。外邪入侵，人体正气与之相搏，正邪交争于体内，或热毒充斥于人体而发热，即所谓“阳胜则热”。

（4）病势：热为阳邪，其性炎上，外感发热早期多表现有头面咽喉热毒壅盛之症状，渐次邪热弥漫。由表入里，从上而下，易伤津耗液。

（5）病机转化：发热的产生是正邪相争，阴阳平衡失调的结果。因于感受外邪，入里化热，阴阳的转化消长发生障碍，此时正气未衰，邪正相互作用，表现为邪气对正气的损伤和正气与邪气的交争，阳的一方偏盛，发生阳气偏盛的热性病变而表现发热为主，伴有恶寒、口干等。鉴于邪热疫毒其性猛烈，故见起病急，传变快，热势高等实热之证。发热病变，以阳胜为主，其病机变化最易化火。火热充斥体内，进而伤津耗液，故在整个热病中，都以温热伤津，阴液耗损为特点，常常产生一系列的火炽伤阴之病理反映。再者，热毒之邪过盛，邪毒内传，营血耗伤，因而临床上易于发生神昏、出血的变证，即称之为逆传，来势凶险，预后较差。如果正气虚衰，加之热灼阴液，外感高热可久治不愈，或者转化成气虚、阴虚而长期发热。

（三）诊断与鉴别诊断

1. 临床表现

以高热为主症，体温超过39℃，舌红，脉数为诊断要点。

满面通红为实热证，两颧潮红多为虚热证。

红舌、绛舌、紫舌，舌色愈红愈深，提示热势愈甚。全舌老红有苔，见于实热证；绛舌，多见于外感热病热盛入营期；若脏腑阳热亢盛，还可伴见点刺舌、裂纹舌。苔色愈黄，邪热愈甚，黄苔多与红绛舌并见。薄黄苔多见于风热表证；黄燥苔多见于热邪伤津。

咽喉红肿灼痛明显者，属实热证；咽部色红，肿痛不显者，多为阴虚证。若皮肤现深红色或紫红斑疹，多因热邪亢盛，内迫营血。

呼吸气粗而喘，多伴有神识不清，语无伦次，声高有力，多为热扰心神之实证；或伴有倦息神疲，气息微弱，元气不足之象。

多见数脉，脉数而有力为实热，脉数而无力为虚热。脉浮多因外感。

2. 鉴别诊断

内伤发热　外感发热，多由六淫、疫疠之邪侵袭，人体直接感受外邪而发病；内伤发热多与饮食不节、劳倦太过、七情郁结等有关，导致人体脏腑气血不和，阴阳失调而发病。外感发热发病急速，病程短，多属实证；内伤发热起病多缓慢，病程较长而缠绵难愈，以虚证居多。外感发热，热势较高，寒热并作，热无休止；内伤发热，热势较低，多表现为五心烦热和骨蒸劳热，且间歇发作，时作时止。外感发热常兼恶寒、口渴面赤、舌红、苔黄、脉数等实热证；内伤发热常兼形体消瘦、面色少华、短气乏力、倦息纳差、脉数无力等虚证。

（四）中医证治

卫表证

·病机·六淫邪毒或时疫邪气，侵伤卫表，犯及肌腠，内郁气机，正邪交争。

·证候·恶寒发热，鼻塞流涕，喷嚏，咳嗽，周身酸楚不适。苔薄，脉浮。

·治法·解表达邪。

·方药·偏于寒者，选用麻黄汤(《伤寒论》)。药用：麻黄、桂枝、杏仁、甘草(炙)。麻黄汤为太阳表实证而设。临床表现为无汗而喘，和恶寒，头身疼痛的表实证候。方中麻黄宣肺平喘，开闭郁之肺气，加用透营达卫的桂枝为臣药，解肌发表，温通经脉，两药相须为用，是辛温发汗的常用组合。杏仁降利肺气，炙甘草调诸药，本方能发汗解表，宣通肺卫，畅达营阴，使寒邪从汗外出。

偏于热者，选用银翘散(《温病条辨》)。药用：金银花、连翘、桔梗、薄荷、牛蒡子、竹叶、荆芥穗、甘草等。本方为辛凉平剂。方中以金银花、连翘清热解毒，轻宣透表，为主药；薄荷叶辛散表邪，透邪外出，淡竹叶、芦根甘凉轻清，清热生津止渴，共为臣药；桔梗、牛蒡子宣肺利咽为佐药；甘草调和诸药为使药。诸药合用，疏散与清解并施，共成疏散风热、清热解毒之剂。夹湿者，加藿香、佩兰；便秘者，加用防风通圣丸。

气分证

·病机·正气亏损，脏腑功能失调，虚阳内逆，阴火偏亢。

·证候·壮热，口渴引饮，面赤心烦，口苦口臭。舌红苔黄，脉洪大有力。

·治法·清胃解热。

·方药·白虎汤(《伤寒论》)加减。药用：生石膏、知母、粳米、生甘草。方中用生石膏辛甘大寒，清泻阳明而除烦热为君药；知母苦寒清热而润燥为臣药，石膏得知母相助，清热除烦之力尤强；生甘草、粳米益胃生津，使大寒之剂无损脾胃，共为佐使。卫气同病者，加金银花、连翘卫气同治；体弱脉虚大者，加太子参益气生津；大便秘结者，加大黄泄热通便；若发斑隐隐者，加水牛角、玄参清热凉血。

肺热痰壅

·病机·邪热入里，热壅于肺，邪热壅肺，肺失宣肃之里热证。

·证候·壮热，咳嗽或喘促，痰黄稠或痰中带血，胸痛口渴。舌红苔黄，脉滑数。

·治法·清热解毒，宣肺化痰。

·方药·常用方麻杏石甘汤(《伤寒论》)加减。药用：麻黄、生石膏、杏仁、甘草、金银花、鱼腥草。本方重用生石膏辛甘大寒，清泄肺胃之热以生津，麻黄宣肺解表而平喘，二药相制为用，既能宣肺，又能泄热，并奏清里达表、宣肺平喘之效而为主药；杏仁苦降，助麻黄止咳化痰平喘，金银花、鱼腥草辛苦寒，助石膏清热解毒共为辅佐药；甘草调和诸药，以为使。热甚者，加黄芩、连翘、蒲公英清热解毒；胸痛，咳吐脓痰者，加金荞麦、葶苈子泻肺涤痰。

肠腑实热

·病机·热邪进入肠腑与积滞相结而成。

·证候·发热，日晡热甚，腹胀满，大便秘结或热结旁流，烦躁谵语。舌苔焦躁有芒刺，脉沉实有力。

·治法·通腑泄热。

·方药·大承气汤(《伤寒论》)加减。药用：生大黄、芒硝、枳实、厚朴。方中生大黄苦寒泄热通便，荡涤肠胃为君药；芒硝咸寒泄热，软坚润燥为臣药；厚朴、枳实行气散结，消痞除满并助硝、黄加速积滞排泄，共为佐使药。四药同用，直泻里热，通便导滞。热结阴亏，燥屎不行者，加生地、玄参、麦冬以增液通便；邪热炽盛，胸膈烦热，口舌生疮者，加栀子、黄柏、连翘、竹叶清热解毒，泻火除烦。

肝胆湿热

·病机·里热内盛夹湿，湿热内郁于肝胆，肝胆失疏，少阳枢机不利所致。

·证候·寒热往来，胸胁苦满，口苦咽干，或恶心呕吐，目身发黄，便秘尿黄。舌红，苔黄腻，脉弦数。

·治法·清利肝胆湿热。

·方药·大柴胡汤(《伤寒论》)加减。药用：柴胡、黄芩、枳实、大黄、白芍药、清半夏、茵陈、板蓝根、大枣、生姜。大柴胡汤系小柴胡汤合小承气汤加减而成。本方用小柴胡汤中柴胡、黄芩疏肝利胆，和解退热为君药；选用小承气汤中之枳实、大黄泄热通便为臣药；白芍、半夏柔肝和胃，茵陈清热利湿，板蓝根清热解毒，共为佐药；生姜、大枣调和脾胃，为使药。诸药相合，肝胆气机得舒，热邪得泄，湿热得除，诸症自痊。热重者，加金银花、连翘、败酱草清热解毒；胁痛者，加延胡索、川楝子行气止痛；呕吐者，加竹茹降逆止呕；黄疸者，加金钱草、栀子、青蒿利胆退黄。

大肠湿热

·病机·饮食不洁或恣食生冷，损伤脾胃，导致食(湿)滞内停，湿蕴而生热。

·证候·发热，腹痛，泄泻或利下赤白脓血，里急后重，肛门灼热，口干口苦，小便短赤。舌红苔黄腻，脉滑数。

·治法·清涤肠道湿热。

·方药·葛根芩连汤(《伤寒论》)加减。药用：粉葛根、黄芩、黄连、甘草。方中重用粉葛根为君药，清热解肌，升清阳而治下利；辅以黄芩、黄连苦寒清热，祛湿止泻；使以甘草和中调药，共成解肌清里之剂，以除肠道湿热。热甚者，加金银花、贯众、黄柏清热解毒；小便短赤者，加木通、车前子清热利湿，气滞腹痛者，加木香、槟榔以理气化滞。

膀胱湿热

·病机·本证初起可有恶寒发热之太阳膀胱经证，但邪热入里，与湿相合，下注膀胱，熏灼水道所致。

·证候·寒热起伏，午后热甚，尿频尿急尿痛，小便灼热黄赤，腰部或少腹疼痛。舌苔黄，脉滑数。

·治法·清热利湿。

·方药·八正散(《太平惠民和剂局方》)加减。药用：木通、瞿麦、萹蓄、车前子、滑石粉、大黄、栀子、柴胡、黄芩。方中木通、瞿麦、萹蓄、车前子、滑石粉清热利湿，通淋止痛，共为君药；柴胡、黄芩和解退热，大黄泄热降火，栀子清泻三焦湿热，共为臣佐药。三焦湿热得清，膀胱湿热得利，诸症得解。热甚者，加白花蛇舌草、蒲公英清热解毒利湿；小腹坠胀者，加乌药、枳壳行气消滞。

■ **营血炽热**

·病机·邪热内传营分，耗伤营阴所致。

·证候·壮热口渴，烦躁或神昏谵语，斑疹隐隐或见鼻衄、吐血等出血见症。舌红绛，脉洪数。

·治法·清热透营，凉血解毒。

·方药·清营汤(《温病条辨》)加减送服安宫牛黄丸。药用：犀角(水牛角代)、竹叶心、连翘、黄连、生地、麦冬、玄参、丹参等。方用苦咸寒之水牛角清解营分之热毒，为君药；生地凉血滋阴，麦冬清热养阴生津，玄参滋阴降火解毒；佐以金银花、连翘、竹叶清热解毒、轻清透泄，使营分热邪有外达之机，促其透出气分而解，即“入营犹可透热转气”；黄连苦寒，清心解毒；丹参清热凉血，并能活血散瘀。

(五) 中医辨析思路与方法

高热是众多疾病的主要症状之一。对发热辨证法，清代严则庵纂辑、裘庆元辑的《伤寒捷诀》归纳总结为：“果为伤寒及寒疫也，则用仲景法；果为温病及瘟疫也，则用河间法；果为气虚也，则用东垣法；果为阴虚也，则用丹溪法。”

仲景法即六经辨证法，是《伤寒论》的辨证纲领。《伤寒论》包括多种热性病，归纳为太阳、阳明、少阳、太阴、少阴、厥阴等六种类型，并认为六经中的三阳证多属热证、实证的阳性病证；三阴证多为寒证、虚证的阴性病证。太阳证可分为经证、腑证两种。太阳经证的主要证候：如为太阳中风证，则有头痛、发热、出汗、恶风、脉浮缓等表现；若患者恶寒发热、头身痛、骨节疼痛、腰痛、无汗或有咳喘、脉浮紧，则为太阳伤寒证。太阳腑证的主要证候：① 蓄水证：发热，汗出，烦渴或渴欲饮水，进水则呕，小便不通畅，脉浮。② 蓄血证：下腹硬满或急起板结，情绪躁动如要发狂，小便通畅。阳明证也可分为经证、腑证两种。阳明经证的主要证候：身热，出汗，口渴喜喝水，心烦，苔黄而干燥，脉洪大。阴明腑证的主要证候：身热，日晡(午后)潮热，汗出连绵，便秘，腹胀满，疼痛拒按，烦躁，或胡言乱语，甚则神志不清，精神恍惚，苔黄燥，脉实有力。少阳证主要表现为：寒热往来，胸胁胀满，不思饮食，心烦，喜呕，口苦，咽喉干，眼花，舌苔白滑，脉多弦象。太阴证主要表现为：腹胀满，呕吐，食欲不好，腹泻时疼痛，受热或触按时则感舒适，口不渴，舌淡红，苔白，脉迟或缓。少阴证主要表现因寒化与热化而有不同。寒化证(向寒证转化)：恶寒，不发热、身倦，欲睡，手足清冷，小便清长通畅，口不渴，腹痛，四肢沉重疼痛,脉微细或沉。热化证(向热证转化):心烦、失眠,脉沉细数。厥阴证主要表现为:手足清冷,消渴,气往上窜,心中发热而痛,虽饥而不欲食,腹冷腹泻,呕吐,甚或呕出蛔虫。

刘河间法即温病的卫气营血辨证法。卫分证是温病的初期阶段,为温邪侵袭卫表,正邪相争于卫分,人体卫外功能失调所引起的一类证候,病情较轻,主要特点为发热,微恶风寒,口微渴,脉浮数。《温热论》曰:“温邪上受,首先犯肺”“在卫汗之可也”。气分证是指温邪内入脏腑,正盛邪实,正邪剧争,阳热亢盛的里热证候,为温热邪气由表入里,由浅入深的极盛时期。其病变范围广泛,凡温邪不在卫分、又未入营血,皆属于气分范围。由于邪入气分所在脏腑、部位的不同,所反映的证候有多种类型,常见的有热壅于肺、热扰胸膈、热在肺胃、热迫大肠等。主要证候特点为壮热不恶寒,口渴,苔黄。营分证指温邪深入营分,导致营热亢盛,营阴耗损,心神被扰的一类证候,以实质性损害为主要病机变化,病位在心和心包,病情较危重。主要特点为身热夜甚,心烦不寐,或神昏谵语,舌红绛。《素问·痹论》曰:“病久入深,营卫之行涩。”血分证是温热病发展到最后阶段,温邪已入血分,血热亢盛,动血耗血,瘀热内阻的一类证候,以心肝肾的病变为主,多昏、痉、厥、脱之变,病情多属危重。主要证候特点为斑疹,急性多部位、多窍道出血,舌质深绛。

三焦辨证属于脏腑辨证。强调两点:① 是有特指脏腑的脏腑辨证,即上焦是肺和心包的病变,中焦是脾胃的病变,下焦是肝肾的病变,其病位明确;② 是有特定传变规律的脏腑辨证,即上焦传中焦,中焦传下焦,即吴鞠通所言“始上焦,终下焦”。三焦辨证体系具有病位明确、病机具体、证候典型的特点。三焦辨证包括上焦、中焦、下焦三大证候群。上焦这一大证候群所包括的温邪犯肺及邪犯心包,是小证候群。小证候群中的温邪犯肺证候群所包括的卫气受郁、肺气失宣,邪热壅肺、肺气闭阻和湿热阻肺、肺失清肃,属单个证候。小证候群中的邪犯心包证候群包括的邪热内陷、机窍闭阻和湿热酿痰、蒙蔽包络,属单个证候。中焦这一大的证候群包括阳明热炽证候、阳明邪结证候群、湿热中阻证候。阳明热炽证候即胃经热盛、热炽津伤;阳明邪结这一小证候群所包括的肠道热结、传导失司和湿热积滞、搏结肠腑,属单个证候;湿热中阻证候即湿热困阻、升降失司。下焦这一大的证候群所包括的肾精耗损和虚风内动,即属单个证候。肾精耗损由邪热久稽、耗损肾阴所致,虚风内动由肾精虚损,肝失濡养所致。

六经辨证、卫气营血、三焦辨证,都可以分析高热病理变化,明确病变部位,归纳证候类型,掌握病程阶段和传变规律,从而确立治法,指导高热病的治疗。但三种辨证各有侧重。一般而言,六经辨证长于外感高热病的辨证,卫气营血辨证长于辨证病变的阶段、浅深、轻重,三焦辨证长于辨别病变的部位、性质和证候类型。故在临床上,对于高热,多以六经辨证为先,再以卫气营血辨证确定病变的浅深层次和发展趋势,再用三焦辨证确定病变部位和性质。

临床实践中,我们提出了发热病的四步辨证法。四部辨证法的理论基础,以阴阳为纲,“阴阳者,天地之道也,万物之纲纪,变化之父母,生杀之本始,神明之府也,治病必求于本”。以六经为目,《伤寒论》创立的六经辨证是中医辨证论治的总纲,整合了阴阳、五行、脏腑、气血、经络等理论。兼顾兼夹病邪,兼夹病邪是人体阴阳失衡,脏腑功能失调,气、血、津、精代谢紊乱而产生。四部辨证证法具体思路如下:第一步,辨实证(阳证)、虚证(阴证);第二步,辨寒热真假，真热假寒（阳证）、真寒假热（阴证）；第三步，辨六经（三阳经为阳，三阴经为阴）；第四步，辨兼夹病邪（病邪分阴阳），临床以水液代谢异常而出现的痰、饮、湿为主。

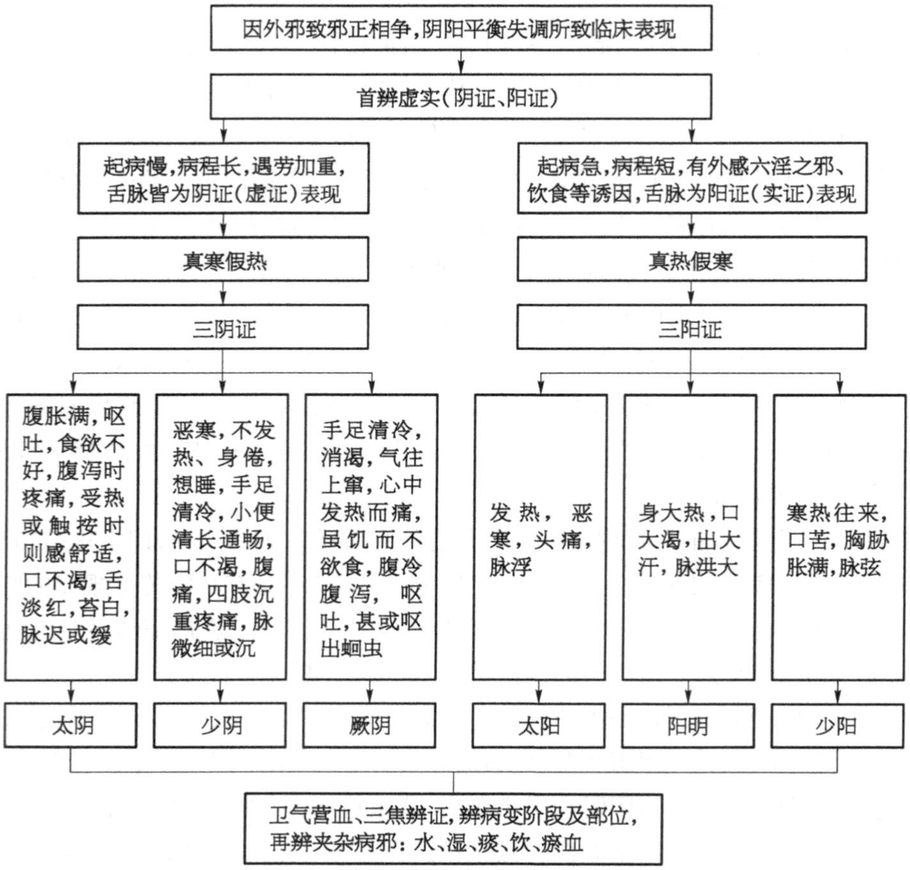

图 20　高热中医辨证要点

特色方药浅析

（一）经典方剂

（1）*桂枝汤与麻黄汤*：桂枝汤和麻黄汤是治疗太阳病的两个最基本经方。太阳病所致的高热，主要有太阳伤寒和太阳中风两个主要的证候，二者均以发热、头痛、恶风寒、脉浮为基本特征。但中风证的基本病机为风邪袭表，卫强营弱，营卫失和，以汗出、脉浮缓为特点，唯其汗出，故又称表虚证，治以桂枝汤祛风解肌，调和营卫。伤寒证的基本病机是寒邪束表，卫闭营郁，以无汗而喘，周身疼痛，脉浮紧为特点，唯其无汗，故又称表实证，治以麻黄汤发汗解表，宣肺平喘。麻黄汤为无汗表实，桂枝汤为有汗表虚。麻黄汤方为“麻黄三两，桂枝二两，甘草一两，杏仁七十个”，服后无须啜热稀粥。其中甘草只用一两，桂枝汤中甘草用二两，且配合生姜大枣健脾胃、滋汗源。服药后啜热稀粥。

（2）大青龙汤与小青龙汤：大青龙汤的主要病机是外束风寒，内有郁热或寒邪郁表，兼有水湿；症见恶寒发热，身疼痛，无汗，脉浮紧，烦躁，或身不疼但重，脉浮紧。治法：外散风寒，内清郁热，表里同治。方为“麻黄六两，桂枝二两，甘草二两，杏仁四十枚，生姜三两，大枣十枚，石膏如鸡子大”。大青龙汤的典型症状为脉浮紧、发热恶寒、身疼痛、不汗出而烦躁。故大青龙汤中，麻黄重用六两辛温发汗，合生石膏可清散郁热，且有石膏配伍，麻黄不至于辛温助热；合杏仁可通调肺气；合桂枝、生姜可宣营郁；因脉浮紧无汗，故不用芍药。小青龙汤的主要病机是外束风寒，内停水饮；症见恶寒发热，头项强痛，无汗，咳嗽，喘息，干呕。治法辛温解表，温化水饮，表里同治。方为“麻黄、桂枝、芍药、细辛、干姜、甘草各三两，五味子半升，半夏半升”，治疗发热，仍是以麻黄辛温发汗，解除束闭的卫气；桂枝、白芍、甘草补营气，通表阳；细辛、干姜、五味子温肺化饮；半夏降逆。

（3）白虎汤和白虎人参汤：白虎汤证和白虎人参汤证都有大汗、大渴、大热、脉洪大四大阳明病经证的典型症状。白虎汤证之发热，乃阳明气分热盛，自汗出，脉滑数或大而有力，虽见手足厥冷，但本质为阳盛格阴。此时可查验舌苔是否黄燥，询问患者是否欲饮冷水，若昏迷，则可触摸患者胸腹，应灼热。治疗用白虎汤，“石膏一斤，知母六两，甘草二两，粳米六合”。因热甚以致谵语，故须急用大量石膏清气分热，知母苦寒以泻胃、肾之火，甘草、粳米可护中，且粳米秉秋金之完气，清凉肃降，四药合用，可息壮火。白虎加人参汤证具有上述四大症，因为壮火食气，大汗又导致耗气伤津，故有大渴，“舌上干燥而烦，欲饮水数升”。白虎汤证之脉象为滑，白虎加人参汤证则为脉洪大。脉洪大一方面表示热盛，另一方面也表示气虚，滑脉为如盘走珠，首尾皆盛，表示热极，洪脉则来盛去虚。故白虎加人参汤证，为阳明气分热盛，又兼有气津两虚，在白虎汤的基础上加人参，可补气生津。

（4）调胃承气汤、大承气汤、小承气汤：三种承气汤证在阳明篇有大量论述，须前后互参。三种承气汤证均有发热、汗出、不大便、腹部拒按，甚至谵语等症，只是热、实程度不同。调胃承气汤为“大黄四两、甘草二两、芒硝半升”；小承气汤为“大黄四两、厚朴二两、枳实三枚”；大承气汤为“大黄四两、厚朴半斤、枳实五枚、芒硝三合”，且大承气汤中之大黄为后下。调胃承气汤与小承气汤均为攻下之轻剂，前者偏于燥热，如可兼见舌有芒刺、大便燥结，故用芒硝软坚清热，甘草甘缓，可使芒硝、大黄清热攻下之力缓和，留于胃中；后者偏于胀满，可兼见腹胀，矢气多，故用厚朴、枳实下气除胀。大承气汤为热、实程度最重，病情严峻，需要急下存阴，故增加芒硝、厚朴、枳实用量，且后下大黄。

（5）小柴胡汤、大柴胡汤：少阳病发热，为往来寒热，且会伴有胸胁苦满，心烦喜呕，头晕目眩，或头角痛，口苦，咽干，苔白，耳聋，溺赤，脉浮弦而细。小柴胡汤为少阳病主方，更是治疗少阳发热的基本方。小柴胡汤组成为“柴胡半斤，黄芩三两，人参三两，半夏半升，炙甘草三两，生姜三两，大枣十二枚”。其中柴胡是和解少阳之主药，治疗半表半里部疾病，无出其右，且用量大，临床对于往来寒热、胸胁苦满、头晕目眩及偏头痛等效果很好；黄芩清降少阳胆火，可治疗口苦咽干，柴胡、黄芩合用可清解透散少阳之郁热。半夏、生姜降逆止呕；人参、甘草、大枣可补益胃气，扶助正气，以防邪再入里。大柴胡汤为少阳病兼阳明热实，不但具有少阳病之往来寒热、胸胁苦满、呕吐口苦，还具有阳明热实证之心下或腹部疼痛拒按，及大便秘结或热利。舌脉应显示热实之象。大柴胡汤方为“柴胡半斤，黄芩三两，半夏半升，芍药三两，生姜五两，枳实四枚，大枣十二枚，大黄二两”，为小柴胡汤去人参、甘草，加芍药、枳实、大黄，且生姜加重为五两。柴胡、黄芩和解少阳郁热，半夏、生姜和胃止呕，去人参、甘草之补，益以芍药、枳实、大黄之清下，重用生姜，因为病邪并未完全入里，一部分仍在少阳，故不可峻下，仍需生姜顾护脾胃。

（二）中成药

（1）安宫牛黄丸：参见“猝死”篇。

（2）紫雪丹：含石膏、寒水石、磁石、滑石、犀角（水牛角代）、羚羊角、木香、沉香、玄参、升麻、甘草、丁香、朴硝、硝石、麝香、朱砂等组成。具有清热解毒、镇痉息风、开窍定惊之功效。常用于温热病、热邪内陷心包，症见高热烦躁，神昏谵语、抽风痉厥、口渴唇焦，尿赤便闭，及小儿热盛惊厥。现代常用于治疗乙型脑炎、流行性脑脊髓膜炎的发病后期，重症肺炎，化脓性感染败血症，小儿麻疹毒陷营血，斑疹伤寒，猩红热等有上述症状者。本方证为温热病发展过程中，热邪炽盛，内陷心包，伤及津液，引动肝风所致，其中热邪炽盛为首要病因。方中石膏、滑石、寒水石清热泻火；羚羊角凉肝息风；犀角（水牛角代）清心凉血解毒；升麻、玄参、炙甘草清热解毒；朴硝、硝石清热散结；麝香开窍醒神；木香、丁香、沉香宣通气机，以助开窍；朱砂、磁石、金箔重镇安神。用法用量：每次 1 丸，每日 1 次。小儿，3 岁以内一次 1/4 丸，4~6 岁一次 1/2 丸，每日 1 次。或遵医嘱。

（三）常用注射剂

（1）热毒宁注射液：每 10 mL 含青蒿、金银花、栀子各 1 g。功效：清热、疏风、解毒。常用方法：每次用本品 20 mL，加入 5%葡萄糖溶液或 0.9%的氯化钠溶液 250 mL 中静脉滴注，每日 1 次。

（2）痰热清注射液：每 10 mL 含黄芩、熊胆粉、山羊角、金银花、连翘各 1 g。功效：清热、化痰、解毒。常用方法：每次本品 20~40 mL，加入 5% 葡萄糖溶液或 0.9% 的氯化钠溶液 250 mL 中静脉滴注，每日 1 次，控制滴速每分钟不超过 60 滴。

（3）鱼腥草注射液：含鱼腥草提取物。功效：清热解毒。常用方法：每次 2~4 mL，肌内注射，每日 3~4 次；或本品 40~80 mL，加入 10% 葡萄糖溶液 250 mL 中静脉滴注，每日 2 次。

（4）双黄连注射液：系金银花、黄芩、连翘提取物制成的无菌粉末，每瓶 600 mg，相当于生药 10 g。功效：清热解毒。常用方法：每次每千克体重 60 mg，用注射用水或 5%~10%葡萄糖溶液或生理盐水适量溶解后供静脉滴注，每日 1 次。

（5）清开灵注射溶液：含猪牛羊胆酸、水牛角、黄芩、金银花、栀子、板蓝根等。功效：醒脑开窍。常用方法：每次本品 10 mL，加 25%葡萄糖溶液 20 mL，静脉注射，每隔 1～2 小时可重复一次，连续 3～5 次；或本品 40～60 mL，加入 500 mL 葡萄糖溶液中，静脉滴注，每日 2 次。

中医适宜技术

（一）毫针刺法

方案 1

表实证的高热，可以针刺大椎、曲池、风池穴，用毫针刺法，施泻法为主，强刺激，间歇捻转 5 分钟。

里实证的高热，可以针刺大椎穴，施泻法为主。

里虚证，辨证选取大椎、足三里、阳陵泉、三阴交等穴位，施补法。

方案 2

里虚证取足三里、阳陵泉、三阴交。电压为 10～15 V，频率为 106～120 次。表实证、里实证的高热，取大椎、曲池等穴。电压 6～9 V，频率 100～200 次。或者点刺放血，有即时降温效果。

（二）耳针疗法

取穴：耳尖穴。

操作：两耳交替取穴，间歇留针 1～2 小时。或者耳尖穴点刺，针尖刺入 1～3 mm 深后放血。

（三）灸法

操作：对于里虚证发热者，用艾条灸神阙、关元、气海、足三里，每次 15 分钟。

（四）湿敷法

药物擦浴法：麻黄、薄荷、青蒿、防风水煎擦浴，适用于表热证；生石膏、知母、葛根水煎擦洗，适于里热证。

冰敷疗法：用冷水毛巾或冰袋置于额部及大血管浅表处。

（五）推拿按摩法

（1）高热：推三关，退六腑，清水河天。

（2）昏迷：捻耳垂，掐委中。

（3）抽搐：掐天庭，掐人中，拿曲池，拿肩井。

经典医案赏析

（一）古代验案

1. 高热案之一

热入血室，疹斑稍现，舌黄滑，脘闷，大便泻痢，微热。势在重险，宜清解，防厥。（六月二十一号丙午初七日）贯众（二钱），碧玉散（三钱，荷包），大豆卷（三钱），小青草（一钱），原滑石（四钱），赤苓（四钱），连翘（三钱），通草（钱半），银花（三钱），炒枳壳（钱半），省头草（钱半引），活水芦根（一两）。二帖。又血舍已清，泻痢较差，脉濡数，舌黄，呛咳，微热不清，胸前发斑白。宜清解为主。（六月念四号丙午初十日）淡竹叶（钱半），银花（三钱），省头草（钱半），桔梗（钱半），京川贝（二钱），赤苓（四钱），广郁金（三钱），大豆卷（三钱），碧玉散（四钱，荷包），小青草（一钱），通草（钱半）。清煎二帖。又泻痢已瘥，身热亦退，脉濡细，脘腹胀闷，咳逆宜治，防变。（七月四号丙午二十日）桔梗（钱半），枳壳（钱半），新会皮（钱半），白前（钱半），川贝（二钱），赤苓（四钱），广郁金（三钱），蔻壳（钱半），佩兰（钱半），通草（钱半），谷芽（四钱），（引）荷叶（一角）。三帖。

按语：本案出自清代《邵兰荪医案》。伏热由阳明而陷入血室，血下则阳热上浮，而神识不清，语言谵妄。张仲景屡有刺期门之训，因期门是肝经之募，泻其热而通其经，则汗得遍身而蓄热外泄，下血自止而谵语自已。此案治法，虽不宗小柴胡汤之例，而悉遵仲景无犯胃气及上二焦之戒，仍以清热利窍，俾郁热外泄而疹斑透现，确是良法。但肝经之热，恐难速解，故防劫液动风而变痉厥。幸其郁热渐由大肠而自寻出路，治以清解而斑更现，泻痢较差，身热亦退，初二两方之着力，显然可见。唯初方既用碧玉散，则滑石可以去之。第三方若再注重清解，庶免久咳之累。

2. 高热案之二

虞恒德治一妇。年四十余，夜间发热，早晨退，五心烦热无休止时，半年后，虞诊六脉皆数，伏而且牢，浮取全不应，与东垣升阳散火汤四服。热减大半，胸中觉清快胜前，再与二帖，热悉退，后以四物加知母、黄柏，少佐炒干姜，服二十余帖愈。

按语：本案出自清代俞震《古今医案按》中明代虞恒德医案。夜热脉数系阴虚，因其脉伏且牢，浮取不应，故用升阳散火得效，仍以阴药收功。然阴药用六味地黄及二地二冬必不效，妙在芎、归合知、柏，及从治之炒干姜也。

（二）现代经验

1. 高热（邪在少阳）案

赵某，男，28 岁。患者感受风寒之邪，发高热持续不退，体温 39.6℃，恶寒，夜晚发热更甚，身疼痛无汗，头痛，眩晕，口苦，咽干口渴，呕恶不欲食，胸胁满闷。舌红而苔黄，切脉则弦数。辨为邪客少阳之半表半里，正拒邪入而发热，邪进正退则恶寒，正邪分争所以寒热往来而如疟。然口渴苔黄反映少阳与阳明并病。当和解少阳，兼清阳明之热。处方：柴胡 16 g，半夏 14 g，党参 6 g，炙甘草 6 g，黄芩 10 g，生姜 8 g，大枣 7 枚，桔梗 10 g，枳壳 10 g，连翘 10 g，生石膏 30 g，板蓝根 16 g，玄参 14 g。服药 3 剂，汗出热退，体温降至 38℃。又服 2 剂，寒热不发，脉静身凉而病愈。

按语：本案寒热往来为邪在少阳。少阳居于半表半里之间，为三阳之枢机。伤寒，邪传少阳，正邪分争，正胜则热，邪胜则寒，故见发热与恶寒交替出现。更有口苦、咽干、眩晕、胸胁满闷、呕恶不欲食等证，则断为少阳病无疑。其身痛，无汗之症，为邪热壅盛，气机不利所致。治疗以和解少阳，斡旋气机为主，兼以清解气分热毒。方以小柴胡汤和解少阳枢机，恢复肝胆出入之机转，从而鼓正祛邪。枳壳、桔梗，一降一升，斡旋上下；石膏、连翘、板蓝根、玄参，消气分之热毒，彻邪外出。诸药共伍，能和畅气机，宣通内外，调达上下，疏利三焦。服之则使少阳和畅，枢转气活，自能鼓邪热随汗外出。本方用于外感发热不退，邪入少阳者。

2. 高热(阳明热盛)案

吕某，男，48 岁，农民。初秋患外感，发热不止，体温高达 39.8℃。到本村医务室注射"氨基比林"等退热剂，旋退旋升。四五日后，发热增至 40℃，大渴引饮，时有汗出，而手足却反厥冷，舌绛苔黄，脉滑而大。此乃阳明热盛于内，格阴于外，阴阳不相顺接的"热厥"之证。治当辛寒清热，生津止渴，以使阴阳之气互相顺接而不发生格拒。急疏白虎汤：生石膏 30 g，知母 9 g，炙甘草 6 g，粳米一大撮。仅服 2 剂，即热退厥回而病愈。

按语：此乃阳明热盛于内，格阴于外，阴阳不相顺接的"热厥"之证。治当辛寒清热，生津止渴，以使阴阳之气互相顺接而不发生格拒。厥阴病，有正邪交争，阴阳消长的特点。如果阳热内盛而格阴于外，以致阴阳之气不相顺接，就会形成虽发热却手足厥冷的"热厥"证。且阳热愈盛，阴阳格拒之势越重，则手足厥冷也就愈深。张仲景所谓："热深者，厥亦深；热微者，厥亦微。"热厥的辨证特点是发热在前，手足厥冷在后。本案厥冷、发热、口渴、脉滑大，为阳热郁遏于气分，阳气不能外达。正如《伤寒论》所说："伤寒脉滑而厥者，里有热，白虎汤主之。"白虎汤大辛大寒，善于清解气分之热，无论伤寒还是温病，凡邪热不解、口渴、脉洪大，或阳热内盛格阴于外，手足厥冷等症，皆可使用。值得提醒人们注意的是，方中的主药石膏应因证、因时而增损。临床辨证凡属大热弥漫全身，阳明经腑皆热，汗出、口渴者方可放胆使用。对于"伤寒脉浮，发热无汗，其表不解"者，则不可应用；否则，易使外邪冰伏不解，变生诸端，则祸不旋踵。

3. 高热(湿温)案

周某，男，24 岁。感受时令之邪，而发热头痛、胸中发满、饮食作呕。注射"安乃近"与"葡萄糖液"，汗出虽多而发热不退，反增谵语、身疼、呕吐等症。试其体温 39.6℃，脉来濡，舌苔白腻。脉证合参，湿邪犹存，治当清利湿热，芳化湿浊，以行三焦之滞。方用：白蔻仁 6 g，滑石

12 g，杏仁 6 g，苡仁 12 g，藿香 6 g，厚朴 6 g，半夏 10 g，竹叶 6 g。刘渡舟书方时，语其家人曰：服药可热退，可勿忧虑。然病人服药无效，反增口渴心烦，体温升至 40℃，一身酸痛，两足反厥冷如冰。病家惶恐，急请刘老再诊。切其脉仍濡，而舌苔则黄白间杂。湿温为患，明白无误，然前方胡为不效？思之良久，则又疏一方：苍术 10 g，生石膏 30 g，知母 10 g，粳米 15 g，炙甘草 6 g。上方仅服一剂，高热即退，足温，诸症皆愈。

按语：此证本属湿温为病，当时若利湿清热，自可奏效而愈。然病家误发其汗，乃犯湿家之禁，亡失津液，故致病情加剧。然既按湿温治疗，用方为何不效？此证胸满泛恶，固属湿候；而同时又有高热、烦渴、谵语，则属阳明之热显著。前方用三仁汤治湿之力大，但清热之力则小，而藿香、厚朴又有增燥助热之弊，故药后口渴心烦，而病不得解。今既热盛于里，湿阻于外，则阳气不能下达，故两足冰凉而不温。治疗之法，非白虎不足以清其热，非苍术不足以胜其湿，故改投苍术白虎汤，一剂即愈。

4. 高热（阴伤热燥）案

宋某，女，65 岁。患者初春发病，身热 20 余日，体温 38.5℃上下，形体消瘦，面色暗黑，舌干绛而有裂痕，苔垢厚焦黄，唇焦起皮，胃纳少思，脘腹胀满拒按，口干欲凉饮，咽红干痛，两脉沉细小滑，按之仍有力。素患肺结核十余年，经常夜间有汗，有时低热。近来感受温邪，屡投辛温解表，重亡津液，阴分过亏，津液大伤，蕴热腑实，便秘不通。阴愈亏而热愈炽，肠愈燥而阴愈耗，必须顾津液以润其燥，通腑实求其热除。本虚标实之证，急以增液承气汤治之。处方：玄参 45 g，生地 30 g，麦冬 25 g，白芍 30 g，川石斛 25 g，芒硝 1.5 g（冲），大黄粉 1.2 g（冲）。一剂药后昨夜大便畅通一次，初干如羊屎，后则少缓，肛门破裂，微带血渍。今日体温 37.5℃，舌干绛而有裂痕，胃纳渐开，脘腹胀满已减。咽仍红，干痛已见缓和。两脉沉细小滑，力量稍逊。素体阴分不足，血虚热盛，患温病又复伤阴，大便秘结。此液枯肠燥，无水舟停，故先用增水行舟润肠通便法，今便已通热已减，再以甘寒润燥，以补药之体，作泻药之用，切不可再用硝黄。处方：北沙参 30 g，生地 25 g，白芍 25 g，清阿胶 15 g（分两次烊化），黑木耳 12 g，炙鳖甲 15 g（先煎），麦冬 15 g，2 剂药后患者身热已退净，体温 37℃，舌苔已化，质绛干裂，胃纳如常，大便又行一次，便下正常，腹不胀满，咽干痛已无，脉见细弦小滑，再以甘寒育阴，从本治疗。处方：生地 25 g，北沙参 25 g，生白芍 25 g，生苡米 15 g，生白扁豆 25 g，清阿胶 12 g（分两次烊化），天麦冬各 10 g，鸡内金 10 g。5 剂药后诸恙皆安，身热退净。饮食睡眠皆好，嘱平时忌用辛辣厚味，食以清淡为佳。

按语：素患结核，知其为阴虚之体；初春即患温症，正合冬不藏精，春必病温之倒，温邪又必伤阴，是二伤也，病后误用辛温，屡屡发表，过汗更必伤阴，是三伤也。阴津伤而燥热内结肠腑，而成无水舟停之证。故首用增水行舟方法，得便通症减，即变为甘寒濡润，所谓以补药之体作泻药之用，唯恐久病年高之体，难当硝黄之峻。其小心谨慎有如此者。终以甘寒育阴收功。可见治温病当以存阴为第一要义。

5. 高热(暑湿)案

王某,女,41 岁。患者身热四五日,头晕且沉,微有憎寒,胸闷泛呕,呕吐恶心,舌白苔腻根厚,两脉濡滑而数,大便溏薄,小便短赤,暑热挟湿互阻不化,拟以芳香疏化方法,防其湿热增重,饮食寒暖诸宜小心。处方:鲜佩兰 10 g(后下),鲜藿香 10 g(后下),大豆卷 10 g,前胡 3 g,半夏 10 g,厚朴 5 g,竹茹 10 g,陈皮 6 g,马尾连 10 g,芦根 30 g,六一散 10 g(布包),鲜荷叶一角,白蔻仁末 1 g(冲)。2 剂药后身热憎寒皆解,呕吐止而胸闷亦轻,胃纳渐开,小溲如常,暑湿难解而苔腻根厚,大便未行,再妨前方增损之。处方:原方加鸡内金 10 g,焦麦芽 10 g。又 2 剂,而告痊愈。

按语:暑月湿热俱重,感之者多病暑湿,胸脘痞闷,泛恶欲呕,是其症也。暑热挟湿,互阻不化,须忌寒凉,治当芳香疏化,分消其邪,故用鲜藿佩、大豆卷、前胡芳化于上焦,陈、夏、朴、蔻辛开于中焦,芦根、六一散导湿于下焦,马尾连、鲜荷叶、竹茹清暑热,兵分数路,各奏其功,故可收桴鼓之效。

6. 高热(痰热蕴肺)案

王某,男,87 岁。发热 7 日,咳嗽喘憋 5 日,体温波动在 38~39.5℃之间。经西医诊断为肺炎,曾注射庆大霉素,口服四环素,效不见著,遂请中医会诊。患者壮热不退,汗出口干,咳嗽喘息,不得平卧,痰黄黏量多,大便 5 日未行,小便黄少,腹微满不痛,舌红苔黄腻,脉滑数。此属温热入肺,灼液成痰,痰阻气机,肺失宣降,故咳喘并作。肺与大肠腑为表里,肺气不降,腑气不通,故大便数日未行。治以宣肺涤痰,通腑泄热。幸喜患者虽年迈而体尚健,正气尚足,可攻之于一时,拟宣白承气汤加味。处方:杏仁 6 g,全瓜蒌 20 g,炙杷叶 15 g,生石膏 15 g,黛蛤散 10 g(包),生大黄 6 g(后下)。1 剂后二诊:药后大便 3 次,所下恶臭,腹不满,咳喘轻,再以原方去大黄治之。2 剂后三诊:药后诸症大减,体温 37.8℃,咳喘已微,能平卧安眠,舌红苔黄白,脉弦细小滑,拟清肃肺气,佐以和胃。处方:杏仁 6 g,桔梗 6 g,瓜蒌皮 10 g,清半夏 10 g,焦谷芽 10 g,生甘草 6 g,桑白皮 6 g,芦根 20 g。2 剂药后诸症已平。体温正常,X 线检查两肺未见病理性变化,痊愈出院。

按语:秋月息温,感炎暑之余气而发,是名伏暑。邪伏于肺,炼津成痰,肺失宣降,故喘咳不得平卧,痰多色黄,身热不退。主症虽悉在肺,病机却与腑气不通相关。其不大便五日,是治疗之关键。盖肺与大肠相表里,邪壅于肺,当泻大肠也澈选用吴氏宣白承气汤。虽患者年高而经用攻下者,以其体健故也。得下恶臭,热随便泄,即去大黄。终佐和胃之品,故虽年高,不为伤也。

各家论述辑要

(一) 秦汉时期

中医辨治热病的历史可以追溯到战国时期,而第一部辨治外感热病且理法方药俱全的典籍是东汉时期的《伤寒杂病论》。此书是张仲景在继承《黄帝内经》《难经》等中医典籍理论的基础上以构建六病辨证体系来诊治外感热病的临床著作。先秦时期的《黄帝内经》中论述热病的文献有数十篇,并有七个专章以热病作为篇名,从其概念的定义、发病原因、病变机制、命名分类、传变规律、临床特征、治疗法则及禁忌、预后等均有较详细的论述。

1.《黄帝内经》

《黄帝内经》将外感热病称为伤寒,且有广义和狭义之分。《素问·热论》云"今夫热病者,皆伤寒之类也",明确了一切外感热病皆属于伤寒的范畴,是广义之伤寒。狭义伤寒,是指感受寒邪引起的外感热病,即《素问·热论》之"人之伤于寒也,则为热病"。外感热病的分类,《黄帝内经》所论的热病以外感热病为要,突出感邪即发的热病(伤寒)与伏邪温病以及时行瘟疫。《素问·热论》将感邪即发热病的众多复杂证候,按六经分证分为六经单经各证与"两感于寒"之表里合病两种类型。其中,两感于寒,表里俱病,是邪盛正衰,属六经热病之危重病证类型,如"病一日,则巨阳与少阴俱病,则头痛口干而烦满;二日,则阳明与太阴俱病,则腹满身热,不欲食,谵言;三日,则少阳与厥阴俱病,则耳聋囊缩而厥"。外感热病,因邪气侵入的部位不同,其表现的症状也各异,其中火热邪气致病最易产生高热、神昏等危重症。如"阳盛则身热,腠理闭,喘粗为之俯仰,汗不出而热,齿干以烦冤,腹满死,能冬不能夏"(《素问·阴阳应象大论》);"阴不胜其阳,则脉流薄疾,并乃狂"(《素问·生气通天论》)。《素问·至真要大论》还列举感受在天之火热获六淫化火,所致如瞀瘛、噤鼓栗,如丧神守、逆冲上、躁狂越、胕肿、腹胀等近20种病证。"肝热病者,小便先黄,腹痛多卧,身热,热争则狂言及惊,胁满痛,手足燥,不得安卧";"心热病者,先不乐,数日乃热,热争则卒心痛,烦闷善呕,头痛面赤,无汗","脾热病者,先头重,颊痛,烦心、颜青、欲呕、身热、热争则腰痛,不可用俯仰,腹满泄,两颌痛";"肺热病者,先淅然厥,起毫毛,恶风寒,舌上黄身热,热争则喘咳,痛揍胸膺背,不得大息,头痛不堪,汗出而寒";"肾热病者,先腰痛胻,苦渴数饮,身热,热争则项痛而强,胻寒且,足下热,不欲言"(《素问·刺热》),论述了热邪循经内侵五脏,导致内脏功能失调而产生的脏腑高热病。《黄帝内经》还提出了属于伏气温病的高热病。如《素问·生气通天论》《素问·评热病论》《灵枢·论疾诊尺》等篇认为,时逢炎暑,或感于寒邪,邪伏藏体内,夏至后发病者为暑病,骨暑病多有高热,惊厥,尺肤热,脉燥盛等症状。如"阴于暑,汗,烦则喘渴,静则多言。体若燔炭,汗出而散"。如若阳热邪盛,阴精衰竭,阳热之邪交于阴分不解,则可发生汗出辄复热,脉燥疾不为汗衰,狂言、不能食,预后险恶的阴阳交病。阴阳交病为阳邪鸱张,阴精亏竭,邪正交争于阴分所致,故属危重的伏气温病。对于高热病的传变,《黄帝内经》主要概括为由表入里,由浅入深,由皮毛而经脉,由经脉而脏腑。《素问·阴阳应象大论》曰:"夫邪之客于形也,必先舍于皮毛,留而不去,入舍于孙脉,留而不去,入舍于络脉,留而不去,入舍于经脉,内连五脏,散于肠胃,阴阳俱感,五脏乃伤,此邪之从皮毛而入,极于五脏之次也。"

《黄帝内经》对高热的基本疗法是针灸,强调有选针具、用专穴、重视综合调护的特色,在一些篇章中也提出了药物治疗法则。《素问·阴阳应象大论》"病之始起也,可刺而已,其盛科待衰而已,故因其轻而扬之……其有邪者,渍行以为汗,其在皮者,汗而发之""今风寒客于人,使人毫毛毕直,皮肤闭而为热,当是之时,可汗而发之”,提示在高热病初期,可用药物发汗。对五脏热病的治法,《素问·刺热》“肝热病者……刺足厥阴少阳”“心热病者……刺手少阴太阳”“脾热病者……刺足太阴阳明”“肺热病者……刺手太阴阳明”“肾热病者……测足少阴太阳”,提出了五脏热病采用刺本脏及相为表里的经脉,以泻其表里之热邪。对于大热遍身,《素问·刺热》提出“诸治热病,以饮之寒水,以饮之寒水,乃刺之;必寒衣之,居止寒处,身寒而止”的综合调治除大热的方法。还提出了用“推而散之”之法退大热,“大热遍身,狂而妄闻妄言,视足阳明及大络取之,虚者补之,血实者泻之。因其偃卧,居其头前,以两手四指挟按颈动脉,久持之,卷而切,推下至缺盆中,而复止如前,热去乃止”。

《黄帝内经》对高热的禁忌,《素问·热论》提出了“热病已愈,时有所遗”的热遗问题,并认为是“强甚而强食之,故有所遗也。如此者,皆病已衰而热有所藏,因其谷气相薄,两热相合,故有所遗也”。临床上不少热病患者,在护理中因饮食不节,或过食肉腻之物而导致余热不清或热病复发,故“病热少愈,食肉则复,多食则遗,此其禁也”。

《黄帝内经》对外感高热病的预后,认为主要与邪正斗争的盛衰有关。《素问·热论》“人之伤于寒者,则为热病,热虽甚不死”,《素问·生气通天论》“体若燔炭,汗出而散”,说明外感出现高热,若能正确运用汗法,则邪随汗解,诸症消除。《素问·热论》“三阴三阳,五脏六腑皆手病,营卫不行,五脏不通则死矣”,说明邪热深入,五脏六腑皆受病者死,预后差。

2.《伤寒杂病论》

《伤寒论》中有多个条文提及发热。对发热的病因病机进行分析,如第 3 条“太阳病,或已发热,或未发热,必恶寒,体痛,呕逆,脉阴阳俱紧者,名为伤寒”。第 6 条“太阳病,发热而渴,不恶寒者,为温病……”可见恶寒是辨别伤寒发热与温病发热的重要依据。再如第 182 条“问曰阳明病外证云何曰身热,汗自出,不恶寒反恶热也”。柯韵伯注曰:“但不恶寒,反恶热,是阳明一经之枢纽。”显然,“汗自出、不恶寒”是表证已去,阳明热盛的诊断依据。第 146 条“伤寒六七日,发热,微恶寒,支节烦疼,微呕,心下支结,外证未去者,柴胡桂枝汤主之”。本条发热类疑是太阳病,结合微呕与心下支结的少阳证候,则可诊断为外证未解少阳合病。

对发热时间的论述:第 240 条“旧哺所发热者,属阳明也”。《伤寒明理论》注释曰:“潮热,若潮水之潮,其来不失其时者也。一日一发,指时而发者,谓之潮热,若日三五发者,即是发热,非潮热也。潮热属阳明,必于日哺时发。”尤在泾注解为:“申酉戌时,日哺时也。阳明潮热,发于日哺,阳明病解,亦于日哺。则申酉戌为阳明之时,其病者邪气于是发,其解者正气于是复也。”临床亦常见发热有定时的潮热现象,据其脉症多见阳明腑实热盛、阴虚内热炽盛、湿热奎遏气机等多种类型,辨证时当四诊合参,辨明表里阴阳。第 23 条“太阳病,得之八九日,如疟状,发热恶寒,热多寒少,其人不呕,清便欲自可,一日二三度发。脉微缓者,为欲愈也脉微而恶寒者,此阴阳俱虚,不可更发汗、更下、更吐也”;第 27 条“太阳病,发热恶寒,热多寒少,脉微弱者,此无阳也,不可发汗”;第 39 条“病人烦热,汗出则解,又如疟状,日哺所发热者,属阳明也脉实者,宜下之脉浮大者,宜发汗。下之与大承气汤,发汗宜桂枝汤”,正如上三条所见,《伤寒论》确定病名、辨别病位病性、判别病变趋势皆以脉证为依据。

在辨证要点方面,《伤寒论》将外感病的演变情况,根据证候的属性,以阴阳为总纲分为两大类证,即太阳病证、阳明病证和少阳病证,合称为三阳病证;太阴病证、少阴病证和厥阴病证,合称为三阴病证。凡正盛邪实,抗病力强,病势亢奋,表现为热、为实的,多属三阳病证凡正气虚衰,病邪未除,抗病力衰减,病势虚衰,表现为寒、为虚的,多属三阴病证。综观《伤寒论》,可以发现发热多见于三阳病,且各有脉证特点。太阳病多"发热恶寒";阳明病多"发热不恶寒,反恶热","日哺所发热";少阳病多"寒热往来";少阴病少见发热,若见"发热"多伴"吐利""脉沉""便血"(293条);厥阴病多"时厥时热"伴见"下利"。三阳病辨证又分经络和分腑脏。太阳主表,为诸经之藩篱,太阳经脉循行于项背,统摄营卫之气。太阳之腑为膀胱,贮藏水液,经气化而排出则为小便。风寒侵袭人体,多先伤及体表,初为太阳经证,有伤寒、中风之分若太阳经证不愈,病邪可循经入腑,而出现太阳腑证,腑证有蓄水、蓄血之分。太阳经证与太阳腑证均可见发热,太阳经证发热伴见恶寒、头项强痛、脉浮太阳腑证发热伴见邪与水结,膀胱气化不利所致小便不利,小腹满或伴见邪热传里,与血相结于少腹所致的少腹急结,大便黑。阳明病是指伤寒病发展过程中,阳热亢盛,胃肠燥热所表现的证候,分为阳明经证、阳明腑证两类,均可见发热。阳明经证发热为邪热亢盛,充斥阳明之经所致,伴见不恶寒,反恶热,大汗,脉洪大阳明腑证发热为邪热内盛,与肠中糟粕相搏所致,发热常现于日哺时,伴见汗出、腹满痛、便秘、脉沉实。

在治疗方面,《伤寒论》在六经辨证的基础上,坚持"治病求本"的原则,确立的除热之法主要解表祛热法、和解退热法、清气透热法、通腑泄热法、助阳除热法等几种。解表祛热法通过发汗解表,宣通经脉与腠理,从而疏散表热,适用于太阳病发热。太阳为一身之表,太阳病病位表浅,"其在表者可汗而发之"。本法既可单独使用,亦可与他法联合。若病属太阳经证,则一法可治,如第35条"太阳病,头痛,发热,身疼,腰痛,骨节疼痛,恶风,无汗而喘者,麻黄汤主之"。若属太阳病与他病相合,则应据病证而多法联用,如第40条"伤寒,表不解,心下有水气,干呕,发热而咳,或渴,或利,或噎,或小便不利,少腹满,或喘者,小青龙汤主之"。本方证为太阳伤寒合心下有水气,治以发汗解表合以温阳化饮之法。

和解退热本方法通过和解少阳枢机,使气机升降协调,通达疏利三焦,宣通内外以退热,适用于少阳病发热。少阳居于太阳阳明之间,因病邪既不在太阳之表,又未达于阳明之里,亦称半表半里之证。邪在少阳半表半里,枢机不利,正邪分争,正胜则热,邪胜则寒,寒热交替出现。欲解少阳病之发热,不能发汗,发汗则损伤气津不能泻下,泻下则引邪入里。当和解少阳祛邪透热。《伤寒论》第99条云"伤寒四五日,身热,恶风,颈项强,胁下满,手足温而渴者,小柴胡汤主之",以及第96条、97条、266条、229条等均指出少阳病发热用小柴胡汤治疗。方中柴胡气质轻清,能疏少阳之郁滞。黄芩苦寒,气味较重,能清胸腹蕴热,柴、芩合用能解少阳半表半里之邪。

清气透热法清热透热法中根据"热者寒之"的治疗原则,使用寒凉药物为主,使内传之热得以清透,适用于太阳、少阳之热内传之证。如"伤寒,脉浮,发热,无汗,其表不解,不可与白虎汤。渴欲饮水,无表证者,白虎加人参汤主之"。方中渴欲饮水为里热炽盛,阴津不足之象,故治发甘寒清热生津之法。再如"伤寒五六日,大下之后,身热不去,心中结痛者,未欲解也。

栀子豉汤主之”。本条中发热为邪气由表传入胸膈，郁于胸中化热，故伴见胸中烦闷之象，因火郁当清之、发之，故施以苦寒清透之品。方中栀子苦寒，能导心火以下行体轻，又能宣散郁结。该方颇受后世医家重视，临床沿用至今。

通腑泄热法是通过荡涤肠胃、泄下通便的方法使热邪得以从下而出，适用于阳明病发热。伤寒邪传阳明之腑，入里化热，与肠中燥屎相结而成里热实证，多现日哺潮热，痞闷，硬满，燥中有燥粪，干结不下，实痛而拒按，大便不通或下利清水而腹中硬满不减。治当急下肠胃实热积滞，以救阴液，即“釜底抽薪、急下存阴”。如第248条“太阳病三日，发汗不解，蒸蒸发热者，属胃也，调胃承气汤主之”。第220条“二阳并病，太阳证罢，但发潮热，手足漐漐汗出，大便难而谵语者，下之则愈，宜大承气汤”。以及第212条、241条、252条、253条等均指出阳明腑实的发热用承气汤类治疗。承气汤以承气命名，取其有泻热结，承顺胃气之下行，使塞者通，闭者畅则热自安之意。方中大黄苦寒泻热去实，推陈致新；芒硝咸寒软坚润燥，通利大便。

助阳除热法是通过温养阳气，以驱邪外热，使发热得解。如《伤寒论》第301条“少阴病，始得之，反发热，脉沉者，麻黄细辛附子汤主之”。少阴病，是里虚寒证，一般不发热，今反见发热症，为阳气素弱，复感风寒，病位也较深，且阳弱而无力鼓邪外出，寒邪在表，未全入里，皮肤郁闭为热。在治疗时若纯用辛温峻剂则难得汗出表解，或虽得汗而阳随汗脱。当助阳与解表并重，才能既助药势以鼓邪外出，又免阳随汗脱，收立竿见影之效。本方附子辛热，补肾助阳，麻黄辛温解表，温通阳气，细辛佐附子以温阳，伍麻黄以解表散寒，三药合用，于温阳中促进解表，于解表中不伤阳气。

（二）隋唐宋元时期

众所周知，《伤寒论》中对于外感热病的论述是详于寒而略于温的，因此宋元以后的诸多医家开始创制温热病的诊治方法。晋唐时期，医家对温病的病因做了进一步的探索。如晋代王叔和提出，寒邪“中而即病为伤寒，不即病者，寒毒藏于肌肤，至春变为温病，至夏变为暑病”。葛洪认识到温病的病因是一种特殊的致病因素——“乖戾之气”，他在《肘后备急方》中说：“岁中有疫气，兼夹鬼毒相注，名曰温病。”《诸病源候论》中也提出温病是“人感乖戾之气而生病”。在治疗上，《肘后备急方》《备急千金要方》《外台秘要》等文献记载了许多治疗温病的方剂，如黑膏方治疗温毒发斑、葳蕤汤治疗风温、大青汤治疗温病热盛阴伤、犀角地黄汤治疗蓄血及出血证等。宋代有关温病的治法和相关理论有了新的进展和突破。在温病的治疗方面，开始突破了法不离伤寒、方必遵仲景的藩篱。许多医家在实践中体会到完全遵循《伤寒论》经方已经不能适应临床治疗的实际需要，因而提出了发展和变革的主张。如韩祇和在《伤寒微旨论》中批评对仲景方“竟不能更张毫厘”的做法，提出治疗热病可“别立方药而不从仲景方”的主张。宋代朱肱在《类证活人书》中也提出运用《伤寒论》麻黄汤、桂枝汤等辛温发表剂治疗外感热病不能一成不变，须因时、因地、因人灵活加入寒凉清热等药。他说：“桂枝汤自西北二方居人，四时行之，无不应验。江淮间，唯冬及春可行之，自春末及夏至以前，桂枝证可加黄芩一分，谓之阳旦汤，夏至后有桂枝证，可加知母半两，石膏二两，或加升麻一分。若病人素虚寒者，正用古方，不再加减也。”这对突破当时医家墨守经方、拘泥不变的局面，产生了一定的影响。对于温病的病因，宋代有医家认为并不限于“冬伤于寒”。如郭雍在《伤寒补亡论》中所述：“冬伤于寒，至春发者，谓之温病；冬不伤寒，而春自感风寒温气而病者，亦谓之温。”提出发于春季的温病，既有冬季寒伏而后发者，也有感受春季时令之邪而发的。后世认为温病有伏邪、新感两类，实即导源于此。

金元时期的金元四大家对温病学的发展起到了推动作用。其中刘河间提出伤寒六经传变皆是热证，“六气皆从火热而化”，因而在治疗上强调热病初起不可纯投辛温，创制了双解散、防风通圣散等表里双解之剂，将解表药和寒凉清热药配合运用，主张治疗应以寒凉为主，故被后世称为“寒凉派”。为了克服热性病初起滥用麻、桂辛温之弊，刘氏的这些见解为后世建立以寒凉清热药为中心的温病治疗学奠定了基础，是温病学发展史上的一个重大转折，故有“伤寒宗仲景，热病崇河间”之说。

元代已有医家对温热病的证治作了规律性的提示。如罗天益在《卫生宝鉴》中按邪热在上、中、下三焦及“气分”“血分”不同部位分别制方用药，这对后来温病学辨治体系的形成有着一定的影响。元末医家王履在《医经溯洄集》中更进一步从概念、发病机制和治疗原则上把温病和伤寒予以明确区别。他强调“温病不得混称伤寒”，认为伤寒和温病的发病机制迥然不同，温病属里热外发，即使有表证亦多为里热郁表所致，因而主张对温病的治疗应当以清里热为主，解表兼之，并认为亦有里热清而表证自解者。另外，朱丹溪提出“阴常不足”理论，认为人的生命源泉在于生理之相火，而相火妄动则煎熬真阴，故在治疗上提出实火可泻、虚火可补、火郁发之等理论，使火热病的证治内容更加丰富。并且对于湿热火证的治疗，则分三焦用药，且善用反佐法。《丹溪心法 · 中湿》曰：“上部湿，苍术功烈；下部湿，宜升麻提之；外湿宜散，内湿宜淡渗。”

（三）明清时期

明清代医学家对高热的病因、病机、诊法、辨证论治方面形成了更为完善的理论体系，主要是针对温病系统。明代医家吴又可著了第一部温病学专著《温疫论》，明确提出了温疫是感受杂气所致，杂气非风、非寒、非暑、非湿，故又称作异气，在治疗上强调祛邪，创立疏利透达之法。清代医家叶天士的《温热论》创立了卫气营血辨证论治体系。他指出温邪“大凡看法，卫之后方言气，营之后方言血”的演变顺序。卫气营血辨证将外感温热病发展过程中的临床表现成分为卫分证、气分证、营分证、血分证、心包证等多种证候，反映了外感温热病不同阶段的不同证型，以及邪正斗争的形势，揭示了外感温热病由表入里、由浅入深的一般规律。卫分为表证阶段，应鉴别不同的病因；气分为热盛阶段，应区别热邪是否结聚；如属湿热，则应区分热和湿的轻重；病邪深陷营、血分为伤阴引致内闭或出血的阶段，并须明辨心、肝、肾等脏的病变，由此从温病的病因、阶段、部位、传变及病变程度确立辨证的内容。另外，清代医学家吴鞠通在《温病条辨》中提倡导三焦辨证法。他在《尚论篇》中说，“然从鼻从口所入之邪，必先注中焦，以次分布上下”，“此三焦定位之邪也”，并提出了“治上焦如羽（非轻不举）；治中焦如衡（非平不安）；治下焦如权（非重不沉）”的三焦治疗大法。即治疗上焦病证要用轻清升浮的药物，用药剂量也要轻，煎煮时间也要少，不要过用苦寒沉降之品；治中焦病药讲究平衡，如湿热在中焦，应予分消湿热，脾胃升降失常，当升脾降胃；治下焦病，要用重镇滋潜味厚之品，使之直达于下，如滋补肾阴、潜阳息风之药就都具有重沉特点。

现代研究概要

（一）临床研究

治疗高热用得最多的是经方或者是经方加减。杨翠玉用白虎加苍术汤治疗小儿高热 70 例，小儿入组平均体温 39.2℃。白虎加苍术汤方药组成：生石膏 20～30 g（先煎），知母 8～12 g，板蓝根 10～15 g，青天葵、蝉蜕、苍术各 6～10 g，桑白皮 8～15 g。大便干者加瓜蒌仁 10～15 g，胡麻仁 15～20 g。水煎服，每日 1 剂。为防高热引起惊厥，对体温过高者可予物理降温，但不用解热镇痛药及激素类药物。70 例中 34 例获显效，体温于用药后 24 小时内降至正常；32 例有效，体温于用药后 48 小时内降至正常；无效 4 例。总有效率为 94.2%。苏智慧用白虎汤合安宫牛黄丸治疗小儿高热 68 例，疗效满意。本组 68 例发热时间最短 2 日，最长 7 日，平均 3 日。68 例患儿体温均超过 39℃，其中 39～40℃ 53 例，40℃以上的 15 例，最高达 41.8℃。表现为高热，面赤，口干欲饮，不思饮食，或神疲，或烦躁，或咽喉肿痛，或咳喘，小便黄，大便 2～3 日一行，舌红少苔，脉浮或数。痊愈 45 例，占 66.2%；好转 20 例，占 29.4%；无效 3 例，占 4.4%。总有效率 95.6%。黄梓平用升降散治高热惊厥 30 例效果明显。升降散组成：根据杨栗山的《寒温条辨》，方中重用生大黄为君，攻邪泻火逐热之力大如“将军”。蝉蜕、僵蚕咸寒，息风解痉为臣药，佐以姜黄活血行气，退散脾胃之寒，故本方在攻邪逐热的同时又可保脾胃。何福权等人用柴菊桂枝汤治疗小儿发热性疾病 120 例，设西药组为对照组，研究显示两者总有效率方面无统计学意义，两者临床疗效相当。但在不良反应发生率方面，中药组为 11.6%，西药组为 66.7%，中药组的不良反应显然低于西药组。

（二）实验研究

吴晓霞等人基于网络药理学探讨桂枝汤解热作用机制，发现桂枝汤可通过影响各种胞外信使物质的含量变化，来达到调节体温的目的。富杭育等通过实验发现桂枝汤能使发热模型大鼠下丘脑与血浆中的 PGE_2 含量下降，同时使低体温模型大鼠下丘脑与血浆中的 PGE_2 含量升高。该实验结果表明了桂枝汤对体温的调节作用可能与 PGE_2 作用有关。齐云等研究发现桂枝汤可使发热大鼠下丘脑中腺苷酸环化酶（AC）的活性降低，同时降低发热大鼠下丘脑中异常升高的环磷酸腺苷（cAMP）含量；又能使低体温大鼠下丘脑中 AC 的活性增强，同时增加异常减少的 cAMP 含量，表明了桂枝汤可能通过影响下丘脑中 AC 的活性来改变 cAMP 的含量进而实现体温双向调节。马悦颖等通过动物实验，发现从桂枝汤有效部位 A（Fr. A）分离出的桂皮醛具有抗炎、解热、镇痛的作用，并猜测其为桂枝汤治疗多种发热性和炎症性疾病的药理学基础。班文文等研究发现，白虎汤通过“降低内毒素，抑制 TNF－α、IL－6、PGE_2、IL－10、IL－1 等炎性细胞因子，或者直接抑制某些病原体的物质代谢，并可通过体液-神经反射系统负反馈调节体温调节中枢，减少炎症因子分泌”，从而达到退热目的。卢丹等人将大鼠50 只随机分为 5 组，即模型组、空白组、药鼎方 A(厚朴三物汤)组、药鼎方 B(厚朴大黄汤)组、药鼎方 C(小承气汤)组，每组 10 只。结果显示与空白组比较，模型组大鼠肛温升高，血清中 AVP 与 NT 含量、IFN－γ/IL－4 值及小肠推进率降低($P<0.05$)。治疗后，药鼎方各组大鼠肛温下降，AVP 与 NT 含量、IFN－γ/IL－4 值、小肠推进率升高，除小肠推进率，以药鼎方 C 组变化最明显($P<0.05$)，发现小承气汤中大黄-枳实-厚朴的配伍比例对阳明病发热大鼠的退热效果最佳。

(王文清)

参考文献

[1] 杨翠玉. 白虎加苍术汤治疗小儿高热 70 例[J]. 中国民间疗法，2004，2(5)：58.

[2] 苏智慧. 白虎汤合安宫牛黄丸治疗小儿高热 68 例[J]. 实用中医杂志，2001，17(11)：14.

[3] 黄梓平. 升降散治高热惊厥 30 例[J]. 实用全科医学，2004：2(4)：364.

[4] 何福权，杨洁萍，冯舒畅，等. 柴菊桂枝汤治疗小儿发热性疾病临床观察[J]. 新中医，2018，50(6)：166－168.

[5] 吴晓霞，张立石，高焕，等. 基于网络药理学探讨桂枝汤解热作用机制及药效物质基础[J]. 中国实验方剂学杂志，2018，24(15)：190－197.

[6] 王宏蔚，吴智兵，杨敏，等. 桂枝汤现代药理作用研究概况[J]. 江苏中医药，2020，52(12)：85－89.

[7] 齐云，李沧海，郭淑英，等. 桂枝汤对体温双向调节作用机理探讨——对发热及低体温大鼠下丘脑 PGE2 含量及 COX 活性的影响[J]. 中药药理与临床，2001，17(6)：1.

[8] 马悦颖，李沧海，李兰芳，等. 桂皮醛解热镇痛抗炎作用的实验研究[J]. 中国临床药理学与治疗学，2006，11(12)：1336.

[9] 班文文. 白虎汤退热机理文献研究及其类方临床应用研究[D]. 南昌：江西中医药大学，2019.

[10] 卢丹，张萌，张岩，张诏. 大黄-枳实-厚朴不同配比对阳明病发热大鼠的退热作用及机制研究[J]. 广州中医药大学学报，2018，35(06)：1047－1050.

[11] 刘清泉. 中医急诊学[M]. 北京：中国中医药出版社，2016：51－56.

[12] 王永炎. 中医内科学[M]. 北京：人民卫生出版社，1999：826－839.

[13] 王东升.《伤寒杂病论》发热证治规律研究[D]. 南京：南京中医药大学，2018.

[14] 郭选贤，邵文雪. 试论温病的辨证体系[J]. 中医学报，2019，34(07)：1363－1366.

[15] 肖凯. 吴鞠通急症辨治理论研究[D]. 南昌：江西中医药大学，2019.

[16] 王庆其. 黄帝内经理论和实践[M]. 北京：人民卫生出版社，2009：129－137.

[17] 黄晓红.《伤寒论》中发热的六经证治规律探讨[D]. 广州：广州中医药大学，2013.

[18] 刘南飞，孙增涛. 从《伤寒论》谈外感热病辨证论治体系的发展[J]. 北京中医药，2021，40(01)：14－18.

[19] 严世云. 中医各家学说[M]. 北京：中国中医药出版社，2003.

[20] 马健. 温病学[M]. 北京：中国中医药出版社，2016：13－21.

[21] 王庆其. 中医经典必读释义[M]. 北京：中国中医药出版社，2012.

[22] 邓中甲. 方剂学[M]. 北京：中国中医药出版社，2003.

[23] 彭建中，杨连柱. 赵绍琴验案精选[M]. 北京：学苑出版社，2019.

[24] 陈明，刘燕华，李芳. 刘渡舟验案精选[M]. 北京：学苑出版社，1996.

暑厥

中医诊疗基础

（一）基本概念

暑厥又称重症中暑，是指夏季感受暑邪而发生的急性外感热病，具有明显的季节性，男女老幼皆可罹患。其起病急骤，传变迅速，多由轻症中暑转变而成。初起可见壮热、汗出、烦渴、面赤、乏力、脉洪大等症候，若暑热未及时清解，则易化火内传或直入心营，引动肝风，进而耗伤气阴，正不胜邪，暑热迅速内陷心包，蒙蔽心神二致神志昏愦，严重者可引起死亡。若在病程中动风、闭窍、昏痉病程较长者，愈后则易导致痴呆、失语、瘫痪等症。

现代西学热射病属于中医学“暑厥”范畴，为中暑重症。

（二）病因病机

（1）外伤暑邪：暑厥多发于盛夏时节，如《景岳全书》：“暑本夏月之热病，然有中暑而病者，有因暑而致病者，此其因有不同，而总由于暑。”又如《医门法律·热湿暑三气门》所云：“夏月人身之阳，以汗外泄；人身之阴，以热而内耗，阴阳两俱不足。”盛夏炎热，若在烈日下暴晒过久，或劳作于高温高湿环境下，易于外伤暑邪，伤津耗气，而致气阴两亏。

（2）正气亏虚：平素脾胃亏虚者，年老体弱者，妇人产后或小儿形体未充之时，其正气亏虚，暑热不耐，则易受暑邪外侵，耗气伤津，变生诸证；素体强健者，长途跋涉或劳累过度，饥渴少寐，肌体疲乏，正逢其正气内虚之时，则易外感暑热而发病。

总之，暑厥证病因属正气不足，猝然感受暑邪，然暑为火热之邪，其性开泄，伤人最速，轻则入阳明气分，重则耗伤阴液，邪入营血，甚至热扰厥阴，热陷心包，阻塞心窍，使心阳不能外达；暑热内壅，水津不布，聚而成痰，蒙蔽清窍，以致神昏发为晕厥，人事不省。暑热之邪内迫，致使阳郁不达，因而手足反见厥冷之状。因此临床治疗重在祛暑养阴，开窍醒神。

（三）诊断与鉴别诊断

1. 临床表现

（1）具有明显的季节性，多发于夏季高温时期。

（2）发病前常有在高温高湿环境下长时间劳作，或在烈日下长途跋涉等诱因。或已出现轻症中暑症状，但暑热未缓解。

（3）发病突然，高热烦躁，体温≥40℃（直肠温度），面色苍白或潮红，呼吸急促，皮肤灼热，舌红或红绛，苔燥无津，脉细促或脉伏欲绝，甚则神昏谵语，痉挛，抽搐。

2. 鉴别诊断

眩晕　头晕目眩，视物旋转不定，甚则不能站立，耳鸣，但无神志异常的表现。

中风　发病迅速，突然出现半身不遂、口眼㖞斜、言语謇涩等症状，重者可出现昏迷。以中老年人为多见。

痫证　常有先天因素，以青少年为多见。痫证之病情重者，亦为突然昏仆，不省人事，但发作时间短暂，且发作时常伴有四肢抽搐，口吐涎沫，两目上视，小便失禁等，或口中作猪羊叫声，常反复发作，每次症状均相类似，苏醒缓解后可如常人。此外还可作脑电图检查，以资鉴别。

痉厥　症见角弓反张，戛齿吐沫，其病因病机为风、火、痰邪交煽，闭塞清窍，多为实证，治疗以泄为主。

疫毒痢　好发于夏季，发病急骤，出现发热、神昏、抽搐等临床症状。其大便外观为黏液脓血样，镜下可见大量红细胞及脓细胞，伴有巨噬细胞存在。

昏迷　为多种疾病发展到一定阶段时出现的危重证候。一般来说发生较为缓慢，有一个昏迷前的临床过程，先轻后重，由烦躁、嗜睡、谵语渐次发展，一旦昏迷后，持续时间一般较长，恢复较难，苏醒后原发病仍然存在。

可根据患者具体病情选择性检查，如血常规、尿常规、肝肾功能、血气分析等。

（四）中医证治

本病为人体感受暑热之邪，兼之正气虚弱所致，正不胜邪，暑热内闭，或内陷心包，蒙蔽心神，或暑热鸱张，引动肝风。

■ 暑伤肺络

· 病机 · 外感暑邪，伤津耗气。

· 证候 · 身体灼热，面赤，烦渴，头目不清，咳嗽、气粗，伴见骤然咯血、衄血。舌红苔黄，脉数。病在暑热伤肺，迫血妄行。

· 治法 · 以凉血解毒，清络宣肺。

· 方剂 · 犀角地黄汤（《备急千金要方》）合银翘散（《温病条辨》）加减。

■ 暑热心营

· 病机 · 暑毒入营，热扰心毒。

·证候·身热烦躁，夜寐不安，时有谵语，甚或昏迷不语；或猝然昏倒，身热肢厥，气粗如喘，牙关紧闭。舌红绛，脉细数或弦数。由于暑入营血，心神被扰，内闭心包，营热阴伤。

·治法·凉营泄热，清心开窍。

·方剂·清营汤(《温病条辨》)加减。如若邪陷心包，神昏谵语者，可加服安宫牛黄丸，兼有阳明腑实，大便秘结者，加大黄(后下)，泄热通腑。

■ **暑热动风**

·病机·暑耗气津，引动肝风。

·证候·身灼热，头颈痛，甚或颈项强直，四肢抽搐，牙关紧闭，神迷不清，喉间痰壅。舌红苔黄干，脉弦数。病在暑热毒火亢盛，内陷厥阴，引动肝风，内扰神明。

·治法·清泄暑热，凉肝息风定痉。

·方剂·羚角钩藤汤(《通俗伤寒论》)加减。

■ **暑热动血**

·病机·热入血分，阻塞心窍。

·证候·身体灼热，躁扰不安，斑疹密布，色显紫黑，神昏谵妄，吐血，衄血，便血。舌绛苔焦，脉弦数。由于暑热火毒燔灼血分，闭窍动血。

·治法·以凉血解毒，涤暑开窍。

·方剂·神犀丹(《续名医类案》)加减。

(五) 中医辨析思路与方法

暑热为阳邪，人体受暑邪所袭，稽留气分，常有气津两伤，甚或津气欲脱等危急证候。若暑邪未及时清解，则可化火内传至心营，生痰动风，导致气血两燔，痰热闭窍，风火相煽等严重病变。若暑邪迫至血分，则可见咯血、吐血或内发斑疹等。按照卫气营血辨证，本病可分为两大类：卫气证、营血证。其中，卫气分证可见暑伤肺络证；营血分证可见暑热心营证、暑热动风证、暑热动血证。

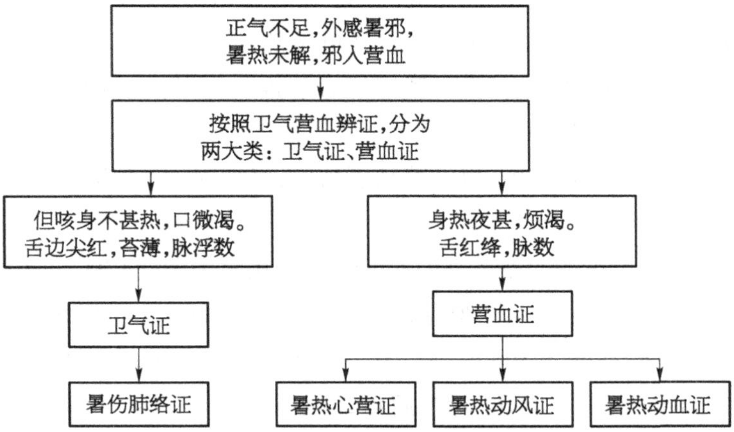

图 21　暑厥中医辨证要点

转归预后：暑厥属于临床危重病之一，好发于老年人、慢性病患者、运动员及士兵等，若缺乏及时科学的救治，极易导致死亡。其病情变化快，病情险恶，治疗无特异性，临床除常见的高热、神昏、抽搐等症状外，也可发生厥脱。若症见四肢厥冷、大汗淋漓、脉微欲绝等，可参考“脱证”进行治疗。对暑厥患者要重点观察其神色、瞳孔、呼吸、体温、脉搏、血压、汗液、大小便及舌脉等的变化，快速、有效、持续降温是首要治疗措施。

特色方药浅析

（一）经典方剂

（1）*犀角地黄汤*：出自《备急千金要方》。组成：水牛角30 g，生地30 g，芍药12 g，牡丹皮9 g。上药四味㕮咀，以水九升，煮取三升，分三服（现代用法：水煎服，水牛角镑片先煎，余药后下。或水牛角浓缩粉用药汁冲服，每次1.5~3 g）。功效：清热凉血，解毒散瘀。

方解：方中用咸寒之水牛角，归心肝二经，直入血分，清心凉血解毒，使热清血自宁，为君药。生地甘苦性凉，入心肝血分，清热凉血而滋阴液，既可助水生角清血分之热，又可补已耗伤之阴血，且兼有止血作用，为臣药。赤芍药既能活血祛瘀，又能助生地凉血和营泄热；牡丹皮苦辛微寒，清热凉血，活血散瘀，共为佐药。四药合用，共奏清热解毒，凉血散瘀之功。

本方配伍：清热之中兼以养阴，凉血之中佐以散瘀，使散瘀而无耗血动血之虑，凉血止血而无冰伏留瘀之虞。

（2）*清营汤*：出自《温病条辨》。组成：水牛角30 g，生地15~20 g，玄参9 g，竹叶心3 g，麦冬9 g，丹参6 g，黄连5 g，金银花9 g，连翘连心，6 g。用法：水八杯，煮取三杯，日三服（现代用法：水煎服）。功效：清营解毒，透热养阴。

方解：方中水牛角苦咸性寒，清解营分热毒，为君药。热灼营阴，故以甘寒滋润之生地清营凉血滋阴，麦冬清热养阴生津，玄参滋阴降火解毒，三药共助君药清营凉血，养阴解毒，用为臣药。金银花、连翘功擅清热解毒，且芳香透达，轻宣透邪，可透热于外，使入营之邪不致郁遏于重进而内陷，促其转出气分而解，此即“入营犹可透热转气”之意；竹叶心清心经之热，亦具轻清透达之性，协银花、连翘以透热向外；黄连清心解毒，丹参清心活血消瘀，以防热与血结。诸药合用，共奏清营解毒，透热养阴之功。

本方配伍：清营养阴，邪正兼顾，以清营祛邪为主；气营同治，透热转气，以清营解毒为要。

（3）*羚角钩藤汤*：参见“痉证”篇。

（4）*神犀丹*：出自《续名医类案》。组成：犀角尖（用水牛角代）300 g，生地500 g（熬膏），香豆豉400 g（熬膏），玄参350 g，紫草200 g，金汁500 g，黄芩300 g，连翘500 g，金银花500 g，板蓝根450 g，天花粉200 g，石菖蒲300 g。用法：用生地香豉金汁捣丸，每丸15 g重，开水磨服（现代用法：丸剂，温水送服）。功效：凉血解毒，清心开窍。

方解：方中以清热解毒，凉血止血，清心安神、透邪外达之犀角为君，合金汁、连翘、板蓝根、黄芩苦寒之品，以及玄参、紫草清解血分热毒和气分余毒；合鲜生地、玄参、紫草凉血散血、解毒化斑。天花粉、鲜生地、玄参养阴清热生津，促进血行流畅。石菖蒲合清热药清心开窍、芳香辟秽。全方合用，共奏清热解毒、凉血化斑、护正养阴、清心开窍之功。

（二）中成药

（1）藿香正气水：出自《太平惠民和剂局方》。组成：大腹皮、白芷、紫苏、茯苓（去皮）各30 g，半夏曲、白术、陈皮（去白）、厚朴（去粗皮，姜汁炙）、苦桔梗各60 g，藿香（去土）90 g，甘草（炙）75 g。功效：解表化湿，理气和中。用法用量：每次5~10 mL，每日2次。

（2）安宫牛黄丸：参见“猝死”篇。

（3）紫雪丹：参见“厥证”篇。

（三）常用中药注射剂

（1）生脉注射液：由人参、麦冬、五味子组成。功效主治：益气固脱，养阴生津。用于治疗气阴两虚证。常用方法：每次20~60 mL，用5%葡萄糖注射液250~500 mL稀释后使用，每日1次。或遵医嘱。

以人参补气、麦冬养阴生津、五味子收敛固脱，三者协同益气养阴扶正固脱，是治疗中暑暑热伤津耗气的理想药物。

（2）复方麝香注射液：在古方安宫牛黄丸的基础上取其精华，应用现代科学技术制成的复方芳香水溶液注射剂，由麝香、郁金、广藿香、石菖蒲、冰片及薄荷脑制备而成。功效主治：醒脑安神，解毒通窍。对中暑引起的高热、意识障碍、抽搐、胸闷痛等症状具有良好的疗效。常用方法：每次10~20 mL，加入5%葡萄糖注射液或0.9%氯化钠注射液250~500 mL，静脉滴注，每日1次。或遵医嘱。

方中麝香为治疗闭证、神昏不醒之要药，清心开窍，为君药；配伍冰片、郁金、石菖蒲以达豁痰开窍、醒脑安神之功，为臣药；广藿香、薄荷脑可助麝香清窍醒神，为佐使药。

（3）清开灵注射液：在古方安宫牛黄丸的基础上研制而成，主要由胆酸、珍珠母、猪去氧胆酸、水牛角、黄芩苷、栀子、板蓝根、金银花等组成。功效：清热解毒，化痰通络，醒神开窍。常用方法：每日20~40 mL，加入10%葡萄糖注射液200 mL或0.9%氯化钠注射液100 mL稀释后使用，静脉滴注，每日1次。或遵医嘱。

方中胆酸和猪去氧胆酸是牛黄的替代品，且共为君药，有息风定惊、豁痰开窍而醒神的功效，多用于热病神昏、中风痰迷、咽喉肿痛等；水牛角、黄芩和金银花共为臣药，均有清热凉血、泻火解毒的作用，有助君药清心包热毒之力；栀子和板蓝根可辅助君、臣药加强全方清热解毒之功；珍珠母既有清肝平肝，又能镇惊安神，可加强镇惊安神之效。

（4）醒脑静注射液：由安宫牛黄丸改制成的中药制剂，主要由麝香、栀子、冰片、郁金及辅料组成。功效：开窍醒脑，清热凉血，行气活血。常用方法：每日10~20 mL，用5%~10%葡萄糖注射液或0.9%氯化钠注射液250~500 mL稀释后静脉滴注，每日1次。或遵医嘱。

方中麝香气味芳香，善于走窜，具有良好的开窍醒神功能；栀子苦寒、清热泻火、凉血解毒；冰片辛香微寒，可通诸窍而散邪火，能协助麝通窍醒脑，并具有清热解毒之功效；郁金辛苦性寒，行气解郁，与冰片相伍能增强麝香开窍通络之功效。

中医适宜技术

现今暑病中医治疗呈现多种方式，前贤或主张清热除湿，或主张温中散寒，又或寒温并治者皆有。由于历朝以来各家对暑病的认识不统一，加上个体体质的影响，发展出特色各异的治法。

（一）毫针刺法

取穴：风府、曲池、水沟、中冲、合谷、阳陵泉、足三里，以针灸泻法为主。

功用：固脱醒神，开窍泻热通络。

方解：风府穴强针刺能直泻侵入督脉和体内阳经之暑邪；曲池强刺可直泻侵入上肢阳经的暑邪而止痉；中冲穴能清心开窍，直泻体内和上肢暑邪；阳陵泉强刺能直泻侵入经筋和下肢的暑热；足三里可调中理气，升清降浊，固本扶正培元；水沟穴针刺可泻侵入督脉和阳经之暑邪，还可清神开窍；合谷穴可以解表泻热，调和营卫之气，活血散瘀。

（二）三棱针点刺放血疗法

取穴：委中、大椎、十宣、双少商、双商阳、水沟、内关、合谷、涌泉、百会。

功用：开窍泄热，活血通络。

操作：先在腧穴部位上下推按，使血聚集穴部，常规消毒皮肤、针尖后，右手持针对准穴位迅速刺入0.3 cm，立即出针，轻轻按压针孔周围，使出血数滴，然后用消毒干棉球按压针孔止血。

方解：方中委中穴为足太阳膀胱经合穴，刺络放血能清热解暑；大椎穴位于督脉，为督脉、手足三阳经之交会穴，为阳脉之海，统全身之阳，通过刺血与拔罐结合，能解热泻暑，发汗解表；十宣穴能开窍苏厥、清热止痉，是治疗热病、中暑昏厥的效穴；十二井穴主治中暑、热病、昏迷，取其中“二井”，即手太阴肺经之井穴少商，手阳明大肠经之井穴商阳，以开窍苏厥、清泻太阴与阳明之暑热，防止传变。手厥阴心包经之井穴中冲能清热解暑、开窍醒神，主治热闭心包、神昏晕厥之证。诸穴合用，针罐结合，卫气营血并治，共奏解暑泻热、发汗开闭、醒神开窍之功效。

经典医案赏析

暑厥病在中医治疗上，以清解暑热为主。因暑厥者症见突发神昏，故先急用紫金锭、牛黄丸等以醒神开窍，后再据其不同病证给予相应治疗，常用方剂有白虎汤、清暑益气汤、竹叶石膏汤、黄连香薷饮等。

（一）古代验案

1. 暑厥（正虚邪痹）案

吴，连朝骤热，必有暑气内侵。头热目瞑，吸短神迷，此正虚邪痹。清补两难。

方药：先与益元散三四钱，用嫩竹叶心二钱，煎汤凉用三四小杯，常用绿豆煎汤服。

按语：本案出自清代叶桂的《临证指南医案》。本案为素体亏虚，暑热之气内侵，正虚邪痹，阻滞气机。方用益元散，方中滑石为君药，其味甘淡性寒，质重而滑，淡能渗湿，寒能清热，滑能利窍，既能清心解暑热，又能渗湿利小便。甘草味甘性平，能益气和中泻火，与滑石配伍，使小便利而津液不伤，且可防滑石之寒滑重坠以伐胃。朱砂甘寒，有毒，归心经，寒能清热，重能镇怯，镇心安神。三药配用，共奏清暑利湿之功。

2. 暑厥案

壬戌夏，五营缮朱载常，早间入署，舆中呕吐，昏愦遗尿。医以中风治，开附子理中汤加僵蚕。后又以两脉鼓指，危笃已极，参、附尚少，恐难挽回。柴曰：此暑风也，脉无死象，力保无事。伊芳同寓水部钱筑岩不信，急煎前药，将进，幸禾中朱汝能进以六一散，一服神气稍定。钱虽不知医，固知六一散之与理中冰炭，因停前药。次日遂以黄连香薷饮加羌活治之，调理数日而康。

按语：本案出自清代魏之琇的《续名医类案》。本案夏日暑厥，神昏而二便失禁，医以中风治之而加重病情。后六一散，但六一散与附子理中汤为寒热冰炭。次日黄连香薷饮，加羌活祛湿。黄连香薷饮具有解表祛暑，清热除湿之效。香薷芳香辛温，可越发阳气，有彻上彻下之功，治暑者君之。

3. 暑厥（阳微厥）案

孙兆治一姜姓酒家，病久将绝，腹满，不省人事，遍身皆润，两足冷至膝下。诊之，六脉皆小弱而急，问其所服药，皆阴病药也。孙曰：此非受病重，药能重病耳。遂用五苓散利小便而腹减，白虎汤解邪热而病愈，盖病本伤暑，始则阳微厥而脉小无力，众医遽以阴证治其病愈厥，不知阴证胫冷，两臂亦冷，今胫冷臂不冷，则非下厥上行，所以知是阳微厥也。

按语：本案出自清代俞震的《古今医案按》。患者为久病长期以阴证治之，而实为阳微厥之证。如俞震所按，孙公辨证诚妙，然胫冷臂亦冷尚非阴证之确据，须视其冷之微甚，再合兼见之证以参之。此条因不省人事，难问所苦，姑就阳微厥为辨，又有疑者，斯人多服阴病药，何以不死？既曰暑湿，何以不用桂苓甘露饮，而先用五苓散？五苓有肉桂，与阴病药亦不甚相远，谅系暑证夹阴，前医未为大谬。

（二）现代经验

1. 毛德西医案 1 则

云某，女，68 岁。端午节走亲访友，汗泄过多，返家后气喘不宁，四肢不温，目不欲睁，神识迷糊，示意口渴。舌质红绛，苔白薄干，六脉细数，按之似无。查体：体温 36.8℃，血压 90/55 mmHg，心率 96 次/分，心电图正常。诊断：暑伤气阴证。治法：益气养阴法。方药：予生脉散加味。药用：西洋参 15 g（另煎兑服），麦冬 30 g，五味子 10 g，加山茱萸 30 g。水煎取液，续续饮之。1 剂后，神识转清，四肢暖和，脉变细缓。血压 105/60 mmHg，但舌干口渴未解。继用上方，唯用粳米 50 g 煮汤取液，代水煎药，以复肺胃之阴。服 2 剂，口渴解，苔有津液，诸症皆失。

按语：本例所发，正值芒种之后，气温偏高，汗出较多，加之年高操劳，所发近乎脱证。故急用生脉散救之。方用西洋参大补元气，又能生津；麦冬养阴，五味子敛津。药入心肺，可以"贯心脉而行呼吸焉"。另加山茱萸涩精气固虚脱。山茱萸救脱之力，较参术芪更胜。配入生脉散中，使益气生津固脱之力更捷。若大汗淋漓，四肢厥逆，病至阳脱，则当取《伤寒论》四逆汤加人参救之。非生脉散所能及也。

2. 蔡荫庭教授医案 2 则

案一　暑乃天火，治必借重寒凉

刘某，女，85 岁，1982 年 8 月 20 日初诊。患者素有冠心病，长期服用救心丹、《金匮》肾气丸、瓜蒌薤白桂枝汤等。当天中午天气闷热，突然晕厥倒地，家人予以涂擦清凉油及掐人中等方法后逐渐苏醒。入院后诊见：发热（体温 38℃），头痛，周身疼痛乏力，汗多口干，手足不温，小便赤，舌边尖红，苔薄黄而干，脉浮数无力，时有歇止，止无定数。蔡荫庭认为，病属暑温，手足不温为暑邪内伏所致，脉有促象是暑热耗气伤津所致，治当清暑泄热佐以益气生津。诊断：暑伤气阴证。治法：清暑泄热，益气生津。方药：青蒿 6 g，蝉蜕 3 g，葛根 15 g，滑石 15 g，石膏 25 g，寒水石 21 g，黄连 5 g，知母 13 g，党参 9 g，麦冬 9 g，甘草 3 g，生荷叶 1 片。水煎服 1 剂。

二诊：体温降至 37.5℃，手足温，头不痛但晕，口干，脉细数仍有歇止。此乃药已中病，邪退未尽，嘱原方再服 1 剂，水煎分 2 次服。

三诊：体温降至正常，诸症悉除，唯有脚软乏力，纳呆，脉细弱。予生脉散加味 2 剂，理而愈。

按语：暑乃天火，治暑病讲究存一分津液即多一分生机，必须大胆使用清热药，才能及时解除邪热，保存津气。用轻剂犹如杯水车薪，必然贻误病机，致有动风痉厥之变。纵然是体虚之人，也必须在重用清热解暑药的前提下予以兼顾。

案二　伏暑非时而发，溯源审因论治

苏某，女，23 岁，1979 年 3 月初诊。患者闭经 3 年伴胃脘胀痛，每日发作性全身乏力、眩晕，3 年来按妇科病、胃肠病、神经衰弱病反复治疗均无效。接诊时细询病史，知患者 3 年前春节前后骑自行车远行，因天气炎热和劳累过度致晕倒，苏醒后未予治疗，以致逐渐出现上述症状。以挑"病筋"法验之，见"痧筋"凸现。诊为伏暑病，予以解表透暑，清泄少阳，凉营泄热诸法治疗，并嘱每次复诊前行刮痧 1 次，病情逐渐减轻。至七诊时，患者全身发出暗红色皮疹，自觉精神清爽，胃脘痛及发作性眩晕、乏力等症消失。蔡荫庭指出，此乃伏邪透发于外的佳象，遂停止刮痞治疗。予凉血解毒，通瘀泄热之剂，而月经复至，3 年顽疾愈于月余。

按语：伏暑的病因，除了长夏受暑，过夏而发，以及夏日曝晒衣物收藏过密，穿用时吸入暑气致病之外，尚有感受非时之暑气而不自知，失治、误治日久不愈者。由于伏暑病发于夏季之外，伏而未发期间感受其他邪气，或患者本有宿疾，导致发病时症状复杂多变，常造成临床诊断上的困难。诊治伏暑病：一要探本溯源，细询初发病时情况；二要明辨脉象，即重视与体征不相符的虚类脉象（细、花、迟、虚）。

各家论述辑要

（一）秦汉时期

1.《黄帝内经》

《黄帝内经》中涉及暑病的论述散见于《素问·热论》《素问·离合真邪论》《素问·阴阳应象大论》《素问·刺志论》《素问·移精变气论》之中。

《黄帝内经》中将暑列为六气之一，"暑气"专指自然界从夏至到立秋之间的主气，具有炎热、升散的性质，若夏时暑气太过而导致人体致病，才成为暑淫邪气。在《黄帝内经》中提及暑淫特性的条文颇多，诸如"四时八风之中人也，故有寒暑……暑则皮肤缓而腠理开"（《灵枢·岁露论》）。阳盛则热，热炽于夏，故暑邪具有热邪的特性，如炎上、扰神、生风、迫血、耗气伤津等。以条文"气虚身热，得之伤暑"（《素问·刺志论》）为例，即是对暑性炽热、耗气伤津，导致气虚生热的解释，化是后世医家认为"暑热伤气"的重要根据。

外感疾病的形成除了邪气侵袭的因素，同时也受体质影响。《黄帝内经》中从体质角度讨论发病机制的内容很多。比如"故邪不能独伤人，此必因虚邪之风，与其身形，两虚相得，乃客其形"（《灵枢·百病始生》），"正气存内，邪不可干"（《素问·刺法论》），皆云体质的强弱能影响疾病发病与否。因此，体质素虚之人，相对容易因触冒暑邪而发病，参《素问·离合真邪论》"暑则气淖泽，虚邪因而入客"可知，除了外感病因的存在，体质虚实亦是决定暑病发病的重要因素。

《黄帝内经》结合天人合一、四时五行的观点将心脏与暑病联系在一起。比如"南方生热，热生火，火生苦，苦生心……其在天为热，在地为火，在体为脉，在气为息，在脏为心。其性为暑，其德为显，其用为躁。其色为赤……其令郁蒸，其变炎烁……热伤气，寒胜热；苦伤气，咸胜苦"（《素问·五运行大论》），"南风生于夏，病在心"（《素问·金匮真言论》），两条皆为《黄帝内经》中关于"心主火"的论述，心与暑乃同气相求，故暑热邪气容易影响心系疾病，此条成为后世治暑以清利小便，导暑热下行的依据，也是温病学家主张暑邪易犯心营、内闭心包的原因。

治疗方面的内容如"暑当与汗皆出，勿止"（《素问·热论》），初步论及暑邪可随病家自汗外泄，不必止汗。"因于暑，汗，烦则喘渴，静则多言。体若燔炭，汗出而散"（《素问·生气通天论》），暑热内盛可致高热汗出、烦躁喘渴、神昏谵语，此条亦述及"汗"乃暑邪外出之道路，不义遏止，意在言外。值得注意的是，《黄帝内经》虽鼓励“邪随汗泄”，但主旨并非以辛温发汗法治暑，而是任患者机体自我修复，排邪于外的一种方式，应当鉴别。暑病的治疗在《黄帝内经》中并未直接提出具体方法，但是从《素问·至真要大论》中“寒者热之，热者寒之”“诸寒之而热者取之阴，热之而寒者取之阳”，可推知治疗暑热之邪的正治法则，当从寒凉清热为上。

2.《难经》

《难经》中述及暑病的相关条文，主要在《难经·四十九难》的条文中，两者皆是从《黄帝内经》中暑病思想延续而出的理论。《难经·四十九难》曰：“有中风，有伤暑，有饮食劳倦，有伤寒，有中湿，此之谓五邪。”“假令心病……何以知伤暑得之？”“然。当恶臭。何以言之？心主臭，自入为焦臭，入脾为香臭，入肝为臊臭，入肾为腐臭，入肺为腥臭，故知心病伤暑得之。当恶臭，其病身热而烦，心痛，其脉浮大而散……”

《难经·四十九难》阐述疾病发病规律，而暑病属于五邪所伤的范畴。此段可联系《素问·金匮真言论》条文“南方赤色，入通于心……藏精于心……其类火……是以知病之在脉也……其臭焦”，从暑气通心的角度阐述暑病临床容易出现一系列心系症状。

3.《伤寒杂病论》

在《伤寒杂病论》中，暑病的论治具体体现在杂病论治部分《金匮要略》的痉湿暍章节中，而其治巧用方则是以伤寒论治部分《伤寒论》为基础，两者理论联系紧密。暑邪致病在书中主要以“暍”“中暍”描述，此时张仲景已认识到暑邪为病的证候及治疗，以及观察到夏月感受寒湿邪气的暑月寒湿之证。

《金匮要略·痉湿暍病脉证治》载有三条与暍病相关的条文：第一条为“太阳中暍者，发热恶寒，身重而疼痛，其脉弦细芤迟。小便已，洒洒然毛耸，手足逆冷；小有劳，身即热，口开，前扳齿燥。若发其汗，则恶寒甚；加温针，则发热甚；数下之，则淋甚”。此条主要描述暑邪耗气伤津所见证候以及误治之后的变证。感受暑热，迫津外越，见身热汗出；热、汗复伤气津而腠理失固，故见恶寒、身重酸疼；气津受损，脉管不充，津不达四末，见肢厥、脉弦细芤迟。小便后津去更甚而洒然毛耸；津液受损严重，筋脉、牙齿失润而口开齿燥。气阴已伤，劳则复耗其气，故燥热内生。发汗、温针、使用下法皆进一步伤其津液，而分别出现膜理失煦之恶寒、津亏小便困难如淋之征象。

第二条为“太阳中热者，暍是也。汗出恶寒，身热而渴，白虎加人参汤主之”。此条主要论述热伤气津的治疗，热邪由太阳经进入，热则肤缓而腠理开，卫表失固，故见汗出恶寒，热盛则耗伤气津，故身热口渴，仲景以白虎加人参汤辛寒折热。白虎加人参汤出自《伤寒论》，在白虎汤的基础上加上人参所组成。其原方白虎汤用于主治里热炽盛、有伤津之势的阳明热证，有清热泻火之效，因此处气津已伤，故加配人参益胃生津，从而达到津气两伤的治疗目的。

第三条为“太阳中暍，身热疼重而脉微弱，此以夏月伤冷水，水行皮中所致也，一物瓜蒂汤主之”。此条虽云中暍，实际上是夏季贪凉取冷等原因导致寒、暑湿侵体，湿性重浊黏滞，若湿邪化热或本兼热邪，湿热郁蒸则可见身热疼重。仲景以瓜蒂汤治疗。查瓜蒂出自《神农本草经》：“味苦，寒。主大水身面四肢浮肿，下水，杀蛊毒，咳逆上气，及食诸果，病在胸腹中，皆吐下之。”瓜蒂汤方单用瓜蒂二十枚，取其下水之功，主要在祛除水湿，取湿去病退之意。

中暍即中暑，暑、热本质相同，故条文兼见中热一词，列暍病三条概括中暑病脉证治。暑病多见身热、恶寒、汗出、身疼重的征象，其病因病机总要为热盛伤津，故见身热、汗出、口渴，或见脉象弦细芤迟；恶寒可因暑热或寒湿而致，感受暑邪者，腠理开泄而恶寒，夹寒湿者，寒湿客于肌表兼身疼重。治疗方面，暑热伤津以清热生津为主，兼夹寒湿者则随证治之。暑伤气津主方为白虎加人参汤；暑月感受湿邪或暑证兼湿，热少湿多者为一物瓜蒂汤。

影响暑病的内部诱因为胃阳亢盛的体质状态，外部诱因为夏季的热邪、暑邪，这些因素对暑病的形成具有趋向性，因此，暑淫的致病主轴有夏季暑、热邪气的参与，胃阳亢盛的体质状态，最终达成阳明里热炽盛的病机。厘清暑病的发病模式能够帮助我们临床对暑病辨证思治的理解，比如伤寒正阳阳明与暑温阳明热盛之间病机相同的联系，在证象、治法方面皆有高度相似性，故从审证求因的角度切入。

因暑属热邪，有季节性，发生于夏季的正阳阳明证在临床可视同暑病，其他季节的正阳阳明证则仍是正阳阳明证；发生于夏季的太阳阳明在临床则可能被视作暑病，因为胃阳亢盛体质感邪易化燥入里，若感寒迅速化热入里，恶寒表现时间过短而被忽略，有可能被误解为正阳阳明证。由于已发展为胃家实状态，治疗上皆为清除里热，并无矛盾。

（二）隋唐宋元时期

东晋葛洪对伏邪理论的阐发也影响到后世对暑病的认识。葛洪主要在伏邪理论、传染病方面的认识提出新见。他的伏邪理论包含伏寒及伏温。“其冬月伤于寒，或疾行力作，汗出得风冷，至夏发，名为伤寒”（《肘后备急方·卷二》），就是从伏寒化温的角度解释暑病。他将各种热病总称为伤寒，可知此时暑病的归类是依附于“伤寒”的范畴之下。葛洪另提出“其冬月不甚寒，多暖气，及西风使人骨节缓堕受病。至春发，名为时行。其年岁中有疠气兼挟鬼毒相注，名为温病”（《肘后备急方·卷二》），则开伏温致病之先河。在传染病方面，他提出“疠气兼挟鬼毒相注”的描述，对于急性热病提出温病、时行、伤寒三种病因，并以非节之气作为三者区别，间接影响后世温病学说。

刘完素对暑病阐发主要在病机及治疗方面。病机方面，他提出“小满至大暑属相火，故炎热也；大暑至秋分属土，故多湿阴云雨也”（《素问玄机原病式》），运用五运六气的角度解释暑季多湿的现象，并主张“六气皆从火化”，故治疗上喜以寒凉药为主。关于暑病的治证，他提出“热甚伤气、汗大出”，脉象可见“缓弱而迟”。在《伤寒标本心法类萃》中记载了暑汗过多以崔宣武人参石膏汤治疗（人参、石膏、川芎、黄芩、茯苓、防风、甘草），并增加了伤暑后的调养方澹渗汤（五苓散合益元散）。其方剂中多为兼祛湿渗利之品，推测可知刘完素对暑病的基本认识以“火邪”“热邪”的病机特质为主，在当时就已经观察到暑病常兼湿邪的现象。由此可见，刘完素的理论让温热病治疗从伤寒中独立出来，对暑病的阐述影响后世深远。

张从正的理论阐发主要受刘河间影响，暑病方面以治疗的研究较多。他曾提出：“及天下多故之时，荧惑失常，师旅数兴，饥馑相继，赋役既多，火化大扰，属阳，内火又侵……止可用刘河间辛凉之剂,三日以里之证,十痊八、九。予用此巧四十余年,解利、伤寒、温热、中暑、伏热,莫知其数,非为炫也。将以证后人之误用药者也。”文中提示张从正喜用辛凉治病,并以自身经验佐证刘河间的理论。他并举“世俗止知惟温热者为汗药,岂知寒凉亦能汗也……如通圣散、双解散、当归散子,皆辛凉之药也。故外热内寒宜辛温,外寒内热宜辛凉”作为辛凉取汗的依据。张从正对暑病的治疗也以辛凉法为主,如“南陲之地多热,宜辛凉之剂解之……午未之月多暑,宜辛凉解之”,“以白虎汤,不计四时,调理人之暑”。他将白虎汤作为暑病主方,在治疗时将地缘因素也考虑进去。此外,《儒门事亲·卷兰·九气感疾更相为治衍二十六》尚记载“余尝治大暑之病,诸药无效,余从其头,数刺其痏,出血立愈”,以放血巧法补充了暑病的外治法经验。

金代张元素对暑淫致病的理论影响甚剧,他与刘河间生存年代相近,受其影响甚深,喜结合运气学说及火热理论来阐述其观点。张元素提出“静而得之为中暑,动而得之为中热”,开暑分动静而得的先河,将中暑列为阴证,中热列为阳证。其弟子李杲承袭其理论,并在张元素的度论基础上发挥、联系脾胃,深刻影响后世暑病论治。

朱丹溪对暑病的治疗多有阐发,主要在纠正治疗及确立治则方面。关于纠正治疗,他反对以温热之剂治疗暑病,并阐发夏月伏阴在巧论,提出伏阴之“阴”乃“虚”而非阴冷,若误辨病机,治疗易有“实实虚虚之患”。在治则方面,《丹溪心法·卷一·中暑三》中提及多种暑病治则。暑证以黄连香薷饮为主,根据热邪所在位置如分肉、肺经,分别选用解毒汤、白虎汤加柴胡或清肺汤、柴胡天水散之类;若兼内伤、挟痰、气虚者,则分别施以清暑益气汤,半夏、南星、人参、黄芪加减。清代蒋宝素的《医略十兰篇》即描述“朱丹溪推《金匮》白虎加人参之意,用黄连香薷饮,清发汗,随证加减”。可见此时暑病的治疗方剂已渐趋多样化,并由伤寒方转向时方发展。

(三)明清时期

明清以前医家多沿用伤寒六经分证进行辨治,随着明清温病学的兴起,各医家日渐将暑病归属于温病中来。由于暑病感邪程度轻重不同,临床表现各异,亦导致对暑病的分类日趋细微,名目繁多而冗杂。如张洁古认为“静而得之为中暑,动而得之为中热”,更有以暑病的不同临床表现而命名者。猝然昏倒,手足厥逆者称为“暑厥”;神昏项强,四肢抽搐者称为“暑风”;暑灼阳络而吐血者称为“暑瘵”等。

王履主要在暑病与伤寒分治的方面阐发较多,并对阴暑的概念提出疑问。比如他对张洁古之“中暑”证名提出:“盖亦伤寒之类耳,不可以中暑名之。其所以烦心,与肌肤火热者,非暑邪也,身中阳气受阴寒所遏而作也。既非暑邪,其可以中暑名乎?”主张不是伤于暑邪则不应命为中暑,指正时人将“夏月伏阴在内”当作阴寒在内,而不谨慎辨证。在治疗上,他主张温热病乃热邪自内达外,外无寒邪,反对将大顺散、苍术白虎汤作为暑病通用药,治疗当用辛凉苦寒,可推知其治暑也以清热法为主。王履在《医经溯洄集·张仲景伤寒立法考》有云:“法也,方也。仲景专为郎病之伤寒设,不兼为不即病之温暑设也。后人能知仲景之书,本为即病者设，不为不即病者设，则尚恨其法散落所存不多，而莫能御夫祖工妄治之万变。”力申伤寒、温病不可同治，伤寒方非为温暑病而设。虽有一家之言的偏颇，但是也加快伤寒、温病各成体系的进程。

张景岳是确立阴暑学说的医家，在暑病的属性归类及治巧上影响深远。总体而言，他回归广义伤寒分类法，将狭义伤寒命名为正伤寒，暑病自然归于伤寒范畴内。其理论将暑分阴阳二证，阴暑又依暑月外感、内生寒邪，分别使用温散、温中的方式治疗；而阳暑则与仲景所云中暍相同，乃暑月受热，治疗“宜察气之虚实，火之微甚，或补或清，以固其气”。他提出中暑有分内外俱热之阳证、气虚于中的阳中之阴证，前者继用清补，后者当专顾元气。还提出假火证：“若虽壮热口渴，而脉虚无力，或重按全无，及神困气促者，此脾胃气虚，元阳不足，假火之证，若误用白虎等剂，其危立至。”对气虚伤暑与一般暑证做出鉴别，帮助暑病辨治方面的细化，告诫、提醒后学，治暑不可妄投白虎。

叶天士在暑病感邪途径方面的理论，较常被提及的有“暑邪犯肺”与“发自阳明”二者，后贤对此多有阐发，看法不一。抱持暑邪化肺观点者，以温病纲领“温邪上受，首先犯肺，逆传心包”质疑“夏暑发自阳明”的看法，加之叶氏医案中，常见诸如“陈……暑湿伤气，肺先受病”“姚……无非暑湿热气，始由肺受，漫布兰焦”“龚……暑必挟湿，二者皆伤气分，从鼻吸而受，必先犯肺，乃上焦病”（此三条皆载于《临证指南医案·卷五·暑》）等暑邪侵肺为主的暑证。

吴鞠通对暑病类证鉴别及治疗方面的贡献突出。他曾提出：“形似伤寒，但右脉洪大而数，左脉反小于右，口渴甚，面赤，汗大出者，名曰暑温，在手太阴，白虎汤主之；脉芤甚者，白虎加人参汤主之。”他创立暑温病名，并以此为暑温大纲，提出“白虎为暑温之正例也”。吴氏立暑温病名进一步完善暑病的辨治，有助于对后世理解暑温、暑湿、湿温病证之间的差异，更形象地突出暑邪炎热，耗气伤津的致病特质。治疗方面，吴鞠通活用伤寒方治疗温病，他治暑证应用经方又能变通，把原用于《伤寒论》阳明病证的白虎汤，在温病学范围的气分证候中拓展使用，将白虎汤作为治疗暑温病的主要方剂。如《温病条辨》上焦篇第七条“太阴温病，脉浮洪，舌黄，渴甚，大汗，面赤，恶热者，辛凉重剂白虎汤主之”，此句有秉承张凤逵论暑病治疗“首用辛凉”之意。上焦篇第二十六条“手太阴暑温，或已经发汗，或未发汗，而汗不止，烦渴而喘，脉洪大有力者，白虎汤主之；脉洪大而芤者，白虎加人参汤主之；身重者，湿也，白虎加苍术汤主之”，则是在白虎汤为主的基础上，兼伤气津者以白虎加人参汤清热益气生津，挟湿者以白虎加苍术汤清热祛湿。可说使白虎汤在温病、伤寒的应用上互有联系又各成一体，跳脱伤寒框架创新用法，见解独到。

雷少逸在《时病论》总结为：“夏伤于暑者，谓季夏、小暑、大暑之令，伤于暑也。其时天暑地热，人在其中，感之皆称暑病。夫暑邪袭人，有伤暑、冒暑、中暑之分，且有暑风、暑温、暑咳、暑瘵之异。伤暑者，静而得之为伤阴暑，动而得之为伤阳暑。冒暑者，较伤暑为轻，不过邪冒肌表而已。中暑者，即中暍也，忽然卒倒，如中风状。暑风者，须臾昏倒，手足遂抽。暑温者，较阳暑略为轻可。暑咳者，暑热袭肺而咳逆。暑瘵者，暑热劫络而吐血。又有霍乱之证，因暑气夹风、寒、湿、食扰乱于中。痧气之证，因南方体弱，偶犯沙秽之气。秽浊之证，因暑气夹秽而袭人，即俗称为雄凝也。此皆季夏由暑气所伤之证也。更有春末夏初之疰夏，孟夏之热病，仲夏之霉湿，亦当论治。盖疰夏者，因时令之火为病。热病者，因冬时之伏气为病。霉湿者，入霉之后，梅雨淫淋，感其雨湿之气为病。斯三者，附论于兹，则夏令之病，皆全备矣。”可谓详矣。

暑厥者，发于夏季酷暑时节，暑热温毒病邪侵袭人体，上扰心神，蒙蔽清窍，症见突发昏厥，胸闷身热，面色潮红，口渴喜冷饮，舌红，脉洪数或滑数。明代万表《万氏济世良方·卷一》曰：“暑厥，腹满、身重、自汗、脉沉滑者是。”叶子雨《增订伤暑全书·卷上》曰：“夏月有卒然晕倒，不省人事，手足逆冷者，为暑厥。”

清代医家王孟英有云“暑是火邪，心为火脏”，心与暑同气相求，夏季易受暑邪侵犯。然而暑易犯心主要强调发病率的高低，而非发病先后顺序，言明暑病初期发病病位在心者相对较少。反对暑病首先侵犯季伯易受邪的医家王于夏以“心王于夏”驳斥其说，更提出有心阳虚疾患在夏季好转的说法。针对暑季易患心病的争论，有学者们通过研究分析“心应夏”的内涵，提出夏季时心当旺，心起主要调节作用。心主血脉的功能多于藏神的功能，主要协调脏腑及维持机体应时而变的年稳状态；若心应时而变的功能异常，夏时则有可能发生心系疾病。

现代研究概要

中暑是夏季常见病，在高温、高湿环境下发病率高，而重症中暑属危重病之一，死亡率很高，介于20%~70%之间，50岁以上者死亡率可高达80%，合并多脏器功能损害者病死率极高。目前最有效的治疗手段是物理降温，西药包括人工冬眠灵在内的治疗效果不够理想。中医药治疗中暑有数千年的经验积累，在中暑的治疗方面有独特的优势。

（一）诊疗经验

蔡荫庭认为，暑乃天火，治必借重寒凉，暑性酷烈，暑邪伤人，传变迅速，常耗气伤津。治暑病讲究存一分津液即多一分生机，必须大胆使用清热药，才能及时解除邪热，保存津气，以防动风痉厥之变。纵然是体虚之人，也必须在重用清热解暑药的前提下予以兼顾。其治暑喜用三石汤（生石膏、寒水石、滑石）加黄连。

黄文政清暑热常用《温病条辨》清络饮，用于治疗暑热耗伤肺经气分之轻证，暑热重者当用重剂，如滑石、黄芩、生石膏、知母等。对于暑伤气阴证，常用王氏清暑益气汤。

毛德西治疗暑热伤肺常用宣肺通腑法，方用宣白承气汤加味。以杏仁10 g，生石膏30 g，宣解肺气之热；瓜蒌皮10 g，宣散肺络之痰；生大黄6 g，逐肠道之热结；加用芦根30 g，生津清肺、通利小便，鱼腥草30 g，清肺解毒。治疗暑伤气阴常用益气养阴法，方用生脉散加味。西洋参15 g，生津、大补元气；麦冬30 g，养阴；五味子10 g，敛津；另加山茱萸30 g，涩精气、固虚脱。其强调山茱萸救脱之力，较人参、白术、黄芪更胜，配入生脉散中，使益气生津固脱之力更捷。若见大汗淋漓，四肢厥逆，病至阳脱，则用四逆汤加人参救之。

瓮恒研究认为，藿香正气散防治中暑的机制：一是祛外湿以散暑热，藿香、白芷、紫苏叶辛散芳化湿浊,使湿邪外散,暑热易于外达。二是利内湿以降暑,使湿随小便去,暑邪无所依附则自愈。但暑季气温高而干燥,患者素有气阴两亏,中暑时大汗导致气阴大伤者,辨证为暑热蒙心者及气阴两竭证皆非所宜。

林宪华等以自制益气清暑饮口服治疗中暑100例,认为清泄暑热是中暑的基本治则,同时应在清暑之中兼以祛湿和解表散寒。益气清暑饮具有祛暑清热、健脾利湿、补气生津、化痰开窍的功效,可用于中暑昏迷者的急救。

尚学瑞等在治疗急性热病的临床实践中重用生石膏(50 g以上)为主药,治疗多种急性热病取得显著效果。其认为石膏为临床常用的清热泻火药,性味辛甘、大寒,生用功偏泻火清热、除烦止渴,常用量15~30 g,用白虎加参汤治疗中暑时生石膏用量可达150~300 g,对中暑邪在气分者收效快捷,对病入营血者也常随症加用。

陈祖皋认为暑热闭滞气机之证,即中暑,轻者胸膈满闷,甚则忽然昏仆无知,身热汗微,气喘口噤,脉滑数或洪濡,乃暑热闭滞气机,鼓动其痰,蒙塞机窍。以鹅毛管吹行军散于鼻中取嚏,神清后多有烦热、口苦、胸闷等症,可以藿香正气散行气通窍,药选藿香10 g,木香10 g,苏合香丸1丸(烊服),白蔻仁2 g(研吞),青皮、陈皮各10 g,檀香6 g,木香10 g,苏梗10 g,以芳香开窍,宣畅气机;佐以青蒿10 g,西瓜翠衣30 g,绿豆衣12 g,鲜芦根100 g(另煎),甘露消毒丹30 g(包),清泄暑热。泛恶,加黄连3 g,厚朴10 g;腹胀,加大腹皮10 g,香橼皮10 g。

宋艳丽等报道运用一清胶囊抢救重度中暑的1例个案,该患者体温42℃,反复痉挛,深昏迷,血9.84/5.32 kPa。常规治疗同时鼻饲生理盐水1 000 mL加一清胶囊6粒(主要成分为大黄、黄芩)。30分钟后患者排便约3 000 mL,体温降至39℃,后转入重症监护病房治疗7日出院。宋氏认为,重用大黄,辅以低温盐水,荡涤胃肠,祛除邪热,邪祛而正安,为中暑治疗之“釜底抽薪”法。患者暑热之邪入营血心包,大黄既入血分又入气分,有清热凉血之功,黄芩辅以清气分之热,在综合抢救中起了关键作用。

石玉娜等研究采用安宫牛黄丸辅助治疗,该药为清热解毒辟秽开窍之品,其主要成分中的牛黄、水牛角、人工麝香为君药,其中牛黄可清热解毒,可清心肝之热,透达心包热邪;水牛角能解心包热邪,解血中热毒,清心肝实火;人工麝香善走窜,可通诸窍,散热结。冰片、郁金均芳香辟秽,通窍开闭,有助于麝香开窍;黄芩、栀子、黄连均为寒凉之品,善泻三焦之火,除热凉血解毒,利湿解毒,可助牛黄清热泻火解毒,上述诸药共为使药,可助君药清火除热,通诸窍。朱砂可清心镇惊,辟邪安神,止渴解毒;珍珠可镇心安神,定志安魂,清热养阴;雄黄辛味性温,辛能散结滞,温能通行气血,且可燥湿祛痰,三药共为佐药。蜂蜜为使药,可和胃调中。

安宫牛黄丸将清心泻火、凉血解毒与芳香开窍之药配伍,共奏清火除热、泻火解毒、开窍安神之功,可解温热毒邪内陷心包所致诸症。现代药理研究证实,该药具有解热、镇静、抗炎、抗惊厥等作用,能够兴奋大脑皮质,改善血脑屏障通透性,预防血栓形成,促进微血管再生并重建微循环,降低机体氧耗,调节神经递质及神经肽,减少继发脏器损伤及全身炎症反应。其中,牛黄等清心泻火之药可发挥镇静及抗惊厥作用,且具有强心、解热、抗炎等功效,并可调节血管通透性,保护脑细胞超微结构,兴奋大脑皮质,提高脑组织对炎症因子及缺氧缺血的耐受性,以改善脑水肿,保护脑组织;黄芩等凉血解毒之药具有抗炎、抗病原微生物、解痉等作用,有助于改善脑血管痉挛;人工麝香等芳香开窍之药可双向调节中枢神经系统,减轻热射病所致的神经系统损伤,促进神志恢复,并可镇静、抗炎,可预防脑血管病急性期感染;珍珠等镇心安神之药可抑制氧自由基反应,清除氧自由基,保护血脑屏障,改善脑代谢,提高脑细胞功能,恢复脑干网状结构上行激活系统功能,利于醒神复苏。

高热和意识障碍是热射病的典型特征,且可随着病情恶化而加重。因此通过监测肛温恢复正常时间和意识恢复时间可作为判定热射病病情及疗效变化的重要指标。全身炎症反应与热射病预后关系密切,炎症因子升高程度与病死率呈正相关。热射病患者的体温急剧升高,致使肌肉组织、肠黏膜分泌内毒素和炎性介质到血液系统,而引发全身炎性反应,损伤重要脏器,继而诱发多器官功能障碍,增加病死率。APACHE Ⅱ 评分是一种判定危重病患者病情的严重程度的量表,也可用于评估危重患者预后,可预测患者临床病死率,其分值越高,提示患者病情越严重,病死风险越高。

相对于常规西医对症治疗,加用安宫牛黄丸鼻饲治疗能进一步提高治疗效果,有助于早期降温,促进意识恢复,且可降低 APACHE Ⅱ 评分及血清炎症因子含量。

(二) 中药注射液疗效研究

戴林等观察了生脉注射液救治糖尿病中暑 38 例。治疗组在常规治疗基础上加静滴生脉注射液,先兆中暑用 50 mL,每日 1 次;轻度中暑用 100 mL,每日 1 次;重度中暑用 100 mL,每日 2 次。结果治疗组 38 例总有效率达 97.37%,对照组 30 例总有效率 80%,差异显著。戴氏认为,糖尿病病理基础为阴虚不足,胃火内盛或虚火上炎,中暑为暑火之邪侵袭人体,耗损气阴正气,因而消渴患者在高温暑热环境下更易形成中暑。由此可见,生脉注射液以人参补气、麦冬养阴生津、五味子收敛固脱,三者协同益气养阴扶正固脱,是治疗消渴气阴两虚和中暑暑热伤津耗气的理想药物。

邹书文用参麦针治疗先兆、轻症中暑取得良好疗效。中暑辨证属气阴两虚,方法为口服藿香正气水,参麦注射液入液静滴,高热者同时采用物理降温。邹氏认为参麦注射液能迅速改善患者气阴两虚症状,并能调节血压,控制心律失常。

兰秋平研究了复方麝香注射液在中暑治疗中的应用。观察组用复方麝香注射液入液静滴,对照组用氯丙嗪针剂入液静滴。结果观察组有效率为 97%,对照组为 76%。根据数据对比可知,复方麝香注射液具有醒脑、安神、解毒、通窍功能,对中暑引起的高热、意识障碍、抽搐、胸闷痛等症状具有良好的疗效。

郭洪波等报道用清开灵注射液治疗中暑致厥 2 例的个案。2 例患者都有持续高温下作业的原因,症见突然昏仆,或谵妄,身热面赤,舌红干,脉弦数,辨证均为里热炽盛,火扰神明。治疗用清开灵注射液静滴以清热开窍,醒后用王氏清暑益气汤加减治疗,结果两例患者均临床治愈。

周晶用中西医结合方法治疗重症中暑 26 例。对照组常规治疗,治疗组在此基础上加用生脉注射液、纳洛酮针静滴,结果显示治疗组总有效率 92.3%,高于对照组 84.66%。周氏认为生脉注射液中人参补肺气为君药,麦冬养阴清热为臣药,五味子敛肺生津为佐药,三药合用一补一清一敛,生脉注射液与纳洛酮联合应用对重症中暑的疗效显著。

刘永生等用痰热清注射液对 28 例重症中暑患者进行了治疗观察。治疗组在常规治疗基础上用痰热清注射液静滴。结果显示治疗组体温、意识、血压恢复时间较对照组明显缩短。刘氏认为痰热清注射液具有清热、凉血、解毒、抗炎及调节免疫等功效,有较好的退热催醒作用,能尽快促进体温、意识、血压的恢复,减少并发症的发生。

尹德胤等运用醒脑静注射液对 58 例重症中暑患者意识障碍伴高热进行了疗效观察。治疗组在常规治疗基础上给予醒脑静注射液静滴。结果显示,治疗组对意识障碍的总有效率 82.75%,优于对照组的 50.17%;对高热的总有效率 93.1%,优于对照组的 72.4%。尹氏认为,治疗组在常规脱水、利尿、降颅压物理降温等对症治疗的基础上加用由安宫牛黄丸改制成的醒脑静注射液,使高热得以有效清退,脑代谢率减低,耗氧量减少,增加脑组织对缺氧的耐受力,有利于减轻脑水肿和恢复脑细胞功能,从而减轻意识障碍程度,促使患者苏醒。

赵树新等观察了 38 例醒脑静注射液治疗重症中暑病例。结果显示治疗组意识障碍恢复时间为(8.2±2.32)小时,对照组为(16.5±3.02)小时;其体温恢复时间为(42.2±9.47)小时,对照组为(66.5±13.01)小时,差异显著。赵氏认为醒脑静注射液治疗重症中暑机理与清除氧自由基和抗氧化作用有关,其中麝香酮还有抑制血管通透性,改善脑细胞的水盐代谢等作用。

阎丽珠用醒脑静注射液对重症中暑进行了治疗观察。治疗组加用醒脑静注射液静滴。结果治疗组总有效率 96.3%,优于对照组 80.95%。阎氏认为醒脑静注射液治疗重症中暑的机理为保护脑细胞超微结构,兴奋大脑皮质,增加脑细胞营养,改善脑代谢,提高脑细胞功能,促进神志恢复,且具有消炎和抑制渗出的作用,退热平稳,无过汗亡阳之弊。

(三)针刺疗法研究

周波等运用刺络拔罐技术治疗中暑取大椎,肺俞至心俞,肝俞至胆俞,结果总有效率为 100%。周氏认为刺络放血拔罐疗法适用于阳暑夹湿的湿热型中暑。刺络放血能祛瘀通络,拔罐具有通经活络、行气活血、消肿止痛、祛风散寒作用。周氏还比较了揪痧、刮痧与刺络拔罐的不同,认为揪痧和刮痧虽然疗效确切,但治疗后瘀血沉积在皮下,不能及时排出体外;瘀血可刺激干扰局部结缔组织的生成,使其过度肥厚;而用刺络拔罐使瘀血及时排出体外,不致引起局部结缔组织增生。

陈国定在针刺急救暑痉症和暑厥症方面进行了研究,暑痉症针刺风府、曲池、中冲、阳陵泉。暑厥症针刺水沟、中冲、合谷、足三里。风府穴强针刺能直泻侵入督脉和体内阳经之暑邪,曲池强刺可直泻侵入上肢阳经的暑邪而止痉,中冲穴能清心开窍、直泻体内和上肢暑邪;阳陵泉强刺能直泻侵入经筋和下肢的暑热;足三里可调中理气、升清降浊、固本扶正培元;水沟穴针刺可泻侵入督脉和阳经之暑邪,还可清神开窍;合谷穴可以解表泄热、调和营卫之气,活血散瘀。

辛克平运用中医放血疗法为主配合口服藿香正气口服液治疗中暑高热60例。治疗组在降温、支持疗法基础上以一次性注射器取穴委中、大椎、十宣、双少商、双商阳,其中大椎刺血加拔罐,委中穴刺络出血,十宣、少商、商阳速刺出血。神昏痉厥加水沟、内关、合谷、涌泉、百会。配合口服藿香正气口服液。结果显示,治疗组放血后开始降温时间为(16.67±5.72)分钟,热退后无反复。对照组开始降温时间为(31.22±8.57)分钟,但发热均有不同程度反复。治疗组退热有效率为100%,优于对照组84.5%,差异显著。

(四)动物实验研究

哈斯叶提·吐尔逊使用通心络胶囊将大鼠模型分为不同剂量组,造模后检测各项指标。研究得出,血清TNF-α、IL-1β、IL-6水平,LC3-Ⅱ/LC3-Ⅰ比值及p62、PINK1、Parkin蛋白表达量均显著升高($P<0.05$);与模型组比较,通心络各剂量组心肌细胞凋亡率和TNF-α、IL-1β、IL-6水平以及p62蛋白表达均显著降低,LC3-Ⅱ/LC3-Ⅰ、Beclin1、PINK1、Parkin蛋白表达均显著升高($P<0.05$)。由此可得,通心络胶囊可能通过进一步激活PINK1/Parkin通路,加强热射病大鼠心肌细胞线粒体自噬水平,抑制心肌组织炎症反应,对心肌细胞起到保护作用。

张晨晨用加减行军散将75只大鼠分为大、中、小、空白的不同剂量组,在灌胃造模成功后的30分钟、2小时、6小时时段检测各组大鼠的胃黏膜及TGF-α、HSP70、TNF-α、IL-6等指标及其改变,观察不同剂量的加减行军散对热射病大鼠模型胃黏膜损伤的治疗作用。统计分析数据后得出结论:热射病可促进炎症介质释放,降低胃黏膜防御功能,损伤大鼠胃黏膜,而加减行军散保护胃黏膜作用明显,具体机制可能与抑制炎症因子、增强胃黏膜抵抗能力有关。

夏婉将80只大鼠随机分为常温对照组、热应激组、刮痧组、放血组和刮痧结合放血组,监测治疗前后动物心率、直肠温度、平均动脉压的动态变化及生存时间,同时检测下丘脑热休克蛋白-70(HSP-70)mRNA及蛋白表达的变化,以及致热休克20分钟后蛋白印迹法和实时荧光定量PCR法观察大鼠下丘脑HSP-70 mRNA及蛋白表达的变化。刮痧组、放血组及刮痧结合放血组均延长了热应激大鼠的存活时间($P<0.01$),以刮痧结合放血组更显著($P<0.01$)。与常温对照组比较,热应激后下丘脑HSP-70 mRNA及蛋白表达升高($P<0.01$);刮痧组、放血组、刮痧结合放血组后HSP-70 mRNA及蛋白表达均上调,与热应激组比较差异有统计学意义($P<0.01$);刮痧结合放血组HSP-70 mRNA及蛋白表达上调更显著($P<0.01$)。结论得出,对热射病模型进行背区刮痧结合放血治疗可延长生存时间,可能通过上调HSP-70水平,减轻病理损伤而起到治疗作用。

总之,现代医家在治疗暑热病尤其是暑厥证的临床实践中,继承发展了前贤医家的中医理论,并在此基础上结合现代人的生活特点,积累了许多宝贵经验,取得了较好的临床疗效。随着社会的进步,现代人由于医疗条件大大改善,生活环境、工作方式、饮食习惯、体质因素发生改变,暑病的发病类型、病情轻重程度同古代有着很大的不同,许多暑病的重症患者在临床已经很少能见到,对暑厥证的研究需要进一步加强。因此,相关的动物实验也在有序进行中,正源源不断地取得新的科研成果。总的来说，对于临床患者，只要注意辨证明晰，中医药对暑病的诊治可以取得很好的疗效，而关于暑厥证（热射病）的多方位研究，则需要人们进行更深入的研究和探索。

（王鹏）

参考文献

[1] 黄世亮，雷二庆．“热射病”词源考[J]．军事医学，2018，42(06)：450－452.

[2] 陈乾，熊旭东．暑温中医辨证论治初探[J]．中国中医急症，2016，25(06)：1262－1264.

[3] 张璐，刘健．热射病高病死率临床分析[J]．中国医学创新，2021，18(02)：156－159.

[4] 张龄元．基于暑淫致病的理论研究[D]．北京：北京中医药大学，2015.

[5] 张甫萌．暑季呼吸道感染的临床证候学特点观察[D]．北京：北京中医药大学，2009.

[6] 杨涛．明清时期厥证文献研究[D]．南京：南京中医药大学，2020.

[7] 张庭秀，王琴，施光清，等．生命体征及综合评分在预测热射病患者预后中的价值分析[J]．中华肺部疾病杂志（电子版），2020，13(02)：179－182.

[8] 陈德兴．文小平．方剂学[M]．北京：清华大学出版社，2013.

[9] 邱梅．神犀丹方源考[J]．中国中西医结合脾胃杂志，1995，(03)：172－173.

[10] 张跃飞．神犀丹方剂学研究[J]．中国医药学报，1995，(03)：14－16.

[11] 国家中医心血管病临床医学研究中心，中国医师协会中西医结合医师分会，《生脉类注射剂临床应用中国专家共识》编写组．生脉类注射剂临床应用中国专家共识[J]．中国中西医结合杂志，2020，40(12)：1430－1438.

[12] 戴林，夏正芹，孟君．生脉注射液救治糖尿病人中暑 38 例[J]．南京中医药大学学报，2004，(06)：381－382.

[13] 丁艳谱，宋娜娜，李响明，等．复方麝香注射液质量控制研究进展[J]．临床合理用药杂志，2021，14(01)：167－169.

[14] 杨珂璐，李缘媛，解进，等．清开灵注射液的系统评价再评价[J]．中国中药杂志，2021，46(13)：3446－3454.

[15] 尹德胤，庞建国．醒脑静注射液对重症中暑患者意识障碍伴高热的疗效观察[J]．医药论坛杂志，2008(20)：67－68.

[16] 陈国定．针刺急救暑痉症和暑厥症[J]．湖北中医杂志，2004，(02)：49－50.

[17] 蔡云飞．蔡荫庭老中医治疗暑病经验介绍[J]．新中医，2003，(03)：7－8.

[18] 毛开颜．毛德西治疗暑病经验举隅[J]．辽宁中医杂志，2007，(08)：1150－1151.

[19] 郑君芙，邢淑丽．黄文政治疗暑病经验举隅[J]．辽宁中医杂志，2006，(05)：524.

[20] 佥恒．藿香正气散防治中暑探析[J]．光明中医，2008，(10)：1603.

[21] 林宪华，洪月光，孙春艳．益气清暑饮治疗中暑 100 例[J]．医药产业资讯，2005，(15)：63－64.

[22] 尚学瑞，赵世运．重用生石膏为主治疗急性热病[J]．中医研究，2003，(04)：55－56.

[23] 童舜华．陈祖皋治暑七法介绍[J]．浙江中医学院学报，2004，(02)：20－21.

[24] 宋艳丽，钟沛霖，陈雪妹，等．一清胶囊用于重度中暑抢救 1 例[J]．华西药学杂志，2003，(01)：27.

[25] 石玉娜，李阳，张冰怡．安宫牛黄丸治疗热射病的疗效观察[J]．现代中西医结合杂志，2021，30(01)：30－33+43.

[26] 邹书文．参麦针治疗先兆、轻症中暑有良效[J]．贵阳中医学院学报，2002，(02)：45.

[27] 兰秋平．复方麝香注射液在急诊中暑中的应用[C]．第 1 届中青年医师急危重症论坛论文汇编，2007：186.

[28] 郭洪波，罗玉梅，温菊芬，等．216 例劳务工暑厥病例的辨证论治[J]．中国中医急症，2008(02)：195－196+211.

[29] 周晶．中西医结合治疗重症中暑 26 例[J]．中国中医药现代远程教育，2010，8(03)：63.

[30] 刘永生，段莉，周成鸿．痰热清注射液治疗重症中暑疗效观察[J]．中国中医急症，2007，(09)：1062－1063.

[31] 赵树新，杜桂琴．醒脑静注射液治疗重症中暑 38 例[J]．中国中西医结合急救杂志，2000，(04)：236.

[32] 阎丽珠．醒脑静注射液治疗重症中暑疗效观察[J]．中国中医急症，2004，(10)：655.

[33] 周波，王伊莞，童炜炜，等．刺络拔罐治疗中暑疗效观察[J]．上海针灸杂志，2010，29(08)：530.

[34] 辛克平,徐瑞祥.中医疗法治疗中暑高热60例疗效观察[J].广西中医药,2007(02):18-20.
[35] 周建中,徐长松,张伟,等.中西药联用治疗重症中暑40例临床观察[J].江苏中医药,2004(12):28-29.
[36] 郑宏,刘清泉.中医药治疗中暑的临床研究进展[J].中国中医急症,2012,21(02):258-260.
[37] 哈斯叶提·吐尔逊,艾尔西丁·吾斯曼,吴长东.通心络胶囊对热射病大鼠心肌细胞线粒体自噬及PINK1Parkin通路的影响[J].广西医科大学学报,2021,38(08):1511-1516.
[38] 张晨晨.加减行军散对热射病大鼠模型胃黏膜损伤治疗作用的实验研究[D].济南:山东中医药大学,2018.
[39] 夏婉,屠文展,程瑞动,等.刮痧联合放血对热射病大鼠下丘脑HSP-70 mRNA及蛋白的影响[J].中国中医急症,2015,24(11):1902-1905.